"十二五"普通高等教育本科国家级规划教材

供药学、中药学、医药管理类专业使用

药事管理学

第 5 版

孟 锐 主编

科学出版社

北 京

内 容 简 介

本书是"十二五"普通高等教育本科国家级规划教材,内容共分三篇:第一篇为总论(第1章至第4章),主要介绍药事管理的基本要素与药事管理学的发展、药事管理组织体系与职能、国家药物政策与管理制度及药事管理法律体系等;第二篇为专论(第5章至第8章),主要介绍中药管理、特殊管理药品的管理、药品信息管理、药品不良反应监测与上市后再评价等;第三篇为各论(第9章至第13章),主要介绍药物研发管理、药品注册管理、药品生产管理、药品流通管理及医疗机构药事管理等。此次修订继承前4版"三四三"编写体例,优化各章节结构体系,增加最新药事管理法律法规。

本书可供高等院校药学、中药学、医药管理类专业教学使用,也可作为研究生入学考试和药学专业技术人员培训的重要参考书目。

图书在版编目(CIP)数据

药事管理学 / 孟锐主编. —5 版. —北京:科学出版社,2023. 1
"十二五"普通高等教育本科国家级规划教材
ISBN 978-7-03-074198-1

Ⅰ. ①药… Ⅱ. ①孟… Ⅲ. ①药政管理-管理学-高等学校-教材 Ⅳ. ①R95

中国版本图书馆 CIP 数据核字(2022)第 235871 号

责任编辑:李 杰 / 责任校对:刘 芳
责任印制:赵 博 / 封面设计:蓝正设计

科学出版社 出版
北京东黄城根北街 16 号
邮政编码:100717
http://www.sciencep.com
三河市春园印刷有限公司印刷
科学出版社发行 各地新华书店经销
*

2007 年 1 月第 一 版 开本:787×1092 1/16
2023 年 1 月第 五 版 印张:20 1/2
2025 年 7 月第二十一次印刷 字数:550 000
定价:69.80 元
(如有印装质量问题,我社负责调换)

药事管理学（第5版）
编委会名单

主　　编　孟　锐

执行副主编　丁丽曼

副　主　编　丁丽曼　韩晓亮　马凤余

　　　　　　倪　健　刘　伟　李丽静

　　　　　　颜久兴　肖凤霞　储文功

编　　委（按姓氏笔画排序）

　　　　　　丁丽曼　浙江中医药大学

　　　　　　马凤余　湖北恩施学院

　　　　　　邓伟生　黑龙江中医药大学

　　　　　　华　芳　安徽新华学院

　　　　　　刘　伟　郑州大学药学院

　　　　　　刘佐仁　广东药科大学

　　　　　　闫冠韫　哈尔滨医科大学

　　　　　　李东霞　大连大学医学院

　　　　　　李丽静　长春中医药大学

　　　　　　肖凤霞　广州中医药大学

　　　　　　张　平　黑龙江省市场监督管理人才培养发展中心

　　　　　　陈　怡　上海中医药大学

　　　　　　郑　航　重庆医科大学

　　　　　　孟一奇　黑龙江中医药大学

　　　　　　孟　锐　黑龙江中医药大学

　　　　　　赵明月　西安交通大学医学部药学院

　　　　　　秦　雯　北京城市学院生物医药学部

　　　　　　倪　健　北京中医药大学

　　　　　　唐冬蕾　成都中医药大学

　　　　　　韩晓亮　黑龙江中医药大学

　　　　　　储文功　中国人民解放军海军军医大学

　　　　　　颜久兴　天津医科大学

前　言

"十二五"普通高等教育本科国家级规划教材《药事管理学》，自普通高等教育"十一五"国家级规划教材第 1 版（2007 年 1 月）由科学出版社发行以来，已先后做过三次修订，分别是第 2 版（2009 年 7 月）、第 3 版（2012 年 4 月）和第 4 版（2016 年 1 月）。教材各版本均被全国各高等院校药学类、中药学类及医药管理类的相关专业广泛使用，大家的支持和鼓励更进一步增强了我们对教材的责任感和质量意识。此次修订（第 5 版）在广泛听取教材使用师生和药学工作者意见和建议的基础上，继承了此前 4 版"三四三"编写体例，按照创新、实用、严谨的标准对内容进行了系统性的调整，优化各章节结构体系的同时，增加了最新的药事管理法律法规。

药事管理学教材是国家药品监督管理内容体系的重要载体。系统阐述我国药事管理的法律、法规和制度体系，及时反映党的二十大会议报告为药品监督管理确立的目标任务以及药品监督管理领域的最新动态，为读者全面展示我国药事管理的发展历程以及现状是本部教材的使命。此次修订，主要体现在结构和内容两个方面。

在结构方面，第 5 版教材基本保持了原版本的特色，全书共 13 章，分为总论（主要介绍药事管理宏观性与指导性内容）、专论（主要介绍药事管理共性中的专项管理内容）和各论（主要介绍药学实践各领域的药事管理内容）三篇。值得一提的是，为了方便师生快速把握每章的教学要求和内容框架，本次增加了教学目标和思维导图。在内容方面，第 5 版教材以《药品管理法》《中医药法》《疫苗法》等法律法规为主线，对各章节内容均进行了实质性的调整。

本次教材修订是由浙江中医药大学丁丽曼、黑龙江中医药大学韩晓亮和邓伟生、成都中医药大学唐冬蕾、重庆医科大学郑航等五位老师形成初稿，再由编委和副主编审阅，才得以及时与广大师生和药学工作者见面。为此，向所有参与内容修订老师所付出的辛勤劳动表示诚挚的感谢。

此外，基于编写人员学识、水平有限，加之编写时间较紧，书中难免有疏漏和不完美之处，恳请读者批评指正，以便为后续修订提供依据。

孟　锐
2023 年 1 月 8 日

目　　录

第一篇 总 论

第1章 绪 论

教学目标：通过本章的学习，使学生对药事管理学的基本理论和研究内容有一定的认识，系统把握该学科的基本概况、研究要素、发展历程等，为后续章节学习奠定良好的基础。

掌握：药事管理学各研究要素的基本概念，执业药师管理的具体内容。

熟悉：药事管理学科的研究内容、研究方法、基本程序。

了解：我国药事管理学的发展历程、学科发展情况、国外药事管理学发展历程。

在药学科技驱动、医药产业推动和国家健康促进的共同作用下，各国政府对药品监督管理日趋系统化。同时，药学事业各领域的组织、机构和单位依据药品监督管理的法律、法规、政策和制度，也在不断加强其自身的管理，在此基础上药事管理学出现。一方面，政府层面的监管和组织层面的自我管理共同构成了药事管理学形成的实践支撑；另一方面，药事管理学的发展也为指导药学事业各项管理活动及国家药品监督管理工作提供重要理论基础。

第一节 药事管理学概述

药事管理学是药学科学的重要组成部分，是适应药学事业科学化管理的需要而产生的一门学科，它的发展和完善对药学事业的健康发展起到重要的保障和推动作用。

一、药事管理学的性质与任务

（一）药事管理学的性质

药事管理学（pharmacy administration）是运用现代管理学等社会科学的原理和方法，以药学事业各个要素和环节为研究对象，通过认识社会与经济、法律与伦理、历史与文化等外部环境因素及内部人为因素对药学事业的影响作用，探索药学事业各种管理活动的一般规律，以实现对各种药学事项与活动的科学化管理。药事管理学是药学科学的一个分支，也是药学科学与社会科学相互交叉、相互渗透而形成的药学类新兴学科。

药事管理学是药学课程体系中的专业课程，它以医药专业知识为基础，运用相关社会科学的原理和方法，研究药学实践各领域中与药品安全性、有效性、经济性和合理性问题有直接关系的管理事项或活动及其基本规律；研究药品监督管理法律、法规、政策、制度贯彻实施过程中的社会与人文因素的影响及其作用规律；研究药事管理活动与职能对药学实践各领域效益影响及其作用规律，从而实现对药学实践各领域的科学管理，最终促进药学事业发展。

药事管理学的基础理论和方法来源于相关的社会科学，形成了药事管理学的社会科学属性；同时，药事管理学的研究领域和内容属于药学科学范畴，又形成了药事管理学的自然科学属性。因此，药事管理学兼具社会科学和自然科学双重属性。

（二）药事管理学的任务

药事管理学的任务在于使药学学生在掌握药事管理学基础知识和基本技能的同时，牢固树立药品科学管理的意识，为我国药学事业的发展培养大量既懂技术又懂管理的药学技术人员、科研人员和管理人员，进而促进药学事业最终实现规范化、科学化、法治化和国际化的管理目标。

1. 促进我国药学事业的规范化管理

药学事业的规范化管理是药事管理工作取得最佳效果和效益的基础，也是实现科学化管理的根本保障。规范化是指一切活动进行的程序和步骤都是有序、清晰和结构化的，并能为他人所了解。药事管理普遍存在于世界各国的管理活动中，药学的三大中心任务之一即为药品的规范化管理，这也是药事管理理论工作者进行深入研究的社会需求所在。在学习药事管理学的过程中，树立规范化管理的意识是药事管理学教育、教学的基本要求，并为药事管理学更好地指导、规范药学实践做准备。

2. 促进我国药学事业的科学化管理

药学事业的科学化管理是药事管理工作能够保证公众用药安全、有效、经济和合理的先决条件及实现法治化管理的有效途径。科学化是指决策、管理等工作符合客观规律的程度逐步提高，或基本达到了符合客观规律的程度。近年来，随着社会经济的发展，我国公众用药安全的需求与医药产业发展的矛盾日益凸显，药品的管理工作逐渐复杂，药学事业的管理也正面临着前所未有的重大考验。由此，对药学事业科学化管理的要求日益增强。科学化管理要求我们探索和研究药学事业的客观规律和自身结构，预测其发展趋势，为药学事业活动与发展提供最佳的决策和管理。其中，正确处理公众用药安全、有效、经济和合理的社会利益与营利性药学实践单位商业利益的关系，努力创建公众药品安全消费的社会环境和健康有序的药品市场竞争环境是药学事业实现科学化管理的主要目的。

3. 促进我国药学事业的法治化管理

药学事业的法治化管理是药事管理工作保障公众用药合法权益的基本要求，也是实现国际化管理的必由之路。法治化是指国家和社会的基本关系及主要活动经由法律制度规范、调整和保护，使之按照合理、高效的现代原则运行并向法治国家迈进的一种趋势。药事管理学通过促使药学相关领域依法研制药物，依法生产、经营和使用药品，依法实施监督等，从而促进药学事业的法治化建设。

4. 促进我国药学事业的国际化管理

药学事业的国际化管理是药事管理工作达到规范化、科学化和法治化管理的综合要求，也是实现我国药学事业快速发展并与国际接轨的必然趋势。国际化是指资本、技术和信息通过形成单一全球市场并在某种程度上形成广泛合作途径的方式，实现跨越国家疆界的一体化。随着国际贸易日渐频繁，无论哪个国家的原料药物还是药物制剂若想进入国际市场，都必须依照国际药事法规的原则和程序行事。我国作为一个制药大国，不但具有大量生产化学药品、生物药品等的能力，还拥有独具特色的中药传统饮片、方剂等，亟待开发并推进国际市场。国际药事法规、国外药事管理学等，不但是药事管理学研究的重要内容之一，也是我国药学事业可持续发展的迫切要求。同时，药事管理学的国际化研究，为各国的药学事业构建了一个交流的平台，各国的交流与了解，为促进药品国际通用质量标准的制定打下了坚实的基础。

二、药事管理学的基本术语

（一）药事

药事是一个较为宽泛的概念，一般泛指一切与药品有关的事务，它涵盖了与药品有关的所有事项与活动，如药品研制、生产、使用、质量监督管理、价格管理、广告管理、医药企业经营质量管理及对药学技术人员的培养和管理等过程中的事项与活动。

药品是一种特殊的商品，与药品安全性、有效性、经济性及合理性有关的事项或活动成为药学事业的主要矛盾和典型特征。据此，本教材将药事（pharmaceutical affair）界定为药品的研制、生产、流通、使用和监督管理过程中，与药品安全性、有效性、经济性和合理性有关的事项与活动。这些事项或活动在药学实践的管理过程中不是孤立存在的，其还涉及保障这些事项或活动正常进行的管理组织体系、法律法规体系、药学职业道德及社会责任等内容。

（二）药事管理

本教材将药事管理（pharmacy administration）界定为依据国家相关法律、法规、政策、制度，为保证药品的安全性、有效性、经济性和合理性，保障和维护公众的身体健康和用药的合法权益，在药品的研制、生产、流通和使用过程中，药品监督管理部门及药学实践单位实施的计划、组织、领导和控制等一系列活动。要准确理解药事管理的含义，需注意：药事管理工作存在于与药品相关的行业之中；进行药事管理是为了保证药品的安全性、有效性、经济性及合理性，保障和维护公众的身体健康和用药的合法权益；药事管理的工作本质也是协调，包括上下级监管部门间、监管部门与药学实践单位间、药学实践单位内部的协调活动；药事管理整个过程的职能或活动同样也分为计划、组织、领导和控制 4 个环节。

三、药事管理学基本范畴

（一）药事管理学主要内容

由于药事管理的事项与活动涉及药品研制、生产、流通和使用在内的药学事业各个领域，因此药事管理学作为一门课程，其主要内容包括药事管理的基本要素与发展历程；药事管理组织体系与职能；国家药物政策与制度管理；药事管理法律体系；中药管理；特殊管理药品的管理；药品信息管理；药品不良反应监测管理与上市后再评价；新药研究与药品注册管理；药品生产与流通质量管理；医疗机构药事管理等。根据上述内容，本教材将药事管理学结构体系和内容之间的对应关系加以确定，并将这种对应关系以示意图形式予以体现（见封二）。

（二）药事管理学学科主要研究方向

目前，我国药事管理学更多是以学科或学科知识体系的形式展开其教育与科研活动。作为一个学科或学科知识体系，药事管理学学科所涵盖的内容相当广泛，包括社会药学、药事法学、药品监管科学、药物经济学、药物政策学、医院药事管理、药事伦理学、医药企业管理、医药市场营销等若干个研究方向，这些研究方向在部分高等医药院校药学教育中已经成为具体的课程，主要研究方向如下。

1. 社会药学

由于我国政治经济体制、社会文化环境及社会经济发展和药学整体科技水平与欧美等国存在一定差异，我国社会药学的结构体系及主要研究内容、方向与欧美等国的社会药学不同，具有明显的社会与文化特征。目前，我国社会药学已经成为公众在药品获得和使用过程中，实现安全、有效、经济、合理的目标，以及国家在维护公众身体健康和用药合法权益的过程中，实现药物资源合理配置目标的重要指导理论之一。

据此本部教材将社会药学定义为运用相关社会科学（主要是社会学）的理论、观点和方法，重点研究和解决公众在药品获得及使用过程中的社会因素与制度保障等问题的一门学科，它具有社会科学的属性。

2. 医药企业管理

医药企业管理也是药事管理学学科的组成部分，是运用管理学的基本理论和方法，研究对象（药品生产、经营企业等）系统管理活动规律的科学。其研究内容以管理学的基本理论为核心，从属于基础的管理学原理，并涵盖了企业所有的管理范畴，包括生产管理、质量管理、成本管理、设备管理、科技管理及财务管理等内容。

医药企业管理学要解决的最重要的问题是提升医药企业的经济效益和社会效益，使医药企业能够在健康、快速发展的同时，向社会提供合格的药品和服务。

3. 药物经济学

药物经济学（pharmacoeconomics）是卫生经济学的分支，同时也是药事管理学学科的组成部分。它以药学、流行病学、生物统计学等多学科知识为基本支撑，应用经济学等相关理论，研究医药领域中有关药物资源利用的经济问题和经济规律，研究如何提高药物资源的配置和利用效率，以有限的药物资源实现健康状况最大改善等内容。药物经济学评价常用方法有最小成本分析法（cost-minimization analysis，CMA）、成本-效果分析法（cost-effectiveness analysis，CEA）、成本-效用分析法（cost-utility analysis，CUA）和成本-效益分析法（cost-benefit analysis，CBA）。

药物经济学研究成果可以为政府制定药物政策、提高药物资源的配置和利用效率、控制药品费用的不合理增长、促进临床合理用药等提供参考。

4. 药物政策学

药物政策学是近年来药事管理学学科中新兴的一个研究方向。它运用公共政策学的基本原理和方法，系统研究药物政策的产生、发展及其变化规律，为政府各相关部门共同参与制定药品的研制、生产、流通、使用和监督管理方面的政策提供决策依据。有些重大的政策在条件成熟后，则上升、转化为制度。在药学实践中，研究相关的政策和法律也是为了保障药事活动的有序进行，调整和规范药事行为，从而促进药学事业的健康发展。

5. 药品监管科学

药品监管科学属于药事管理学学科中又一应用性的多学科交叉研究方向。它运用多学科理论，从监管机构角度研究如何创新监管工具、标准和方法，促进医学科学发现尽快转化为有临床价值的治疗产品，提高监管机构对治疗产品安全性、有效性和质量评价的科学性和效能。

以上仅是编者选择的在现阶段仍然归属于药事管理学学科中的几个主要的研究方向，它们的发展是药事管理学学科发展与完善的有力支撑。随着各个研究方向的发展与成熟，它们自身也将有可能上升为独立的学科；而其他药事管理学某一具体研究问题，也可能或可以发展成为药事管理学学科中的一个较为成熟的研究方向。总之，一个学科知识体系应该具有一定的学术动态性，能够随着社会的发展而不断自我调整与修正。

药事管理的定义

国内药事管理学相关出版物对药事管理还有以下几种定义。

（1）药事管理是指国家和药事机构依据国家的相关法律、法规、政策、制度，为保证药品的安全性、有效性、经济性及合理性，保障公众的身体健康和用药的合法权益，在药品研制、生产、经营、使用过程中，国家实施监督管理以及药学实践单位自身实行管理的活动。（刘德培，2017. 中华医学百科全书. 药事管理学卷. 北京：中国协和医科大学出版社）

（2）药事管理是指对药学事业的综合管理，是运用管理科学、法学、社会学、经济学的原理和方法对药事活动进行研究，总结其规律，并用以指导药学工作健康发展的社会活动。（杨世民，2016. 药事管理学. 第 6 版. 北京：人民卫生出版社）

（3）药事管理是以药品为管理对象，以药品安全为管理核心，围绕与药品有关的所有事项开展的各种管理活动。（刘红宁，2016. 药事管理学. 第 2 版. 北京：高等教育出版社）

第二节　药事管理基本要素

任何一门管理科学，都需要首先阐明自身的基本要素，即明确自身的研究对象，否则会在管理实践中出现管理目标不明确等问题。药事管理也需要首先明确其基本要素，这对进一步了解药事管理事权划分同样具有十分重要的意义、药品概念将直接影响药事管理的权限范围，而从管理角度来研究药品分类，对药品的规范化、科学化管理也将起到积极的作用。同时，药师与执业药师在药学实践的各个岗位上，肩负着不同的职责，他们在保证公众安全、有效地使用药品过程中扮演着重要的角色。

一、药品与药品分类

（一）药品与药物

《中华人民共和国药品管理法》（*Drug Administration Law of the People's Republic of China*，以下简称《药品管理法》）第二条将药品（drug）定义为"是指用于预防、治疗、诊断人的疾病，有目的地调节人的生理机能并规定有适应证或者功能主治、用法和用量的物质，包括中药、化学药和生物制品等。"

根据以上法律规定，首先，药品有明确和积极的使用目的与方法，与食品、毒品等存在根本的区别；其次，以中药、民族药为代表的传统药和以化学药品、生物制品等为代表的现代药均是药品；最后，我国《药品管理法》中的药品专指人用药品。

在各种药学专著、教材和期刊资料中，"药物"与"药品"常常同时或交替出现。实际上，"药物"与"药品"没有本质的区别。在习惯上，通常用"药物"来表述处于研究阶段，以物质形态存在，尚未进入流通的物质；通常用"药品"来表述进入生产、流通和使用领域，具有预防、诊断和治疗作用的商品。当主要关注某种物质进入人体所产生的作用或反应，这时也将其称为"药物"。可见，"药物"一词指向这种物质的自然属性，"药品"一词则同时指向这种物质的自然属性和商品属性。

（二）药品的分类

药品有多种分类方法，《中华人民共和国药典》（*Chinese Pharmacopoeia*，ChP，以下简称

《中国药典》)（2020 版）将其分为中药、化学药和生物制品三大类，这是按照药品的物质性质进行划分的；临床上则往往按照药品的临床药理作用不同将药品分为中枢神经系统药物、自主神经系统药物等。本部教材对药品的分类是基于管理意义的，有别于上述几种分类方式。

1. 从药学的历史发展角度，将药品分为现代药和传统药

（1）现代药（modern drug），是指用现代医学观点、理论表述其特性，并能用现代医学理论指导其研究与开发、制造与使用的药品。在我国主要是指化学药品（化学原料药及其制剂）、抗生素、生化药品、放射性药品、血清、疫苗、血液制品和诊断药品等。

（2）传统药（traditional drug），是指用传统医学观点、理论表述其特性，并能用传统医学理论指导其研究与开发、制造与使用的药品。在我国主要是指中药和民族药。

2. 从药品使用安全管理角度，将药品分为处方药和非处方药

（1）处方药（prescription drug 或 ethical drug），是指凭执业医师或执业助理医师处方方可购买、调配和使用的药品。

（2）非处方药（nonprescription drug 或 over-the-counter drug，OTC drug 或 OTC），是指由国家药品监督管理部门公布的，不需要凭执业医师或执业助理医师处方，消费者可自行判断、购买和使用的药品。

3. 从国家对药品注册管理的角度，将药品分为新药、仿制药、进口药和医疗机构制剂

（1）新药，是指未在中国境内外上市销售的药品。

（2）仿制药，是指仿制国家已批准正式生产并收载于国家药品标准的品种，仿制药与原研药品质量和疗效一致。

（3）进口药，是指境外生产的在中国境内上市销售的药品。

（4）医疗机构制剂，是指医疗机构根据本单位临床需要经批准而配制、自用的固定处方制剂。

4. 从国家对药品质量进行监督管理的角度，分为合格药品、假药和劣药

（1）合格药品，是指依据国家有关规定对药品的质量、规格等进行检验，符合国家药品标准的药品。

（2）假药（counterfeit drug），根据《药品管理法》第九十八条规定，有下列情形之一的，为假药：药品所含成分与国家药品标准规定的成分不符；以非药品冒充药品或者以他种药品冒充此种药品；变质的药品；药品所标明的适应证或者功能主治超出规定范围。

（3）劣药（substandard drug），根据《药品管理法》第九十八条规定，有下列情形之一的，为劣药：药品成分的含量不符合国家药品标准；被污染的药品；未标明或者更改有效期的药品；未注明或者更改产品批号的药品；超过有效期的药品；擅自添加防腐剂、辅料的药品；其他不符合药品标准的药品。

5. 从药品的社会价值和社会功能角度，分为基本药物、《国家基本医疗保险药品目录》药品和国家储备药品

（1）基本药物（essential medicine），是指适应基本医疗卫生需求，剂型适宜，价格合理，能够保障供应，公众可公平获得的药品。

（2）《国家基本医疗保险药品目录》药品（drug for *National Basic Medical Insurance*），是指在国家基本药物医疗保险制度的指导下，为保障基本医疗用药同时合理控制药品费用，国家本着临床必需、安全有效、价格合理等原则遴选并收载于《国家基本医疗保险药品目录》中的品种。该目录实行通用名管理，符合条件的基本药物按规定纳入。

（3）国家储备药品（national reserved medicines），属于国家储备医药产品中的一种类型（医药产品包括治疗药品、疫苗、检测试剂、医用口罩、医用防护服等药品和医疗物资），国家储备医药产品的目的在于有效应对突发公共事件、保障重大活动安全及应对供应短缺风险，分为政府储备和企业储备。

6. 从药品特殊管理的角度，分为麻醉药品、精神药品、医疗用毒性药品、放射性药品和药品类易制毒化学品等

（1）麻醉药品（narcotic drug），是指具有依赖性潜力，不合理使用或者滥用易产生身体和精神依赖性，能成瘾癖的药品、药用原植物或其他物质。

（2）精神药品（psychotropic substance），是指直接作用于中枢神经系统，使之兴奋或者抑制，连续使用能产生药物依赖性的药品或其他物质。

（3）医疗用毒性药品（toxic drugs for medical use），是指毒性剧烈，治疗剂量与中毒剂量相近，使用不当会致人中毒或死亡的药品。

（4）放射性药品（radioactive drug），是指用于临床诊断或治疗的放射性核素制剂或其标记药物。

（5）药品类易制毒化学品（pharmaceutical precursor chemicals），是指《易制毒化学品管理条例》中所确定的麦角酸、麻黄碱等物质（包括原料药及其单方制剂）。

二、药学技术人员

药学技术人员是指受过系统的药学专业培训,取得药学专业技术职称并从事药学工作的技术人员，是在药品研制、生产、流通和使用过程中保证药品质量，保障公众用药安全、有效的重要力量。在药学实践不同岗位有不同类型的药学技术人员。根据其岗位不同，进行教学、科研和工程等相应技术职称的评定。

药师在法律上得到正式承认源于 1929 年的《药师暂行条例》，1943 年对其进行修订并正式颁布《药剂师法》。中华人民共和国成立后，从苏联引入职称制度，逐渐开始对包括药师在内的卫生技术人员实施专业技术职务任职资格制度。1994 年 3 月，执业药师资格制度开始实施。自此开始，我国开始了职称药师和执业药师双轨制管理时期。

（一）药师

药师（pharmacist）是指国家正式医药大专院校药学专业毕业，在医疗机构中的药学岗位为主从业的，并经过国家有关部门考试考核合格后评定的药学专业技术人员。

在药学职称评定时将其分为初级职称——药师、中级职称——主管药师、高级职称——副主任药师和主任药师。

作为以医疗机构为主从业的职业群体,药师的共同职责可概括如下。负责西药的处方调剂、制剂,指导临床合理用药；运用中医药学的基础理论和先进技术，研究、开发中药制剂，掌握中药鉴别、性能和加工炮制技术，负责中药的调剂；负责药品的检验和药检仪器的调试、保养；负责检查临床科室的药品使用、管理情况，发现问题后及时解决，协助临床合理用药；严格执行各项规章制度及技术操作常规，杜绝事故、差错；运用国内外先进技术，参与药学科研和开展新业务、新技术，总结经验，撰写学术论文；参与教学，指导进修、实习人员的工作等。

（二）执业药师

执业药师（licensed pharmacist）是指经全国统一考试合格，取得《执业药师职业资格证书》并经注册，在药品生产、经营、使用和其他需要提供药学服务的单位中执业的药学技术人员。

为了加强对药学技术人员的职业准入控制，确保药品质量，保障公众用药安全、有效、经济和合理，根据《药品管理法》及国家职业资格制度的有关规定，我国实施了执业药师资格制度，以保证药学技术人员的技术水平，提高人员素质，进而促进药学事业的健康发展。

1993 年，我国正式开始推行职业资格制度。人事部和国家医药管理局、国家中医药管理局分别于 1994 年、1995 年联合颁发了《执业药师资格制度暂行规定》和《执业中药师资格制度暂行规定》，对执业药师的资格考试、注册管理、资格认定、继续教育、教育机构设置等方面进行了较为详细的规定，这也意味着我国执业药师管理纳入了职业资格管理的规范化轨道。

1998 年，根据国务院赋予的职能，国家药品监督管理局（State Drug Administration，SDA）与人事部在总结执业药师、执业中药师资格制度实施情况的基础上，于 1999 年重新修订并颁布了《执业药师资格制度暂行规定》和《执业药师资格考试实施办法》。2019 年 3 月 20 日，国家药品监督管理局（National Medical Products Administration，NMPA）、人力资源社会保障部再次修订发布《执业药师职业资格制度规定》和《执业药师职业资格考试实施办法》。2021 年 6 月，《执业药师注册管理办法》发布，对执业药师注册条件、注册程序、注册变更和延续、岗位职责和权利义务、监督管理等内容均做出了规定。2021 年 12 月 3 日，中华人民共和国人力资源和社会保障部发布《关于部分准入类职业资格考试工作年限调整方案公示》，其中对执业药师资格考试工作年限再次调整。

1. 执业药师准入规定

（1）申请参加考试的条件。凡中国公民和获准在中国境内就业的外籍人员符合规定者，均可申请参加我国执业药师资格考试。申请人员必须具有药学类、中药学类大专以上学历，并且有一定的专业工作实践经历（表 1-1）。

表 1-1　申请参加执业药师考试条件

学历或学位要求	工作实践经验要求
取得药学类、中药学类专业大专学历	在药学或中药学岗位工作满 4 年
取得药学类、中药学类专业大学本科学历或学士学位	在药学或中药学岗位工作满 2 年
取得药学类、中药学类专业第二学士学位、研究生班毕业或硕士学位	在药学或中药学岗位工作满 1 年
取得药学类、中药学类专业博士学位	可直接申请参加考试
取得药学类、中药学类相关专业相应学历或学位的人员	在药学或中药学岗位工作的年限相应增加 1 年

（2）关于考试的规定。我国执业药师考试由中华人民共和国人力资源和社会保障部、国家药品监督管理局统一组织，每年一次集中考试。考试科目分为药学和中药学两类（表 1-2）。按照国家有关规定取得（中）药学或（中）医学专业高级职称并在药学岗位工作的，可免试两门专业知识，只参加药事管理与法规和（中）药学综合知识与技能两个科目考试（表 1-3）。

考试成绩管理以四年为一个周期，即参加全部科目考试的人员须在连续四个考试年度内通过全部科目的考试，才能获得执业药师职业资格；免试部分科目的人员须在连续两个考试年度内通过应试科目考试。

表 1-2　执业药师考试科目

考试类别	考试科目
中药学类	药事管理与法规 中药学专业知识（一）（含中药学、中药化学、中药炮制学、中药药剂学、中药药理学和中药鉴定学） 中药学专业知识（二）（含临床中药学、中成药学和方剂学） 中药学综合知识与技能

续表

考试类别	考试科目
药学类	药事管理与法规 药学专业知识（一）（含药剂学、药物化学、药理学和药物分析） 药学专业知识（二）（含临床药物治疗学、临床药理学） 药学综合知识与技能

注：考试时间在每年 10 月份，分为 4 个半天，每个科目 2.5 小时。

表 1-3 执业药师免试条件及科目

具备条件	免试科目
取得中药学或中医学专业高级职称并在中药学岗位工作	中药学专业知识（一）和（二）
取得药学或医学专业高级职称并在药学岗位工作	药学专业知识（一）和（二）

凡报名参加考试的人员，由本人提出申请，所在单位审核同意，携带有关证明材料到当地考试管理机构办理报名手续。中直国家机关、部队及其直属单位的人员，按照属地原则报名考试。

（3）证书颁发。执业药师职业资格考试合格者，由各省、自治区、直辖市人力资源和社会保障部门颁发《执业药师职业资格证书》，该证书由人力资源和社会保障部统一印制，国家药品监督管理局与人力资源和社会保障部用印，在全国范围内有效。

（4）注册要求。省、自治区、直辖市药品监督管理部门（以下简称省级药品监督管理部门）负责本行政区域内执业药师注册管理工作。取得《执业药师职业资格证书》者，应当通过全国执业药师注册管理信息系统向所在地注册管理机构申请注册，经批准注册者，获得《执业药师注册证》。执业药师注册有效期为 5 年，有效期届满 30 日前，向所在地注册管理机构提出延续注册申请。申请人要求变更执业地区、执业类别、执业范围、执业单位的，应当向拟申请执业所在地的注册机构申请办理变更注册手续。

（5）继续教育。执业药师继续教育实行学分制、项目制和登记制度。具有执业药师资格的人员由省级药品监督管理部门发放国家药品监督管理部门统一印制的执业药师继续教育登记证书；执业药师每年应参加不少于 90 学时的继续教育培训，每 3 个学时为 1 学分，每年累计不少于 30 学分。其中，专业科目学时一般不少于总学时的 2/3。

执业药师继续教育项目分为必修、选修和自修三类，可采取网络教育、短期培训、学术会议、函授、刊授、广播、视像媒体技术、业余学习等多种形式。鼓励执业药师参加实训培养。

2. 执业药师的职责

（1）必须遵守职业道德，忠于职守，以对药品质量负责、保证公众用药安全有效为基本原则。

（2）必须严格执行《药品管理法》及国家有关药品经营、使用的各项法规及政策。对于违反《药品管理法》及有关法规的行为或决定，有责任提出劝告、制止、拒绝执行并向上级报告。

（3）在执业范围内负责对药品质量的监督和管理，参与制定、实施药品全面质量管理及对本单位违反规定的处理。

（4）负责处方的审核及监督调配，提供用药咨询与信息，指导合理用药，开展治疗药物的监测及药品疗效的评价等临床药学（clinical pharmacy）工作。

3. 执业药师道德准则

加强中国执业药师职业道德建设，提升执业药师队伍的道德素质和职业信誉，不仅是执业药师职责的内在要求，也是建立法治与德治相结合执业药师管理模式的必然要求。

中国药师协会于 2006 年发布了《中国执业药师职业道德准则》，于 2007 年发布《中国执业药师职业道德准则适用指导》（以下简称《适用指导》），并于 2009 年对上述两个文件同时进行了修订。《适用指导》共七章，四十八条，适用于中国境内的执业药师，包括依法暂时代为履行执业药师职责的其他药学技术人员。内容概要如下。

（1）救死扶伤，不辱使命。执业药师应当将患者及公众的身体健康和生命安全放在首位，以专业知识、技能和良知，尽心尽职尽责为患者及公众提供药品和药学服务。

（2）尊重患者，一视同仁。执业药师应当尊重患者或者消费者的价值观、知情权、自主权、隐私权，对待患者或者消费者应不分年龄、性别、民族、信仰、职业、地位、贫富，一律平等相待。

（3）依法执业，质量第一。执业药师应当遵守药品管理法律、法规，恪守职业道德，依法独立执业，确保药品质量和药学服务质量，科学指导用药，保证公众用药安全、有效、经济、合理。

（4）进德修业，珍视声誉。执业药师应当不断学习新知识、新技术，加强道德修养，提高专业水平和执业能力；知荣明耻，正直清廉，自觉抵制不道德行为和违法行为，努力维护职业声誉。

（5）尊重同仁，密切协作。执业药师应当与同仁和医护人员相互理解，相互信任，以诚相待，密切配合，建立和谐的工作关系，共同为药学事业的发展和人类的健康奉献力量。

美国药师制度

美国药师制度始于 1869 年，从 2005 年开始，药学专业博士学位成为美国从事药学相关工作的最低标准，其采用 2 年预科和 4 年专业教育的学制。药师培养也更注重药学专业教育与药学实践技能的结合，一般在专业教育的第 4 年便开始进行实习，学生实习地点包括医院、社区药店、诊所药房等。在获得学位时学生已积累了部分的药学实践技能，同时与患者、护士和医生交流的能力也得到了充分的培养。但是，药学院学生正式参加工作以前，还必须通过国家的专业考试和各州的药政法考试，考试通过后方才获得执业执照。

美国卫生保健系统规定，临床医师对患者进行诊断并开具处方，所含药物治疗部分由药师签字后方形成有效药物处方，慢性疾病患者的处方可由获得授权的药师开具，而不必再看医生。美国多数药学组织将药师定义为负责提供门诊护理工作、确保最佳的药物治疗结果的专业保健人员。药师不仅进行药物治疗的管理，同时致力于改变患者用药习惯且影响医师的处方习惯，为社区药房服务及为公共卫生做出了积极的贡献，已经成为医疗团队不可或缺的一员。基于药师对患者提供的专业服务，美国一项民意调查结果显示药师受信任程度居首位。

三、药学与药学事业

药学（pharmacy）一般指药学科学的简称。药学科学是一门以人体为对象，以医学为基础，以患者为中心，研究人类防治病害所用药物的学科。其所涉及的专业知识多且广，主要包括的主干学科有药剂学（pharmaceutics）、药物化学（pharmaceutical chemistry）、药理学（pharmacology）、毒理学（toxicology）、药事管理学（pharmacy administration）、生药学（pharmacognosy）、中药学（Chinese materia medica）、临床药学（clinical pharmacy）。因此，也可以说药学是研究药品的来源、性状、分析鉴定、作用、用途、生产制造加工、经营调配分发、使用、管理及其职业的科学。

药学事业是指由人所从事的，以药物为物质对象，以药学科学为理论体系，具有一定的目标、规模和系统，按一定的结构组织起来，开展对公众健康和社会发展具有影响的经常性药事活动的社会系统。

作为药事管理研究的基本要素之一，该社会系统由药品监督管理主管行政部门，药品监督管理相关行政部门，药品检验机构，药物研究机构，药学教育单位，药品生产、经营企业，医疗机构药学部门，药学社会团体等子系统或者行业构成。同时，该系统也是我国卫生体系的必要组成部分，是国家和社会保障公众健康，进行防病、治病的协同组织。

概括起来，当前药学事业有如下三大中心任务。

1. 创制新药、生产和供应药品

社会赋予药学事业的首要任务就是不断地为人类预防、治疗和诊断疾病提供良好的药品，并保证药品的供应，维护公众生命健康。因此，药品研制、生产和供应已成为药学事业的主要任务。新药的研发促进了药学科学的发展，为临床提供了疗效好、安全性高、不良反应小的新药，从而直接推动卫生事业的发展。另外，新药在投入市场后，也会产生巨大的经济效益，促进社会经济的发展。

2. 指导临床合理用药

指导临床合理用药是医药行业迅速发展、药品品种逐渐增多后的必然要求，也是药学事业的主要社会任务之一。随着医药行业的快速发展，药物品种急剧增加，这在一定程度上满足了公众预防、治疗、诊断疾病的需求，但同时也引起医药费用迅速上涨及不合理用药等问题。世界卫生组织（World Health Organization，WHO）曾指出，由于药物滥用、误用问题的普遍存在，全球约 1/3 的患者不是死于疾病本身，而是死于药物的不合理使用。此外，药物的不合理使用将会对患者治疗效果产生一定程度的影响。

面临如此严峻的形势，WHO 提出"合理用药要求患者获得适合其临床需要、符合个体需求的剂量、适宜的期限和对患者及其社区费用最低的药物"。同时，在 WHO 组织召开的卫生大会也多次讨论了药物的合理使用问题。

3. 规范药品管理

20 世纪中后期，世界新药研制开始进入黄金阶段，各种新药不断涌现，并随着全球化得到了有效的推广和使用。但由于相应管理制度的不完善，很多具有较大潜在危险的药品流入市场，并引发了一系列严重的、规模较大的不良反应（事件）。因此，各国开始认识到药品规范化管理的重要性，并针对药品的研制、生产、流通和使用过程制定了相应的管理规范。这些规范的推广与实施极大地提高了药品的管理水平，也加快了药品管理由规范化走向科学化、法治化、国际化道路的步伐，使药品规范化管理成为保证药品质量的必要手段和药学事业的主要社会任务。

第三节 药事管理学研究概述

药事管理学研究是人们依据药事管理学的理论，运用一定的研究方法，以认识药事管理学领域的客观世界和主观世界，达到对药事管理现象进行了解、说明、解释或预测目的的科学认知活动。作为药事管理学的重要组成部分，药事管理学研究对于提高药事管理水平，促进药事管理实现规范化、科学化、法治化和国际化具有重要价值。

科学研究方法大致可分为三个层次：一是各门学科中的一些具体的研究方法，隶属于各门学科；二是科学研究中的一般方法，是从各门学科中概括总结出来的；三是哲学方法，如辩证法、认识论等。药事管理学是现代管理学等相关社会科学与药学等自然科学相结合所产生的一门新兴学科，现阶段还没有成熟的、隶属于自身的具体研究方法，还需要在哲学方法的指导下，综合借鉴和运用社会科学与自然科学的一般方法，研究药事管理学相关内容。

一、药事管理学研究内容

根据研究对象的不同，可以将药事管理学研究内容分为宏观、微观两部分。

（1）宏观部分：药事监督管理，主要包括药品政策及监督管理、药事机构行为规范及监督管理、药师法律规范及行为规则等；医药经济发展、产业政策研究，主要包括医药工业领域、医药商业领域、医药信息产业领域、药品包装领域等；医药教育研究，主要包括药学类人才培养研究、药学人员继续教育研究等。

（2）微观部分：新产品研究、市场分析；药品生产领域，具体包括原料药采购储存、生产管理、质量管理、人力资源管理、信息管理、产品定位、定价策略等；药品流通领域，具体包括药品采购储存养护、销售渠道构建、信息管理、物流管理、市场分析、营销策略、广告宣传等；药品使用领域，具体包括合理用药、药房管理、药物利用评价、药物经济学研究等。

二、药事管理学研究方法

药事管理学研究方法是人们依据药事管理学的理论，研究、认识药事管理学学科领域的客观世界和主观世界的方法，以达到对一定的药事管理现象进行了解、说明、解释或预测的目的。

由于药事管理学形成的特点，药事管理学的研究方法需要综合借鉴管理学、法学、经济学等社会科学和自然科学中相关领域的研究方法。

常用研究方法分类如下。

（1）从研究是否涉及价值判断和道德判断的角度，分为实证研究和规范研究。

（2）从研究分析过程的角度，分为归纳方法和演绎方法。

（3）从研究的结果是否以数字说明问题的角度，分为定性方法和定量方法。

（4）从研究方法应用的阶段，分为搜集资料的方法和分析总结资料的方法。在搜集资料阶段，主要方法有调查研究法、实地研究法、实验研究法、文献研究法等；在分析总结资料阶段，主要有归纳法、演绎法、类比法、统计分析方法、模型法、黑箱法等。

本教材基于搜集资料简要介绍调查研究法、实地研究法、实验研究法、文献研究法四种研究方法。

（一）调查研究法

调查研究法中的资料收集方法主要分为两类：其一是问卷调查法，即调查者运用统一设计的问卷向被选取的调查对象了解情况或征询意见的调查方法，可以分为自填式和代填式两种。其二是访谈法，指调查者依据结构式或半结构式的调查问卷，向被调查者逐一提出问题，并记录被调查者回答内容的方法，可分为当面访谈法与电话访谈法等。

（二）实地研究法

实地研究法是对自然状态下的研究对象进行直接观察，收集一段时间内若干变量的数据，是一种特定的研究方法。其本质特点是研究者深入研究对象的生活环境中，通过观察和询问，感受研究对象的行为方式及其背后的内容。该方法具有综合性强的特点，可以获得许多形象信息供直觉判断，从而发现其他研究方法难以发现的问题。

（三）实验研究法

实验研究法即人为地创造一定条件，在高度控制下，通过改变某些因素来研究变量之间因果关系的一种研究方法。实验研究法在药事管理中的应用，主要是指控制情境变量来研究药事管理行为和药事管理现象的变化，以建立变量间的因果关系。它不仅可以根据原因预测结果，还可以通过控制原因发现预期的结果。

（四）文献研究法

文献研究法主要指搜集、鉴别、整理文献，并通过对文献的研究，形成对事实科学认识的方法，其研究数据和信息的来源主要是二手资料。文献研究法可分为内容分析、二次分析和现存统计资料分析三种。内容分析是对文献的内容进行客观、系统和定量描述的研究技术。二次分析是直接利用其他研究者所收集的原始数据资料进行新的分析或对数据加以深度开发。现存统计资料分析主要对官方统计资料进行分析研究。

准自然实验法（quasi-natural experiment）

准自然实验法也被称为类实验法，是指针对政策干预在现实中造成绝大多数情况下的非随机分组，采取满足适用条件的统计学方法，利用观察数据估计处理组不受干预的"反事实"，进而推断出政策的因果效应。准自然实验法中常用的方法有双重差分法、倾向得分匹配法、断点回归法、工具变量法、合成控制法等。在政策效果评价类研究中，准自然实验法可以有效实现对社会经济系统复杂机制的简化，从而尽可能评估政策干预的真实效应。

其中，双重差分法（difference-in-differences，DID）也称"倍差法"，使用该方法的前提条件是样本满足平行趋势假设和政策外生性假设。前者是指如果不存在政策冲突，干预组与对照组之间的发展趋势一致；后者是指干预组与对照组在分组时满足随机性，且实验时间也随机发生，以排除无法控制的其他因素对实验结果的影响。

三、药事管理学研究基本程序

药事管理学研究的基本程序主要分为课题选择、计划实施与总结评价三个阶段。

（一）课题选择

进行一项研究首先必须明确研究课题,即要明确研究的对象是什么？为什么选择这样的研究？确定研究课题是为整个研究规定了工作方向与目标。课题的选择包括研究课题的提出和课题的论证,同时还必须规定研究目的和研究性质。

1. 研究课题的提出

研究课题可以源于理论或文献分析、政策制定的需要、药事管理活动中亟须解决的问题等。在确定研究课题时需要注意两个方面：首先,研究课题必须能够用药学、社会学或管理学等相关学科的研究方法解决；其次,研究课题必须具有一定的理论或实际价值,能够促进药学事业的发展。

2. 课题的论证

研究课题提出后,还需要对其加以科学论证。课题论证主要是说明课题研究的理论意义与实践意义、课题的研究目的和研究性质、课题研究的必要性和可行性、研究条件等。

其中，研究目的大致可分为描述性研究、解释性研究和探索性研究三种。描述性研究，即系统地描述药事管理过程中所涉及的某一社会事务的状况或发展过程；解释性研究，即对影响药事管理过程中诸多社会现象做出普遍的因果解释；探索性研究则是对药事管理学某一事务或现象进行初步的了解，获得初步印象和感性认识，为今后的深入研究提供基础和方向。

在此基础上，研究者还需要明确研究的性质是理论性还是应用性。理论性研究主要目的是解答药事管理学领域内的理论问题；应用性研究则侧重于对药学实践中各个领域、各个工作部门在药事管理过程中的具体问题做出科学的说明、解释，提出解决问题的方案或政策性建议。然而，在研究过程中，理论与应用二者并非互斥关系，对于任何一项具体的药事管理学研究而言，都应将理论和应用相结合，差异仅是侧重点不同。

（二）计划实施

在计划实施阶段，研究者直接或间接地同研究对象接触，所选择的方式方法是否适当及所收集的资料详略实伪，对药事管理学研究课题的总结评价阶段将起到至关重要的作用。

1. 查阅文献资料并提出科学问题

确定药事管理学研究课题后，需要通过查阅大量的文献，并对其进行研究与整理归纳，从而对所要研究的对象进行初步了解。

2. 研究假设与理论解释

研究假设是建立在对研究对象局部的、感性的认识基础上的某种判断，分为描述性假设、解释性假设和预测性假设三种形式。提出研究假设时应遵循的原则：假设不能与已有的材料相矛盾；假设要力求简短、明确、准确；假设不应包括未被解释的概念；假设本身没有逻辑上的矛盾等。

对提出的研究假设进行相关药事管理学理论上的说明或解释，为下一步拟定研究方案创造条件。

3. 拟定研究方案

拟定研究方案是把药事管理学研究内容条理化、具体化的过程。研究方案大致包括两个方面：一是对假设中的概念和研究项目做出科学的界定，即建立一整套指标作为药事管理学测量研究项目的尺度；二是根据项目研究的目的、性质、内容、范围及所处研究阶段等选择和确定研究方法。

4. 资料收集与整理

资料收集是药事管理学研究过程中的重要步骤，它是研究者按照研究方案全面获取相关数据和资料的过程。由于药事管理学研究的复杂性，决定了其资料收集的方法也是多样的，问卷调查、半结构化访谈、文献检索等都是常用的收集资料的方法。

5. 数据与资料分析

数据与资料分析是药事管理学研究过程中最重要的环节。针对定性或定量的"原始资料"进一步整理与分析，使收集到的事实材料与数据经过审核，去掉有错误、有缺陷的材料，保证其可靠性和有效性；然后进行分门别类、排列组合，按材料的纵向与横向联系、性质与类型进行整理分类，使材料系统化。

（三）总结评价

药事管理学研究最后一个阶段是总结评价阶段，主要是撰写研究报告。研究报告包括题目、内容提要（摘要）、绪论（引论）、本论、研究结论与建议、附注及参考文献等。

药事管理学研究是我们学习并运用药事管理学知识，处理和解决问题、解释现象的手段，在学习并掌握其研究方法、研究基本程序的基础上，要注意其在药事管理实践中的运用。创新和突破是药事管理学理论发展的必然要求，也是促进药学事业发展的必然要求。

第四节　药事管理发展历程

随着药学实践的不断深入，人们对药品认识的不断深化，药事管理的重要性也逐渐为人所认识。经过长期的发展，各国对药事管理的内容、方式与方法进行了重大的调整与改变，纷纷建立了专门的药事管理机构，负责本国药学事业的监督管理工作；制定了一系列药事管理法律、法规、政策和制度；加强对药事管理的研究与教育，从而促进了药学事业的健康和持续发展。

由于各国历史文化背景的差异、社会经济发展的不平衡等原因，当今各国药学实践发展所处阶段和药事管理发展水平也不尽相同。

一、国外药事管理发展历程

（一）古代药事管理概况

公元 754 年，阿拉伯人在巴格达城建立的药房被认为是当时一所独立配制和发售药物的专门机构。到 9 世纪的前半叶，药剂师就已作为一种独立的职业在该城出现了。

意大利的萨勒诺、西班牙的托利多在 8 世纪后也相继建立药房并配备药剂师。药房和药剂师的出现标志着医药的分业，他们对药学事业的发展起到了不容忽视的作用。

随着药学工作专业化的发展，药事管理法律法规也日益增多。公元 10 世纪，阿拉伯政府的法律已明确规定贩卖假药是犯罪行为，并要受到相应的制裁。公元 13 世纪，西西里的药事法规规定了药业从医学中分离出来，在官方监管下，储药仓库属药房范围；药剂师应对配制药品的可靠性、质量一致等进行检验；从行业会中选择优秀者担任检验人员等。英国于 1540 年制定了药事管理法规，任命了四位伦敦医生作为检查员，负责检查药商、药品和原料。到 17 世纪早期，这些医生在执行检查工作时，药剂师协会的代表也会参与。

随着药品品种的增多，药品标准化问题一时成为药事管理中的一项重要工作。1140 年，欧洲药学权威萨勒诺大学校长编纂的《解毒剂汇编》，成为当时药物调配的标准。1498 年由佛罗伦萨学院出版的《佛罗伦萨药典》，一般视为欧洲第一部法定药典。其后有不少城市纷纷编制具有法律约束性的药典，其中纽伦堡的瓦莱利乌斯医生编著的《药方书》赢得了很高的声誉，被纽伦堡当局承认，被定为第一本《纽伦堡药典》，于 1546 年出版，其对意大利、瑞士、法国、西班牙等国编纂药典起了十分重要的促进作用，促进当时的药品标准化建设。

（二）近现代药事管理概况

中世纪晚期，欧洲就有许多国家出现了药学行会。随着社会经济的发展，这些地方行会对药学事业的发展起到重大的补充与推动作用，也逐渐成为全国性组织。例如，1617 年创立的伦敦药剂师协会，在 1841 年创立的英国药学会（即现在的英国皇家药学会）；1852 年美国药学会（American Pharmaceutical Association，APhA）建立，其活动几乎包括了药学事业各方面，推动了美国药学事业进步和发展。

为了确保人们用药安全有效，各国政府大多授权国家卫生行政部门设立药政机构，对药品质量进行监督管理，如美国的食品药品监督管理局（FDA）、日本的原厚生省药物局等。在现代药事管理中，法律控制的方法日益发挥更大作用。当今世界大多数国家通过药品管理立法来管理药品。关于药品管理立法的历史发展，将在第 4 章详细介绍。

二、我国药事管理发展历程

（一）我国古代药事管理的发展情况（公元前 11 世纪至 1840 年）

周武王时代，我国便建立了最早的医药管理制度。据《周礼》所载，六宫体制中，把医师归于天宫管辖。书中还记载了当时的医疗分工制度及当时的病历和死亡报告制度。

秦朝时已设立了医药行政管理机构，设有太医令丞，掌管医药政令。后汉时期医药管理机构开始分设，设药丞、方丞各一人。这个时期对药物的研究也更为深入，我国最早的药学专著《神农本草经》即在此时问世。

隋唐时期，我国的医药管理机构进一步扩大，分工更加细化。据《隋书·百官志》记载，设有尚药局、药藏局。唐朝设有药藏局，局内设有药库，由药丞、药监等人员专管药品的收发、储存等工作。唐显庆四年，朝廷指定苏敬、李勣等二十余人编写的《新修本草》（又称《唐本草》）是我国历史上第一部由国家颁布的药典，也是世界上最早一部法定药典。

宋朝设置的药事管理机构有御药院和尚药局。1076 年，宋朝太医局创立"卖药所"，又称"熟药所"，出售丸、散、膏、丹等成药。除此之外，还设立了"修和药所"。1114 年，"修和药所"改名为"医药和剂局"；"卖药所"也改名为"医药惠民局"，后又改名为"太平惠民局"。宋朝还在民间设置药事机构或药局，如广惠司、广济提举司、太都惠民局等，这些机构既制药又卖药，同时还行使管理的职能，对保证药品质量、控制疾病流行起到了积极的作用。

（二）我国近代药事管理的发展情况（1841 年至 1948 年）

从 18 世纪中叶开始，西方国家陆续派遣大量的传教士到中国，他们设立医院、出售西药，西医西药开始输入我国。随后，外国药商纷纷在广州、上海等地设立药房，而我国民族制药业发展缓慢，进口药充斥着国内的市场。

1905 年，清政府始建全国的卫生行政机构，在警政部下设卫生科，后又在内务部下设卫生司。1912 年成立的中华民国南京临时政府也在其内务部下设卫生司，成为当时负责全国卫生工作的行政主管部门。1928 年，南京国民政府公布的《全国卫生行政系统大纲》中明确写明设卫生部，1931 年卫生部改名卫生署，但 1947 年又恢复卫生部建制。1947 年，在卫生部下正式成立药品仪器检验局，开始展开药品检验工作。

在这一时期，民国政府先后发布了诸多药政法规，如 1929 年发布《药师暂行条例》《管理药商规则》，1937 年发布《细菌学免疫学制品管理规则》，1943 年发布《药剂师法》等。1929 年药典编纂委员会成立，在以《美国药典》（*United States Pharmacopoeia*，USP）（1926 版）为蓝本，同时参考英、日等国药典的基础上编纂了《中华药典》，于 1930 年 5 月正式颁布。

1907 年中华药学会成立（于 1942 年更名为中国药学会）。这是中国成立最早的自然科学团体，对药学人才培养和学术交流等工作起到了巨大的推动作用。

（三）我国现代药事管理的发展情况（1949 年至 1997 年）

中华人民共和国成立后，我国药事管理工作得到了加强。1949 年便成立了中央人民政府卫生部和地方政府卫生部门,并在其中设立药政管理部门,专门负责药品的监督管理工作。1950年,在上海药品、食品检验局的基础上,建立了国家药品检验所。1954 年,各省药品检验所也相继成立,到 1956 年,全国的药品检验系统基本形成。

"文化大革命"期间药事管理体系遭到了严重的破坏,直至 1984 年,我国药事管理工作才逐步实现规范化与法治化,其标志是 1984 年 9 月 20 日《药品管理法》经由第六届全国人民代表大会常务委员会第七次会议讨论通过,并于 1985 年 7 月 1 日起正式实施。这是我国有关药品管理的第一部法律,此后国务院又相继颁布了多部行政法规。1997 年,《中共中央 国务院关于卫生改革与发展的决定》,强调要加强药品管理。

(四)我国现代药事管理的发展情况(1998 年至今)

1998 年,根据《国务院关于机构设置的通知》,党中央、国务院决定组建 SDA,直属国务院领导。SDA 于 1998 年 4 月 16 日挂牌成立,8 月 19 日正式运行。SDA 整合了国家卫生部的药政管理、药品检验职能,原国家医药管理局在药品生产、流通环节的监管职能,国家中医药管理局在中药生产、流通环节的监管职能及分散在其他部门的药品监管职能,统一负责全国的药品研究、生产、流通、使用环节的行政监督和技术监督。

2003 年 3 月,根据《国务院机构改革方案》,国务院在 SDA 的基础上组建国家食品药品监督管理局(State Food and Drug Administration,SFDA),依然为直属国务院领导。职能上,增加了部分食品相关的监督工作,包括食品、保健品、化妆品安全管理的综合监督、组织协调和依法组织开展对重大事故查处、保健品的审批工作。

2008 年 3 月,根据《国务院关于部委管理的国家局设置的通知》,设立国家食品药品监督管理局(副部级),为卫生部管理的国家局。同时部分调整了卫生部和国家食品药品监督管理局的职责,将食品、保健品、化妆品安全管理的综合监督、组织协调和依法组织开展对重大事故查处职能划归回卫生部。

2013 年 3 月,国务院将国务院食品安全委员会办公室的职责、国家食品药品监督管理局的职责、国家质量监督检验检疫总局的生产环节食品安全监督管理职责、国家工商行政管理总局的流通环节食品安全监督管理职责整合组建而成国家食品药品监督管理总局(China Food and Drug Administration,CFDA),全面负责药品、医疗器械、化妆品和消费环节食品安全的监督管理。

2018 年 4 月,国务院组建国家市场监督管理总局及其下属的国家局——NMPA。市场监管实行分级管理,药品监管机构只设到省一级,药品经营销售等行为的监管,由市县市场监管部门统一承担。

药事管理学在学科中所属的地位

药事管理学在不同的高校其所处的学科位置也不同,主要包括以下四种情况。

(1)属于药学一级学科项下的二级学科,如四川大学华西医学院、沈阳药科大学、中国药科大学(社会与管理药学)。属于药学一级学科项下二级学科的一个方向,如复旦大学、郑州大学、黑龙江中医药大学等将药事管理设在药剂学二级学科项下;西安交通大学、山东中医药大学等将其作为药物分析学的一个方向。

(2)属于中药学一级学科项下的一个方向,如安徽医科大学、成都中医药大学和广西中医学院。

（3）属于管理学一级学科项下二级学科的一个方向，如上海交通大学、黑龙江中医药大学、南京中医药大学、江西中医药大学等属于社会医学与卫生事业管理学的一个方向。

（4）属于公共管理一级学科项下的二级学科，如天津大学。

三、药事管理学学科发展简介

早在 19 世纪，美国的药事管理学学科就已经开始形成，至 20 世纪初，药事管理学被美国列为药学教育的基本课程，并于 20 世纪 30 年代传入我国，但发展一度比较缓慢。中华人民共和国成立后，药事管理学学科的发展也日渐活跃起来。尤其是在 1984 年《药品管理法》正式颁布实施后，药事管理学学科得到了快速发展，无论是在课程建设、人才培养、师资队伍建设方面，还是在学术交流与科研方面，都得到了长足进步。

（一）美国药事管理学学科发展历程

美国药事管理学学科的发展过程大致可分为商业药学、药事管理学、社会与管理药学三个阶段。

1. 商业药学（commercial pharmacy）阶段

1916 年美国药学教员协会（即现在的美国药学院协会）划分了 6 个分部，分别为物理与化学、药剂学与配制、植物学与生药学、生理学与药理学、微生物与免疫学、商业与法律药学，首次确立了商业与法律药学的正式地位。1928 年 8 月 21 日，在美国药学教员协会分部年会上，商业与法律药学分部正式更名为药学经济学分部，该名称的更改标志着药事管理学学科的开端。在这一阶段，由于美国医药企业的迅猛发展，该学科的大学教育课程主要以商业为主。

2. 药事管理学（pharmacy administration）阶段

20 世纪 30 年代，由于药品生产流通领域混乱，很多从事商业药学教育的学者开始认识到，过分强调药学经济方面的因素对于药学的发展是有负面作用的。1938 年《联邦食品、药品和化妆品法案》（*Federal Food, Drug, and Cosmetic Act*，FFDCA）的颁布使药事法规的教育变得越来越重要。20 世纪 40 年代末在美国药学院协会年会上第一次提出了"药事管理"一词。20 世纪 50 年代初，经美国药学院协会同意，药学经济学分部更名为药事管理学分部。该阶段药事管理学学科研究的内容侧重于药物政策学和市场学，协助政府制定相关政策。此时药事管理学的课程有药品市场、药房管理、药事法学等。

3. 社会与管理药学（social and administrative pharmacy）阶段

20 世纪 60 年代，由于临床药学的兴起，药师职责由面向药品转向患者。药学实践环境与药物治疗合理性之间关系的研究越来越受到重视。美国各药学院校兴起了一股社会学课程的热潮，开设了社会和管理科学、卫生保健管理、药学实践中的社会经济等课程。

1984 年，美国教授曼纳斯和鲁克将药事管理学作出了明确的定义，为后来的学科发展奠定了基础。

20 世纪 90 年代，社会学、心理学、市场学和管理学共同构成了药事管理学的基础。1993 年，美国药学院协会药事管理学分会正式更名为"社会和管理药学"分会。

（二）我国药事管理学学科发展历程

随着药学教育的发展，我国药事管理学学科的发展大致经历了三个阶段，即药事管理学早期阶段（1949 年以前）、药事组织学发展阶段（1949 年至 1984 年）和药事管理学发展阶段（1985

年至今）。如何促进依法管药，加快药品的规范化、科学化、法治化和国际化管理，保障公众用药安全、有效、经济和合理仍是我国现阶段药事管理学学科研究的重点。

1. 药事管理学早期阶段

1911~1949 年间，我国先后创办的高等药学学校、系共有二十余所。其中办学时间较长，规模、影响较大的有 1913 年成立的浙江公立医药专门学校药科；1929 年成立的齐鲁大学理学院药学专修科（于 1941 年改为药学系）；1929 年成立的私立中法大学药学专修科；1936 年成立的私立华西协和大学理学药学专修科；1943 年成立的北京大学医学药学系。此外，在一些大城市还曾举办过一些中等药学职业学校，培养药剂师。

这一阶段开设的与现阶段药事管理学相类似的相关课程有"药物管理法及药学伦理""药房管理"等，这些都是药事管理课程的早期形式。

2. 药事组织学发展阶段

1949 年以后，我国政府接管了全部医药教育机构，并对其进行了改造。1952 年进行院系调整；1955 年全国高等药学院系包括南京药学院、沈阳药学院和北京医学院、上海第一医学院、四川医学院的 3 个药学系，以及华东化工学院的化学制药专业、抗菌素专业、第二军医大学药学系；中等药科学校包括重庆药剂士学校、江西南昌药剂士学校、南京药剂士学校、上海制药工业学校等。

在这一阶段由于受到当时国家政策的影响，课程设置曾一度以苏联模式为主，即以围绕"药事组织"学习、研究为主。1954 年，国务院高等教育部颁布的药学教学计划中，明确将"药事组织"列为必修课程和生产实习内容。1956 年，各药学院校正式成立了药事组织学教研室，开设药事组织学。在"文化大革命"期间，我国的药事管理工作同其他大部分工作一样，停滞不前。

3. 药事管理学发展阶段

（1）课程建设。1984 年《药品管理法》颁布后，我国药事管理学学科建设受到了来自政府有关部门和药学界人士的广泛关注。1985 年，华西医科大学药学系开始在本科生中开设药事管理学必修课，标志着我国药事管理学学科发展进入了全新的发展阶段。1987 年，国家教育委员会将"药事管理学"列入药学专业的主干课程。随后，我国各高等药学院校相继开设此课，并不断完善标准化、规范化的药事管理学教育，从而提高药事管理学教育质量。

为了满足对药事管理学教材的需求和规范教材内容，1988 年全国高等医药院校药学专业教材评审委员会决定编写《药事管理学》规划教材。1993 年，由吴蓬教授主编的《药事管理学》出版，2004 年第三版的《药事管理学》列入普通高等教育"十五"国家级规划药材。2006 年，经过各出版社申报、专家评审、网上公示之后，教育部确定将吴蓬和杨世民教授、孟锐教授、刘红宁教授分别主编的三部《药事管理学》教材列入"普通高等教育'十一五'国家级规划教材（本科）"。

（2）师资与学生培养。关于药事管理师资队伍建设与学生人才培养重大事件见表 1-4。

表 1-4　药事管理师资队伍建设与学生人才培养重大事件

时间	部门	事件
1985 年	华西医科大学	开设药事管理学必修课
1987 年	国家教育委员会	将药事管理学列为药学专业的主干课程
1991 年	华西医科大学药学院	吴蓬教授在药剂学专业下开始招收药事管理方向硕士研究生
2000 年	沈阳药科大学	开始招收药事管理方向博士研究生
2002 年	国务院学位委员会和教育部	开展在博士学位授权一级学科范围内自主设置学科、专业的改革试点工作

续表

时间	部门	事件
2003 年	教育部	批准北京大学药学院举办"高层管理人员药业管理硕士课程班"
2004 年	教育部	批准中国药科大学设立药事管理本科专业
2005 年	教育部	首届"全国医药高等院校'药事管理学'骨干教师高级研修班"在黑龙江中医药大学举办
2005 年	教育部	批准沈阳药科大学设立药事管理本科专业
2008 年	教育部	批准天津商业大学设立药事管理本科专业
2010 年	教育部	第二届"全国医药高等院校'药事管理学'骨干教师高级研修班"在中国药科大学举办
2011 年	教育部	批准南京中医药大学、广东药学院设立药事管理本科专业
2012 年	教育部	批准长春中医药大学、贵阳医学院、大连医科大学中山学院*、南京中医药大学翰林学院*、东南大学成贤学院*设立药事管理本科专业

*为经教育部批准和确认的独立学院。

（3）学术交流与科研。1986 年 7 月，中国药学会第十七届常务理事会决定，成立我国药事管理分科学会（后改为药事管理专业委员会）。随即省级药学会先后成立了药事管理分会。1994 年，国家医药管理局在华西医科大学召开了高等药学院校药事管理学学科研讨会，与会的 23 所药学院校的代表总体设想和规划基本达成共识，推动了我国药事管理学学科发展。

药事管理分科学会成立后，每年均会组织学术交流（表 1-5），对药事管理学学科建设与发展产生了重要的作用。

表 1-5　中国药学会药事管理专业委员会近 10 年年会概览

时间	主要承办单位	会议主题
2010 年	天津大学	医药科学发展——新医改政策与药品管理
2011 年	广东药学院	"十二五"药事管理学科发展与药品监管工作建设
2012 年	《中国药事》杂志社	"十二五"医药科学发展
2013 年	北京大学	医药安全与科学发展
2014 年	四川大学、华西药学院与四川省药学会	加强药事管理学科建设，促进医药健康发展
2015 年	海南医学院、海南省药学会	推进法治社会建设，依法管理药品
2016 年	南京中医药大学	聚焦"十三五"规划，促进药事健康发展
2017 年	湖南省药学会	践行健康中国理念，促进药事管理持续发展
2018 年	山东大学	实现药事管理理论、文化自信和药品智能制造
2020 年	中南大学	转型跨越，药赢未来

注：因为疫情原因，2019 年和 2021 年药事管理专业委员会年会推迟召开。

为了加强全国药事工作的指导，1987 年 12 月 10 日，卫生部决定创办《中国药事》，这也成为我国第一个药事管理方面的学术期刊。此后很多学术期刊先后开设了药事管理专栏，如《中国药房》《中国药业》《中国新药杂志》等，对药事管理学科的学术交流和科研工作起了很大的推动作用。近年来，药事管理科研工作逐渐加强，国家自然科学基金、国家社会科学基金等国家级研究课题纷纷设立，专业学术论文在国内外各药学相关期刊上也大量发表。

全国高校药事管理学研究生招生情况简要介绍

截至 2021 年底，全国已有多所高等院校招收药事管理学研究生，下面就招生情况作一简要介绍。

（1）药事管理学硕士研究生招生统考科目包括外语和政治理论，专业科目由各高校根据自身的实际情况设置。主要招收的院校有北京大学、四川大学、复旦大学、天津大学、华中科技大学、郑州大学、西安交通大学、上海交通大学、武汉大学、沈阳药科大学、中国药科大学、南京中医药大学、北京中医药大学、成都中医药大学等。

（2）药事管理学博士研究生招生统考科目是外语，专业科目由高校根据自身的实际情况设置。主要招收的院校有北京大学、天津大学、四川大学、沈阳药科大学、中国药科大学、海军军医大学、辽宁中医药大学、重庆医科大学、广西医科大学等。

思维导图

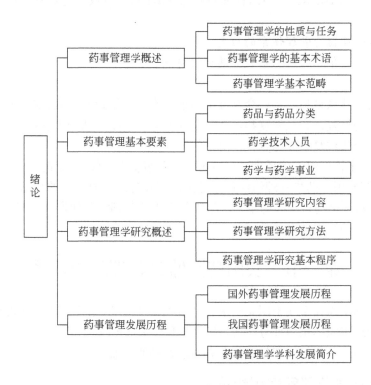

思 考 题

1. 解析药事、药事管理和药事管理学三者之间的关系。

2. 简述药事管理的基本要素并分析各要素之间的相互联系。

3. 通过案例分析掌握药事管理学研究的基本方法和程序。

4. 通过研究美国药事管理学学科发展历程分析我国药事管理学学科发展方向。

推荐阅读

杨悦. 2020. 美国药品监管科学研究. 北京：中国医药科技出版社

周三多，陈传明，刘子馨，等.2018. 管理学——原理与方法.7 版. 上海：复旦大学出版社

主编观点

（修订责任人：丁丽曼）

第2章　药事管理组织体系与职能

教学目标：通过本章的学习，使学生了解药品监督管理和管理相对人的相关知识，为进入社会从业奠定基础。

掌握：药事管理组织体系的组织框架和职能分工；药品行政监督和技术监督管理的主要手段和方法。

熟悉：药事管理监督管理体系的历史沿革。

了解：药学实践单位的组织形式及其监管要点。

药事管理组织体系是指一定社会制度下药事工作的组织管理方式、方法和制度，是国家关于药事管理的机构设置、职能配置和运行机制等方面的制度。从药事管理的内容、范围来看，其组织体系是一个相对复杂的综合性社会系统。

一般来说，药事管理组织体系大体可分为国家药事管理组织体系和药学机构自身的药事管理组织体系两部分，国家药事管理组织体系是指国家及各级政府设置的药品监督管理部门和药品检验机构等；药学机构自身的药事管理组织体系主要包括药品研制、生产、流通、使用及药学教育和科研管理的组织体系等。

第一节　我国药品监督管理组织体系

药品监督管理组织体系属于国家药事管理组织体系范畴，主要由药品行政监督管理组织体系和技术监督管理组织体系两部分组成。其主要职能是依据法律、法规的授权，按照法定的程序和标准，对药品、药事组织和相应从业人员进行必要的监督管理。

一、药品行政监督管理组织体系

1949 年以后，卫生部成立了药政处，后改为药政局，主管全国药品监督管理工作。1978 年，国务院成立国家医药管理总局，对中西药品及医疗器材的生产、供应、使用实行统一管理，国家医药管理总局由卫生部代管。1982 年，国家医药管理总局改为国家医药管理局，隶属于国家经济贸易委员会。1998 年，国务院决定撤销国家医药管理局，成立 SDA，为国务院直属机构，主管药品监督的行政执法。2000 年，国务院决定改革原有药品监督管理体制，实行省级以下药品监督管理系统垂直管理。2003 年 3 月，国务院决定在 SDA 的基础上组建国家食品药品监督管理局，为国务院直属机构。2008 年 3 月，根据《国务院关于部委管理的国家局设置的通知》，国务院将国家食品药品监督管理局设置为副部级国家局，由卫生部管理。2008 年 11 月，国务院将省以下垂直管理改为由地方政府分级管理。2013 年 3 月，根据《国务院机构改革和职能转变方案》和《国务院关于机构设置的通知》要求，组建国家食品药品监督管理总局，为国务院直属机构。2018 年 3 月，根据国务院机构改革方案，将国家工商行政管理总局的职责、国家质量监督检验检疫总局的职责，国家食品药品监督管理总局的职责，国家发展和改革委员会的价格监督检查与反垄断执法职责，商务部的经营者集中反垄断执法及国务院反垄断委员会办公室职责等整合，组建国家市场监督管理总局，作为国务院直属机构。同时，组建 NMPA，由国家市场监督管理总局管理。

1. 机构设置

根据 NMPA 的职责，设有综合和规划财务司、政策法规司、药品注册管理司（中药民族药监督管理司）、药品监督管理司、医疗器械注册管理司、医疗器械监督管理司、化妆品监督管理司、科技和国际合作司（港澳台办公室）、人事司、机关党委和离退休干部局等内设机构。

2. 主要职责

（1）负责药品（含中药、民族药，下同）、医疗器械和化妆品安全监督管理。拟订监督管理政策规划，组织起草法律法规草案，拟订部门规章，并监督实施。研究拟订鼓励药品、医疗器械和化妆品新技术新产品的管理与服务政策。

（2）负责药品、医疗器械和化妆品标准管理。组织制定、公布国家药典等药品、医疗器械标准，组织拟订化妆品标准，组织制定分类管理制度，并监督实施。参与制定国家基本药物目录，配合实施国家基本药物制度。

（3）负责药品、医疗器械和化妆品注册管理。制定注册管理制度，严格上市审评审批，完善审评审批服务便利化措施，并组织实施。

（4）负责药品、医疗器械和化妆品质量管理。制定研制质量管理规范并监督实施。制定生产质量管理规范并依职责监督实施。制定经营、使用质量管理规范并指导实施。

（5）负责药品、医疗器械和化妆品上市后风险管理。组织开展药品不良反应、医疗器械不良事件和化妆品不良反应的监测、评价和处置工作。依法承担药品、医疗器械和化妆品安全应急管理工作。

（6）负责执业药师资格准入管理。制定执业药师资格准入制度，指导监督执业药师注册工作。

（7）负责组织指导药品、医疗器械和化妆品监督检查。制定检查制度，依法查处药品、医疗器械和化妆品注册环节的违法行为，依职责组织指导查处生产环节的违法行为。

（8）负责药品、医疗器械和化妆品监督管理领域对外交流与合作，参与相关国际监管规则和标准的制定。

（9）负责指导省、自治区、直辖市药品监督管理部门工作。

（10）完成党中央、国务院交办的其他任务。

3. 与其他监管部门相关的职责分工

（1）与国家市场监督管理总局有关的职责分工。NMPA 负责制定药品、医疗器械和化妆品监管制度，并负责药品、医疗器械和化妆品研制环节的许可、检查和处罚。省级药品监督管理部门负责药品、医疗器械和化妆品生产环节的许可、检查和处罚，以及药品批发许可、零售连锁总部许可、互联网销售第三方平台备案及检查和处罚。市县两级市场监管部门负责药品零售、医疗器械经营的许可、检查和处罚，以及化妆品经营和药品、医疗器械使用环节质量的检查和处罚。

（2）与国家卫生健康委员会有关的职责分工。NMPA 会同国家卫生健康委员会组织国家药典委员会（Chinese Pharmacopoeia Commission）并制定国家药典，建立重大药品不良反应及医疗器械不良事件相互通报机制和联合处置机制。

（3）与商务部有关的职责分工。商务部负责拟订药品流通发展规划和政策，NMPA 在药品监督管理工作中，配合执行药品流通发展规划和政策。商务部发放药品类易制毒化学品进口许可前，应当征得 NMPA 同意。

（4）与公安部有关的职责分工。公安部负责组织指导药品、医疗器械和化妆品犯罪案件侦查工作。NMPA 与公安部建立行政执法和刑事司法工作衔接机制。药品监督管理部门发现违法行为涉嫌犯罪的，按照有关规定及时移送公安机关，公安机关应当迅速进行审查，并依法作出立案或者不予立案的决定。公安机关依法提请药品监督管理部门作出检验、鉴定、认定等协助的，药品监督管理部门应当予以协助。

二、药品技术监督管理组织体系

药品监督管理部门设置或者指定的药品专业技术机构,承担依法实施药品监督管理所需的审评、检验、核查、监测与评价等工作。国家药品监督管理局直属单位包括中国食品药品检定研究院（国家药品监督管理局医疗器械标准管理中心,中国药品检验总所）、国家药典委员会、国家药品监督管理局药品审评中心、国家药品监督管理局食品药品审核查验中心、国家药品监督管理局药品评价中心（国家药品不良反应监测中心）、国家药品监督管理局医疗器械技术审评中心、国家药品监督管理局行政事项受理服务和投诉举报中心、国家药品监督管理局机关服务中心机关服务局、国家药品监督管理局信息中心（中国食品药品监管数据中心）、国家药品监督管理局高级研修学院（国家药品监督管理局安全应急演练中心）、国家药品监督管理局执业药师资格认证中心、国家药品监督管理局新闻宣传中心、中国健康传媒集团、中国食品药品国际交流中心、国家药品监督管理局南方医药经济研究所、国家药品监督管理局一四六仓库和中国药学会等，仅就部分单位简要介绍如下。

（一）中国食品药品检定研究院

中国食品药品检定研究院（National Institutes for Food and Drug Control），简称中检院，是 NMPA 的直属事业单位，是国家检验药品生物制品质量的法定机构和最高技术仲裁机构，依法承担实施药品、生物制品、医疗器械、食品、保健食品、化妆品、实验动物、包装材料等多领域产品的审批注册检验、进口检验、监督检验、安全评价及生物制品批签发，负责国家药品、医疗器械标准物质和生产检定用菌毒种的研究、分发和管理，开展相关技术研究工作。中检院前身是成立于 1950 年的中央人民政府卫生部药物食品检验所和生物制品检定所，2010 年 9 月 26 日正式更名为中国食品药品检定研究院。

1. 机构设置

中检院设置 28 个职能部门，分别为办公室、综合业务处、食品检定所、技术监督中心、中药民族药检定所、化学药品检定所、生物制品检定所、化妆品检定所、医疗器械检定所、体外诊断试剂检定所、药用辅料和包装材料检定所、实验动物资源研究所、标准物质和标准化管理中心、安全评价研究所、化妆品安全技术评价中心、仪器设备管理中心、检验机构能力评价研究中心（质量管理中心）、科研管理处、人事处、教育培训中心（研究生院）、后勤服务中心（基建处）、国际合作处（港澳台办公室）、党委办公室（纪检监察室）、计划财务处、信息中心（档案室）、离退休干部处、安全保卫处和医疗器械标准管理研究所。

2. 主要职责

（1）承担食品、药品、医疗器械、化妆品及有关药用辅料、包装材料与容器的检验检测工作。组织开展药品、医疗器械、化妆品抽验和质量分析工作。负责相关复验、技术仲裁。组织开展进口药品注册检验以及上市后有关数据收集分析等工作。

（2）承担药品、医疗器械、化妆品质量标准、技术规范、技术要求、检验检测方法的制修订以及技术复核工作。组织开展检验检测新技术新方法新标准研究。承担相关产品严重不良反应、严重不良事件原因的实验研究工作。

（3）负责医疗器械标准管理相关工作。

（4）承担生物制品批签发相关工作。

（5）承担化妆品安全技术评价工作。

（6）组织开展有关国家标准物质的规划、计划、研究、制备、标定、分发和管理工作。

（7）负责生产用菌毒种、细胞株的检定工作。承担医用标准菌毒种、细胞株的收集、鉴定、保存、分发和管理工作。

（8）承担实验动物饲育、保种、供应和实验动物及相关产品的质量检测工作。

（9）承担食品药品检验检测机构实验室间比对以及能力验证、考核与评价等技术工作。

（10）负责研究生教育培养工作。组织开展对食品药品相关单位质量检验检测工作的培训和技术指导。

（11）开展食品药品检验检测国际（地区）交流与合作。

（12）完成国家局交办的其他事项。

（二）国家药典委员会

1. 机构设置

国家药典委员会下设 8 个职能部门，分别为办公室、业务管理处（质量管理处）、中药处、化学药品处、生物制品处、通则辅料包材处、人事处（党委办公室）、财务处和信息管理处（编辑部）。

2. 主要职责

（1）组织编制、修订和编译《中华人民共和国药典》（以下简称《中国药典》）及配套标准。

（2）组织制定修订国家药品标准。参与拟订有关药品标准管理制度和工作机制。

（3）组织《中国药典》收载品种的医学和药学遴选工作。负责药品通用名称命名。

（4）组织评估《中国药典》和国家药品标准执行情况。

（5）开展药品标准发展战略、管理政策和技术法规研究。承担药品标准信息化建设工作。

（6）开展药品标准国际（地区）协调和技术交流，参与国际（地区）间药品标准适用性认证合作工作。

（7）组织开展《中国药典》和国家药品标准宣传培训与技术咨询，负责《中国药品标准》等刊物编辑出版工作。

（8）负责药典委员会各专业委员会的组织协调及服务保障工作。

（9）承办国家局交办的其他事项。

（三）国家药品监督管理局药品审评中心

1985 年《药品管理法》实施后，成立卫生部药品审评委员会，下设药品审评办公室，主要对新药进行技术审评。1993 年，药品审评办公室更名为卫生部药品审评中心。1998 年，药品审评中心划归国家药品监督管理部门，更名为国家药品监督管理局药品审评中心，增加了对仿制药品、进口药品进行技术审评的职能。2014 年，更名为国家食品药品监督管理总局药品审评中心。2018 年，更名为国家药品监督管理局药品审评中心（Center for Drug Evaluation, NMPA）。

1. 机构设置

NMPA 药品审评中心内设机构：业务管理处、质量管理处、合规处、临床试验管理处、数据管理处、办公室、人事处、财务处、党委办公室（纪检监察室）、中药民族药药学部、化药药学一部、化药药学二部、生物制品药学部、药理毒理学部、中药民族药临床部、化药临床一部、化药临床二部、生物制品临床部、统计与临床药理学部。

2. 主要职责

（1）负责药物临床试验、药品上市许可申请的受理和技术审评。

（2）负责仿制药质量和疗效一致性评价的技术审评。

（3）承担再生医学与组织工程等新兴医疗产品涉及药品的技术审评。

（4）参与拟订药品注册管理相关法律法规和规范性文件，组织拟订药品审评规范和技术指导原则并组织实施。

（5）协调药品审评相关检查、检验等工作。

（6）开展药品审评相关理论、技术、发展趋势及法律问题研究。

（7）组织开展相关业务咨询服务及学术交流，开展药品审评相关的国际（地区）交流与合作。

（8）承担国家局人用药品注册技术要求国际协调会议（International Council for Harmonization of Technical Requirements for Pharmaceuticals for Human Use，ICH）相关技术工作。

（9）承办国家局交办的其他事项。

（四）国家药品监督管理局食品药品审核查验中心

1. 机构设置

国家药品监督管理局食品药品审核查验中心（Center for Food and Drug Inspection of NMPA）内设机构：办公室、信息管理处、检查一处、检查二处、检查三处、检查四处、检查五处、检查六处、人事处（党委办公室）和财务处。

2. 主要职责

（1）组织制定修订药品、医疗器械、化妆品检查制度规范和技术文件。

（2）承担非临床研究机构资格认证和研制现场检查。承担药品注册现场检查。承担药品生产环节的有因检查。承担药品境外检查。

（3）承担医疗器械临床试验监督抽查和生产环节的有因检查。承担医疗器械境外检查。

（4）承担化妆品研制、生产环节的有因检查。承担化妆品境外检查。

（5）承担国家级检查员考核、使用等管理工作。

（6）开展检查理论、技术和发展趋势研究、学术交流及技术咨询。

（7）承担药品、医疗器械、化妆品检查的国际（地区）交流与合作。

（8）承担市场监管总局委托的食品检查工作。

（9）承办 NMPA 交办的其他事项。

（五）国家药品监督管理局药品评价中心（国家药品不良反应监测中心）

1. 机构设置

国家药品监督管理局药品评价中心（Center for Drug Reevaluation, NMPA）和国家药品不良反应监测中心（National Center for ADR Monitoring, China）合署办公，其内设机构：办公室（人事党务处）、综合业务处、化学药品监测和评价一部、化学药品监测和评价二部（生物制品监测与评价部）、中药监测和评价部、医疗器械监测和评价一部、医疗器械监测和评价二部、化妆品监测和评价部。

2. 主要职责

（1）组织制定修订药品不良反应、医疗器械不良事件、化妆品不良反应监测与上市后安全性评价以及药物滥用监测的技术标准和规范。

（2）组织开展药品不良反应、医疗器械不良事件、化妆品不良反应、药物滥用监测工作。

（3）开展药品、医疗器械、化妆品的上市后安全性评价工作。

（4）指导地方相关监测与上市后安全性评价工作。组织开展相关监测与上市后安全性评价的方法研究、技术咨询和国际（地区）交流合作。

（5）参与拟订、调整国家基本药物目录。

（6）参与拟订、调整非处方药目录。

（7）承办国家局交办的其他事项。

三、药品监督管理相关部门及其职责

根据现行法律法规和相关部委的主要职责、内设机构和人员编制规定，药品管理工作涉及多个政府职能部门，除药品监督管理部门以外还涉及市场监督管理部门、卫生健康部门、医疗保障局、中医药管理部门和商务部等。

（一）卫生健康部门

卫生健康部门负责协调推进深化医药卫生体制改革，研究提出深化医药卫生体制改革重大方针、政策、措施的建议；组织制定国家药物政策和国家基本药物制度，开展药品使用监测、临床综合评价和短缺药品预警，提出国家基本药物价格政策的建议，参与制定国家药典。组织开展食品安全风险监测评估，依法制定并公布食品安全标准。

（二）市场监督管理部门

市场监督管理部门负责市场综合监督管理、市场主体统一登记注册、市场监管综合执法和反垄断统一执法工作、监督管理市场秩序、产品质量安全监督管理、特种设备和食品的安全监督管理等。国家市场监督管理总局负责管理 NMPA。省、自治区、直辖市市场监督管理局管理同级药品监督管理局。市县两级市场监督管理部门负责药品零售的许可、检查和处罚，医疗器械经营的许可、检查和处罚，化妆品经营和药品、医疗器械使用环节质量的检查和处罚。

（三）医疗保障部门

医疗保障部门负责组织制定药品、医用耗材价格和医疗服务项目医疗服务设施收费等政策，建立医保支付医药服务价格合理确定和动态调整机制，推动建立市场主导的社会医药服务价格形成机制，建立价格信息监测和信息发布制度。制定药品、医用耗材的招标采购政策并监督实施，指导药品、医用耗材招标采购平台建设。

此外，医疗保障部门还负责制定定点医药机构协议和支付管理办法并组织实施，建立健全医疗保障信用评价体系和信息披露制度，监督管理纳入医保范围内的医疗服务行为和医疗费用，依法查处医疗保障领域违法违规行为。

（四）中医药管理部门

中医药管理部门负责拟订中医药和民族医药事业发展的战略、规划、政策和相关标准，起草有关法律法规和部门规章草案，参与国家重大中医药项目的规划和组织实施。负责指导民族医药的理论、医术、药物的发掘、整理、总结和提高工作，拟订民族医药医疗机构管理规范和技术标准并监督执行。组织开展中药资源普查，促进中药资源的保护、开发和合理利用，参与制定中药产业发展规划、产业政策和中医药的扶持政策，参与国家基本药物制度建设。此外，中医药管理部门还负责拟订和组织实施中医药科学研究、技术开发规划，指导中医药科研条件和能力建设，管理国家重点中医药科研项目，促进中医药科技成果的转化、应用和推广。

（五）人力资源和社会保障部门

人力资源和社会保障部门负责统筹推进建立覆盖城乡的多层次社会保障体系；拟订养老、失业、工伤等社会保险及其补充保险政策和标准；拟订养老保险全国统筹办法和全国统一的养老、失业、工伤保险关系转续办法；组织拟订养老、失业、工伤等社会保险及其补充保险基金管理和监督制度，编制相关社会保险基金预决算草案，参与拟订相关社会保障基金投资政策；会同有关部门实施全民参保计划并建立全国统一的社会保险公共服务平台。

（六）工业和信息化部门

工业和信息化部负责组织拟订并实施高技术产业中涉及生物医药、新材料、航空航天、信息产业等的规划、政策和标准；承担轻工、纺织、食品、医药、家电等的行业管理工作；拟订卷烟、食盐和糖精的生产计划；承担盐业和国家储备盐行政管理、中药材生产扶持项目管理、国家药品储备管理工作。

（七）商务部门

商务部门负责拟定药品流通行业发展的规划和政策；发放药品类易制毒化学品进口许可前，应当征得国家药品监督管理局同意。

（八）公安部门

公安部门负责指导药品、医疗器械和化妆品犯罪案件侦查工作。药品监督管理部门发现药品违法行为涉嫌犯罪的，应当及时将案件移送公安机关。对依法不需要追究刑事责任或者免予刑事处罚，但应当追究行政责任的，公安机关、人民检察院、人民法院应当及时将案件移送药品监督管理部门。

第二节　药品监督管理

药品监督管理是国家各级药品监督管理部门依据法律、法规的授权，对药品的研制、生产、流通和使用过程进行检查督促，以保证药品管理法律、法规的贯彻实施，对违反药品管理法律、法规的行为，依据法定的程序和方式，追究其法律责任的一种行政管理活动。药品监督管理的目的是保证药品质量、保障人体用药安全有效、维护公众健康权益、确保国家药品管理法治的统一和尊严。

一、行政监督管理

（一）行政许可

1. 行政许可的概念

行政许可是指行政机关根据公民、法人或者其他组织的申请，经依法审查，准予其从事特定活动的行为。如药物临床试验许可、药品生产许可、药品经营许可等。

2. 设定和实施行政许可的原则

设定和实施行政许可，应当依照法定的权限、范围、条件和程序，应当遵循公开、公平、公正、非歧视的原则。实施行政许可，应当遵循便民的原则，提高办事效率，提供优质服务。公民、法人或者其他组织依法取得的行政许可受法律保护，行政机关不得擅自改变已经生效的行政许可。

3. 药品行政许可项目

根据《药品管理法》《行政许可法》等有关法律法规，国家对药品注册、安全监管、流通使用等设定了一系列行政许可项目。例如，药品上市许可，表现形式为颁发药品注册证书；药品生产许可，表现形式为颁发《药品生产许可证》和《医疗机构制剂许可证》；药品经营许可，表现形式为颁发《药品经营许可证》；执业药师执业许可，表现形式为颁发《执业药师注册证》。

（二）行政强制

1. 行政强制的概念

行政强制是指行政机关为了实现预防或制止正在发生或可能发生的违法行为、危险状态及不利后果，或者为了保全证据、确保案件查处工作的顺利进行等行政目的，而对相对人的人身或财产采取强制性措施的行为，包括行政强制措施和行政强制执行。

2. 行政强制的原则

行政强制的设定和实施，应当依照法定的权限、范围、条件和程序。实施行政强制，应当坚持教育与强制相结合。行政机关及其工作人员不得利用行政强制权为单位或者个人谋取利益。公民、法人或者其他组织对行政机关实施的行政强制，享有陈述权、申辩权；有权依法申请行政复议或者提起行政诉讼；因行政机关违法实施行政强制受到损害的，有权依法要求赔偿。公民、法人或者其他组织因人民法院在强制执行中有违法行为或者扩大强制执行范围受到损害的，有权依法要求赔偿。

3. 行政强制措施

行政强制措施，是指行政机关在行政管理过程中，为制止违法行为、防止证据损毁、避免危害发生、控制危险扩大等情形，依法对公民的人身自由实施暂时性限制，或者对公民、法人或者其他组织的财物实施暂时性控制的行为。

行政强制措施的种类：①限制公民人身自由；②查封场所、设施或者财物；③扣押财物；④冻结存款、汇款；⑤其他行政强制措施。

4. 行政强制执行

行政强制执行，是指行政机关或者行政机关申请人民法院，对不履行行政决定的公民、法人或者其他组织，依法强制履行义务的行为。

行政强制执行的方式：①加处罚款或者滞纳金；②划拨存款、汇款；③拍卖或者依法处理查封、扣押的场所、设施或者财物；④排除妨碍、恢复原状；⑤代履行；⑥其他强制执行方式。

（三）行政处罚

1. 行政处罚的原则

行政处罚应遵循公正、公开的原则。设定和实施行政处罚必须以事实为依据，与违法行为的事实、性质、情节及社会危害程度相当。对违法行为给予行政处罚的规定必须公布；未经公布的，不得作为行政处罚的依据。实施行政处罚，纠正违法行为，应当坚持处罚与教育相结合，教育公民、法人或者其他组织自觉守法。公民、法人或者其他组织对行政机关所给予的行政处罚，享有陈述权、申辩权；对行政处罚不服的，有权依法申请行政复议或者提起行政诉讼。公民、法人或者其他组织因行政机关违法给予行政处罚受到损害的，有权依法提出赔偿要求。此外，公民、法人或者其他组织因违法受到行政处罚，其违法行为对他人造成损害的，应当依法承担民事责任。违法行为构成犯罪，应当依法追究刑事责任的，不得以行政处罚代替刑事处罚。

2. 行政处罚的种类

（1）人身罚。人身罚是指特定行政主体限制和剥夺违法行为人人身自由的行政处罚，如行政拘留。《中华人民共和国行政处罚法》（以下称《行政处罚法》）规定："法律可以设定各种行政处罚。限制人身自由的行政处罚，只能由法律设定。"《药品管理法》第一百一十八条规定："生产、销售假药，或者生产、销售劣药且情节严重的，对法定代表人、主要负责人、直接负责的主管人员和其他责任人员，没收违法行为发生期间自本单位所获收入，并处所获收入百分之三十以上 3 倍以下的罚款，终身禁止从事药品生产经营活动，并可以由公安机关处五日以上十五日以下的拘留。"

（2）资格罚。资格罚是指行政主体限制、暂停或剥夺作出违法行为的行政相对人某种行为能力或资格的处罚措施，如《行政处罚法》中责令停产停业、吊销许可证件等。《药品管理法》规定的行政处罚包括：责令停产停业整顿、吊销药品批准证明文件、吊销药品生产许可证、吊销药品经营许可证、吊销医疗机构制剂许可证、吊销执业证书等。

（3）财产罚。财产罚是指行政主体依法对违法行为人给予的剥夺财产权的处罚形式。财产罚主要包括罚款和没收财物两种形式，其中没收财物包括没收违法所得、没收非法财物等。《药品管理法》第一百一十五条规定："未取得药品生产许可证、药品经营许可证或者医疗机构制剂许可证生产、销售药品的，责令关闭，没收违法生产、销售的药品和违法所得，并处违法生产、销售的药品（包括已售出和未售出的药品）货值金额十五倍以上三十倍以下的罚款；货值金额不足十万元的，按十万元计算。"

（4）声誉罚。声誉罚是指对违法者的名誉、荣誉、信誉或精神上的利益造成一定损害的处罚方式，是行政处罚中最轻的一种，包括警告和通告批评两种形式。《药品管理法》第一百一十七条、第一百三十条、第一百三十二条、第一百三十四条等都有"给予警告"的规定。

3. 行政处罚的程序

行政机关在作出行政处罚决定之前，应当告知当事人拟作出的行政处罚内容及事实、理由、依据，并告知当事人依法享有的权利。行政处罚的程序主要分为三类，简易程序、普通程序和听证程序。

施行简易程序的情形：违法事实确凿并有法定依据，对公民处以 200 元以下、对法人或者其他组织处以 3 000 元以下罚款或者警告行政处罚的，可以当场作出行政处罚决定。施行普通程序的情形：除可以当场作出的行政处罚外，行政机关发现公民、法人或者其他组织存在依法应当给予行政处罚的行为的，必须全面、客观、公正地调查，收集有关证据；必要时，依照法律、法规的规定，可以进行检查。施行听证程序的情形：行政机关作出责令停产停业、吊销许可证或者执照、较大数额罚款等行政处罚决定之前，应当告知当事人有要求听证的权利；当事人要求听证的，行政机关应当组织听证。当事人不承担行政机关组织听证的费用。

二、技术监督管理

（一）药品监督检查

根据《药品管理法》的规定，药品监督管理部门应当依照法律、法规的规定对药品研制、生产、经营和药品使用单位使用药品等活动进行监督检查，必要时可以对为药品研制、生产、经营、使用提供产品或者服务的单位和个人进行延伸检查，有关单位和个人应当予以配合，不得拒绝和隐瞒。药品监督管理部门应当对高风险的药品实施重点监督检查。对有证据证明可能存在安全隐患的，药品监督管理部门根据监督检查情况，应当采取告诫、约谈、限期整改及暂停生产、销售、使用、进口等措施，并及时公布检查处理结果。

1. 药品监督检查的内容

在药品研制环节，药品监督管理部门应当依照法律、法规的规定对药品研制活动进行监督检查，必要时可以对为药品研制提供产品或者服务的单位和个人进行延伸检查，有关单位和个人应当予以配合，不得拒绝和隐瞒。省、自治区、直辖市药品监督管理部门应当组织对辖区内药物非临床安全性评价（drug safety evaluation，DSE）研究机构、药物临床试验机构等遵守药物非临床研究质量管理规范（GLP）、药物临床试验质量管理规范（GCP）等情况进行日常监督检查，监督其持续符合法定要求。NMPA 根据需要进行药物非临床安全性评价研究机构、药物临床试验机构等研究机构的监督检查。

针对药品生产环节，监督检查包括许可检查、常规检查、有因检查和其他检查。药品生产监督检查的主要内容：①药品上市许可持有人、药品生产企业执行有关法律、法规及实施药品生产质量管理规范（GMP）、药物警戒质量管理规范及有关技术规范等情况；②药品生产活动是否与药品品种档案载明的相关内容一致；③疫苗储存、运输管理规范执行情况；④药品委托生产质量协议及委托协议；⑤风险管理计划实施情况；⑥变更管理情况。

针对药品经营环节，药品经营监督检查包括许可检查、日常检查和有因检查；按照药品监督检查相关规定，可采取飞行检查、延伸检查、委托检查、联合检查等方式。药品监督管理部门应当根据风险研判和评估情况，制定年度监督检查计划。检查计划至少包括检查范围、内容、方式、重点、要求、时限、承担检查的机构等。

2. 药品飞行检查

药品飞行检查，是指药品监督管理部门针对药品研制、生产、经营、使用等环节开展的不预先告知的监督检查。NMPA 负责组织实施全国范围内的药品飞行检查。地方各级药品监督管理部门负责组织实施本行政区域的药品飞行检查。药品飞行检查应当遵循依法独立、客观公正、科学处置的原则，围绕安全风险防控开展。被检查单位对药品监督管理部门组织实施的药品飞行检查应当予以配合，不得拒绝、逃避或者阻碍。药品监督管理部门应当按照政府信息公开的要求公开检查结果，对重大或者典型案件，可以采取新闻发布等方式向社会公开。

有下列情形之一的，药品监督管理部门可以开展飞行检查：①投诉举报或者其他来源的线索表明可能存在质量安全风险的；②检验发现存在质量安全风险的；③药品不良反应或者医疗器械不良事件监测提示可能存在质量安全风险的；④对申报资料真实性有疑问的；⑤涉嫌严重违反质量管理规范要求的；⑥企业有严重不守信记录的；⑦其他需要开展飞行检查的情形。

（二）药品质量监督检验

1. 药品质量监督检验的定义与性质

药品监督检验是法定的药品检验机构为了药品监督管理的需要所进行的药品检验。药品检验是药品监督管理的技术基础，是药品监督管理部门对各种药事活动依法做出行政处理或行政处罚决定必不可少的技术依据。药品检验结果的正确与否，直接关系到药品监督管理部门具体行政行为的科学性与公正性。与生产经营企业的出厂检验、质量验收检验不同，药品监督检验属于第三方检验，具有公正性和中立性的特点。药品监督检验在性质上属于国家药品质量检验，具有比企业出厂检验和质量验收检验更高的公正性和权威性。

2. 药品质量监督检验的类型

药品质量监督检验根据其目的和处理方法不同，可以分为抽查检验、注册检验、指定检验和复验等类型。

（1）抽查检验。抽查检验是国家依法对生产、经营和使用的药品质量进行有目的调查和检查的过程，是药品监督管理部门通过技术方法对药品质量合格与否做出判断的一种重要手段。药品质量抽查检验是对上市后药品监管的技术手段，应当遵循科学、规范、合法、公正原则。

《药品管理法》第一百条规定："药品监督管理部门根据监督管理的需要，可以对药品质量进行抽查检验。抽查检验应当按照规定抽样，并不得收取任何费用；抽样应当购买样品。所需费用按照国务院规定列支。对有证据证明可能危害人体健康的药品及其有关材料，药品监督管理部门可以查封、扣押，并在七日内作出行政处理决定；药品需要检验的，应当自检验报告书发出之日起十五日内作出行政处理决定。"

根据《药品质量抽查检验管理办法》（国药监药管〔2019〕34 号），国务院药品监督管理部门负责组织实施国家药品质量抽查检验工作，在全国范围内对生产、经营、使用环节的药品质量开展抽查检验，并对地方药品质量抽查检验工作进行指导。省级药品监督管理部门负责对本行政区域内生产环节以及批发、零售连锁总部和互联网销售第三方平台的药品质量开展抽查检验，组织市县级人民政府负责药品监督管理的部门对行政区域内零售和使用环节的药品质量进行抽查检验，承担上级药品监督管理部门部署的药品质量抽查检验任务。

（2）注册检验。药品注册检验，包括标准复核和样品检验。标准复核，是指对申请人申报药品标准中设定项目的科学性、检验方法的可行性、质控指标的合理性等进行的实验室评估。样品检验，是指按照申请人申报或者药品审评中心核定的药品质量标准对样品进行的实验室检验。

（3）指定检验。指定检验是指法律或国家药品监督管理部门规定的某些药品在销售前或者进口时，必须经过指定药品检验机构检验，检验合格的，才准予销售的强制性药品检验。《药品管理法》第六十八条规定："国务院药品监督管理部门对下列药品在销售前或者进口时，应当指定药品检验机构进行检验；未经检验或者检验不合格的，不得销售或者进口：①首次在中国境内销售的药品；②国务院药品监督管理部门规定的生物制品；③国务院规定的其他药品。"

2017 年 12 月，国家药品监督管理局发布了《生物制品批签发管理办法》，生物制品批签发，是指 NMPA 对获得上市许可的疫苗类制品、血液制品、用于血源筛查的体外诊断试剂及 NMPA 规定的其他生物制品，在每批产品上市销售前或者进口时，指定药品检验机构进行资料审核、现场核实、样品检验的监督管理行为。未通过批签发的产品，不得上市销售或者进口。

（4）复验。被抽样单位或标示生产企业对药品检验机构的检验结果有异议的，可以自收到检验报告书之日起 7 个工作日内提出复验申请。逾期提出申请的，药品检验机构不再受理。复验申请应当向原药品检验机构或者上一级药品监督管理部门设置或者确定的药品检验机构申请，也可以直接向中国食品药品检定研究院申请，其他药品检验机构不得受理复验申请。

3. 药品质量公告

药品质量公告是由国务院或省级药品监督管理部门向社会公布的有关药品质量抽查检验结果的通告。《药品管理法》第一百零一条规定："国务院和省、自治区、直辖市人民政府的药品监督管理部门应当定期公告药品质量抽查检验结果；公告不当的，应当在原公告范围内予以更正。"药品质量抽查检验结果公开内容应当包括抽查检验药品的品名、检品来源、标示生产企业、生产批号、药品规格、检验机构、检验依据、检验结果、不符合规定项目等。

三、检查员制度

（一）职业化专业化药品检查员的概念

职业化专业化药品（含医疗器械、化妆品）检查员是指经药品监管部门认定，依法对管理相对人从事药品研制、生产等场所、活动进行合规确认和风险研判的人员，是加强药品监管、保障药品安全的重要支撑力量。

（二）职业化专业化药品检查员制度建设目标

《国务院办公厅关于建立职业化专业化药品检查员队伍的意见》（国办发〔2019〕36 号）提出了职业化专业化药品检查员制度建设目标，坚持职业化方向和专业性、技术性要求，到2020 年底，国务院药品监管部门和省级药品监管部门基本完成职业化专业化药品检查员队伍制度体系建设。在此基础上，再用 3～5 年时间，构建起基本满足药品监管要求的职业化专业化药品检查员队伍体系，进一步完善以专职检查员为主体、兼职检查员为补充，政治过硬、素质优良、业务精湛、廉洁高效的职业化专业化药品检查员队伍，形成权责明确、协作顺畅、覆盖全面的药品监督检查工作体系。

完善药品检查体制机制的主要措施如下。

1. 构建国家和省两级职业化专业化药品检查员队伍

国务院药品监管部门和省级药品监管部门分别建立国家级和省级职业化专业化药品检查员队伍，配备满足检查工作要求的专职检查员，为药品监管行政执法等提供技术支撑。在此基础上，国务院药品监管部门和省级药品监管部门要重点强化疫苗等高风险药品检查员队伍建设。

2. 强化检查机构建设

进一步加强国务院药品监管部门药品审核查验机构及国家疫苗检查机构建设,负责国家级职业化专业化药品检查员队伍日常管理。完善省级药品监管部门检查机构设置,负责省级职业化专业化药品检查员队伍日常管理。

3. 明确检查事权划分

国务院药品监管部门主要承担药品、医疗器械、特殊用途化妆品研发过程现场检查，以及GLP、GCP、医疗器械临床试验质量管理规范执行情况合规性检查；承担药品、医疗器械、化妆品境外现场检查以及生产环节重大有因检查。省级药品监管部门主要承担药品、医疗器械、化妆品生产过程现场检查，以及有关生产质量管理规范执行情况合规性检查；承担药品批发企业、零售连锁总部、互联网销售第三方平台相关现场检查；指导市县级市场监管部门开展药品、医疗器械、化妆品经营、使用环节现场检查，以及有关经营质量管理规范执行情况合规性检查。药品检查事项按照承担职责的职能部门隶属关系分别明确为中央或地方财政事权,由同级财政部门承担支出责任。

4. 落实检查要求

国务院药品监管部门和省级药品监管部门要制定完善药品检查工作规则和流程规范,强化各项检查工作。进一步加强药品全过程质量安全风险管理,专项检查、飞行检查等工作要全面推行"双随机、一公开"监管,加快推进基于云计算、大数据、"互联网+"等信息技术的药品智慧监管,提高监督检查效能。加快完善内部举报人制度。药品检查员队伍要落实药品注册现场检查、疫苗药品派驻检查以及属地检查、境外检查要求，积极配合药品监管稽查办案，落实有因检查要求，为科学监管、依法查办药品违法行为提供技术支撑。

5. 完善检查工作协调机制

国务院药品监管部门建立全国统一的检查员库和检查员信息平台，实现国家级和省级检查员信息共享和检查工作协调联动。建立健全检查员统一调配使用机制，根据工作需要统筹调配检查员开展检查工作。上级药品监管部门根据工作需要，可调动下级药品监管部门开展检查工作；下级药品监管部门在工作中遇到复杂疑难问题，可申请上级药品监管部门派出检查员现场指导。

第三节 药学实践单位与事业组织机构

我国药学实践单位的主体是指药品生产、经营和使用单位，药学事业组织机构主要是指从事药学教育、科研的各类大专院校和科研院所及药学社会团体等。药学实践单位和事业组织机构都是药事管理组织体系中的重要组成部分。随着科学技术和药学事业的快速发展及改革的逐步深入，我国药学教育、科研组织与机构和药学社会团体的体制发生了较大的变化，体制和职能方面也均呈现出不断完善的趋势。

一、药品生产经营企业

（一）药品生产企业

我国的药品生产企业是指生产药品的专营企业或兼营企业，它可以分为化学药制剂生产企业、原料药生产企业、药用辅料生产企业、中药制剂生产企业、中药饮片生产企业和生物制品生产企业等。

为了强化对药品生产企业的监督管理，确保药品的安全性、有效性、经济性和合理性，开办药品生产企业必须按照国家关于开办生产企业的法律、法规的有关规定履行必要的报批程序，此外还要依据《药品管理法》具备相应的条件。

从事药品生产活动，应当经所在地省、自治区、直辖市人民政府药品监督管理部门批准，取得药品生产许可证。无药品生产许可证的，不得生产药品。《药品管理法》第四十二条明确规定了开办药品生产企业必须具备如下条件。

（1）有依法经过资格认定的药学技术人员、工程技术人员及相应的技术工人。

（2）有与药品生产相适应的厂房、设施和卫生环境。

（3）有能对所生产药品进行质量管理和质量检验的机构、人员及必要的仪器设备。

（4）有保证药品质量的规章制度，并符合国务院药品监督管理部门依据本法制定的 GMP 要求。

（二）药品经营企业

药品经营企业是指经营药品的专营或兼营企业，包括药品批发企业和药品零售企业。

药品经营企业的经营条件和经营行为对药品质量及公众用药的安全性、有效性、经济性和合理性具有重要影响。因此，为了保证药品经营质量、保证公众的用药安全、有效、经济和合理，各级药品监督管理部门必须依据《药品管理法》规定的条件对药品经营企业的开办进行事前审查批准，并对其日常经营行为进行必要的规范和监督管理。

从事药品批发活动，应当经所在地省、自治区、直辖市人民政府药品监督管理部门批准，取得药品经营许可证。从事药品零售活动，应当经所在地县级以上地方人民政府药品监督管理部门批准，取得药品经营许可证。无药品经营许可证的，不得经营药品。《药品管理法》第五十二条明确规定了开办药品经营企业必须具备如下条件。

（1）有依法经过资格认定的药师或者其他药学技术人员。

（2）有与所经营药品相适应的营业场所、设备、仓储设施和卫生环境。

（3）有与所经营药品相适应的质量管理机构或者人员。

（4）有保证药品质量的规章制度，并符合国务院药品监督管理部门依据本法制定的药品经营质量管理规范（good supplying practice，GSP）要求。

二、药品使用单位

药品使用单位主要是指依法登记成立并使用药品的医疗机构、计生服务机构、疾病预防控制机构和康复保健、戒毒等活动的单位。医疗机构一般是指从事疾病诊断、治疗等医疗活动的机构，如各级各类医院、诊所、城市社区卫生服务中心（站）、乡镇卫生院、村卫生室等。

国家卫生健康委员会、国家中医药管理局负责全国医疗机构药事管理工作。县级以上地方卫生行政部门（含中医药行政管理机构）负责本行政区域内的医疗机构药事管理工作。医疗机构药事工作是医疗工作中的重要组成部分。医疗机构根据临床工作实际需要，应设立药事管理组织和药学部门。二级以上的医院应成立药事管理与药物治疗学委员会，其他医疗机构可成立药事管理与药物治疗学组。药事管理与药物治疗学委员会（组）负责监督、指导本机构科学管理药品和合理用药。诊所、卫生所、医务室、卫生保健所和卫生站可不设药事管理组织和药学部门，由机构负责人指定医务人员负责药事工作。中医诊所、民族医诊所可不设药事管理组织机构和药学部门，由中医药和民族医药专业技术人员负责药事工作。

为了科学规范医疗机构药事管理工作，保证公众用药安全、有效、经济和合理，保障公众的身体健康，2011 年 3 月，卫生部、国家中医药管理局和总后勤部卫生部联合发布了《医疗机构药事管理规定》。

三、药学事业组织与机构

药学事业组织与机构主要是指从事药学教育、科研的各类大专院校和科研院所及药学社会团体等。随着科学技术和药学事业的快速发展及改革的逐步深入，药学教育、科研体制和社会团体体制发生了较大的变化。

（一）药学教育组织

我国现代药学教育的发展历程已近一个世纪。到目前为止，药学教育组织体系由高等药学教育、中等药学教育和药学继续教育构成，已逐步形成了全日制药学大学本、专科，中等学校药学专业，药学成人教育，在职药学人员继续教育，以及药学硕士、博士等多层次、多类型、多专业、多形式的药学教育办学体系。

2004 年 5 月 24 日，卫生部与教育部共同签发了《护理、药学和医学相关类高等教育改革和发展规划》，规定中针对目前我国药学教育存在的问题进行了剖析，并提出了以适应我国卫生事业改革和发展需要，提高卫生技术队伍整体素质和水平，推动护理、药学和医学相关类高等教育改革和发展为主要内容的药学教育改革和发展原则。与此同时，对规范药学专业设置、制定专业标准方面给出了具体的指南，即药学本科及高职高专教育专业指南，为药学高等教育的改革指明了方向。药事管理学作为药学、中药学、临床药学等专业的主要课程之一,要求学生熟悉药事管理的法律、法规、政策及制度的基本知识。

(二)药学科研组织

从 20 世纪 80 年代开始,随着我国以经济建设为中心和由计划经济向市场经济的转变,我国的科技政策相应进行了调整,科研体制的改革也在逐步深化,许多独立设置的研究机构正在由事业单位向企业单位转制,药学科研组织的自主权也在不断扩大,逐步使企业成为研究创新药物的主体;同时改变科研投资的机制,国家对药学科研组织的行政事业性经费投入逐渐减少,实行重大科研项目招标制,从而保证国家对药学重大科研项目的扶持力度和宏观管理。

面对全球经济一体化趋势及中国加入世界贸易组织(World Trade Organization,WTO),药品研究的水平必须提高,并要规范过程,保证质量。为了逐步规范药品的研究过程,加强对药品研究的监督管理,提高药品研究质量,保障人民用药安全有效,SDA 于 1999 年颁布了《药品研究机构登记备案管理办法》(试行),凡在我国为申请药品临床试验和生产上市而从事研究的机构,应当登记备案。

(三)药学社会团体

根据我国《社会团体登记管理条例》规定,成立社会团体必须经业务主管单位审查同意。业务主管单位是指国务院有关部门和县级以上地方各级人民政府有关部门或各级人民政府授权的组织。社会团体实际上附属在业务主管单位之下。目前,我国药学社会团体行业管理职能不断增强,主要表现为政府对原有药学方面的部分管理职能委托某些药学社会团体办理。

1. 中国药学会

中国药学会(Chinese Pharmaceutical Association,CPA)成立于 1907 年,是中国最早成立的学术团体之一,是由全国药学工作者自愿组成并依法登记成立、具有法人资格的全国性、学术性、非营利性社会组织,是党和政府联系药学工作者的桥梁和纽带,是国家推动药学科学技术和我国医药事业健康发展及为公共健康服务的重要力量。截至 2022 年 1 月,有普通会员 11 万余人,高级会员 4 800 人,单位会员 96 家,15 个工作委员会,37 个专业委员会,主办 25 种学术期刊,3 个经济实体。现为中国科协团体会员,国际药学联合会、亚洲药物化学联合会成员。学会业务主管单位为中国科学技术协会,业务上接受 NMPA 的指导和管理。学会办事机构内设办公室(人事党务处)、会员服务部、学术部(继续教育部)、编辑出版部(科学普及部)、国际合作部(科技评价与团体标准部)和财务部。

2. 中国药师协会

2003 年 2 月中国执业药师协会正式成立,2014 年 5 月更名为中国药师协会(Chinese Pharmacist Association,CPA),是由具有药学专业技术职务或执业药师职业资格的药学技术人员及相关企事业单位自愿结成的全国性、行业性社会团体,非营利性社会组织。

3. 其他药学协会

我国药学协会还包括中国医药教育协会、中国医药企业管理协会、中国化学制药工业协会、中国医药商业协会、中国非处方药物协会、中国医药质量管理协会、中国中药协会、中国麻醉药品协会等。

中国药学会的主要任务

中国药学会的主要任务如下。

（1）开展国内外药学科学技术的学术交流，活跃学术思想，促进学科发展；发展与世界各国或地区药学学术或相关团体、药学工作者的友好交往与合作。

（2）编辑出版、发行药学学术、技术、信息、科普等各类期刊，组织编写药学图书资料及电子音像制品。

（3）举荐优秀药学科技人才，依照有关规定经批准，表彰奖励优秀药学科技工作者。

（4）开展对会员和药学工作者的继续教育与培训工作。

（5）组织开展药学及相关学科的科学技术知识普及与宣传，开展医药产品展览、推荐及宣传活动，提供医药技术服务与推广科研成果转化等。

（6）反映会员和药学工作者的意见和建议，维护其合法权益；建立和完善药学科学研究诚信监督机制，促进科学道德和学风建设。

（7）接受政府委托，承办有关药学发展、药品监管等有关事项，组织会员和药学工作者参与国家有关的科学论证、科技与经济咨询，开展医药科技评价。

（8）举办为会员服务的事业和活动。

（9）依法兴办符合本会业务范围的社会公益事业。

第四节　国外药事管理组织体系

国家的药事管理组织体系都是在其特定的社会制度、国体与政体、医药卫生状况及历史发展背景下逐渐形成的。而且，国家的管理组织体系都不是固定不变的，特别是现代各种管理模式、方法和手段都处在创新的社会环境中，任何管理组织体系都将随着社会经济、政治、科学技术、文化教育和医药卫生事业的发展而不断变化，药事管理的组织体系也不例外，它的发展同样受到药学科学技术的发展水平和现代管理理论创新程度的影响，并不断地走向规范化、科学化、法治化和国际化的发展道路。

一、WHO 的组织体系

WHO 是联合国负责卫生的专门机构，是国际上最大的政府间卫生组织，1948 年 4 月 7 日，WHO 随着《世界卫生组织组织法》的正式生效而宣告成立，并将每年的这一天设定为"世界卫生日"。现有 194 个成员国。WHO 总部设在瑞士日内瓦。中国作为 WHO 的创始国之一，1972 年第二十五届世界卫生大会恢复了中华人民共和国的合法席位后，中国出席了该组织历届大会和地区（西太平洋地区）委员会会议。

（一）WHO 的宗旨和职能

WHO 是国际卫生工作的指导和权威。它的宗旨是"使全世界人民获得可能的最高水平的健康"。其中，"健康"是指身体、精神及社会生活中的完美状态。WHO 的核心职能：对卫生至关重要的事项提供领导并在需要联合行动时建立和协调伙伴关系；制订研究议程，促进开发、传播和应用具有价值的知识；制定规范和标准并促进和监测其实施；阐明合乎伦理并以证据为基础的政策方案；提供技术支持，促进变革并发展可持续的机构能力和监测卫生情况并评估卫生趋势。

（二）WHO 的组织机构

WHO 的组织机构包括世界卫生大会、执行委员会和区域办事处。世界卫生大会是 WHO 的最高决策机构，一般于每年 5 月在日内瓦举行会议，大会的主要职能是决定 WHO 的政策，任命总干事，监督财政政策，以及审查和批准规划预算方案。执行委员会是世界卫生大会的执行机构，由 34 名在卫生专门技术方面著有资格的委员组成，当选委员任期为 3 年。执委会主要会议于 1 月举行，商定即将召开的卫生大会议程和通过呈交卫生大会的决议，第二次较短会议于 5 月紧接卫生大会之后举行，审议较为行政性的事项。中国自 1972 年恢复 WHO 合法席位以来，已多次当选执委会成员。

区域办事处属 WHO 的常设机构，下设非洲、美洲、欧洲、东地中海、东南亚、西太平洋 6 个区域，每个区域设立一个区域办事处。中国属于西太平洋区域，办事处位于菲律宾马尼拉。

（三）WHO 主要的药品管理机构

（1）基本药物和卫生产品司（Essential Medicines and Health Products，EMP）。该司负责规划和执行相关药品活动，主要涉及药物政策、治疗和国家合作，药品质量保证，药物可及和合理用药，医疗装置和诊断设备，疫苗安全这五大领域。

（2）WHO 药品标准专家委员会（WHO Expert Committee on Specifications for Pharmaceutical Preparations，WHO-ECSPP）。该委员会最初的作用是起草和编撰《国际药典》，但随着 WHO 在全球疾病控制与预防方面的协调能力和影响力的不断增强，药品标准专家委员会的工作范围也在不断扩大，涉及药品生产质量管理规范（good manufacturing practice，GMP）、药品管理方面的法规性指导文件[如药品的可互换性（interchangeability）、固定剂量复方制剂和药品稳定性研究]、假药和劣药的处理及药品预认证等。

（3）WHO 国际药品管理当局会议（WHO International Conference of Drug Regulatory Authorities，WHO-ICDRAs）。WHO-ICDRAs 通过论坛的形式为 WHO 成员国的药品管理当局提供了会谈和讨论问题的平台，以加强各成员国之间的交流。WHO-ICDRAs 是指导管理当局、WHO 和利益相关者的手段，同时也是为生产药品、疫苗、生物制品和草药的国家和国际重点监管行动提供决策的手段。

二、欧盟、美国药事管理组织体系

（一）欧盟药事管理组织体系

欧盟（European Union，EU）负责药品事务的政府机构是欧洲药品管理局（European Medicines Agency，EMA）。EMA 机构下设 7 个委员会：人用药委员会（Committee for Medicinal Products for Human Use，CHMP）、药物风险评估委员会（Pharmacovigilance Risk Assessment Committee，PRAC）、兽药委员会（Committee for Medicinal Products for Veterinary Use，CVMP）、罕用药品委员会（Committee for Orphan Medicinal Products，COMP）、草药药品委员会（Committee on Herbal Medicinal Products，HMPC）、先进疗法委员会（Committee for Advanced Therapies，CAT）、儿科委员会（Paediatric Committee，PDCO），EMA 约有 4 500 名欧洲专家组成的网络，承担了 EMA 及这 7 个委员会的科学工作。EMA 主要职能如下。

（1）药品投入市场的审批工作。

（2）医药立法和行政法规的制定，并向医药部门和立法机构提出医药法规的修订建议。

（3）医药的价格和市场管理。

（4）信息库和交换网络。

（5）国际交流、协调及多边调整等。

（6）负责协调提交到委员会的药品科学评价意见。

（7）在欧洲联盟内监督药品使用的安全性和有效性。

（8）协调、监督、检查 GMP、药物非临床研究质量管理规范（good laboratory practice，GLP）和药物临床试验质量管理规范（good clinical practice，GCP）。

（9）在欧洲联盟内促进科学技术的发展和交流等。

CHMP 主要负责创新药和生物制品的评审，包括对生物技术、质量、安全性、有效性、使用注意事项等方面的评价。CHMP 在欧盟药品上市审评中起至关重要的作用，在"共同体审批程序"或"集中审评程序"中，CHMP 负责以欧盟药品市场为目标的药品申请的初始评估，委员会还负责药品批准后的若干活动。

CVMP 主要负责处理兽药注册审评中的各种科学及技术方面的问题。

COMP 主要负责全面审核欧盟个人或公司罕见病用药申请的审评。

HMPC 主要负责处理草药注册审评中的各种科学及技术方面的问题。

PRAC 主要负责评估和监测人用药品的安全性。

CAT 主要负责高级治疗药物的质量、安全性和有效性。

PDCO 主要负责评估儿科科学研究计划并提供相关建议。

（二）美国药事管理组织体系

美国联邦政府卫生行政的主管部门是联邦卫生与人类健康服务部（U.S. Department of Health & Human Services，HHS），是美国政府保护美国公众健康并为他们提供基本卫生服务的重要机构。HHS 下设的 FDA 是美国联邦政府药品监督管理的工作机构，负责实施全国药品质量监督管理工作。

1. FDA

FDA 是联邦政府的第一个消费者保护机构，是世界上第一个尝试对食品和药品进行广泛监督管理的机构，是美国 FFDCA 等重要药政管理法规的执法机构。FDA 的使命是通过支持创新来促进公众健康。其中包括提供安全有效的医疗产品、保障食品安全、减少管控烟草的危害。

FDA 总部设在美国马里兰州洛克威尔市。FDA 的组织机构从职能上或者说从业务属性上分为 3 个部分，包括 FDA 局长办公室、7 个产品中心和监管事务办公室。

（1）FDA 局长办公室（FDA Office of the Commissioner，OC）：行政办公厅局长为 FDA 的最高领导，其职位由美国总统在参议院同意下委任。该机构提供全局范围内的集中计划指导和管理服务，以支持在自己的监管框架内进行有效监管和 FDA 的消费者保护，并提供资源及最有效的利用方式。

（2）7 个产品中心如下。

1）生物制品评价与研究中心（Center for Biologics Evaluation and Research，CBER）：负责监督管理用于疾病预防和治疗的生物制品，其任务是通过管理血液、疫苗、过敏源等生物及相关制品来保护公众的健康。

2）医疗器械与放射学健康中心（Center for Devices and Radiological Health，CDRH）：职

责是确保医疗器械的安全有效和对辐射性产品进行监督管理。

3）药品审评研究中心（Center for Drug Evaluation and Research，CDER）：负责评审所有药品。其通过确保所有处方药和非处方药的安全和有效，来保护公众的健康。具体来讲其职责：评审新药；对上市的药品进行监控和风险评估；对电视电台和平面媒体药品广告进行监督，以确保其真实可信；为卫生专业人员和普通消费者的提供安全用药的信息。

4）食品安全与应用营养学中心（Center for Food Safety and Applied Nutrition，CFSAN）：是 FDA 对食品、化妆品行使监督管理的职能部门，负责除了美国农业部管辖的肉类、家禽以外的全部食品的安全。

5）兽药中心（Center for Veterinary Medicine，CVM）：负责评审兽药和人用食物家禽的用药。

6）烟草制品中心（Center for Tobacco Products，CTP）：负责审查烟草新产品入市销售申请、标签警示及制定并实施广告限制。

7）国家毒理学研究中心（National Center for Toxicological Research，NCTR）：为了支持 FDA 的公共健康任务，主要围绕产品风险评估、毒性测试、毒性机制和危险性产品管理等目标进行研究。

（3）监管事务办公室（Office of Regulatory Affairs，ORA）：2017 年 5 月，ORA 进行了监管项目整合改革，改变以往按区域划分的管理模式，开始实施基于产品领域的项目管理模式，按照品种重新调整内部结构，使 ORA 在地区的检查和执法工作与 FDA 各产品中心工作的对接中进行专业化监管，优化协作，减少重复工作，提高监管效率。在此次改革前，ORA 分为 5 个大区和 20 个区域办公室，根据 ORA 新的基于项目的管理模式，主要设立七个关键的产品运营项目：生物研究监测运行办公室（ Office of Bioresearch Monitoring Operations，OBMO）、生物产品运行办公室（ Office of Biological Products Operations，OBPO）、医疗器械和放射健康运行办公室（ Office of Medical Device and Radiological Health Operations，OMDRHO）、药品质量运行办公室（ Office of Pharmaceutical Quality Operations，OPQO）、人类和动物食品运行办公室（Office of Human and Animal Food Operations，OHAFO）、执法和进口运行办公室（Office of Enforcement and Import Operations，OEIO）和烟草运行项目办公室（Office of Tobacco Operations Program）。

2. 美国药典委员会

美国药典委员会为非政府的、制定法定公共标准的权威机构，负责制定药品标准，并根据 FDA 对加载药典的药品质量标准、检验方法等条文的评价和审核，进行药典的审核与修订工作。

美国药典委员会编撰的国家药品标准有 USP、USP 增补版（一般每年两次）、《国家处方集》（*National Formulary*，NF）等。USP 是美国政府对药品质量标准和检定方法做出的技术规定，也是药品生产、使用、管理、检验的法律依据。NF 收载了 USP 尚未收入的新药和新制剂。

3. 美国药房理事会协会及各州药房理事会

（1）全国药房理事会协会（National Association of Boards of Pharmacy，NABP）：NABP 是独立的、国际的、公正的协会。它是代表各州药房理事会的唯一专业协会（代表国内各州与新西兰、加拿大、4 个澳大利亚州的州药房理事会）。

1）NABP 的成员资格：

药师成员（pharmacist member）应当满足以下条件。

①居住在某州不少于 6 个月的居民。②目前被准许而且有能力从事该州药房业务。③能积极地从事该州药房业务。④具有 5 年的在颁发许可证后的药房业务工作经验。

其公众成员（public member）应当是该州的成年居民，但不应当是或者曾经是药师、药师的配偶，也不应当是任何曾经与药房服务的供应方面有过经济联系的人或者是曾经直接从事任何有关药房业务活动的人。

2）NABP 的职责

①制订各州药学教育统一的最低标准。②制订统一药品使用立法的程序。③制订各州间药师的发证规定。④提高药学教育的质量。⑤在药师发证及药学服务方面同州、联邦政府、国际相应政府机构及组织的广泛合作。

（2）各州药房理事会（State Board of Pharmacy，SBP）：SBP 是依法成立的独立的州卫生行政机构。根据各州的大小不同，大致由 7～9 人组成。其中，会长由州长征得州议员多数成员同意而任命，SBP 的职责如下。

①管理该州的药房工作。②对药房执照、药师执照、见习药师执照的申请者进行审查、考试和发证。③根据该州《州药房法》检查各种违法者，并按条例决定其处罚。④定期对药房进行检查、验收。⑤协助 FDA 和美国麻醉药物强制管理局（Drug Enforcement Administration，DEA）执行药政法规。⑥决定药房执照和药师执照的暂停和吊销。⑦根据该州《州药房法》颁布实施细则。

三、日本药事管理组织体系

日本的药品监督管理部门称为药务局，它隶属于中央政府厚生劳动省（卫生福利部），负责日本食品、人用药品、兽药、化妆品、生物制品、医疗器械等的管理。

日本为了加强对药品的监督管理，依据日本《药事法》规定，由厚生大臣任命专职和兼职的医药学专家组成中央药事委员会，该委员会设有执行委员会负责处理日常事务。中央药事委员会下设药典委员会、药品委员会、兽药委员会、生物制品委员会、抗生素委员会、血液制品委员会、化妆品及类药品委员会、医疗器械委员会、药品安全委员会、有害物质及特殊化学物质委员会、非处方药委员会和药效再评价委员会共 12 个委员会。这些委员会下面还设有 55 个专题的小组委员会，作为药务局的顾问。他们的作用是研究讨论药事方面的重要问题，并向厚生劳动省提出建议。药务局及其所属的各课严格按《药事法》条文规定进行药品质量管理工作。在地方上，全日本 47 个都道府县都相应设立药品监督管理机构及地方试验所，承担药品检验工作。在业务上受厚生劳动省药务局的指导，厚生劳动省有关药品监督管理法规条令通过地方药品监督管理部门贯彻执行。

药务局为厚生劳动省的内设机构之一，其主要职能如下。

（1）指导、监督药师的职位、工作。

（2）指导、监督、管理药品、类药品、医疗器械、外科敷料的生产与销售。

（3）指导、监督药物不良反应机构、研究机构、药品推广机构、产品再评价机构的工作。

（4）指导药品、类药品、化妆品、医疗器械的测试、检测、研究。

（5）为药品、类药品、医疗器械、化妆品的生产商、进口商提供服务。

（6）对有毒物质、有害物质的控制。

（7）对掺假、标签不当的药品、类药品、化妆品、医疗器械的控制。

（8）提供生物制品、抗生素及一些特殊药品的分析服务。

（9）控制、监督与麻醉药品、精神药品、大麻及对这些药品处理有关的所有活动。

（10）鸦片的接收、销售、控制。

（11）兴奋剂、兴奋性物质的控制、处置。

（12）负责有关药事、麻醉药品、大麻等的执法。

（13）负责失血、献血供应控制法案的执法。

（14）决定以上各种服务的费用。

思维导图

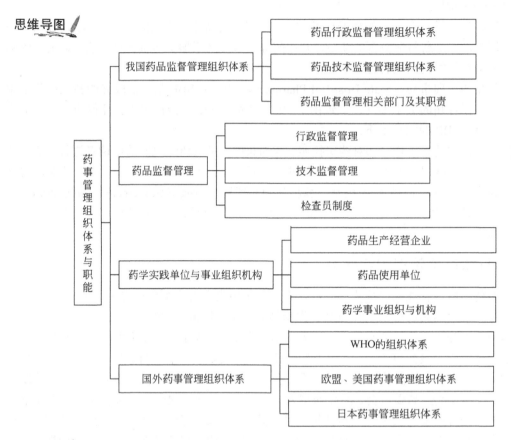

思 考 题

1. 简述 NMPA 的主要职能。

2. 简述中国药学会的性质、宗旨及主要任务。

3. 简述 WHO 的宗旨和主要职能。

4. 简述欧盟、美国、日本药事管理组织体系的体制和结构。

推荐阅读

袁曙宏，张敬礼. 2008. 百年 FDA：美国药品监管法律框架. 北京：中国医药科技出版社

赵学刚. 2014. 食品安全监管研究：国际比较与国内路径选择. 北京：人民出版社

案 例

（修订责任人：唐冬蕾）

第3章　国家药物政策与管理制度

教学目标:通过本章的学习,使学生了解我国国家药物政策与管理制度的发展历程和现状,在宏观和微观层面把握药物政策的发展方向。

掌握:国家基本药物、处方药、非处方药概念;基本药物生产、流通、使用管理要点;处方药与非处方药管理要点。

熟悉:医疗保险药品目录的分类、制定和调整;处方药和非处方药转换评价管理。

了解:国家药物政策的基本内容,国家基本药物制度的沿革;我国药物产业政策,药物安全政策的沿革。

国家药物政策(national medicine policy,NMP)是国家制定有关药物方面的指导目标、行动准则、工作策略与方法的纲领性文件。虽然不是法规,但一经各国政府批准颁布,就成为国家制定医药法律法规的重要依据之一。国家药物政策的重要策略或措施,往往通过议会或政府立法以保证其贯彻实施。

药品管理制度是指为实现某一特定的药物政策目标而建立的一组药品管理规程或准则体系。按照药品管理制度所属的具体领域和管理目标的不同,药品管理制度包括药品研制管理制度、生产流通管理制度、使用管理制度及监督管理制度等。

国家药物政策是国家政府宏观性的纲领,对各项药品管理制度的制定和实施及药事管理立法具有普遍的导向作用;药品管理制度是国家药物政策具体化的产物,其制定和实施可以为国家药物政策的实现提供制度保障。药事管理法律法规是国家药物政策和药品管理制度法制化的产物,其国家强制性、严格程序性、切实的可溯性为国家药物政策目标的实现及药品管理制度的有效实施提供了切实可靠的保障。

第一节　国家药物政策

改革开放以来,我国医药卫生事业得到了迅速发展,医药生产流通能力显著增强,公共卫生服务体系基本形成,医疗保障体系逐步完善,广大社会公众身体素质和健康状况得到极大改善。2009 年 3 月《中共中央　国务院关于深化医药卫生体制改革的意见》发布,并陆续明确各阶段深化医改的重点工作。2009 年提出建立国家基本药物制度等五项重点改革;2012 年将巩固完善基本药物制度(强基层)作为三项重点工作之一,扶持和促进中医药和民族医药事业发展;2013 年提出巩固完善基本药物制度,基药目录扩容;2015 年深化药品价格改革,完善短缺药品供应保障和预警机制;2016-2018 年提出健全药品供应保障机制(两票制)和制度建设,深化药品审评审批制度改革,实行国家带量采购;2019 年提出推进国家药品集中采购和使用试点,巩固完善国家基本药物制度;更为重要的是新版《药品管理法》修订发布。这些陆续出台的医改文件和法律法规为我国实现国家药物政策的发展与完善指明了正确的方向。

一、国家药物政策概述

（一）国家药物政策的概念

国家药物政策是由政府制定的在一定时期内指导药品的研制、生产、流通、使用和监督管理的总体纲领，由一系列政策目标和政策措施构成，包括药品研制政策、生产流通政策、使用政策和监督管理政策等内容，是国家卫生与医疗保障政策的基本组成部分。

（二）国家药物政策的目标

国家药物政策应该促进药品领域的平等性和可持续性。根据WHO倡导的国家药物政策总目标的要求，我国国家药物政策的目标主要包括提高药物的可获得性、费用的可承受性，以及实现与之相对应的对药品安全、有效、经济和合理使用的要求，关注以最少资源投入获得最大卫生效果，提高医药经济效率，提供医药企业就业岗位，量力发展本国制药企业，保证医药事业可持续发展。国家药物政策的实施最终保证药品的安全、有效、经济及合理。

（三）国家药物政策的基本内容

1. 鼓励创制新药

研发新药是防治疾病，保障社会公众健康的需要，也是发展医药经济，提高我国医药行业整体竞争力的关键。不断为公众预防、治疗和诊断疾病研制、提供良好的药品是社会与政府赋予药学事业的首要任务，鼓励创制新药则是完善的国家药物政策的重要体现。而且，我国《药品管理法》相关条款也为鼓励创制新药的政策提供了法律保障。

2. 促进药品规范化管理

药品是一种特殊商品，需要对其研制、生产、流通和使用等环节进行相应的规范化管理，这不仅是保证药品使用安全、有效、经济和合理的必要手段，也是国家药物政策的核心内容，并逐步由导向性政策向强制性政策发展。

3. 促进合理用药

合理用药即患者所用药物适合其临床需要，所用剂量及疗程符合个体情况，所耗经费对患者和社会均属最低。其目的在于安全、有效、经济地使用药品，遏制药物滥用，降低医疗费用，提高药物治疗水平，使更多群众获得优质医疗服务。国家药物政策将在政策上为加强引导和推动合理用药进行重点指导。

4. 增强社会公众药品可获得性

药物可获得性是国家药物政策中重点要解决的问题。基本药物的特点决定了其是各国政府解决社会公众药品可获得性的主要方法和途径。因此，国家基本药物制度成为国家药物政策的重要组成部分。此外，国家的药品储备政策、基本医疗保障政策、价格政策也和药品可获得性密切相关，也是国家药物政策中的重要内容。

二、我国药物产业发展政策

（一）药物研发政策

1963年5月，卫生部、化工部、商业部颁发了《关于药政管理的若干规定（草案）》，首次以规章的形式提出对药品实施审批制度。1978年，国务院颁布《药政管理条例（试行）》规定："凡属我国创新的重大品种及国内未生产过的放射性药品、麻醉药品、中药人工合成品、避孕药品，由卫生部审批，不属于上述范围的新药，由所在省、市、自治区卫生局审批，未经批准的药品不得安排生产。"1979 年，卫生部根据《药政管理条例（试行）》中有关新药的规定，组织制定了《新药管理办法（试行）》，对新药的定义、分类、审批的有关资料等均作出了详细规定。1984 年，我国《药品管理法》正式实行，此后，《新药审批办法》（1985 年）、《新生物制品审批办法》（1985 年）、《关于新药保护和技术转让的规定》（1987 年）、《中华人民共和国药品管理法实施办法》（1989 年）、《仿制药品审批办法》（1999 年）、《进口药品管理办法》（1990 年）等一系列与药品注册相关的法规、规章相继出台，使得我国的药品注册管理制度日趋完善。

1998 年，SDA 成立后，全面梳理了有关药品注册的法规、规章。1999 年对《新药审批办法》《新生物制品审批办法》《仿制药品审批办法》《新药保护和技术转让的规定》《进口药品管理办法》等规章重新进行了修订。2002 年，为适应 2001 年版《药品管理法》中关于药品注册管理的规定，SDA 发布了《药品注册管理办法》（试行），同时废止了 1999 年修订的《新药审批办法》等一系列规章。《药品注册管理办法》分别在 2005 年、2007 年和 2020 年进行了修订。

此外，2019 年《药品管理法》修订时，在药品研制环节规定了多项制度，如药物临床试验机构备案管理制度、生物等效性试验备案制度、临床试验伦理审查制度、优先审评制度、附条件审批制度、药品上市许可转让制度。2019 年 12 月发布的《中华人民共和国基本医疗卫生与健康促进法》提出："国家建立健全以临床需求为导向的药品审评审批制度，支持临床急需药品、儿童用药品和防治罕见病、重大疾病等药品的研制、生产，满足疾病防治需求。"

（二）药物生产流通政策

新中国成立初期，在计划经济体制下，我国药品生产流通领域为"以需定产、以销定购"的国有专营格局。医药行业实行的是计划生产、统购统销，统一控制价格和分级管理。改革开放后，国家发布了《中共中央关于经济体制改革的决定》，进一步明确了要在公有制的基础之上建立有计划的商品经济。

1984 年《药品管理法》的出台，进一步打破了医药生产流通行业国家主导局面，各地逐步启动药品流通体制改革，取消了统购统销，实行多渠道，少环节的流通管理模式。1990 年，国内医药商业流通企业达到 1 万多家，问题也逐渐显现，为此国家医药管理局发布了《关于进一步治理整顿医药市场的意见》，要求加强医药市场的整顿，坚决制止药品购销活动中的一切不正之风，严格遵守国家的物价政策。

1998 年，SDA 成立后，开始逐步对药品生产企业进行 GMP 认证和对药品经营企业进行 GSP 认证，大大提升了生产和流通环节的药品质量。随着新修订《药品管理法》的正式施行，自 2019 年 12 月 1 日起取消了 GMP、GSP 认证，不再受理认证申请，也不再发放 GMP、GSP 证书。但 GMP 和 GSP 依然是药品生产流通环节必须严格遵守的规范，且药品生产、流通企业还将面临更为严格的监管。这标志着我国药品生产、流通领域的监管开始进入新的阶段。

（三）药物使用政策

新中国成立初期到改革开放前期，我国多数地区公立医院药品使用由卫生行政部门统一采购、统一调配。所销售的药品按批零差价原则，执行政府核定的零售价格。改革开放到 20 世纪末期，公立医院用药实行自主采购，部分地区医院试点开展了药品集中采购的探索工作。2000 年 2 月，国务院办公厅发布的《关于城镇医药卫生体制改革的指导意见》，明确提出规范医疗机构购药行为，开展药品集中招标采购工作试点。2009 年卫生部出台了《进一步规范医疗机构药品集中采购工作的意见》，全面推进医院用药省级集中采购工作。2015年，国务院办公厅发布了《关于完善公立医院药品集中采购工作的指导意见》，坚持以省（区、市）为单位的网上药品集中采购方向，实行一个平台、上下联动、公开透明、分类采购，采取招生产企业、招采合一、量价挂钩、双信封制、全程监控等措施，加强药品采购全过程综合监管，切实保障药品质量和供应。鼓励地方结合实际探索创新，进一步提高医院在药品采购中的参与度。2018年，新成立的医疗保障局发布了《4+7城市药品集中采购文件》，以11个城市为试点，统一执行药品集中采购竞标结果。2019年，又陆续出台了《关于印发国家组织药品集中采购和使用试点方案的通知》和《关于国家组织药品集中采购和使用试点扩大区域范围的实施意见》。

除药品集采政策外，基本药物在公立医院的配备使用也是一项重要举措，自2009年至今国家大力推行国家基本药物制度，多次修订《国家基本药物目录》并发布了《国家基本药物目录管理办法》。此外，为加强医疗机构抗菌药物临床应用管理，规范抗菌药物临床应用行为，提高抗菌药物临床应用水平，促进临床合理应用抗菌药物，控制细菌耐药，保障医疗质量和医疗安全，卫生部于2012年发布了《抗菌药物临床应用管理办法》。

三、药品安全监管政策

党的二十大报告指出，推进健康中国建设，把保障人民健康放在优先发展的战略地位。而保障药品安全是建设健康中国、增进人民福祉的重要内容，是以人民为中心发展思想的具体体现。为推进药品质量发展，推进药品监管体系和监管能力现代化，保护和促进公众健康，根据《中华人民共和国国民经济和社会发展第十四个五年规划和2035年远景目标纲要》制定了"十四五"国家药品安全及促进高质量发展规划。

（一）总体要求

1. 指导思想

持续深化监管改革，强化检查执法，创新监管方式，提升监管能力，加快推动我国从制药大国向制药强国跨越，更好满足人民群众的健康需求。

2. 总体原则

规划提出了五项原则：①坚持党的全面领导；②坚持改革创新；③坚持科学监管；④坚持依法监管；⑤坚持社会共治。

3. 2035年远景目标

（1）我国科学、高效、权威的药品监管体系更加完善，药品监管能力达到国际先进水平。

（2）药品安全风险管理能力明显提升，覆盖药品全生命周期的法规、标准、制度体系全面形成。

（3）药品审评审批效率进一步提升，药品监管技术支撑能力达到国际先进水平。

（4）药品安全性、有效性、可及性明显提高，有效促进重大传染病预防和难治疾病、罕见病治疗。

（5）医药产业高质量发展取得明显进展，产业层次显著提高，药品创新研发能力达到国际先进水平，优秀龙头产业集群基本形成，中药传承创新发展进入新阶段，基本实现从制药大国向制药强国跨越。

4. "十四五"时期主要发展目标

"十四五"期末，药品监管能力整体接近国际先进水平，药品安全保障水平持续提升，人民群众对药品质量和安全更加满意、更加放心。具体包括支持产业高质量发展的监管环境更加优化；疫苗监管达到国际先进水平；中药传承创新发展迈出新步伐；专业人才队伍建设取得较大进展；技术支撑能力明显增强。

（二）主要任务

（1）实施药品安全全过程监管。严格研制环节监管、严格生产环节监管、严格经营使用环节监管，严格网络销售行为监管，严格监督执法。

（2）支持产业升级发展。持续推进标准体系建设，开展促进高质量发展监管政策试点，进一步加快重点产品审批上市。

（3）完善药品安全治理体系。健全法律法规制度，健全各级药品监管体制机制，严格落实药品上市许可持有人和医疗器械注册人（备案人）主体责任，强化市场监管和药品监管协调，强化多部门治理协同。

（4）持续优化审评审批制度改革。进一步完善审评工作体系，进一步加大创新研发支持力度，继续推进仿制药质量和疗效一致性评价。

（5）严格疫苗监管。实施疫苗全生命周期管理，加强创新疫苗评价技术能力建设，全面提升疫苗监管水平。

（6）促进中药传承创新发展。健全符合中药特点的审评审批体系，加强中药监管技术支撑，强化中药质量安全监管，改革创新中药监管政策。

（7）加强技术支撑能力建设。加强药品审评能力建设，加强检查能力建设，建立健全药物警戒体系，提升化妆品风险监测能力，加强检验检测体系建设，深入实施中国药品监管科学行动计划。

（8）加强专业人才队伍建设。建设高水平审评员队伍，建设职业化专业化检查员队伍，建设强有力的检验检测队伍，建设业务精湛的监测评价队伍，全面提升监管队伍专业素质。

（9）加强智慧监管体系和能力建设。建立健全药品信息化追溯体系，推进药品全生命周期数字化管理，建立健全药品监管信息化标准体系，提升"互联网+药品监管"应用服务水平。

（10）加强应急体系和能力建设。持续做好新冠肺炎疫情常态化防控，健全应急管理制度机制，同时培养提升应急处置能力。

（三）保障措施

在保障方面，主要通过加强对药品安全工作的统筹协调领导，创新完善支持保障机制，积极参与全球药品安全治理，激励药品监管干部队伍履职尽责担当作为来实现。

第二节　国家基本药物制度

国家基本药物制度属公共政策范畴，是国家公共卫生政策的重要组成部分，也是国家药物政策的核心内容之一。其是国家对基本药物的遴选、生产、经营、使用等环节制定的行为准则和推行策略，也是 WHO 积极倡导的保障公众药品可获得性最基本、最主要的政策之一。

一、我国国家基本药物制度概述

基本药物在我国经历了从 1979 年概念引入，到 1982 年第一版《国家基本药物目录》发布，以及后期 5 次目录调整，始终作为政策运行。直到 2009 年，基本药物才正式由政策形式向制度过渡。2019 年施行的《药品管理法》规定，国家实行基本药物制度，以法律手段保障该制度的推行，在我国尚属首次。国家基本药物制度是药品供应保障体系的基础，是医疗卫生领域基本公共服务的重要内容。国家基本药物制度的建立和实施，对健全药品供应保障体系、保障群众基本用药、减轻患者用药负担发挥了重要作用。

（一）国家基本药物制度的相关概念

1. 国家基本药物

根据《中华人民共和国基本医疗卫生与健康促进法》对基本药物的定义，基本药物是指满足疾病防治基本用药需求，适应现阶段基本国情和保障能力，剂型适宜，价格合理，能够保障供应，可公平获得的药品。

2. 国家基本药物制度

国家基本药物制度是对基本药物的遴选、生产、流通、使用、定价、报销、监测评价等环节实施有效管理的制度。

3.《国家基本药物目录》

《国家基本药物目录》是指包含所有经过科学评价而遴选出的具有代表性、可供疾病预防和治疗时选择的基本药物清单。

（二）国家基本药物制度的沿革

1979 年，我国政府响应 WHO 倡导，组织有关医药工作者成立了"国家基本药物遴选小组"。

1982 年 1 月，我国正式颁布了《国家基本药物目录》，只收载了以原料药为主的 28 类 278 个品种的西药，未收载中药，其主要原因是当时中成药普遍存在同名异方或同方异名的现象，必须进行全面整理整顿后才能进行中药制剂的遴选。

1991 年 9 月，我国被指定为基本药物行动委员会西太平洋地区代表，任期为 1992 年 1 月至 1994 年 12 月。

1992 年 3 月 9 日，卫生部颁布了《制订国家基本药物工作方案》，决定自 1992 年起将基本药物制定工作与我国医疗制度改革相结合，在此基础上制定公费报销药物目录，并成立了国家基本药物领导小组。

1996 年 3 月，中药与西药的遴选工作全部结束，颁布了《国家基本药物目录》第二版。在原有入选原则上增加"中西药并重"内容，第一次加入了中药品种。

1997 年 1 月，《中共中央 国务院关于卫生改革与发展的决定》明确指示"国家建立并完善基本药物制度"。

国家药品监督管理部门在 1998 年、2000 年、2002 年和 2004 年对目录均进行了调整。

2009 年 8 月 18 日，国务院深化医药卫生体制改革领导小组办公室召开会议，正式启动国家基本药物制度实施工作，并颁布了《关于建立国家基本药物制度的实施意见》《国家基本药物目录管理办法（暂行）》和《国家基本药物目录（基层医疗卫生机构配备使用部分）》。

2012 年 3 月 13 日，卫生部发布《国家基本药物目录》（2012 版）共 520 种，并于 2013 年 5 月 1 日正式开始施行。与《国家基本药物目录》（基层医疗卫生机构配备使用部分）相比，增加了抗肿瘤和血液病用药，同时更多地考虑妇女和儿童用药。

2015 年 2 月 13 日，国家基本药物工作委员会的 9 个部门联合发布《国家基本药物目录管理办法》，原《国家基本药物目录管理办法（暂行）》废止。

2018 年 9 月 19 日，为贯彻落实全国卫生与健康大会、《"健康中国 2030"规划纲要》和深化医药卫生体制改革的部署要求，进一步完善国家基本药物制度，国务院发布了《关于完善国家基本药物制度的意见》。

（三）管理机构及职责

国家基本药物工作委员会负责协调解决制定和实施国家基本药物制度过程中各个环节的相关政策问题，确定国家基本药物制度框架，确定国家基本药物目录遴选和调整的原则、范围、程序和工作方案，审核国家基本药物目录，各有关部门在职责范围内负责国家基本药物遴选调整工作。委员会由国家卫生健康委员会、国家发展和改革委员会、工业和信息化部、财政部、人力资源社会保障部、商务部、国家药品监督管理局、国家中医药管理局、总后勤部卫生部组成。办公室设在国家卫生健康委员会，承担国家基本药物工作委员会的日常工作。

二、我国国家基本药物制度实施

（一）基本药物目录的管理

2009 年 8 月，卫生部、发展和改革委员会等九部委联合发布了《国家基本药物目录管理办法（暂行）》，2015 年 2 月 13 日，《国家基本药物目录管理办法》发布并施行，2021 年底，国家卫生健康委员会发布《国家基本药物目录管理办法（修订草案）》。由此，国家基本药物目录遴选调整管理机制逐步完善。

1. 历版目录的情况

我国历版《国家基本药物目录》收载药品情况见表 3-1。从 2009 年开始，目录均包括三部分，即中成药、西药和中药饮片，其中中药饮片不列具体品种，有国家药品标准的中药饮片全部纳入。现行 2018 版基本药物目录，共计 685 种，其中西药 417 种，中药 268 种。

表 3-1　我国历版《国家基本药物目录》发布（调整）情况

发布（调整）年份	西药品种数量	中药品种数量	品种总数
1982	278	未遴选	278
1996	699	1 699	2 398
1998	740	1 333	2 073
2000	770	1 249	2 019
2002	759	1 242	2 001
2004	773	1 260	2 033
2009（基层部分）	205	102	307
2012	317	203	520
2018	417	268	685

2. 目录遴选范围及遴选原则

国家基本药物遴选应当按照防治必需、安全有效、价格合理、使用方便、中西药并重、基本保障、临床首选和基层能够配备的原则，结合我国用药特点，参照国际经验，合理确定品种（剂型）和数量。国家基本药物目录中的化学药品、生物制品、中成药，应当是《中国药典》收载的，国家药品监管部门、卫生部公布药品标准的品种。除急救、抢救用药外，独家生产品种纳入《国家基本药物目录》应当经过单独论证。

另外，下列药品不纳入《国家基本药物目录》遴选范围。

（1）含有国家濒危野生动植物药材的。

（2）主要用于滋补保健作用，易滥用的。

（3）非临床治疗首选的。

（4）因严重不良反应，国家药品监管部门明确规定暂停生产、销售或使用的。

（5）违背国家法律、法规，或不符合伦理要求的。

（6）国家基本药物工作委员会规定的其他情况。

3. 目录的调整

国家基本药物目录在保持数量相对稳定的基础上，实行动态管理，原则上3年调整一次。对新审批上市、疗效较已上市药品有显著改善且价格合理的药品，可适时启动调入程序。坚持调入和调出并重，优先调入有效性和安全性证据明确、成本效益比显著的药品品种；重点调出已退市的，发生严重不良反应较多、经评估不宜再作为基本药物的，以及有风险效益比或成本效益比更优的品种替代的药品。原则上各地不增补药品，民族地区可增补少量民族药。

国家基本药物目录的品种和数量调整应当根据以下因素确定：①我国基本医疗卫生需求和基本医疗保障水平变化；②我国疾病谱变化；③药品不良反应监测评价；④国家基本药物应用情况监测和评估；⑤已上市药品循证医学、药物经济学评价；⑥国家基本药物工作委员会规定的其他情况。

属于下列情形之一的品种应当从国家基本药物目录中调出：①药品标准被取消的；②国家药品监督管理部门撤销其药品批准证明文件的；③发生严重不良反应的；④根据药物经济学评价，可被风险效益比或成本效益比更优的品种所替代的；⑤国家基本药物工作委员会认为应当调出的其他情形。

（二）基本药物的生产与流通管理

2018年国务院发布的《关于完善国家基本药物制度的意见》提出：把实施基本药物制度作为完善医药产业政策和行业发展规划的重要内容，鼓励企业技术进步和技术改造，推动优势企业建设与国际先进水平接轨的生产质量体系，增强基本药物生产供应能力。开展生产企业现状调查，对于临床必需、用量小或交易价格偏低、企业生产动力不足等因素造成市场供应易短缺的基本药物，可由政府搭建平台，通过市场撮合确定合理采购价格、定点生产、统一配送、纳入储备等措施保证供应。

（三）基本药物的使用管理

坚持基本药物主导地位，强化医疗机构基本药物使用管理，以省为单位明确公立医疗机构基本药物使用比例，不断提高医疗机构基本药物使用量。公立医疗机构根据功能定位和诊疗范围，合理配备基本药物，保障临床基本用药需求。药品集中采购平台和医疗机构信息系统应对基本药物进行标注，提示医疗机构优先采购、医生优先使用。将基本药物使用情况作为处方点评的重点内容，对无正当理由不首选基本药物的予以通报。对医师、药师和管理人员加大基本药物制度和基本药物临床应用指南、处方集培训力度，提高基本药物合理使用和管理水平。鼓励其他医疗机构配备使用基本药物。

（四）基本药物的报销管理

基本药物按照规定优先纳入基本医疗保险药品目录。对于基本药物目录内的治疗性药品，医保部门在调整医保目录时，按程序将符合条件的优先纳入目录范围或调整甲乙分类。对于国家免疫规划疫苗和抗艾滋病、结核病、寄生虫病等重大公共卫生防治的基本药物，加大政府投入，降低群众用药负担。鼓励地方将基本药物制度与分级诊疗、家庭医生签约服务、慢性病健康管理等有机结合，在高血压、糖尿病、严重精神障碍等慢性病管理中，在保证药效前提下优先使用基本药物，最大程度减少患者药费支出，增强群众获得感。

三、其他国家基本药物制度实施

自基本药物概念提出以来，许多国家都开始建立国家基本药物行动计划，以促进药品的可获得性、可负担性、质量保证和合理使用。其核心是采取一系列系统性的政策措施，包括在系统综述其相对疗效、安全性和资金使用效果的基础上，精心遴选出基本药物，用于采购、供应和报销，把以循证方法制定的国家临床指南作为培训和促进合理处方的依据，制定国家药物政策，平衡各政策间可能存在的目标冲突，表达政府对共同目标的承诺。但在公共政策层面，发达国家与发展中国家对于基本药物价值的认知是不同的。

（一）发达国家基本药物认知与实施情况

在发达国家，因为医疗保障体系（无论公立还是民营、无论是基于社会保险还是基于税收）相对健全，绝大多数上市药品均可获得（不报销的药品品种很少），药物也没有区分基本与非基本的必要。因此美国、英国、日本及大多数西欧国家并没有建立基本药物制度。

但基本药物的理念还是得到了多数国家的认可，是因为在全球性医药费用不断高涨的背景下，减少公共医疗保障体系（或公费医疗体系）可支付的药品种类，剔除的药品可以视为"非基本"药物。或者说基本药物理念已经嵌入基本医疗保障体系中。经济合作与发展组织（Organization for Economic Co-operation and Development，OECD）国家的经验表明，基本药物的概念可灵活适用于多种情形。瑞典开发了"明智目录"（wise list），涵盖约 200 种药品，这些药物在初级保健及医院治疗层次的门诊和住院患者中推广使用，用以治疗 80% 的普通疾病。约 77% 的医疗卫生工作者在初、中级层次的诊疗中会遵循此目录。挪威是另一个例子，作为世界上收入最高的国家之一，其药品支出总额占卫生总支出的比例（9%）却显著低于OECD 国家（平均为 15%），更低于中国（大约为 40%），这主要源于药物的严格选择。挪威的药物选择标准即保护患者不会使用那些不必要的药物，是因为这些药物与已有药物相比，不能给患者带来额外的益处。澳大利亚的做法是通过国家药物政策框架协调各方利益，推动基本药物的使用，即通过药品福利计划（建立于 1948 年，旨在保障药物恰当地遴选、可负担性、可获得性和公平性）确保公民及时获得可负担的药物。

（二）发展中国家基本药物认知与应用情况

相对于发达国家来说，基本药物的概念对发展中国家的意义更为特殊。发展中国家，尤其是低收入国家的大多数民众没有能力承担高昂的药品费用，其医疗保障体系也难以将药物全部纳入报销。因此，低收入国家的政府通过制定基本药物公共政策，引导其医疗保障体系和民众将药品费用优先用于价廉的基本药物是非常必要的。在基本药物制度建设方面，印度、肯尼亚、泰国等均做了很多有益的探索和尝试，并已经取得了显著的成效。

印度首个基本药物目录形成于 1996 年，最近一次修订在 2011 年完成，2012 年 6 月，印度开始将此目录作为"全民免费药物计划"的药品范围。该目录共收载药物 348 种（由于药物多种适应证的存在，实际目录中共呈现出 382 种）。患者在基层公立医疗机构可以免费接受药物治疗，此举将会帮助超过 1/5 的国民解决药物可及性难题。

肯尼亚作为基本药物领域中的先行者（20 世纪 80 年代早期就发起了基本药物计划），其主要目的在于解决药物滥用和误用问题,因此肯尼亚在基本药物对于合理用药方面的探索贡献更大,肯尼亚的基本药物计划被公认是一套系统的配置,被许多国家借鉴作为训练农村医药工作者和指导合理用药的纲领。

泰国基本药物的推广和使用，主要依托于覆盖泰国全体公民的"30 铢计划"，患者每次支付 30 泰珠（约合人民币 5.88 元）即可获得公立医疗机构的门诊或住院服务，其中包括了药品的供应，此举大大促进了基本药物的可及。

由此可见，实施基本药物制度应是灵活的，如目录内的药品是免费提供，还是按一定比例报销，报销比例高低都是与不同国情相关的，如何将基本药物合理嵌入健康政策也需要根据国情进行设计。

第三节　药品分类管理制度

20 世纪 60 年代，西方国家为了便于对毒性、成瘾性药品的销售、使用进行管理和控制提出药品分类管理的模式。随着医药工业和卫生保健的发展,该模式已被世界上大多数国家接受,并且已经成为国际上药品管理普遍应用的有效方法。WHO 于 1989 年向发展中国家推荐此药品分类管理模式，建议将此管理制度作为药品政策立法。1997 年 1 月，《中共中央　国务院关于卫生改革与发展的决定》中提出："国家建立并完善基本药物制度，处方药与非处方药分类管理制度和中央与省两级医药储备制度。"

作为国际通行的做法，实行处方药与非处方药分类管理核心目的就是有效地加强对处方药的监督管理，防止消费者因自我行为不当导致滥用药物和危及健康。同时，通过规范非处方药的管理，引导消费者科学、合理地进行自我保健。

一、药品分类管理制度概述

（一）药品分类管理基本概念

1. 药品分类管理

药品分类管理是国际通行的管理办法。它是根据消费者获得、使用药品的权限和药品的安全性、有效性，依其品种、规格、适应证、剂量及给药途径等的不同，将药品分为处方药和非处方药，并作出相应的管理规定。在我国无论销售处方药还是非处方药，都需要取得"药品经营许可证"。

2. 处方药

处方药是指凭执业医师或执业助理医师处方方可购买、调配和使用的药品。为了保证用药安全，处方药由国家药品监督管理部门规定或审定。一般被列入处方药管理的药品应该是有毒性和潜在的不良影响或使用时需要有特定条件的药品。

处方药主要有以下两个特点。

（1）患者难以正确掌握其使用剂量和使用方法。

（2）患者自身难以完成给药，无法达到治疗目的。

因此，患者只有就诊后，由医生开具处方获得处方药，并在医学或药学技术人员的指导、监控或操作下使用，才能保证用药的安全和有效。新药和列入国家特殊管理的药品也都作为处方药管理。

3. 非处方药

非处方药是指由国家药品监督管理部门公布的，不需要凭执业医师或执业助理医师处方，消费者自行判断、购买和使用的药品。

国家根据药品的安全性又将非处方药分为甲、乙两类。销售甲类非处方药时，零售药店的执业药师应当主动向公众提供用药指导；销售乙类非处方药时，零售药店的药学技术人员可以提供必要的药学服务。

非处方药主要有以下几个特点。

（1）安全性高，正常使用时无严重不良反应或其他严重的有害相互作用。

（2）疗效确切，使用时患者可以觉察治疗效果。

（3）质量稳定，在正常条件下储存时质量稳定。

（4）使用方便，使用时不需要医务人员的指导、监控和操作，可由患者自行选用。

处方药和非处方药不是药品本质的属性，只是管理上的界定。无论是处方药还是非处方药，都是药品监督管理部门批准的合法药品。非处方药比处方药具有较高的安全性，一般情况下不会引起药物依赖性、耐药性或耐受性，也不会造成体内蓄积中毒，不良反应发生率较低。但非处方药也是药品，具有药品的各种属性，虽然安全性较高，但并非绝对的"保险药"。

（二）我国药品分类管理制度发展历程

为保障社会公众用药安全、有效，在 1997 年 1 月 15 日的《中共中央　国务院关于卫生改革与发展的决定》中，国家作出了建立和完善药品分类管理制度的重要决策。

1999 年 6 月，SDA 颁布了《处方药与非处方药分类管理办法》（试行），11 月颁布《非处方药专有标识管理规定》（暂行），12 月颁布《处方药与非处方药流通管理暂行规定》，对处方药和非处方药分类管理作出了明确的要求。

2004 年 4 月，国家食品药品监督管理局印发了《关于开展处方药与非处方药转换评价工作的通知》，决定开展处方药与非处方药转换评价工作，并对非处方药目录实行动态管理。

2004 年 6 月，国家食品药品监督管理局发布了《实施处方药与非处方药分类管理 2004—2005 年工作规划》的通知，要求对零售药店分类进行管理。

二、药品分类管理具体规定

目前，关于药品分类管理的规定主要来自《非处方药专有标识管理规定》（暂行）、《处方药与非处方药分类管理办法》（试行）、《处方药与非处方药流通管理暂行规定》、《关于开展处方药与非处方药转换评价工作的通知》和《关于做好处方药与非处方药分类管理实施工作的通知》。此外，2006 年颁布、2007 年 5 月 1 日施行的《药品流通监督管理办法》也作了相关的具体规定。

（一）生产

处方药和非处方药生产企业必须具有药品生产许可证，生产品种应取得药品批准文号。生产企业必须将相应的忠告语醒目地印制在药品包装或药品说明书上。

（二）流通

1. 药品分销

药品生产企业和药品批发企业必须按分类管理、分类销售的原则和规定，严格依据药品经营企业和药品使用单位的经营范围或诊疗范围，向其销售处方药和非处方药，并要按 GSP 等有关药品监督管理规定保存销售记录备查。

2. 药品零售

（1）零售药店必须从具有药品生产许可证、药品经营许可证的药品生产、批发企业采购处方药和非处方药，并按有关规定保存采购记录备查。

（2）处方药、非处方药应当分柜摆放。不得采用有奖销售、附赠药品或礼品等方式销售。

（3）处方药不得采用开架自选的销售方式，必须凭执业医师或执业助理医师的处方销售、购买和使用。执业药师必须对医师处方进行审核，签字后依据处方正确调配、销售药品。对处方不得擅自更改或代用。对有配伍禁忌或超剂量的处方，应拒绝调配、销售，必要时，经处方医师更正或重新签字，方可调配、销售。处方必须留存 2 年以上备查。

非处方药可不凭医师处方销售、购买和使用，但患者可以在执业药师的指导下购买和使用。执业药师应当为患者选购非处方药提供用药指导或提出寻求医师治疗的建议。

（三）使用

（1）处方药必须凭执业医师或执业助理医师的处方才可调配、购买、使用。医师处方必须遵循科学、合理、经济的原则，医疗机构应据此建立相应的管理制度。

（2）非处方药不需要凭执业医师或执业助理医师的处方即可自行判断、购买，但要按非处方药标签和说明书所示内容使用。

（四）标识物及广告

（1）非处方药除标签和说明书应符合规定外，用语还应科学、易懂，以便于消费者自行判断、选择和使用；非处方药的标签和说明书必须经国家药品监督管理部门批准。

（2）非处方药的包装必须印有国家指定的非处方药专有标识（见封三）。

（3）处方药只允许在国务院卫生行政部门和国家药品监督管理部门共同指定的医学、药学专业刊物上介绍，非处方药经审批后可以在大众传播媒介进行广告宣传。

三、处方药与非处方药转换评价

按照药品分类管理工作的整体部署和安排，国家药品监督管理部门从国家药品标准中进行了非处方药的遴选，初步对上市药品进行分类，并于 1999 年 6 月发布了第一批《国家非处方药（西药、中成药）目录》。2004 年，国家发布《关于开展处方药与非处方药转换评价工作的通知》，决定从 2004 年起开展处方药与非处方药转换评价工作，并对非处方药目录实行动态管理。该通知的主要内容如下。

（一）处方药转换评价为非处方药

1. 不得申请转换评价为非处方药的情形

除以下规定情况外，申请单位均可对其生产或代理的品种提出处方药转换评价为非处方药的申请。

（1）监测期内的药品。

（2）用于急救和其他患者不宜自我治疗疾病的药品，如用于肿瘤、青光眼、消化性溃疡、精神病、糖尿病、肝病、肾病、前列腺疾病、免疫性疾病、心脑血管疾病、性传播疾病等的治疗药品。

（3）消费者不便自我使用的药物剂型，如注射剂、埋植剂等。

（4）用药期间需要专业人员进行医学监护和指导的药品。

（5）需要在特殊条件下保存的药品。

（6）作用于全身的抗菌药、激素（避孕药除外）。

（7）含毒性中药材且不能证明其安全性的药品。

（8）原料药、药用辅料、中药材及饮片。

（9）国家规定的医疗用毒性药品、麻醉药品、精神药品和放射性药品及其他特殊管理的药品。

（10）其他不符合非处方药要求的药品。

2. 工作程序

经国家药品监督管理部门批准上市的药品，符合申请范围，其国内药品生产企业（或进口药品代理商）可向所在地省级药品监督管理部门提出处方药转换评价为非处方药的申请，并按规定填报《处方药转换非处方药申请表》（以下简称《申请表》），并提供相关资料。

省级药品监督管理部门接到药品生产企业申请资料后，应对其申请资格、证明文件、申报资料的完整性和真实性进行初审，不符合申请条件或文件资料不真实、不完整应予以退审；初审通过的品种，在《申请表》上签署意见并加盖公章后，连同申请资料一式两份，集中并行文报送至国家药品监督管理部门。

国家药品监督管理部门对省级药品监督管理部门报送的品种资料进行审查，符合条件的，组织有关单位和专家，按照"应用安全、疗效确切、质量稳定、使用方便"的原则，进行医学和药学评价，并定期公布处方药转换为非处方药的品种名单及其说明书。

从 2004 年开始，陆续进行了若干处方药品种转换为非处方药，如小儿氨酚烷胺颗粒、莫匹罗星软膏、碳酸钙口服混悬液、氨酚拉明片等。

（二）非处方药转换评价为处方药

国家药品监督管理部门负责组织对已批准为非处方药品种的监测和评价工作，对存在安全隐患或不适宜按非处方药管理的品种，应及时将其转换为处方药，按处方药管理。

省级药品监督管理部门应及时收集并汇总对非处方药品种的意见，特别是药品安全性的情况，并及时向国家药品监督管理部门反馈。

药品生产、流通和使用单位以及药品监督管理部门认为其生产、流通、使用和管理的非处方药存在安全隐患或不适宜按非处方药管理的，可以填写《非处方药转换为处方药意见表》或向所在地省级药品监督管理部门提出转换的申请或意见。

与处方药转换为非处方药相比，非处方药转换为处方药的品种较少，如三维 B 片、治感佳胶囊、复方枇杷糖浆等。

双 跨 药 品

在非处方药遴选工作的基础上，国家分批公布了非处方药的品种目录，其中某些药品属于"双跨药品"。

双跨药品就是既可作为处方药，也可作为非处方药使用的药品。在药品申报处方药时列有多个适应证，其中有的适合患者自我判断和自我治疗，在治疗这些症状时，该药物可作为非处方药。而当治疗患者难以判断的症状时，该药物可作为处方药。以胃酸分泌抑制剂雷尼替丁、西咪替丁、法莫替丁为例，作为处方药可用于胃、十二指肠溃疡、上消化道出血等，一般疗程4~8周；作为非处方药，则只能用于胃酸过多所致的胃痛、胃灼热、反酸等，即对症治疗，规定只能服用1周。由上可知，药品作为非处方药和处方药使用时，在适应证、剂量和疗程方面差别较大。

第四节　医疗保险药品的管理

医疗保障制度是民生保障制度的重要组成部分，对促进人民身体健康、经济发展和社会进步有着重要的意义。医疗保障部门需要对基本医疗保险用药范围进行确定和调整，对基本医疗保险用药的支付进行管理和监督。在基本医疗保险用药的使用环节，我国实行了定点医疗机构和定点零售药店管理，定点医疗机构和零售药店自愿与统筹地区经办机构签订医保协议，为参保人员提供医疗和药品服务。

一、基本医疗保障体系

（一）多层次医疗保障体系的建立

2020年6月1日起正式施行的《中华人民共和国基本医疗卫生与健康促进法》第八十三条提出："国家建立以基本医疗保险为主体，商业健康保险、医疗救助、职工互助医疗和医疗慈善服务等为补充的、多层次的医疗保障体系。国家鼓励发展商业健康保险，满足人民群众多样化健康保障需求。国家完善医疗救助制度，保障符合条件的困难群众获得基本医疗服务。"

（二）多层次医疗保障体系的组成

我国多层次医疗保障体系，包括基本医疗保险、补充医疗保险、医疗救助和商业健康保险、慈善捐赠、医疗互助。基本医疗保险、补充医疗保险与医疗救助具有保障功能，基本医疗保险是保障体系主体，医疗救助在保障体系中发挥托底作用，补充医疗保险、商业健康保险、慈善捐赠等是保证体系中的重要组成部分。

二、基本医疗保险药品目录管理

（一）《国家基本医疗保险、工伤保险和生育保险药品目录》的确定原则和条件

1. 确定原则

《国家基本医疗保险、工伤保险和生育保险药品目录》（简称《医保药品目录》）实行通用名管理，与该目录内药品具有相同通用名的药品自动属于基本医疗保险基金支付范围。

基本医疗保险用药管理坚持以人民为中心的发展思想，切实保障参保人员合理的用药需求；坚持"保基本"的功能定位，既尽力而为，又量力而行，用药保障水平与基本医疗保险基金和参保人承受能力相适应；坚持分级管理，明确各层级职责和权限；坚持专家评审，适应临床技术进步，实现科学、规范、精细、动态管理；坚持中西药并重，充分发挥中药和西药各自优势。

2. 确定条件

根据《基本医疗保险用药管理暂行办法》的规定，纳入国家《医保药品目录》的药品应当

是经国家药品监管部门批准，取得药品注册证书的化学药、生物制品、中成药（民族药），以及按国家标准炮制的中药饮片，并符合临床必需、安全有效、价格合理等基本条件。

（二）《医保药品目录》的制定和调整

根据《基本医疗保险用药管理暂行办法》的规定，国务院医疗保障行政部门建立完善动态调整机制，原则上每年调整一次。以下药品不纳入《医保药品目录》：①主要起滋补作用的药品；②含国家珍贵、濒危野生动植物药材的药品；③保健药品；④预防性疫苗和避孕药品；⑤主要起增强性功能、治疗脱发、减肥、美容、戒烟、戒酒等作用的药品；⑥因被纳入诊疗项目等原因，无法单独收费的药品；⑦酒制剂、茶制剂，各类果味制剂（特别情况下的儿童用药除外），口腔含服剂和口服泡腾剂（特别规定情形的除外）等；⑧其他不符合基本医疗保险用药规定的药品。

《医保药品目录》内的药品，有下列情况之一的，经专家评审后，直接调出《医保药品目录》：①被药品监管部门撤销、吊销或者注销药品批准证明文件的药品；②被有关部门列入负面清单的药品；③综合考虑临床价值、不良反应、药物经济性等因素，经评估认为风险大于收益的药品；④通过弄虚作假等违规手段进入《医保药品目录》的药品；⑤国家规定的应当直接调出的其他情形。

《医保药品目录》内的药品，符合以下情况之一的，经专家评审等规定程序后可以调出《医保药品目录》：①在同治疗领域中，价格或费用明显偏高且没有合理理由的药品；②临床价值不确切，可以被更好替代的药品；③其他不符合安全性、有效性、经济性等条件的药品。

（三）《医保药品目录》使用

协议期内谈判药品原则上按照支付标准直接挂网采购。协议期内，谈判药品的同通用名药品在价格不高于谈判支付标准的情况下，按规定挂网采购。其他药品按照药品招采有关政策执行。在满足临床需要的前提下，医保定点医疗机构须优先配备和使用《医保药品目录》内药品。逐步建立《医保药品目录》与定点医疗机构药品配备联动机制，定点医疗机构根据《医保药品目录》调整结果及时对本医疗机构用药目录进行调整和优化。

（四）医保用药的支付

参保人使用《医保药品目录》内药品发生的费用，符合以下条件的，可由基本医疗保险基金支付：①以疾病诊断或治疗为目的；②诊断、治疗与病情相符，符合药品法定适应证及医保限定支付范围；③由符合规定的定点医药机构提供，急救、抢救的除外；④由统筹基金支付的药品费用，应当凭医生处方或住院医嘱；⑤按规定程序经过药师或执业药师的审查。

国家《医保药品目录》中的西药和中成药分为"甲类药品"和"乙类药品"。"甲类药品"是临床治疗必需、使用广泛、疗效确切、同类药品中价格或治疗费用较低的药品。"乙类药品"是可供临床治疗选择使用，疗效确切、同类药品中比"甲类药品"价格或治疗费用略高的药品。协议期内谈判药品纳入"乙类药品"管理。各省级医疗保障部门按国家规定纳入《医保药品目录》的民族药、医疗机构制剂纳入"乙类药品"管理。中药饮片的"甲乙分类"由省级医疗保障行政部门确定。

此外，参保人使用"甲类药品"按基本医疗保险规定的支付标准及分担办法支付；使用"乙类药品"按基本医疗保险规定的支付标准，先由参保人自付一定比例后，再按基本医疗保险规定的分担办法支付。"乙类药品"个人先行自付的比例由省级或统筹地区医疗保障行政部门确定。

三、零售药店医疗保障定点管理

为加强和规范零售药店医疗保障定点管理,提高医疗保障基金使用效率,更好地保障广大参保人员权益,国家医疗保障局于2020年12月颁布了《零售药店医疗保障定点管理暂行办法》,自2021年2月1日起施行。

(一)定点零售药店的确定

统筹地区医疗保障行政部门根据公众健康需求、管理服务需要、医疗保障基金收支、参保人员用药需求等确定本统筹地区定点零售药店的资源配置。零售药店提出定点申请,统筹地区经办机构应即时受理。对申请材料内容不全的,经办机构自收到材料之日起5个工作日内一次性告知零售药店补充。统筹地区经办机构与评估合格的零售药店协商谈判,达成一致的,双方自愿签订医保协议。原则上由地市级及以上的统筹地区经办机构与零售药店签订医保协议并向同级医疗保障行政部门备案。医保协议应明确双方的权利、义务和责任。签订医保协议的双方应当严格执行医保协议约定。医保协议期限一般为1年。

(二)定点零售药店的运行管理

定点零售药店具有为参保人员提供药品服务后获得医保结算费用,对经办机构履约情况进行监督,对完善医疗保障政策提出意见建议等权利。定点零售药店应当为参保人员提供药品咨询、用药安全、医保药品销售、医保费用结算等服务。符合规定条件的定点零售药店可以申请纳入门诊慢性病、特殊病购药定点机构,相关规定由统筹地区医疗保障部门另行制定。经办机构不予支付的费用、定点零售药店按医保协议约定被扣除的质量保证金及其支付的违约金等,定点零售药店不得作为医保欠费处理。定点零售药店应当严格执行医保支付政策。鼓励在医疗保障行政部门规定的平台上采购药品,并真实记录"进、销、存"情况。定点零售药店要按照公平、合理、诚实信用和质价相符的原则制定价格,遵守医疗保障行政部门制定的药品价格政策。

此外,定点零售药店应当凭处方销售医保目录内处方药,药师应当对处方进行审核、签字后调剂配发药品。外配处方必须由定点医疗机构医师开具,有医师签章。定点零售药店可凭定点医疗机构开具的电子外配处方销售药品。

(三)定点零售药店的动态管理

定点零售药店的名称、法定代表人、企业负责人、实际控制人、注册地址和药品经营范围等重要信息发生变更的,应自有关部门批准之日起30个工作日内向统筹地区经办机构提出变更申请,其他一般信息变更应及时书面告知。

续签应由定点零售药店于医保协议期满前3个月向经办机构提出申请或由经办机构统一组织。统筹地区经办机构和定点零售药店就医保协议续签事宜进行协商谈判,双方根据医保协议履行情况和绩效考核情况等决定是否续签。协商一致的,可续签医保协议;未达成一致的,医保协议解除。

医保协议中止是指经办机构与定点零售药店暂停履行医保协议约定,中止期间发生的医保费用不予结算。中止期结束,未超过医保协议有效期的,医保协议可继续履行;超过医保协议有效期的,医保协议终止。

WHO 基本药物制度发展历程

20 世纪中叶以来，世界医药工业得到迅速发展，平均增长速度高达 9.3%，但是药品浪费和医疗开支急剧上升也开始成为困扰各国政府的难题。针对药品更新换代快和药品浪费严重等问题，1975 年，WHO 开始向各国推荐制定基本药物制度的做法，以使其成员国，尤其是发展中国家大部分人口获得基本的药物供应，降低医疗费用，促进合理用药，从而实现人人享有初级卫生保健的目标。

1977 年，WHO 正式提出基本药物的概念，并积极进行推广。

1978 年，WHO 确认提供基本药物是初级卫生保健的八大要素之一。

1981 年，WHO 成立了基本药物行动委员会。

1985 年，在内罗毕会议上，WHO 扩展了基本药物的概念，基本药物是能够满足大多数人口卫生保健需要的药品，国家应保证其生产和供应，还应高度重视合理用药，即基本药物必须与合理用药相结合。

2002 年 4 月，WHO 将基本药物的英文名称由 essential drugs 改成 essential medicines，概念进一步拓展。

2007 年 3 月，WHO《基本药物示范目录》经过 15 版修订，由 208 种增加到 340 种，同时WHO 制定并公布了第一份《儿童基本药物清单》。

2021 年公布了成人第 22 版和儿童的第 8 版《基本药物示范目录》。

思维导图

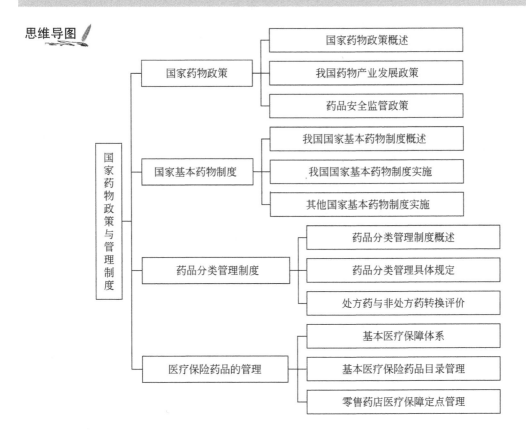

思 考 题

1. 参阅有关资料，思考如何建立和完善我国的国家药物政策。

2. 对我国的国家药物政策进行系统的分析，并试述国家药物政策的意义。

3. 试说明我国基本药物制度的推行方式，并比较中印基本药物制度的差别。

4. 试比较处方药与非处方药在流通、使用及广告方面有什么管理上的异同。

推荐阅读

史录文. 2020. 国家药物政策与基本药物制度——管理与实践. 北京：人民卫生出版社

斯威泽. 2014. 药物经济与政策. 2 版. 曾渝，周虹，译. 北京：人民卫生出版社

案 例

（修订责任人：唐冬蕾）

第4章　药事管理法律体系

教学目标：通过本章的学习，使学生全面了解我国药事管理法律体系的横向和纵向构成及其发展历程，为实际工作奠定基础。

掌握：药品标准的概念、药品标准体系的构成、质量管理规范与药品质量形成的关系。

熟悉：我国药事管理法律体系的框架，包括形式体系和内容体系。

了解：国外药事管理法律法规体系的历史演进和现状。

对药品的研制、生产、流通、使用和监督管理实行严格的法治化管理，是当今世界各国对药品和药学事业进行管理的主要手段，也是世界各国药品管理的成功经验。药事管理法律体系是国家药品管理中具有国家强制力的部分，其以宪法为依据，以药事基本法——《药品管理法》为主干，由数量众多的药事管理法律、法规和规章组成，这些法律、法规和规章依据一定的标准、原则、功能和层次组成一个相互配合、相互补充、相互协调和相互制约的规则系统，对药品的研制、生产、流通、使用和监督管理进行有效的法律调整，对于保证公众用药安全、有效、经济、合理，具有十分重要的意义。

第一节　药事管理法律体系概述

药学事业的法治化管理，对于保证药品质量，保障人体用药安全、有效，维护公众身体健康，促进医药事业健康发展，具有不可替代的作用。药事管理法律体系是实现药学事业法治化管理的基础和前提。

一、药事管理法律体系相关基本概念

（一）法律体系

法律体系是由数量众多的规范性法律文件，依据一定的标准、原则、功能和层次组成一个相互配合、相互补充、相互协调和相互制约的规则系统，目的是对社会生活的各个层面进行有效的法律调整。这里所说的法律体系有两层含义：一是把调整所有领域的法律规范看作一个整体，称为一个国家的法律体系；二是把专门调整某一领域的法律规范的总和看作一个整体，称为具体领域的法律体系，如本章讨论的药事管理法律体系。

（二）药事管理法律体系

药事管理法律体系是国家制定和认可并依靠国家强制力保证其实施的，以保障药品质量的形成、保持和实现为目的的行为规范的总称。它是以宪法为最终依据，以《药品管理法》和《中华人民共和国药品管理法实施条例》（以下简称为《药品管理法实施条例》）为主干，由数量众多的药事管理法律、法规、规章及其他药事管理规范性文件，按照一定的标准、原则、功能和层次组成的相互配合、相互补充、相互协调、相互制约的规则系统。

（三）药品管理法

药品管理法（drug administration law）有广义和狭义之分。广义指药事管理法律体系整体，是由药事管理法律、法规、规章和其他规范性文件等构成的整体，与药事管理法律体系或者药事管理法同义。狭义指《药品管理法》这一个法律文件。

（四）药品管理立法

药品管理立法（legislation on drug administration）有两种含义。一种含义是指特定的国家机关，依据法定的权限和程序，制定、修改、补充和废止药品管理法律规范的活动，在这种含义上，药品管理立法是一种活动，其直接结果是引起药品管理法律法规的产生或变更。药品管理立法的另一种含义，是指调整药品的研制、生产、流通、使用和监督管理过程中发生的社会关系的各种法律、法规、规章及其他规范性文件的总称，与广义的药品管理法同义。

法律的制定、修改与颁布

全国人民代表大会和全国人民代表大会常务委员会行使国家立法权。全国人民代表大会制定和修改刑事、民事、国家机构和其他的基本法律。全国人民代表大会常务委员会制定和修改除应当由全国人民代表大会制定的法律以外的其他法律，并可在全国人民代表大会闭会期间，对全国人民代表大会制定的法律进行部分补充和修改，但是不得同该法律的基本原则相抵触。

通过：①全国人民代表大会审议的法律案。法律草案修改稿经各代表团审议，由法律委员会根据各代表团的审议意见进行修改，提出法律草案表决稿，由主席团提请大会全体会议表决，由全体代表的过半数通过。②全国人民代表大会常务委员会审议的法律案。法律草案修改稿经常务委员会会议审议，由法律委员会根据常务委员会组成人员的审议意见进行修改，提出法律草案表决稿，由委员长会议提请常务委员会全体会议表决，由常务委员会全体组成人员的过半数通过。

颁布：通过的法律由国家主席签署主席令予以公布。

二、药事管理法律体系的特征

1. 以维护公众健康为最终目标

药事管理法律体系通过对药品的研制、生产、流通、使用和监督管理进行严格的法律控制，以保证药品质量能够在研制和生产中可靠地形成，在流通和使用中保持，在患者使用后实现，并最终实现维护公众健康的目标。

2. 系统性特征

为了维护公众健康、实现药事管理法律体系的目标，需要对药品的研制、生产、流通、使用和监督管理各个环节进行全面、系统的法律调整。药事管理法律体系日趋复杂和精细，表现出越来越强的系统性特征。

3. 国际化倾向

一方面，随着经济全球化，世界各国药事管理法律体系趋同化趋势明显，并推动医药产业成为当今国际化程度最高的产业之一。另一方面，这一领域的国际条约、公约和国际协议日益增多，国际合作日益广泛。

4. 以医药科学技术为基础的技术法律规范占据重要地位

为了保证药品的安全、有效、经济、合理，需要一系列药学技术规范来指导药品的研制、生产、流通、使用和监督管理。在现代药事管理法律体系中，以医药科学技术为基础的技术法律规范占据重要地位，并日益体系化。

三、我国药事管理立法概况

我国现代药事管理立法，始于 1911 年的辛亥革命。在百余年的历史发展过程中，我国药事管理立法大体经历了三个阶段。

（一）中华人民共和国成立前的药事管理立法

1911～1949 年，管理部门先后发布的药品管理法规主要有《药师暂行条例》（1929 年 1 月）、《麻醉药品管理条例》（1929 年 4 月）、《管理药商规则》（1929 年 8 月）、《管理成药规则》（1930 年 4 月）、《购用麻醉药品暂行办法》（1935 年 8 月）、《细菌学免疫制品管理规则》（1937 年 5 月）、《药师法》（1943 年 9 月）等。由于特殊的政治、历史原因，中华人民共和国成立前的药事管理立法未能得以延续。

（二）中华人民共和国成立到改革开放前的药事管理立法

中华人民共和国成立以后，为了配合戒烟禁毒工作和清理旧社会遗留下来的伪劣药品问题，卫生部制定了《关于严禁鸦片烟毒的通令》《关于管理麻醉药品暂行条例的公布令》《关于麻醉药品临时登记处理办法的通令》《关于抗疲劳素药品管理的通知》《关于资本主义国家进口西药检验管理问题的指示》等一系列行政性很强的规范性文件。1958～1965 年，我国制药工业迅速发展，国家有关部委制定了一系列加强生产管理的规章，如《关于综合医院药剂科工作制度和各级人员职责》《食用合成染料管理暂行办法》《关于药政管理的若干规定》《管理毒药限制性剧药暂行规定》《关于药品宣传工作的几点意见》等。中华人民共和国成立到改革开放以前，我国编纂颁布了 1953 年版、1963 年版和 1977 年版《中国药典》。在此期间，药事管理立法系统性较差，主要以行政性的规范性文件为主。

（三）改革开放以来药事管理立法的发展

1978 年，国务院颁布了新时期第一个纲领性药事管理文件——《药政管理条例》（试行），国务院和国家有关部门又颁布了一系列配套行政法规和部门规章，如《麻醉药品管理条例》、《新药管理办法》（试行）、《关于医疗用毒药、限制性剧药管理规定》等。这些法规和规章，对于保证药品质量，保障人体用药安全、有效，维护公众身体健康，发挥了积极的作用。但许多法规和规章缺乏法律责任的具体规定，执法主体不明确，法律效力有限。

1984 年 9 月 20 日，第六届全国人民代表大会常务委员会第七次会议审议通过了《药品管理法》，1985 年 7 月 1 日起施行。《药品管理法》的颁布具有划时代的意义，标志我国药品管理进入法治化新阶段。以《药品管理法》为依据，国家先后出台配套行政法规 7 部，部门规章及其他规范性文件 400 多部（件），药事管理立法取得重大进展。2001 年 2 月 28 日，九届人大常委会第二十次会议审议通过修订《药品管理法》，2001 年 12 月 1 日起实施。在经历了 2013 年 12 月和 2015 年 4 月两次修正后，2019 年 8 月 26 日，第十三届全国人大常委会第十二次会议第二次修订了《药品管理法》。《药品管理法》的制定和修订，是我国药品管理立法的重大进展，为我国药事管理法治化奠定了基础。

第二节 药事管理法律形式体系及内容体系

药事管理法律体系是实现药学事业法治化管理的基础和前提。本节从形式和内容两方面对药事管理法律体系进行阐述，对药事管理法律体系进行全面理解和把握，从而对药品的研制、生产、流通、使用和监督管理进行有效的法律调整。

一、药事管理法律形式体系和内容体系的划分

（一）药事管理法律形式体系的划分

按文件载体形式和效力等级的不同，药事管理法律体系是由涉及药事管理的宪法性规定及药事管理法律、行政法规、部门规章、地方法规和地方规章等一系列规范性文件构成的文件体系。这些规范性文件处于不同的法律效力层级，即纵向结构或层级结构。上下层级的规范性文件之间存在着依附与服从关系，使得内容庞杂的药事管理法律体系保持着自身的和谐和统一。

（二）药事管理法律内容体系的划分

依据药事管理法律规则调整的具体药事领域不同，可以将药事管理法律体系划分为药品研制、生产、流通、使用和监督管理等模块，药事管理法律体系在每个模块内均有自身的系统性特征，同时在模块间相互呼应。

二、药事管理法律形式体系

药事管理法律体系在形式上由宪法、法律、行政法规、部门规章、地方性法规和地方规章等组成。这些不同形式的法律文件，依据其制定主体及审议颁布程序的差异，具有不同的法律效力等级。

（一）宪法中关于药学事业的原则性规定

宪法是我国一切部门领域法律体系的根本渊源。《中华人民共和国宪法》第二十一条第一款规定："国家发展医疗卫生事业，发展现代医药和我国传统医药……保护人民健康。"这是药事管理法律体系建设和完善最根本的法律依据。另外，国家设立的各种药事管理机构活动的基本原则、职权划分，也都应当遵循宪法的原则性规定。

（二）药事管理法律

对药事管理领域进行全面系统调整的主要法源是《药品管理法》。由于受《药品管理法》主要立法目的限制，《药品管理法》中未涉及的一些问题留待其他法律进行规定。同时，药学事业的复杂性也使药学事业与其他社会活动存在着交叉，所以在其他法律中也包含着许多药事管理方面的规定，这些规定与《药品管理法》具有同等法律效力，是药事管理法律体系不可分割的组成部分。涉及药事管理内容的其他法律主要有《中华人民共和国刑法》（以下简称《刑法》中关于惩处生产、销售假药、劣药，无证生产经营药品等违法犯罪行为的规定；《中华人民共和国广告法》（以下简称《广告法》）中关于药品广告管理的有关规定。

（三）药事管理行政法规

药事管理行政法规是国务院为领导和管理全国药事管理工作，根据宪法和法律制定的关于药学事业管理的规范性文件，主要有《药品管理法实施条例》《中药品种保护条例》《野生药材资源保护管理条例》《麻醉药品和精神药品管理条例》《放射性药品管理办法》《医疗用毒性药品管理办法》《血液制品管理条例》《疫苗流通和预防接种管理条例》《易制毒化学品管理条例》等。

（四）药事管理部门规章

NMPA 作为《药品管理法》的主要执法部门，为了保障公众用药安全、有效、经济、合理，依据药事管理法律、行政法规及国家授权制定了大量的部门规章。这些部门规章涵盖了药学事业的各个领域，是把药事管理法律和行政法规进行落实和具体化的主要文件。

此外，国家卫生健康委员会、国家发展和改革委员会、国家中医药管理局、海关总署、人力资源和社会保障部等部门也在其职权范围内颁布了一些部门规章，这些规章也是药事管理法律体系的重要组成部分。

（五）地方药事管理法规

地方药事管理法规是指省、自治区、直辖市人民代表大会及其常委会，在不与宪法、法律、行政法规相抵触的前提下，根据本行政区域的实际情况所制定的有关药事管理的规范性文件，如《云南省药品监督管理条例》《黑龙江省药品监督管理条例》等。

（六）地方药事管理规章

地方药事管理规章是指省、自治区、直辖市人民政府，在不与宪法、法律、行政法规相抵触的前提下，根据本行政区域的实际情况所制定的有关药事管理的规范性文件，如《北京市药品监管行政处罚裁量基准（试行）》、《天津市中药饮片炮制规范》（2018 年版）等。

（七）民族区域自治地方药事管理法规

民族区域自治地方人民代表大会及其常委会根据宪法、民族区域自治法和其他法律的规定，可以制定自治条例、单行条例、变通规定和补充规定。其中涉及药事管理的内容，称为民族区域自治地方药事管理法规，在民族区域自治地方具有法律效力，如《宁夏回族自治区医疗机构药品使用质量管理规范（试行）》、《新疆维吾尔自治区医疗机构药品质量监督管理办法（试行）》等。

（八）其他规范性文件

在国家机关所制定的规范性文件中，只有严格按照《中华人民共和国立法法》（以下简称《立法法》）规定的程序进行制定和发布的文件才能称为法律、法规或者规章。如果不完全符合法律、法规或者规章要求的形式要件，只能称其为其他规范性文件。

比较重要的其他规范性文件主要有四类：一是中共中央和国务院联合颁布的规范性文件，这些规范性文件对于药事管理立法及实践具有非常重要的导向作用，如《中共中央 国务院关于深化医药卫生体制改革的意见》等；二是国务院或国务院办公厅颁布的关于药事管理方面的通知、办法、决定、命令等，如国务院《医药卫生体制改革近期重点实施方案（2009—2011年）》等；三是国务院所属工作部门颁布的通知、办法、决定等；四是具有地方立法权的地方人民代表大会及其常委会和这些地方的人民政府所制定的通知、办法、决定、命令等。由于在颁布形式、审议程序方面不完全具备《立法法》规定的一些形式要件,其他规范性文件在设定处罚方面存在着一些限制,但法律效力跟同一国家机关制定的法律、法规或者规章具有相同的效力层级。

（九）法律解释

法律解释是指在药事管理法律法规的实施过程中,有关国家机关对法律法规的含义及在实践中如何应用所作的解释。具体包括全国人民代表大会及其常委会对《药品管理法》等涉药法律所做的立法解释;国家行政机关在执行法律中对药事管理法律、法规和规章所做的行政解释;国家司法机关对药事管理法律适用问题所做的司法解释,如最高人民法院、最高人民检察院联合发布并于 2022 年 3 月 6 日起施行的《关于办理危害药品安全刑事案件适用法律若干问题的解释》;地方国家机关对地方法规和地方规章所做的地方解释。其中地方解释只在本行政区域内具有法律效力。

行政执法中如何正确地适用法律

在行政执法中,对行政违法行为进行定性、处罚时应注意掌握以下原则。

（1）上位法优于下位法。上位法优于下位法是指当不同效力层次的处罚依据对某一相同问题的规定不一致时,应当适用效力层次较高的依据（上位法）,而不执行效力层次较低的依据（下位法）。

（2）后法优于前法。同一机关就同一问题制定的两个或两个以上的处罚依据,如果前后矛盾,就应该以颁布时间在后的为依据,而不以颁布时间在前的为依据。这是后法优于前法的核心内容。

（3）特别法优于普通法。特别法是指适用于特定时间、地点、人或事项的法律规范。普通法又称一般法,是指在一定范围内对公众、组织经常和普遍适用的法律规范。特别法和普通法在空间效力、时间效力和对人的效力三个方面有区别,当同一效力层次的法律规范相互矛盾或法律有特别规定时,应当优先适用特别法。

三、药事管理法律内容体系

按照法律规则调整具体内容（药事领域）的不同,药事管理法律体系分为药品研制法律规则、注册法律规则、生产法律规则、流通法律规则、医疗机构药事法律规则、不良反应监测与上市后再评价法律规则及监督管理法律规则等。将所有法律规则按照其调整的具体内容（药事领域）划分成的结构体系,称为药事管理法律的内容体系。

（一）药品研制法律规则

药品研制是药品质量形成的第一个阶段,它在很大程度上决定药品使用的安全性和有效性程度。

1.《药品管理法》及《药品管理法实施条例》中药品研制法律规则

《药品管理法》第 2 章对药品研制管理进行了原则性规定。例如,国家支持以临床价值为导向、对人的疾病具有明确或者特殊疗效的药物创新,鼓励具有新的治疗机制、治疗严重危及生命的疾病或者罕见病、对人体具有多靶向系统性调节干预功能等的新药研制,推动药品技术进步。开展药物临床试验，应按照国务院药品监督管理部门的规定如实报送研制方法、质量指标、药理及毒理试验结果等有关数据、资料和样品，经国务院药品监督管理部门批准。

2. GLP 与 GCP

GLP 和 GCP 是针对药品研制关键环节的规范化管理，尤其是以注册为目的的药品研制过程，通过标准化、规范化的管理来确保整个研制过程符合真实性和科学性的要求。

我国首部 GLP 试行版本 1999 年由 SDA 发布，经历了 2 次修订（2003 年和 2016 年），现行 GLP 是 2017 年 7 月 27 日由国家食品药品监督管理总局签发，并于 2017 年 9 月 1 日正式开始施行（表 4-1）。

表 4-1　药品研制管理的主要法律规范

法律规范名称	颁发机关	主要内容	施行时间
GLP	国家食品药品监督管理总局	为保证药物非临床安全性评价研究的质量，对机构与人员、硬件、软件和研究过程的要求	20170901
GCP	NMPA、国家卫生健康委	临床试验各参与方的职责要求、受试者权益的保护、临床试验数据的质量管理等	20200701

我国首部 GCP 试行版本（当时的名称为"药品临床试验管理规范"，2003 年调整为"药物临床试验质量管理规范"）1998 年由卫生部发布，经历了 4 次修订（1999 年、2003 年、2016 年和 2020 年）。现行 GCP 是 2020 年 4 月 23 日由 NMPA 和国家卫生健康委员会正式发布，并于 2020 年 7 月 1 日正式开始施行。

3. 药品研制领域其他法律规则

为了确保药品研制过程符合真实性和科学性的要求，国务院药品监督管理部门颁布实施了许多配套管理规定，包括药品研究机构登记备案管理、药品研究和申报注册违规处理、药品研究实验记录的规定、药品临床研究的相关规定等。此外，为促进我国药品研制开发，指导药品研制单位用科学规范的方法开展药品研制工作，国家药品监督管理部门自 2002 年以来，起草和修订了一系列药物研究技术指导原则。

（二）药品注册法律规则

1.《药品管理法》及《药品管理法实施条例》中药品注册管理法律规则

《药品管理法》第 2 章和第 3 章，对申请药物临床试验、药品生产和药品进口及药品审批、注册检验、药品上市许可持有人和药品注册监督管理进行了原则性规定。

2.《药品注册管理办法》

《药品注册管理办法》是我国药品注册管理的主要法律依据。我国《药品注册管理办法》于 2002 年颁布试行文件，经历过三次修订（2005 年、2007 年和 2020 年），现行版本为 2020 年 1 月 22 经国家市场监督管理总局审议通过，7 月 1 日起施行。《药品注册管理办法》规定了临床前研究和临床研究的主要内容、药品注册的分类管理原则、药品注册申报和审批的条件、程序等（表 4-2）。

表 4-2　药品注册管理的主要法律规范

法律规范名称	颁发机关	主要内容	施行时间
国务院关于改革药品医疗器械审评审批制度的意见	国务院	改革药品医疗器械审批制度的主要目标和任务。其中任务包括提高药品审批标准、推行仿制药一致性评价、加快创新药审评审批、开展药品上市许可持有人制度试点等十七项	2015 年 8 月 18 日

法律规范名称	颁发机关	主要内容	施行时间
关于深化审评审批制度改革鼓励药品医疗器械创新的意见	中共中央办公厅 国务院办公厅	深化审评审批制度改革措施：改革临床试验管理、加快上市审评审批、促进药品创新和仿制药发展、加强全生命周期管理、提升技术支撑能力等	2017 年 10 月 8 日
药品注册管理办法	国家市场监督管理总局	临床前研究和临床研究的主要内容、药品注册的分类管理原则、药品注册申报和审批的条件和程序等	2020 年 1 月 22 日

3. 其他药品注册法律规则

为了配合药品注册管理工作，国务院药品监督管理部门还发布了医疗机构制剂注册管理、中药注册管理、药品注册现场核查管理、新药注册特殊审批管理、药品技术转让注册管理等规定。

（三）药品上市许可持有人法律规则

1.《药品管理法》及《药品管理法实施条例》中药品上市许可持有人法律规则

《药品管理法》第 3 章，首次将药品上市许可持有人（marketing authorization holder，MAH）制度写进法律文件，明确规定了其在药品整个生命周期过程中应该承担的责任和义务。要求药品上市许可持有人应当建立药品追溯制度，包括药品生产销售、上市后研究、风险管理等内容的年报告制度等。

2. 药品上市许可持有人的相关法律规则

2016 年 5 月颁布的《国务院办公厅关于印发药品上市许可持有人制度试点方案的通知》，2019 年随着《药品管理法》修订，我国开始全面推行药品上市许可持有人制度。截至 2021 年底，药品上市许可持有人的相关规定已经落实在药品领域的众多法律规范中，如 2020 年 4 月发布的《药品注册管理办法》中规定：药品上市许可申请人应当为能够承担相应法律责任的企业或者药品研制机构等；同时，药品上市许可申请人还应当取得相应的生产许可。2020 年 1 月发布的《药品生产监督管理办法》中规定，要取得药品生产许可，委托他人生产制剂的药品上市许可持有人，应当具备：有依法经过资格认定的药学技术人员、工程技术人员及相应的技术工人，法定代表人、企业负责人、生产管理负责人、质量管理负责人、质量受权人及其他相关人员符合《药品管理法》《疫苗管理法》规定的条件；有能对所生产药品进行质量管理和质量检验的机构、人员；有保证药品质量的规章制度，并符合 GMP 要求。

（四）药品生产法律规则

1.《药品管理法》及《药品管理法实施条例》中药品生产法律规则

《药品管理法》第 4 章，规定了药品生产许可制度和从事药品生产活动应具备的条件，要求药品生产企业必须按照 GMP 生产药品，并对药品标准、原辅料、直接接触药品的包装材料、药品包装标签和等方面进行了原则性规定。

2. GMP

GMP 是国际通行的药品生产质量管理基本准则，是保证药品质量的有效措施。我国于 20 世纪 80 年代初引进此概念，1988 年首部 GMP 出台，截至 2011 年先后三次修订（1992 年、1998 年、2010 年）。现行版 GMP 于 2011 年 3 月 1 日起正式实施（表 4-3）。

表 4-3　药品生产管理的主要法律规范

法律规范名称	颁发机关	主要内容	施行时间
《药品召回管理办法》	国家食品药品监督管理局	对药品召回过程中安全隐患的调查与评估、主动召回和责令召回的要求与程序等管理内容	2007 年 12 月 10 日
GMP	国家食品药品监督管理局	质量管理和质量风险管理；机构和人员；厂房和设备；供应商评估；产品发运与召回；自检	2011 年 3 月 1 日
《药品生产监督管理办法》	国家市场监督管理总局	药品生产许可、药品生产管理、药品监督检验和相应法律责任	2020 年 7 月 1 日

我国 GMP 的发展可以分为三个阶段：第一阶段即引入初期，GMP 只是我国政府推荐的指导性规范；第二阶段自 2001 年修订《药品管理法》开始，GMP 正式具有法律强制力，要求药品生产企业必须按照 GMP 组织生产，同时药品监督管理部门还针对药品生产企业是否符合 GMP 的要求进行认证；第三阶段为 2019 年《药品管理法》确认取消 GMP 认证，并将其与药品生产许可合并检查，且相关部门可随时对 GMP 的执行情况进行抽查。

3. 《药品生产监督管理办法》

《药品生产监督管理办法》是我国药品生产监督管理的重要执法依据，对规范生产许可管理、加强生产管理和明确药品监管事权做出了明确的要求。2002 年，我国首部《药品生产监督管理办法（试行）》出台，截至 2020 年经历两次修订（2004 年、2020 年）。现行《药品生产监督管理办法》为 2020 年 1 月 22 日由国家市场监督管理总局发布，并于 7 月 1 日起正式实施。

4. 药品包装标识物管理法律规则

《药品管理法》及《药品管理法实施条例》第 4 章对药品的包装材料和容器及标签说明书管理进行了原则性的规定。我国首部《药品说明书和标签管理规定》作为专项规定发布于 2000 年，截至 2002 年经历 2 次修订（2006 年和 2020 年）。现行《药品说明书和标签管理规定》（修订稿）是 2020 年 5 月发布修订稿。

（五）药品流通法律规则

1. 《药品管理法》及《药品管理法实施条例》中的药品流通法律规则

《药品管理法》及《药品管理法实施条例》第 5 章规定了药品经营许可制度和开办药品经营企业应具备的条件，要求药品经营企业必须按照 GSP 经营药品，并对药品分类管理制度、进货检查验收、药品保管、网络销售药品、进口药品管理等进行了原则性规定。对药品价格和广告管理的管理规定在第 8 章。

2. GSP

为保证药品经营过程的质量，必须对药品经营过程中影响药品质量的各种因素加以控制。1984 年 GSP 引入我国，1992 年我国首部《医药商品质量管理规范》出台。2000 年开始，我国基本形成了包括 GSP（2000 年第一次修订）、GSP 实施细则、GSP 认证管理办法（试行）和 GSP 检查员管理办法等比较完整的 GSP 制度。后续 GSP 又经历了 2 次修订（2012 年和 2015 年）和一次修正（2016 年）。2019 年《药品管理法》确认取消 GSP 认证和发证，并将其与药品经营许可一并检查，但相关部门可随时对企业 GSP 执行情况进行抽查（表 4-4）。

表 4-4　药品流通管理的主要法律规范

法律规范名称	颁发机关	主要内容	施行时间
《药品进口管理办法》	卫生部、海关总署	药品进口过程的进口备案、口岸检验、监督管理	2012 年 8 月 24 日

续表

法律规范名称	颁发机关	主要内容	施行时间
《关于印发推进药品价格改革意见的通知》	国家发展和改革委员会、卫生和计划生育委员会、人力资源和社会保障部、工业和信息化部、财政部、商务部、食品药品监督管理总局	推进药品价格改革的总体要求、改革药品价格形成机制、强化医药费用和性格行为综合监管	2015 年 6 月 1 日
《药品经营质量管理规范》（GSP）	国家食品药品监督管理总局	对批发企业和零售企业质量管理体系、人员、设施设备、进销存过程、售后等内容的管理	2015 年 7 月 1 日
《药品、医疗器械、保健食品、特殊医学用途配方食品广告审查管理暂行办法》	国家市场监督管理总局	对药品广告审查和发布过程中管理部门、内容准则和发布要求，申请和审批等内容的管理	2020 年 3 月 1 日

3. 药品经营许可与流通监管

《药品经营许可证管理办法》主要对申领药品经营许可证的条件和程序、药品经营许可证的变更与换发及监督检查进行具体规定。《药品流通监督管理办法》调整的主要是药品流通秩序和药品购销行为。2021 年 11 月 12 日，《药品经营和使用质量监督管理办法（征求意见稿）》发布，合并了《药品经营许可证管理办法》和《药品流通监督管理办法》。

4. 互联网药品交易服务管理

为加强药品监督管理，规范互联网药品交易，国家食品药品监督管理局于 2005 年 9 月 29 日颁布《互联网药品交易服务审批暂行规定》。2022 年 9 月 1 日，国家市场监督管理总局发布《药品网络销售监督管理方法》，自 2022 年 12 月 1 日起施行。

5. 药品价格管理法律规则

我国药品价格管理经历了两轮从政府严格行政管制到放开管制推行市场化的过程。首次变革以 1984 年出台《中共中央关于经济体制改革的决定》突破计划经济同商品经济的理论对立关系为标志，政府管制由较为严格转为逐步放开。1996 年，我国药品价格再次纳入国家监管体系（标志是《药品价格管理暂行办法》颁布）。

2009 年，伴随新医改启动，我国进入了同药品价格市场化探索相适应的系统监管阶段，明确药品政府定价、政府指导价和企业自主定价的差异化药品价格形成模式。该阶段着重通过最高零售限价和医院集中招标采购价进行过程监管。2015 年 6 月，以《关于印发推进药品价格改革意见的通知》为标志，我国药品价格管理进入新阶段，取消了绝大部分药品（除麻醉药品和第一类精神药品外）政府定价，不再实行最高零售限价管理。取而代之的是国家通过药品成本价格调查实现对药品价格的监督，同时对价格垄断、哄抬价格等药品价格违法行为进行查处，从而实现维护药品价格秩序的目的。

6. 药品广告管理法律规则

在药品广告监管方面，除《中华人民共和国广告法》外，我国首部《药品广告管理办法》1992 年出台，1995 年拆分成《药品广告审查办法》和《药品广告审查标准》，二者同时经历了 2007 年修订，《药品广告审查办法》在 2018 年再次修正。现行的《药品、医疗器械、保健食品、特殊医学用途配方食品广告审查管理暂行办法》（局令第 21 号）于 2019 年由国家市场监督管理总局发布，整合了食品、药品和医疗器械广告发布的审查办法和审查标准。

7. 进口药品管理法律规定

为加强进口药品监督管理，保证进口药品质量，1990 年，我国首部《进口药品管理办法》出台，经历了 1999 年、2004 年和 2012 年三次修订。现行《药品进口管理办法》于 2012 年 8

月由原卫生部和海关总署联合发布修订,进一步规范了药品进口备案、报关和口岸检验等工作。

(六)医疗机构药事法律规则

1.《药品管理法》及《药品管理法实施条例》中的医疗机构药事法律规则

《药品管理法》第 6 章对医疗机构药学技术人员配备、医疗机构制剂许可证制度、配制制剂必须具有的条件、制剂品种限制及品种审批、制剂批准文号制度等进行了规定,并规定医疗机构制剂禁止广告宣传,不可以销售但可以在一定条件下调剂使用,还对医疗机构进货检查验收制度、药品保管制度、处方调配制度、药品购进记录管理等方面进行了规定。

2.《医疗机构药事管理规定》

为规范医疗机构的药事管理,2002 年,卫生部会同国家中医药管理局共同制定了《医疗机构药事管理暂行规定》。2011 年 1 月发布了修订后的《医疗机构药事管理规定》(表 4-5)。

表 4-5　药品使用管理的主要法律规范

法律规范名称	颁发机关	主要内容	施行时间
《医疗机构制剂注册管理办法(试行)》	国家食品药品监督管理局	医疗机构制剂的申报与审批;调剂使用;补充申请与再注册等内容	2005 年 8 月 1 日
《医疗机构制剂配制监督管理办法(试行)》	国家食品药品监督管理局	医疗机构设立制剂室的许可;医疗机构制剂许可证的管理;"医院"类别医疗机构中药制剂委托配制的管理;监督检查等内容	2005 年 6 月 1 日
《处方管理办法》	卫生部	处方管理的一般规定、处方权的获得、处方的开具、处方的调剂等	2007 年 5 月 1 日
《医院处方点评管理规范(试行)》	卫生部	处方点评的组织管理;处方点评的实施;处方点评的结果判定;点评结果应用与持续改进等	2010 年 2 月 10 日
《医疗机构药事管理规定》	卫生部、国家中医药管理局、总后勤部卫生部	医疗机构药事管理的组织机构、药物临床应用管理、药剂管理、药学专业技术人员配置与管理等	2011 年 11 月 1 日
《医疗机构药品监督管理办法(试行)》	国家食品药品监督管理局	药品购进与储存;药品调配和使用;监督检查等内容	2011 年 10 月 11 日
《抗菌药物临床应用管理办法》	卫生部	抗菌药物分级管理;抗菌药物的购进、使用及定期评估;抗菌药物处方权、调剂资格授予;抗菌药物应用监测、细菌耐药监测	2012 年 8 月 1 日
《医疗机构处方审核规范》	国家卫生健康委员会、国家中医药管理局、军委后勤保障部	处方审核基本要求;审核依据和流程;审核内容;审核质量管理;处方审核人员的培训等内容	2018 年 6 月 29 日

注:2015 年 1 月,发布医疗机构制剂注册管理办法(征求意见稿)。

3. 医疗机构药品采购供应的规定

为规范医疗机构药品购销活动,提高药品采购透明度,2004 年 9 月 23 日,卫生部等五部委联合发布《关于进一步规范医疗机构药品集中招标采购的若干规定》,2009 年 1 月 17 日,卫生部、国家发展和改革委员会等部委联合发布《进一步规范医疗机构药品集中采购工作的意见》。为了加强医疗机构药品质量监督管理,进一步规范医疗机构用药行为,国家食品药品监督管理局于 2011 年 10 月 11 日发布实施《医疗机构药品监督管理办法(试行)》,对医疗机构药品的购进、储存、调配、使用等行为提出了规范要求,并对相关法律责任做了具体规定。

4. 医疗机构制剂配制质量管理规范和制剂许可证验收标准

医疗机构既是药品使用单位，又是医疗机构制剂的生产配制单位。《药品管理法》规定，必须经审批取得医疗机构制剂许可证方可配制制剂。为确保制剂质量，保证医疗机构制剂安全、有效，2000 年，SDA 颁布了《医疗机构制剂许可证验收标准》，2001 年 3 月颁布了《医疗机构制剂配制质量管理规范（试行）》；2005 年 4 月，国家食品药品监督管理局颁布《医疗机构制剂配制监督管理办法（试行）》，2005 年 6 月，颁布《医疗机构制剂注册管理办法（试行）》。2015 年 1 月，国家食品药品监督管理总局曾起草并发布了《医疗机构制剂注册管理办法（征求意见稿）》。

5. 医疗机构处方规范管理的规定

为促进临床合理用药，保护患者用药安全，我国首部《处方管理办法（试行）》于 2004 年 8 月由卫生部和国家中医药管理局发布，现行版《处方管理办法》是 2007 年 2 月修订并发布，自 2007 年 5 月 1 日起施行。

与此同时，为了提高医疗机构处方质量，规范处方审核工作，2010 年 2 月卫生部发布了《医院处方点评管理规范（试行）》，2018 年 6 月国家卫生健康委员会、国家中医药管理局等联合发布《医疗机构处方审核规范》。

6. 抗菌药物合理使用的规定

为加强对医疗机构抗菌药物临床应用管理、提高抗菌药物的临床应用水平，卫生部在 2012 年 4 月发布《抗菌药物临床应用管理办法》，并于同年 8 月 1 日正式施行。此外，2004 年还发布了《抗菌药物临床应用指导原则》（2004 年版），并于 2015 年修订发布《抗菌药物临床应用指导原则（2015 年版）》。

（七）药品不良反应监测、再评价及药害控制法律规则

为了保障公众用药安全、有效、经济、合理，对已上市药品进行再评价，控制药品危害，及时淘汰不良反应大、疗效不确切的已上市药品，自 20 世纪 60 年代开始，许多国家陆续建立和完善了药品不良反应监测管理与上市药品再评价制度，并加强了药害控制立法。

我国《药品管理法》规定："对疗效不确切、不良反应大或者因其他原因危害人体健康的药品，应当注销药品注册证书。""国家建立药物警戒制度，对药品不良反应及其他与用药有关的有害反应进行监测、识别、评估和控制。"国家药品监督管理局 2021 年 12 月 1 日正式施行我国首部《药物警戒质量管理规范》，并于 2022 年 4 月发布了《药物警戒检查指导原则》。我国首部《药品不良反应监测管理办法》（试行）是 1999 年 11 月由 SDA 和卫生部颁布，2004 年和 2010 年进行了两次修订。现行版《药品不良反应报告和监测管理办法》2011 年 5 月由卫生部颁布。

与不良反应监测相关的法律法规还包括国家食品药品监督管理局于 2007 年 12 月颁布的《药品召回管理办法》，2021 年 9 月 26 日《药品召回管理办法》（征求意见稿）发布。

（八）药品监督管理法律规则

药品监督管理是指药品监督管理部门依照法定职权，对药品的研制、生产、流通、使用全过程进行的监督检查。《药品管理法》在第 10 章对药品监督管理的主要方面进行了规定。

药品监督管理的法律依据包括实体和程序法律依据，分别指药品监督管理中适用的实体和程序法律规范。《药品管理法》以及大多数药事管理法律、法规及规章属于实体法律规范。《中华人民共和国行政处罚法》和《中华人民共和国行政复议法》属于专门的程序法律规范，还有一系列专门适用于药品监督管理的程序法律规范，如《食品药品行政处罚程序规定》（2014 年

6 月)、《国家食品药品监督管理总局行政复议办法》(2014 年 1 月)等。

对于药品监督管理,除法律体系的约束外,国务院办公厅 2021 年 5 月发布了《关于全面加强药品监管能力建设的实施意见》,提出深化审评审批制度改革,持续推进监管创新,加强监管队伍建设,按照高质量发展要求,加快建立健全科学、高效、权威的药品监管体系等方面的要求,从监管体系和监管能力方面对药品监督管理提出了全新的要求。

(九)药品专项管理法律规则

1. 药品分类管理法律规则

我国药品分类管理立法,始于 1997 年《中共中央 国务院关于卫生改革与发展的决定》中作出的关于建立和完善药品分类管理制度的决策。1999 年 11 月,SDA 颁布《非处方药专有标识管理规定(暂行)》,1999 年 6 月和 12 月,分别颁布《处方药与非处方药分类管理办法》(试行)及《处方药与非处方药流通管理暂行规定》;2004 年 4 月,印发《关于开展处方药与非处方药转换评价工作的通知》;2004 年 6 月,颁布《实施处方药与非处方药分类管理 2004—2005年工作规划》;2005 年 8 月,颁布《关于做好处方药与非处方药分类管理实施工作的通知》等。这一系列规范性文件的陆续出台,标志着我国药品分类管理法律规范体系的不断完善(表 4-6)。

表 4-6 药品专项管理的主要法律规范

法律规范名称	颁发机关	主要内容	施行时间
《野生药材资源保护管理条例》	国务院	野生药材资源的分级保护;采猎要求等	1987 年 12 月 1 日
《中药品种保护条例》	国务院	中药品种保护等级划分与审批;保护期限等	1993 年 10 月 1 日
《处方药与非处方药分类管理办法》(试行)	SDA	非处方药的遴选、标志、分类、销售等要求	2000 年 10 月 1 日

2. 医疗保障与基本医疗保险用药管理法律规则

为了保证国家医疗保障制度的实现,需要对基本医疗保险用药进行系统规定,2020 年 7月,国家医疗保障局发布《基本医疗保险用药管理暂行办法》,包括《国家基本医疗保险、工伤保险和生育保险药品目录》的制订及调整、使用、医保用药的支付以及医保用药的管理和监督等。

3. 国家药品储备管理法律规则

《药品管理法》明确规定,国家实行药品储备制度,为有效应对突发公共事件、重大活动安全保障及存在的供应短缺风险,按规定可以紧急调用储备药品。我国首部药品储备相关法规《国家药品医疗器械储备管理暂行办法》于 1997 年 12 月发布,1999 年 6 月进行了一次修订。2021 年 8 月,工业和信息化部再次发布《国家医药储备管理办法(征求意见稿)》,完善我国医药储备制度。

4. 中药管理法律规则

为了支持中药产业发展,充分发挥中药在预防、保健中的作用,党的二十大报告指出,要推进健康中国建设,促进中医药传承创新发展。《药品管理法》等法律文件对影响中药发展的各个方面也进行了系统的规定。

为保护和合理利用野生药材资源,1987 年国务院制定了《野生药材资源保护管理条例》;为规范中药材生产,保证中药材质量,国家药品监督管理部门相继颁发了《中药材生产质量管理规范(试行)》(中药材 GAP)、《中药材生产质量管理规范认证管理办法(试行)》及《中药材 GAP 认证检查评定标准(试行)》。2016 年 2 月,国务院发布文件取消 GAP 认证。现行 GAP 由国家药品监督管理局、农业农村部、国家林业和草原局、国家中医药管理局于 2022 年 3 月发布实施。

为提高中药品种的质量,保护中药生产企业的合法权益,促进中药事业的发展,国务院于 1992 年颁发了《中药品种保护条例》,规定了中药保护品种的等级划分和具体保护措施;为保证中药品种保护工作的科学性、公正性和规范性,国家食品药品监督管理局于 2009 年 2 月发布了《中药品种保护指导原则》。

5. 特殊管理药品法律规则

对麻醉药品、精神药品、医疗用毒性药品和放射性药品通过法律手段严格管理,充分发挥其医疗保健作用,防止危害发生,是世界各国普遍采用的管理手段。《药品管理法》和《药品管理法实施条例》规定了我国特殊管理药品的法律制度框架(表 4-7)。

表 4-7 特殊管理药品的主要法律规范

法律规范名称	颁发机关	主要内容	施行时间
医疗用毒性药品管理办法	国务院	医疗用毒性药品的生产、经营、保管、使用和医疗用毒性药品品种	1988 年 12 月 27 日
易制毒化学品管理条例	国务院	易制毒化学品的生产、经营管理,购买管理,运输管理,进出口管理等	2005 年 11 月 1 日
药品类易制毒化学品管理办法	卫生部	药品类易制毒化学品的生产、经营许可,购买许可,购销管理,安全管理,监督管理	2010 年 5 月 1 日
麻醉药品和精神药品管理条例	国务院	麻醉药品和精神药品种植、实验研究和生产;经营;使用;储存;运输;审批程序和监督管理等	2016 年 2 月 6 日

我国首部《麻醉药品和精神药品管理条例》是 2005 年由国务院发布,经历了两次修订(2013 年和 2016 年),现行《麻醉药品和精神药品管理条例》是 2016 年 2 月 6 日修订后的版本。1996 年,卫生部发布《麻醉药品品种目录》和《精神药品品种目录》,两个目录均经历了 2005 年、2007 年和 2013 年共三次大规模的修订。现行版是 2013 年 11 月国家食品药品监督管理总局与有关部门联合公布《麻醉药品品种目录(2013 年版)》和《精神药品品种目录(2013 年版)》,自 2014 年 1 月 1 日起施行。

6. 执业药师管理法律规则

(1) 执业药师考试与资格制度:1994 年,人事部和国家医药管理局联合颁发了《执业药师资格制度暂行规定》和《执业药师资格考试实施办法》,翌年,人事部又与国家中医药管理局联合颁发了《执业中药师资格制度暂行规定》。1999 年 4 月,SDA 和人事部将执业药师和执业中药师两个规定合并,并联合发布了《执业药师资格制度暂行规定》,与此同时,修订发布了《执业药师资格考试实施办法》。2019 年 3 月,NMPA 和人力资源和社会保障部再次对其进行修订,并联合发布《执业药师职业资格制度规定》,进一步规范执业药师的管理权责(表 4-8)。

表 4-8 执业药师管理的主要法律规范

法律规范名称	颁发机关	主要内容	施行时间
执业药师业务规范	国家食品药品监督管理总局执业药师资格认证中心、中国药学会等 5 部门	执业药师在处方调剂、用药指导、药物治疗管理、药品不良反应监测、健康宣教等方面的规范做法	2017 年 1 月 1 日
执业药师职业资格制度规定	NMPA、人力资源和社会保障部	在执业药师考试、注册、职责、监督管理等方面的规定	2019 年 3 月 20 日
执业药师职业资格考试实施办法	NMPA、人力资源和社会保障部	执业药师考试组织管理部门、考试时间、考试科目、时限要求和具体的考试组织	2019 年 3 月 20 日
执业药师注册管理办法	国家药品监督管理局	执业药师注册条件和内容、注册程序、注册变更和延续	2021 年 6 月 28 日

（2）执业药师继续教育管理：我国首部《执业药师继续教育管理暂行办法》是 2000 年由 SDA 颁布，经历了 2003 年的修订。2015 年执业药师继续教育管理职责转由中国药师协会承担，2015 年 7 月中国药师协会制定发布《执业药师继续教育管理试行办法》，2019 年 8 月 30 日修订发布《执业药师继续教育管理办法》征求意见稿。

（3）执业药师注册管理：首部《执业药师注册管理暂行办法》由国家药品监督管理局于 2000 年出台，2004 年和 2008 年两次提出补充意见，现行《执业药师注册管理办法》2021 年 6 月发布，对执业药师注册条件、注册程序、注册变更和延续、岗位职责和权利义务、监督管理等内容做出了详细的规定。

7. 药品知识产权及信息服务管理法律规则

（1）药品行政保护条例：为兑现国际承诺，解决国外专利药品在我国的知识产权保护问题，1992 年，国务院授权国家医药管理局制定颁布了《药品行政保护条例》和《药品行政保护条例实施细则》，对药品行政保护的申请与审批程序、保护内容及期限等均做出了明确的规定。2000 年 10 月，《药品行政保护条例实施细则》重新调整后发布。2020 年 4 月 2 日，国务院决定废止《药品行政保护条例》。

（2）药品知识产权保护的规定：《中华人民共和国专利法》（以下简称《专利法》）于 1985 年 4 月 1 日开始实施，该专利法对疾病的诊断和治疗方法、药品和用化学方法获得的物质不授予专利权，仅对药品和用化学方法获得的物质的生产方法可以授予专利权。1992 年 9 月 4 日全国人民代表大会常务委员会通过并自 1993 年 1 月 1 日起施行的《专利法》修正案扩大了专利的保护范围，对药品和用化学方法获得的物质可以授予专利权。至此，我国对药品发明的专利保护水平与国际标准持平。

2019 年 11 月 24 日，中共中央办公厅、国务院办公厅印发《关于强化知识产权保护的意见》，其中明确提出要探索建立药品专利期限补偿制度。2020 年 10 月 17 日全国人民代表大会常务委员会审议通过并自 2021 年 6 月 1 日起施行的《专利法》修正案建立了药品专利权期限延长制度，即现行的《专利法》第四十二条第三款规定："为补偿新药上市审评审批占用的时间，对在中国获得上市许可的新药相关发明专利，国务院专利行政部门应专利权人的请求给予专利权期限补偿。补偿期限不超过 5 年，新药批准上市后总有效专利权期限不超过 14 年。"

（3）互联网药品信息服务管理规定：为规范互联网信息服务业务，保障互联网信息服务的合法性、真实性和安全性，2000 年 9 月 25 日，国务院颁布了《互联网信息服务管理办法》，该办法也适用于互联网药品信息服务。食品药品监督管理局针对互联网药品信息服务的特点，于 2004 年 7 月 8 日，颁布了《互联网药品信息服务管理办法》，于 2005 年 9 月 29 日颁布了《互联网药品交易服务审批暂行规定》。这些规范性文件的颁布实施，表明我国互联网药品信息服务法律规则已经建立并逐步完善。

第三节 药事管理技术法律规范体系

技术法律规范由法定的机关依据法定的程序制定和修改，与国家药事管理法律体系中的其他行为法律规范具有相同的性质和法律效力，是药事管理法律体系不可分割的组成部分。我国药事管理技术法律规范体系主要由三部分构成：药品标准体系、药品质量管理规范体系和药物研究技术指导原则体系。

一、药品标准体系

（一）药品标准的概念与性质

1. 药品标准的概念

药品标准，是指国家对药品的质量规格及检验方法所做的技术规定，是药品的生产、流通、使用及检验、监督管理部门共同遵循的法定依据。药品标准的内容和格式主要依据药品的类别而定，我国药品标准有三种类型：中药、化学药和生物制品。药品标准的内容一般包括：①名称、成分或处方的组成；②含量及其检查、检验的方法；③制剂的辅料；④允许的杂质及其限量、限度；⑤技术要求及作用、用途、用法、用量；⑥注意事项；⑦储藏方法；⑧包装等。由于药品的特殊性，许多药品标准除了质量规格和检验方法以外，还包括药品生产工艺和饮片炮制规范等。

2. 药品标准的性质

《药品管理法》规定，"药品应当符合国家药品标准""药品应当按照国家药品标准和经药品监督管理部门核准的生产工艺进行生产""没有国家药品标准的，应当符合经核准的药品质量标准""不符合国家药品标准的，不得出厂"。药品标准不仅是药品监督管理的法定技术依据，也是药品生产经营者和医疗机构承担质量保证义务的最基本标准。如果药品不符合国家药品标准，生产经营者或者医疗机构应当承担行政法律责任和民事法律责任，甚至刑事法律责任。

（二）药品标准体系的构成

药品标准与药事管理的其他行为法律规范同样具有法律效力，属于药事管理法律体系的组成部分，国家药品标准及其他具有法律效力的药品标准一并构成我国药品标准法律体系。我国国家药品标准体系构成包括《中国药典》、国家药品监督管理部门颁布的药品标准、药品注册标准、中药饮片炮制规范和医疗机构制剂标准。

（1）《中国药典》。《中国药典》由国家药典委员会编撰，国家药品监督管理部门批准并颁布。作为国家药品标准的核心，《中国药典》是具有法律地位的药品标准，拥有最高的权威性。药典标准主要收载医疗必需、临床常用、疗效肯定、质量稳定、副作用小、优先推广使用的药品，而且质量控制标准比较成熟，能够反映我国医药科学技术水平。中华人民共和国成立以来，先后编纂的《中国药典》1953年版、1963年版、1977年版、1985年版，此后《中国药典》每5年修订一次，现行版本为2020年版。

（2）国家药品监督管理部门颁布的药品标准。未列入《中国药典》的其他药品标准，由国家药品监督管理部门另行成册颁布。国家药品监督管理部门颁布的药品标准收载了国内已有生产、疗效较好，需要统一标准但尚未载入《中国药典》的品种，以及与药品质量指标、生产工艺和检验方法相关的技术指导原则和规范。这类标准性质与《中国药典》类似，也具有法律约束力。

（3）药品注册标准。药品注册标准是指国家药品监督管理部门批准给申请人特定药品的标准，生产该药品的药品生产企业必须执行该注册标准。不同企业的生产工艺和生产条件不同，同一种药品质量标准也会不同，所以国家批准给不同申请人注册标准也可以不同，但药品注册标准不得低于《中国药典》的规定。

（4）中药饮片炮制规范。《药品管理法》规定，中药饮片应当按照国家药品标准炮制。国家药品标准没有规定的，应当按照省级药品监督管理部门制定的炮制规范炮制。省级药品监督管理部门制定的炮制规范应当报国务院药品监督管理部门备案。

（5）医疗机构制剂标准。医疗机构制剂标准是医疗机构制剂配制和质量管理的基本要求，由省级药品监督管理部门批准颁布。

（三）国家药品标准配套技术资料

为了保证《中国药典》所规定的技术要求能够被准确地理解和执行，国家药典委员会组织编写了一系列配套技术资料，主要有《中华人民共和国药典注释》、《中华人民共和国药典中药材显微鉴别图鉴》、《中华人民共和国药典中药材薄层色谱图集》、《药品红外光谱集》、《中华人民共和国药典中药彩色图集》、《中华人民共和国药典中药薄层色谱彩色图集》和《国家药品标准工作手册》等。这些配套技术资料也被称为《中国药典》的配套工具书。不同的国家和同一个国家的不同时期，国家药品标准配套技术资料的范围和种类会有所不同。这些配套技术资料由负责制定国家药品标准的法定机构编纂，配合国家药典的执行，属于国家药品标准体系的重要组成部分。

2020 年版《中国药典》的主要特点

（1）稳步推进药典品种收载。品种收载以临床应用为导向，不断满足国家基本药物目录和基本医疗保险用药目录收录品种的需求，进一步保障临床用药质量。

（2）健全国家药品标准体系。完善药典凡例及相关通用技术要求，进一步体现药品全生命周期管理理念。

（3）扩大成熟分析技术应用。不断扩大国际成熟检测技术在药品质量控制中的推广和应用，检测方法的灵敏度、专属性等显著提升，药品质量控制手段进一步加强。

（4）提高药品安全和有效控制要求。重点围绕涉及安全性和有效性的检测方法和限量开展研究，进一步提高药品质量的可控性。

（5）提升辅料标准水平。完善药用辅料自身安全性和功能性指标，健全药用辅料国家标准体系，促进药用辅料质量提升。

（6）加强国际标准协调。加强与国外药典的比对研究，注重国际成熟技术标准的借鉴和转化，不断推进与各国药典标准的协调。同时不断推进 ICH 相关指导原则在《中国药典》的转化实施。

（7）强化药典导向作用。既考虑保障药品安全的底线，又充分关注临床用药的可及性，进一步强化药典对药品质量控制的导向作用。

（8）完善药典工作机制。始终坚持公开、公正、公平的原则，不断完善药品标准的形成机制。组织药品检验机构、科研院校等单位持续开展标准课题研究，鼓励更多药品生产企业、行业组织和社会各界积极参与国家药品标准制修订工作，积极研究和回应业界反馈意见和建议。

二、药品质量管理规范体系

（一）药品质量形成的特点与药品质量管理规范

药品研制、生产、流通、使用的每一个环节都对药品质量产生影响。药品研制环节确定药品理论上可以达到的最高质量水平（质量特性及指标）；药品生产环节将研制环节形成的理论上的质量水平，变成现实的药品质量特性；良好的药品流通管理能够使生产出来的质量特性在流通中得以保持；良好的药品使用管理能够使药品质量最终在患者身上得到实现。为了药品质量能够可靠地形成、保持和实现，借鉴世界各国药品质量管理的经验，我国制定和实施了一系列药品质量管理规范。这些质量管理规范对药品质量形成提供了全面的保障（图 4-1）。

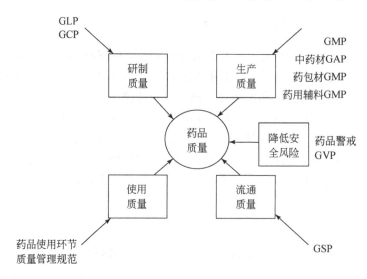

图 4-1 药品质量形成环节与相关质量管理规范关系

（二）药品质量管理规范体系的构成

1. 药品研制环节的质量管理规范（GLP 和 GCP）

（1）GLP 是关于药物非临床研究机构质量保证体系建立和运作的规范体系。这种规范体系包括实验人员自觉的质量控制和独立的质量保证部门对研究质量的控制和稽查。药品监督管理部门对研究机构和研究过程进行的监督检查构成外部保障机制。制定和实施 GLP 的主要目的是严格控制可能影响药物非临床研究实验结果科学性和准确性的各种因素，确保实验结果的真实性、完整性和可靠性，保障公众用药安全。GLP 适用于为申请药品注册而进行的非临床研究。

（2）GCP 是临床试验全过程的标准规定，包括方案设计、组织实施、监察、稽查、记录、分析总结和报告。制定和实施 GCP 的目的是保证药物临床试验过程规范，结果科学可靠，保护受试者的权益并保障其安全。

2. 药品生产环节的质量管理规范（GMP 和中药材 GAP 等）

GMP 是药品生产质量管理的基本准则，适用于药品制剂生产的全过程和原料药生产中影响成品质量的关键工序，它从原料、人员、设备设施、生产过程、包装储存、质量控制等方面形成一套可操作的作业规范。推行 GMP 可以最大限度地避免药品在生产过程中的污染和交叉污染，降低各种差错的发生，提高药品质量。除了 GMP，在药品生产环节还有一系列其他质量管理规范，主要有保证中药材质量的中药材 GAP；保证医疗机构制剂质量的《医疗机构制剂配制质量管理规范（试行）》；保证药用辅料和药包材生产质量的药用辅料生产质量管理规范（药用辅料 GMP）和药包材生产质量管理规范（药包材 GMP）。

3. 药品流通环节的质量管理规范（GSP）

GSP 是药品经营质量管理的基本准则，适用于我国境内经营药品的专营或兼营企业。GSP

规定药品的购进、储运和销售等环节必须实行质量管理，建立包括组织结构、职责制度、过程管理和设施设备等方面的质量体系，并使之有效运行。

4. 药品使用环节的质量管理规范

截至 2021 年底，我国尚未出台国家层面的药品使用质量管理规范。但在药品使用领域实施质量管理规范的重要性和必要性，得到了社会的广泛认可。从 2002 年开始，湖南、山东、上海、北京等省（直辖市）分别制定了本辖区的"药品使用质量管理规范"，以地方药事管理立法的形式发布实施。这些"规范"从机构设置到人员配备，从药品购进到储存养护，从调剂配方到临床应用，乃至药品不良反应报告监测等方面做出了相应规定。

5. 药品全生命周期的安全性管理规范

药物警戒质量管理规范（good pharmacovigilance practices，GVP）是开展药品全生命周期药物警戒活动过程中必须遵守的规范，主要适用于药品上市许可持有人和获准开展药物临床试验的药品注册申请人开展的药物警戒活动。GVP 内容涵盖质量管理、机构人员与资源、监测与报告、风险识别与评估、风险控制、临床试验期间药物警戒等。

质量管理的八大原则

质量管理是指为了实现质量目标，而进行的所有管理性质的活动。在质量方面的指挥和控制活动，通常包括制定质量方针和质量目标及质量策划、质量控制、质量保证和质量改进。

进行质量管理通常有以下八大原则：①以顾客为关注焦点。组织依存于他们的顾客，因而组织应理解顾客当前和未来的需求，满足顾客需求并争取超过顾客的期望。②领导作用。领导者建立本组织相互统一的宗旨和方向，他们应该创造并保持使员工能充分参与实现组织目标的内部环境。③全员参与。各级人员是组织之本，只有他们的充分参与，才能使他们的才干为组织带来受益。④过程方法。将相关的资源和活动作为过程来进行管理，可以更高效地得到预期的效果。⑤管理的系统方法。识别、理解和管理作为体系的相互关联的过程，有助于组织实现其目标的效率和有效性。⑥持续改进。组织总体业绩的持续改进应是组织的一个永恒的目标。⑦基于事实的决策方法。有效决策是建立在数据和信息分析基础上。⑧互利的供方关系。组织与其供方是相互依存的，互利的关系可增强双方创造价值的能力。

三、药物研究技术指导原则

（一）技术指导原则体系建设的背景

为促进我国药品研究开发，指导药物研究单位用科学规范的方法开展药品研究工作，国家药品监督管理部门自 2002 年以来，借鉴 ICH 等技术指导原则，起草和修订了一系列我国药物研究技术指导原则。这些指导原则体现了行业对某些问题的普遍认知，并且阐述了有关法律、法规中所述内容的更详细信息或观点，在促进药物研发的同时满足了提高药品审评审批透明度的要求。

建立药物研究技术指导原则体系的作用主要如下。

（1）落实科学发展观，实施科学行政、科学监管，提供准确的技术支持。

（2）通过系统的、清晰的理论，阐释出影响药品安全、有效和质量可控性评价的核心和关注点，为提高我国新药研发水平和质量提供最佳的技术与信息服务。

（3）从系统的角度入手，有效引导药品研究者，养成尊重药物研发的内在规律的自觉性和主动性，使药品的研究更具规范性、系统性与科学性。

（4）在认真研究现实的基础上，提炼出规律性的内容，保留适度的前瞻性，为创新药研究留下发展空间，切实推进我国创新药物研发。

需要说明的是，这些指导原则属于指导性法律文件，具有柔性化的特点，与其他刚性法律规范有很大的不同。

（二）指导原则的总体框架构成

药物研究技术指导原则总体上分为化学药、中药和天然药物、生物制品和综合四大类，其中前三类技术研究指导原则又按阶段分为药学部分、药理毒理部分和临床部分。

以中药注册用药学研究为例，截至 2021 年 11 月，共发布技术指导原则 21 份，涵盖药物研究的全过程（表 4-9）。这些技术指导原则一经发布，便成为我国药事管理技术法律规范体系的组成部分。

表 4-9 中药注册用药学研究主要技术指导原则

序号	技术指导原则的名称	发布时间
1	按古代经典名方目录管理的中药复方制剂药学研究技术指导原则（试行）	2021 年 8 月
2	已上市中药药学变更研究技术指导原则（试行）	2021 年 4 月
3	中药新药质量研究技术指导原则（试行）	2021 年 1 月
4	中药生物效应监测研究技术指导原则（试行）	2020 年 12 月
5	中药均一化研究技术指导原则（试行）	2020 年 11 月
6	中药复方制剂生产工艺研究技术指导原则（试行）	2020 年 11 月
7	中药新药研究各阶段药学研究技术指导原则（试行）	2020 年 11 月
8	中药新药质量标准研究技术指导原则（试行）	2020 年 10 月
9	中药新药用饮片炮制研究技术指导原则（试行）	2020 年 10 月
10	中药新药用药材质量控制研究技术指导原则（试行）	2020 年 10 月
11	中成药规格表述技术指导原则	2017 年 12 月
12	中药资源评估技术指导原则	2017 年 12 月
13	已上市中药生产工艺变更研究技术指导原则	2017 年 8 月
14	中药辐照灭菌技术指导原则	2015 年 11 月
15	中药、天然药物改变剂型研究技术指导原则	2014 年 3 月
16	已上市中药变更研究技术指导原则（一）	2011 年 11 月
17	中药、天然药物稳定性研究技术指导原则	2006 年 12 月
18	中药、天然药物制剂研究技术指导原则	2005 年 7 月
19	中药、天然药物中试研究技术指导原则	2005 年 7 月
20	中药、天然药物提取纯化研究技术指导原则	2005 年 7 月
21	中药、天然药物原料的前处理技术指导原则	2005 年 7 月

注：上述技术指导原则原文请参阅 NMPA 药品审评中心（CDE）网站。

第四节 国外药事管理法律法规简介

当今世界发达国家强大的医药产业背后，不仅有先进的药事管理系统，更有完善的药事管理法律法规体系。对国外药事管理法规进行研究借鉴，不仅有助于建立一套完整、有效的适合我国国情的法律法规体系，促进我国药事管理法律法规体系的进一步健全和完善，而且有助于促进我国医药产品走向世界，参与国际市场的竞争。

一、美国药事管理法律法规

（一）美国药事管理法律法规的历史演进

自 19 世纪以来，美国药事管理立法逐渐发展并完善。一般将美国 1938 年 FFDCA 及其配套法规，视为美国药事管理法律法规初步完善的标志。

1820 年，11 位医师在华盛顿特区召开会议制定 USP。这是美国第一部药品标准纲要，在其后的很长时间里，美国药事管理立法进展缓慢。

1848 年，美国国会通过《药品进口法案》（*Drug Importation Act*），要求药品进口需要通过美国海关检验，以防止海外假冒药品进入美国。

1902 年，美国国会通过《生物制品管理法》（*Biologics Control Act*），此法的目的是要保证血清、疫苗及用于预防和治疗人体疾病的类似药品的纯度和安全性。

1906 年，美国国会通过《纯净食品和药品法》（*Pure Food and Drugs Act*，PFDA），规定食品药品贸易中禁止掺假或错误标识（冒牌）。1912 年，国会通过 Sherley 修正案，禁止在药品标识上进行欺骗性宣传。PFDA 认可 USP 和 NF 作为美国药品质量的官方标准地位，将伪、劣药品定义为那些已列入 USP 但不符合 USP 标准的药品（与 USP 不符之处已在标签上明确注明的除外）。PFDA 虽然存在许多不足，但其在整顿医药市场、保护消费者利益方面迈出了联邦立法的重要一步。该法生效后的 20 年间，美国制药工业规模增长了 6 倍。

1933 年，美国 FDA 提议修改 1906 年 PFDA，引发一场为期 5 年的立法之战。1937 年，"磺胺酏剂事件"的发生，促使美国国会通过了 FFDCA，并成为 FDA 药品监督管理的主要法律依据。该法将 FDA 权限扩大至化妆品和医疗器械领域，并要求上市新药必须经过 FDA 安全性审查。

其后，美国在 FFDCA 所确立的法律框架下，进一步完善配套法规，逐步完善药品管理法规体系。这些配套法规包括 1944 年《公众健康服务法》（*Public Health Service Act* of 1944）和 1962 年通过的 FFDCA 的《Kefauver-Harris 修正案》等。《Kefauver-Harris 修正案》将处方药广告管理权限从联邦贸易委员会移交给 FDA，该修正案的主要内容还包括确立了新药上市的审批程序；要求制药企业必须在标签上说明药品不良反应；要求制药企业在新药上市前必须向 FDA 提供证明药品安全、有效两个方面的临床试验证据。这一重要变化使美国药品监督管理日益走向科学化和法治化。

（二）美国药事管理法律法规的现代发展

FFDCA 及其后的一系列修正案及配套法规，确立了美国药事管理法律体系的基本框架，美国药事管理法律体系在以后的实践中不断完善，并长期处于领先地位。

1963 年，美国坦普尔大学 6 名教授编写的 GMP 被国会通过成为法律。此后，该 GMP 被 WHO 采纳，收载于 1967 年《国际药典》附录中，并向全世界推广。

1965 年，美国国会通过《药物滥用控制修正案》（*Drug Abuse Control Amendments*），以应对滥用兴奋药和致幻剂所引起的问题。1966 年《公平包装标签法》（*Fair Packaging and Labeling Act* of 1966）获得国会通过，强化了药品及相关产品的包装管理。

1968 年，FDA 药物滥用控制局和财政部毒品局划归司法部，成立毒品和危险药物局，加强对易滥用药物的管理。1970 年《受管制药物法》(*Controlled Substance Act* of 1970) 及 1970 年《受管制药物进出口法》(*Controlled Substance Import and Export Act* of 1970) 颁布实施。

1972 年，开始非处方药审评，对非处方药的安全性、有效性和标签适当性进行审查。同年，1972 年《联邦咨询委员会法》(*Federal Advisory Committee Act* of 1972) 实施。

1976 年，GLP 作为试行法规，载入《美国法典》。

1982 年，FDA 提出《反篡改包装规则》(*Tamper-Resistant Packaging Regulations*)；1983 年，通过《联邦反篡改法》(*Federal Anti-Tampering Act*)，把破坏已经包装的商品的行为视为犯罪行为。

1983 年，国会通过《罕见病药物法案》(*Orphan Drug Act*)，该法调动了制药企业投资开发罕见病药品的积极性。

1984 年，美国国会通过了《药品价格竞争和专利期恢复法》(*Drug Price Competition and Patent Term Restoration Act*)。依据该法，当某些药品的价格超出社会公众承受能力，政府有权依法进行干预；仿制药不再重复进行安全性和有效性研究，加快了仿制药上市的速度；允许制药公司可以为其开发的新药申请长达 5 年的额外专利保护期，以弥补药品通过 FDA 审评所花费的时间。

1986 年，《儿童疫苗法》(*Childhood Vaccine Act*) 获得通过，该法规定必须对患者提供疫苗的信息，并授权 FDA 撤回不安全的生物制品和行使处罚权。1987 年，《处方药销售法》(*Prescription Drug Marketing Act*) 获得通过，该法禁止处方药脱离合法的商业渠道销售。

1987 年，颁布《试验研究用药品规则》(修订)(*Investigational Drug Regulations Revised*)，对于所患疾病无药可治的患者，增加其使用研究用药品进行治疗的机会。

1988 年，《食品药品管理法》(*Food and Drug Administration Act*) 获得通过，正式将 FDA 设为健康与人类服务部的一个机构。FDA 的局长需要经过参议院的同意由总统任命，该法还规定了部长及局长对药品研究、强制执行、教育和信息等方面的职责。

1992 年，《普通药管制法》(*Generic Drug Enforcement Act*) 获得通过。该法增加了对各种违法行为实施强制监督管理和处罚的规定，增设优先加快审批的规定。FDA 优先审批主要针对目前尚无有效治疗药物且严重影响健康或危及生命的疾病领域开发出来的新药，包括治疗癌症和艾滋病药物等。同年，《处方药使用者费用法》(*Prescription Drug User Fee Act*) 获得国会通过，该法授权 FDA 向药品或生物制品生产企业收取药品申请费、年度设施检查费和年度产品费，以补充 FDA 经费开支。此外，还授权 FDA 根据实际情况全部或部分减免这些费用。

1994 年《膳食补充剂健康教育法案》(*Dietary Supplement Health and Education Act* of 1994) 获得国会通过，对食品补充剂标签的要求作出规定。按照这一法案，草药属饮食补充剂，授权 FDA 制定《食品补充剂生产质量管理规范》。

1997 年《食品药品管理局现代化法》(*Food and Drug Administration Modernization Act* of 1997, FDAMA of 1997) 通过，该法要求 FDA 加快医疗器械审评工作，并赋予其对医疗器械广告进行监管的职能。

2002 年《优良儿童药物法》(*Best Pharmaceutical for Children Act*) 和 2002 年《医疗器械用户收费和现代化法》(*Medical Device User Fee and Modernization Act* of 2002) 作为 FFDCA 的修正案获得通过。前者专门对提高儿童用药的安全性和有效性作出规定；后者对医疗器械管理作了补充规定，其中有三条特别重要条款：一是医疗器械评审费条款；二是可信赖第三方检查条款；三是再加工的单一用途医疗器械的法规要求条款。

2003 年《儿科用药研究公平法》(*Pediatric Research Equity Act* of 2003) 作为 FFDCA 的修

正案获得通过，该法案授权 FDA 对儿科用药研究规定进行特别要求，以提高儿童用药的安全性和有效性。

2004 年 6 月，FDA 颁布《植物药研究指南》（以下简称《指南》）（*Guidance for Industry Botanical Drug Products*），对植物药临床试验申请有所放宽，并做了详细指导。《指南》的颁布，表明 FDA 有意将植物药从饮食补充剂中分离出来管理。对于 FDA 尚不成熟的植物药管理政策，《指南》的颁布还预示着 FDA 植物药政策的转变。

2006 年 12 月，《膳食补充剂和非处方药消费者保护法》（*Dietary Supplement and Nonprescription Drug Consumer Protection Act*）作为 FFDCA 的修正案获得通过，在膳食补充剂和无须通过审批就能销售的非处方药的不良反应报告和记录保存方面，对 FFDCA 进行了修订。

2007 年《食品药品管理法修正案》（*Food and Drug Administration Amendments Act* of 2007，FDAAA）获得通过，该修正案加大了对药品安全监管的力度，是美国 40 年来对 FFDCA 最广泛和全面的修订之一，对美国制药业具有深远影响。

2012 年 7 月，《FDA 安全与创新法案》（*Food and Drug Administration Safety and Innovation Act*，FDASIA）获得通过，该法案扩大了 FDA 的权利并加强了 FDA 保护公众健康的能力。

2017 年 8 月，美国国会通过《FDA 重新授权法案》（*Food and Drug Administration Reauthorization Act*，FDARA），该法案修订和扩展了药品、医疗器械、仿制药和生物制品的用户付费程序，并对风险评估和减灾策略（risk evaluation and mitigation strategy，REMS）进行完善，同时增强了药品供应链管控。

美国药事管理法律体系经过长期的实践，日趋成熟和完善，尤其在化学药品和生物制品审批和管理方面具有世界影响。

USP 简介

USP 是目前世界上唯一一部由非政府机构出版的法定药品汇编，现已在 131 个国家销售，一些没有法定药典的国家通常都采用 USP。USP 主要由两部分组成——质量标准和总则。多数质量标准是关于处方药和非处方药的。质量标准的内容包括性状、定义、要求（包装、标识和储藏）、技术说明等。质量标准包含对总则中标准检验和含量测定操作的参考引用。除通用检验和含量测定外，还有一类称为"一般信息"的总则，主要是一些说明性的资料。

USP 编纂的核心机构是专家理事会和其下属的专家委员会。专家理事会负责 USP 的核心任务——制定和修订质量标准，具有最终决定权；专家委员会负责 USP 和 NF 的修订和发展，以及负责编撰《美国药典药品信息》的参考书和数据库。专家理事会和专家委员会共有 650 名成员，他们义务为 USP 服务。

二、欧洲药事管理法律法规

欧洲药事管理具有悠久的历史。1224 年，意大利西西里统治者佛莱德立克二世的药事管理立法对欧洲乃至全世界的药事管理立法产生深远影响。作为现代欧洲药品法治管理的典型代表，英国药事管理法制具有世界影响，其历史演变为各国药事管理法制研究提供了丰富的素材。

（一）佛莱德立克二世药事管理法令对西方药事管理立法的影响

1224 年，意大利西西里统治者佛莱德立克二世颁布了欧洲第一个具有近现代意义的药事管理法令。该法令对英国乃至整个欧洲的药事管理立法产生了深远的影响，这种影响至少表现三个方面。

1. 最早确立医学职业与药学职业分离的法律理念

13 世纪开始，欧洲的医院逐渐脱离宗教控制，药学作为卫生事业的一部分，由政府管理。随着医学的发展和药物品种的增加，出现了专门配制销售药品的药房，医师和药师的分业开始出现。佛莱德克二世的法令顺应这一历史趋势，通过国家政令的形式确立了药学职业与医学职业的分离。

2. 为近现代国家依法管理药品奠定了法律基础

法令第二项内容"官方要监督药学实践"，可以称得上世界上最早的药事管理立法，促进了西方药事管理活动的法治化。

3. 推动国家药品标准的制定

法令第三项内容"用誓言保证制备可靠的药品，这些药品是根据熟练的技术制备，有均匀、一致的质量"，这一项规定成为近代欧洲各国制定国家药品标准的法律基础。之后，欧洲各国纷纷制定"药典"，实施药品标准管理，如《佛罗伦萨药典》（1498 年）、《纽伦堡药典》（1546年）、《伦敦药典》（1618 年）等。法令中对药品质量应当"均匀、一致"的规定为日后药品标准化管理奠定了基础。

（二）英国药事管理法律法规的历史演进及现代发展

19 世纪以前，英国的药事管理仅有一些简单的规则，如刑罚和罚款等。中世纪的行业协会，曾设有医药管理机构，检验药店、惩罚违规者、遏制不公平竞争。1540 年，英国皇家医学会被授权监督药店，查处有缺陷药品。1545 年，英国通过法律要求药剂师具备草药使用和管理知识。

1859 年，英国议会通过了《药品、食品法规》，该法明确规定"商人生产出售掺假药物须给予严厉惩罚"。1860 年《掺假法案》（Adulteration Act）规定选任药品监督员进行药品监督检查。

17 世纪早期成立的伦敦药剂师协会于 1841 年成为大英药学会，即英国皇家药学会，致力于唤起公众对药品质量问题的认知，消除药品市场上的不规范竞争，主张药师专业化，提出通过制定法律规制药物掺假问题。在英国皇家药学会的游说下，1868 年《药房法》（Pharmacy Act of 1868）获得通过，将药品法治管理又向前推进了一步。

随着英国反掺假运动的进一步发展，药品标准技术日益进步，重建医药工业整体形象呼声日高，促成了英国《食品和药品销售法》（Sale of Food and Drug Act）于 1875 年出台，但这部法律中的许多内容未能在全国普遍实施。

1920 年通过的《危险药物法》（Dangerous Drugs Act）是世界上特殊管理药品法律制度的最早萌芽。1925 年，在《治疗药物法规》中提出了对"生物制品"管理的要求。1933 年，英国制定了《药房和毒药管理法规》，加强药品毒性的管理。1941 年，《药房和药品法》（Pharmacy and Medicines Act）出台，首次通过立法禁止"保密药品"的销售。

1968 年《药品法》（Medicines Act of 1968）获得国会通过。该法对药事管理进行了系统规定，内容包括药品行政管理，药品执照与证明书，药品管理和药房管理，药品容器、包装和识别标识管理，药品推销管理，药典及相关出版物规定、各项补充条款等内容。1968 年《药品法》构成了英国现代药品法制管理的基本框架。

在进入 20 世纪 70 年代以后，医药委员会及专家委员会要求报送的临床前资料越来越严格，临床试验所花费的时间越来越长。但这些严格的控制措施，还是没能阻止帝国化学公司"普拉洛尔不良反应事件"的发生，数千名患者深受其害。这致使药品管理机构更加小心谨慎，药事管理出现进一步强化的趋势。

1975 年，英国成立药品审评委员会（Committee on the Review of Medicines，CRM），并遵照欧洲经济共同体（European Economic Community，EEC）的指令，根据已有标准在 1990 年 5 月之前对所有药品进行再评价。这项工作包括对 36 000 种药品许可进行审查，还包括对 4 000 种专有处方药的审查，这 4 000 种药品在英国 1968 年《药品法》出台之前已上市，且仍在市场上销售，并未经任何独立的安全性和有效性审查。这一时期，CRM 引入了比较效果（comparative efficacy）的概念。

1979 年，英国保守党政府推行自由放任主义政策。受此影响，英国卫生部于 1980 年宣布引入临床试验豁免（clincal trial exemption，CTX）方案。从 1981 年 3 月开始，申请人只要向卫生部递交一份临床前试验资料综述，卫生部必须在 5 周之内做出是否批准临床试验的决定。临床试验豁免方案得到了产业界的一致欢迎。同时，药品广告的政府管制也逐渐减少，到了 20 世纪 70 年代后期，药品广告完全交由医药工业协会自我管理。随着新一轮自由放任主义政策的推行以及医药产业集团的影响，英国药品法治管理再一次向柔性化的方向发展。

英国政府习惯于就管理事项和医药利益集团进行谈判。从 1860 年的《掺假法案》，到 1875 年的《食品和药品销售法》，到医疗保险用药委员会的药品检验建议，一直到 1941 年的《药房和药品法》和 1968 年的《药品法》，无不看到这种谈判与妥协的影子。英国医药产业代表广泛参与药事管理立法，使得英国药事管理法律法规带有明显的产业利益色彩，但这并不必然导致法律管制标准的降低，相反我们看到英国药品法治管理长期处于领先地位。其原因在于，医药产业集团的利益常常出现变化和分化，处于优势地位的医药产业集团有可能成为提高药品管制标准的重要支持力量，以排除弱小企业不规范的市场竞争。

英国药事法律法规演化过程中，作为管制对象的医药产业集团同政府部门进行着长期的博弈，形成一种既相互依存又相互制约的关系，消费者保护运动对这种博弈有相当大的影响。总体来说，英国药品管理机构与医药产业界的相互妥协与制约，药品行政管理与行业自律的相互补充，对英国医药产业的健康发展及消费者利益的保护发挥了积极作用。

进入 21 世纪以来，英国药品管理机构与制药企业关系过于密切，导致英国政府遭受指责。国内呼吁药品管理机构应当保持独立性，并要求药品审批更加透明化。这些新的变化将影响英国药事管理法律制度的发展走向。

（三）欧盟药事管理的基本法律

在欧盟，药品的管理部门分为欧盟一级和成员国一级。欧盟一级主要集中于法规的制定和单一市场的建立，而成员国一级主要集中于药品的审批、采购、定价等方面的管理。欧盟药事管理的基本法律是 1998 年颁布的《欧洲联盟药品管理法》（*The Rules Governing Medicinal Products in the European Union*），该法共分为 10 卷，其中第 1~4 卷是对人用药品的相关法规。第 1 卷是欧盟人用药品管理的法规；第 2 卷是有关欧盟人用药品销售许可申请公告的法规；第 3 卷是欧盟人用药品的质量、安全性和有效性指南；第 4 卷是 GMP。

三、日本药事管理法律法规

（一）日本药事管理法律法规的历史演进

日本的药事管理法律法规分三类：一是由议会批准通过，称为法律；二是由政府内阁批准通过，称为政令或法令；三是由厚生劳动省大臣批准通过，称为省令或告示。日本议会批准通过的药事管理法规有《药事法》《药剂师法》《麻醉药品控制法》《阿片法》《大麻控制法》《兴奋剂控制法》《失血和献血控制法》等。

日本药事法规起始于19世纪，最早的法规是1847年制定的《医务工作条例》，该条例对医师调配药品等做了详细的规定。1889年制定《医药条例》，1925年，将药剂师管理的内容从《医药条例》分离出来，制定单独的《药剂师法》。1943年制定了综合性的《药事法》，其后几经修订，1948年，把化妆品、医疗用具内容加进《药事法》中。

1962年沙利度胺事件波及日本，1967年，厚生省严格新药的上市审批，实行药品再评议并要求制药企业向管理当局提供药品副作用情报，以加强管理。1977年12月厚生省药物局颁布了《药品副作用受害救济制度试行草案》。1978年7月，厚生省发表了《药事法》修改要点，1979年8月将其作为政府提案向国会提出，国会于9月7日通过《药事法》修订案。这次修订法案进一步明确药事管理的目的在于确保药品的质量，确保药品的安全性和有效性。

《药事法》是日本药事管理的综合法，对药品、类药品、化妆品和医疗器械管理的主要方面均进行了系统的规定，《药事法》与其他配套法律法规一起，构成一个层次分明的法律体系，标志着日本药事管理立法日趋完善。

（二）日本药事管理法律法规的现代发展

1985年12月，日本对《医疗法》进行了修改，该法更加详细地对大医院药师的工作任务做了规定，主要有保管、管理医药品；调剂（配药）工作；医院内制剂（制造药品）工作；测试医药品（品质优劣）工作；管理医药品情报工作；深入病房，在医生、护士的配合下直接接触患者，指导用药，使用药合理化。其中后两项任务是在原《医疗法》的基础上新增加的。

1986年，厚生省规定了药品在国外进行临床试验必须符合的条件，即临床试验数据和评定方法要与日本的标准和准则相一致，或者临床试验方法与日本临床治疗方法相符合；临床试验由可靠的医学单位进行；临床试验应该用所在国批准的合理试验方法进行；在需要时，厚生省可直接检查原始数据资料。

为使医药专利发明的保护和医药专利的利用达到均衡，从1988年起，日本将涉及人用药、农药、兽药的专利权有效期在原来规定的基础上延长5年。

1990年，日本正式实施GCP，所有申请新药生产和进口报批的数据资料都必须符合GCP标准规定的要求。同时，还实施了原料药的GMP认证。

1991年10月，日本废除LD_{50}试验（一种急性毒性试验），将当时的一些毒性试验名称，如急性毒性试验、亚急性毒性试验和慢性毒性试验及生殖试验，分别改为单次给药毒性试验、反复给药毒性试验和生殖与发育毒性试验。

1992年，厚生省对药品的包装单位进行了修改，并将修改结果通知到日本制药团体联合会及有关单位。

1993年，厚生省作出规定：新化学实体（new chemical entities，NCE）、新复方制剂或新的给药途径都要按照药品上市后监视规范（good post-marketing surveillance practice，GPMSP）于批准上市后监视6年，直到厚生省再度审批为止；新适应证或新剂量、服法要监视4年。并要求每个公司必须建立药品上市后监测（PMS）管理部门。

为推进治疗罕见病药物的发展，1993年，日本有关当局制定了专门措施——关于罕见病药物计划。该计划规定，如果得某种病的人数少于 5 万且医学上有必要开发的药物（包括医疗器械），经过申请后都有可能获准划入这类药物。政府将尽力保证归入这类药物的研究和开发资金，给予特殊的税收鼓励和简易的审查程序，复审期（为药品售后监查和不良反应的收集期）也将从 6 年延长到 10 年，同时给予较长的销售独占权时间。

1994 年 4 月 1 日，有关药品质量、疗效和安全性方面的条例生效。根据这些条例规定，凡申请生产药品、准药品和化妆品的企业，以及需要更换、变更生产许可证的企业，其生产条件必须达到 GMP 标准。条例对药品、医疗器械和化妆品生产许可证的有效期限也做了修改，将最多 3 年改为至少 3 年。

1997 年 7 月，医院和药店不良反应监测系统被新的药品安全数据报告系统所取代，要求医师和药师通过该系统报告任何可疑的药品不良反应，原有的药品生产企业不良反应报告系统继续有效。

2004 年 4 月，日本药品和医疗器械局（Pharmaceuticals and Medical Devices Agency，PMDA）成立，该机构综合了国家卫生科学研究院的药品和医疗器械评审中心、药品安全研究组织及日本医疗器械高级协会的职能。新机构在产品审批、上市后监测、药品不良反应及医疗器械不良反应受害者处理方面具有更多的职能。

2005 年 4 月 1 日，日本重新修订的《药事法》正式实施。该法进一步完善了药品不良反应监测管理，修改了新药审批规则和医疗器械安全管理规则。首次许可药品生产企业与销售企业分离，为药品委托加工打开了方便之门。进口药品的管理也做了相应调整。由于生产与销售分离，该法要求药品的生产企业与销售企业建立更为完善的药品售后安全管理体系，在确保公众用药安全的基础上承担更大的市场责任。但从整体来看，该法还是为企业提供了较旧法更为宽松的发展环境。

2005 年的《药事法》的主要内容包括以下几点。①生产（或进口）药品，必须获得生产许可或进口许可。生产（或进口）人用药品许可向厚生劳动省申请，而兽用药品的生产（或进口）许可向农、林、渔业部申请。新药在批准生产（或进口）6 年后，生产商（或进口商）应申请重新审查；其他药品应申请对疗效再评价。②设立药房销售药品，应获得所在地政府颁发的许可证。③制定《日本药典》及相关标准（如生物制品的最低要求等），禁止销售掺假药品、冒牌药品、未经批准的药品、未经分析的药品以及夸大宣传的药品。④药品安全管理措施包括：厚生劳动省指定对某些药品的全国分析，现场视察，命令测试，命令销毁、撤回，命令改进、改正，取消许可及许可证，严格执行处罚条款等。⑤制定有关临床试验条例，包括对临床试验负责人的要求等。⑥制定对罕见疾病药品研究开发条例。

2008 年 11 月 12 日，厚生劳动省发布了《麻醉药品名称、麻醉性植物、神经药物和麻醉药品/神经药物原料的内阁令修正案》。根据《麻醉药品和神经药物控制法》的规定，厚生劳动省指定了新的物质作为麻醉药品。

同日，厚生劳动省也发布了《部分修订〈药事法〉实施细则》。该实施细则规定在直接接触药品的容器上标示危险等级，通过显示危险等级，增进经销商和消费者的适当使用。

2009 年 6 月，日本最新修订的《药事法》正式实施。新的《药事法》将药品分为三类，为配合该法，日本厚生劳动省于 2009 年 2 月发布相关省令，规定新《药事法》实施以后，副作用高、风险大的第一类药品销售时，药剂师必须当面说明。第二类——风险次之的药品（包括解热镇痛、疏理肠胃等药物），贩卖者需获得资质认可，而旧法对这一类药品的销售并没有如此严格的规定，很多可以通过网络、电话等直销方式销售。第三类——维生素类保健药，依照新法依然可以直销，但销售人员也需获得资质认可。

国外药典编纂状况

　　世界上已有近 40 个国家编制了国家药典，另外还有 4 种区域性药典（《北欧药典》《欧洲药典》《亚洲药典》和《非洲药典》）和 WHO 组织编制的《国际药典》等，这些药典对世界医药科技交流和国际医药贸易具有极大的促进作用。例如，USP 创立于 1820 年，现行版为 2022 版；《英国药典》(*British Pharmacopoeia*，BP)，现行版为 2022 年版；《日本药局方》(*Pharmacopoeia of Japan*，JP)，现行版为第 17 版；《国际药典》(*International Pharmacopoeia*，Ph.Int)，是 WHO 为了统一世界各国药品的质量标准和质量控制的方法而编纂的，但它对各国无法律约束力，仅作为各国编纂药典时的参考标准。

思维导图

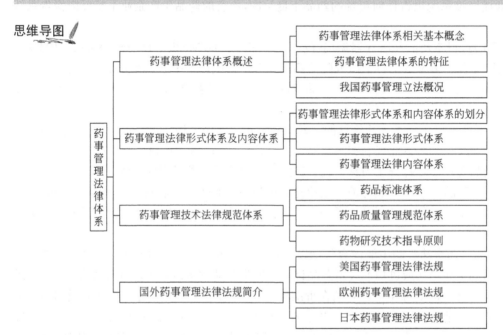

思 考 题

1. 简述药事管理法律体系的特点。

2. 哪些法律条款能说明药品标准的地位和性质？

3. 简述医疗机构制剂标准及省级药品监督管理部门制定、修订的饮片炮制规范的地位和性质，并谈谈违背这两种标准应当承担什么样的法律责任。

4. 简述《药品管理法》在药事管理法律体系中的地位和作用。

推荐阅读

陈永法. 2021. 国际药事法规. 南京：东南大学出版社

田侃、喻小勇. 2015. 药事法概论. 杭州：浙江工商大学出版社

案　例

（修订责任人：丁丽曼）

第二篇 专 论

第5章 中 药 管 理

教学目标：通过本章的学习，使学生了解中药为我国传统药学的基础和载体，中药管理的发展历程和现状，为继承和创新中药事业奠定基础。

掌握：中药的相关概念、野生药材资源保护管理、中药品种保护的分类和保护期限等。

熟悉：中药材、中药饮片、中药配方颗粒、古代经典名方中药管理要点。

了解：中医药事业的发展历程、中药监管相关法规和进出口药材管理的监管要点。

中医药是中华民族优秀文化的重要组成部分，是中华民族与疾病长期斗争中积累总结的宝贵财富。中药的开发与使用蕴含着深厚的科学文化内涵，为中华民族繁衍生息做出了巨大贡献，对世界文明发展产生了积极的影响。中华人民共和国成立后，党和政府特别重视中医药工作，尤其经过抗击新冠肺炎疫情、严重急性呼吸综合征等重大传染病之后，社会对中医药的作用有了更深刻的认识。党的二十大报告中提出，推进健康中国建设，把保障人民健康放在优先发展的战略地位，促进中医药传承创新发展。

中药管理包括以《中华人民共和国中医药法》（以下简称《中医药法》）与《药品管理法》为核心的国家立法保护、政策指导与支持、规范指南等。这些管理事项涵盖中药材、中药饮片、中成药管理等全产业链。

第一节 中药管理概述

中药作为我国传统中医药体系的重要组成部分，有其独特的理论内涵和实践基础，在加工炮制、配伍禁忌、剂量服法等方面均与现代药存在较大差异。中药管理的产业链较长，涉及中药材的栽培与养殖、中药饮片的炮制生产、配方颗粒标准、中成药备案与通用名监管等全方面。因此，中药管理的内容、方法应遵循中药自身的规律特点进行。在管理内容上，包括中药产业政策、立法保护；在管理方法上以政策保护引导为基础，以法律强制实施为具体依托。

一、中药管理相关概念

（1）中医药，是指包括汉族和少数民族医药在内的我国各民族医药的统称，是反映中华民族对生命、健康和疾病的认识，具有悠久历史传统和独特理论及技术方法的医药学体系。

（2）中药，是指以我国中医药理论体系中的术语表述药物性能、功效和使用规律的物质，包括其他少数民族药物，物质形态上包括中药材、中药饮片、中成药三个部分。

（3）中药材，是指药用植物、动物、矿物的药用部分采收后经产地初加工形成的原料药材。

（4）道地中药材，是指经过中医临床长期应用优选出来的，产在特定地域，与其他地区所产同种中药材相比，品质和疗效更好，且质量稳定，具有较高知名度的中药材。

（5）中药饮片，是指药材经过炮制后可直接用于中医临床或制剂生产的处方药品。

（6）中药配方颗粒，是指由单味中药饮片经水提、分离、浓缩、干燥、制粒而成的颗粒，在中医药理论指导下，按照中医临床处方调配后，供患者冲服使用。中药配方颗粒的质量监管纳入中药饮片的管理范畴。

（7）中成药，是指根据疗效确切、应用广泛的处方、验方或秘方，经药品监督管理部门审批，有严格要求的质量标准和生产工艺，批量生产、供应的药物，包括丸、散、膏、丹、酒、锭、片剂、冲剂、糖浆剂等剂型。

二、国家有关中药管理的政策

党的十八大以来，中共中央和国务院把中医药工作摆在更加突出的位置，中医药政策支持和改革发展再上新台阶。党的二十大报告再次明确，促进中医药的传承创新发展。新冠肺炎疫情发生后，中医药全面介入疫情防控，为救治患者做出了重要贡献。但中医药发展存在高质量供给不够、人才总量不足、创新体系不完善、发展特色不突出等问题。中医药的发展需要遵循其特有的规律，总结成功防治传染病、重大疾病成熟的经验和做法，为更好发挥中医药特色和比较优势，推动中医药和西医药相互补充、协调发展，提供可鉴依据。为此，国家给予了多层次、多方面的政策措施。

（一）中共中央、国务院关于中药发展的政策

2019 年 10 月，中共中央、国务院印发《关于促进中医药传承创新发展的意见》，文件从健全中医药服务体系、发挥中医药在维护和促进人民健康中的独特作用、大力推动中药质量提升和产业高质量发展、加强中医药人才队伍建设、促进中医药传承与开放创新发展、改革完善中医药管理体制机制 6 个方面提出了 20 条指导性意见。

2021 年 1 月，针对当前中医药发展所面临的具体问题和中医药在抗击新冠肺炎疫情总结的经验，国务院办公厅印发《关于加快中医药特色发展的若干政策措施》，文件提出 7 个方面 28 条政策：①夯实中医药人才基础；②提高中药产业发展活力；③增强中医药发展动力；④完善中西医结合制度；⑤实施中医药发展重大工程；⑥提高中医药发展效益；⑦营造中医药发展良好环境。

2022 年 10 月，党的二十大会议报告指出，推进健康中国建设，把保障人民健康放在优先发展的战略位置，促进中医药创新传承发展。

（二）国家部委关于中药发展的政策

2016 年国家中医药管理局发布了《关于加快中医药科技创新体系建设的若干意见》，提出到 2030 年，建成符合中医药自身发展规律和特点、适应我国经济社会发展和中医药事业发展需求、科技创新关键要素完备、运行协调高效的中医药科技创新体系。

2018 年 7 月，国家中医药管理局联合国家药品监督管理局等十三部委发布了《关于加强新时代少数民族医药工作的若干意见》，文件对少数民族药资源保护利用、药材规范化种植养殖、提升少数民族药产业化水平等方面提出了具体指导意见。

2018 年 12 月，农业农村部、国家药品监督管理局、国家中医药管理局三部委联合发布了《全国道地药材生产基地建设规划（2018—2025 年）》的通知，文件从道地药材的生产、标准化建设、产区布局等方面提出了具体规划措施。

2019 年国家发展和改革委员会等二十一部委发布了《促进健康产业高质量发展行动纲要（2019—2022）年》，加快发展"互联网+医疗"，推进实施智慧中药房服务；提升中药在治疗疾

病和康复的能力，组织开展中药方剂挖掘工作；推进古代经典名方中药复方制剂简化注册审批。

（三）地方关于中药发展的政策

地方各省中药发展的政策，一般是基于落实中共中央国务院、国家部委有关中药发展的政策精神，发布的指导本地区中药发展的具体指导性文件。例如，2017 年，北京市为贯彻落实《国务院关于印发中医药发展战略规划纲要（2016—2030 年）的通知》，发布的《北京市人民政府关于支持中医药振兴发展的意见》；2020 年，黑龙江省为深入贯彻落实《中共中央 国务院关于促进中医药传承创新发展的意见》和全国中医药大会精神，加快推进本省中医药传承创新发展，发布的《黑龙江省人民政府关于促进中医药传承创新发展的实施意见》等。

三、中医药立法管理

《药品管理法》规定，国家发展现代药和传统药，充分发挥其在预防、医疗和保健中的作用，其中传统药即包括中药（和民族药）。

（一）《药品管理法》有关中药管理规定

1. 中药管理

国家鼓励运用现代科学技术和传统中药研究方法开展中药科学技术研究和药物开发，建立和完善符合中药特点的技术评价体系，促进中药传承创新。

2. 中药材管理

国家保护野生药材资源和中药品种，鼓励培育道地中药材。城乡集市贸易市场可以出售中药材，国务院另有规定的除外。药品经营企业销售中药材，应当标明产地。发运中药材应当有包装。在每件包装上，应当注明品名、产地、日期、供货单位，并附有质量合格的标志。

3. 中药饮片管理

中药饮片生产企业履行药品上市许可持有人的相关义务，对中药饮片生产、销售实行全过程管理，建立中药饮片追溯体系，保证中药饮片安全、有效、可追溯。中药饮片应当按照国家药品标准炮制；国家药品标准没有规定的，应当按照省、自治区、直辖市人民政府药品监督管理部门制定的炮制规范炮制。省、自治区、直辖市人民政府药品监督管理部门制定的炮制规范应当报国务院药品监督管理部门备案。不符合国家药品标准或者不按照省、自治区、直辖市人民政府药品监督管理部门制定的炮制规范炮制的，不得出厂、销售。

（二）《中医药法》有关中药管理规定

2017 年 7 月 1 日起施行的《中医药法》是中华人民共和国成立后首部、专门管理中医药的法律。其第 3 章"中药保护与发展"（共计十二条）对中药材、中药饮片、中药制剂做了专门的规定。

1. 中药材管理

国家制定中药材种植养殖、采集、储存和初加工的技术规范、标准，加强对中药材生产流通全过程的质量监督管理，保障中药材质量安全。

国家鼓励发展中药材规范化种植养殖，严格管理农药、肥料等农业投入品的使用，禁止在中药材种植过程中使用剧毒、高毒农药，支持中药材良种繁育，提高中药材质量。

国家建立道地中药材评价体系，支持道地中药材品种选育，扶持道地中药材生产基地建设，加强道地中药材生产基地生态环境保护，鼓励采取地理标志产品保护等措施保护道地中药材。

采集、储存中药材及对中药材进行初加工,应当符合国家有关技术规范、标准和管理规定。中药材经营者应当建立进货查验和购销记录制度,并标明中药材产地。

国家保护药用野生动植物资源,对药用野生动植物资源实行动态监测和定期普查,建立药用野生动植物资源种质基因库,鼓励发展人工种植养殖,支持依法开展珍贵、濒危药用野生动植物的保护、繁育及其相关研究。

2. 中药饮片管理

国家保护中药饮片传统炮制技术和工艺,支持应用传统工艺炮制中药饮片,鼓励运用现代科学技术开展中药饮片炮制技术研究。

对市场上没有供应的中药饮片,医疗机构可以根据本医疗机构医师处方的需要,在本医疗机构内炮制、使用。医疗机构应当遵守中药饮片炮制的有关规定,对其炮制的中药饮片的质量负责,保证药品安全。医疗机构炮制中药饮片,应当向所在地设区的市级人民政府药品监督管理部门备案。根据临床用药需要,医疗机构可以凭本医疗机构医师的处方对中药饮片进行再加工。

3. 中药新药研制和配置管理

国家鼓励和支持中药新药的研制和生产,保护传统中药加工技术和工艺,支持传统剂型中成药的生产,鼓励运用现代科学技术研究开发传统中成药。

生产符合国家规定条件的来源于古代经典名方的中药复方制剂,在申请药品批准文号时,可以仅提供非临床安全性研究资料。

国家鼓励医疗机构根据本医疗机构临床用药需要配制和使用中药制剂,支持应用传统工艺配制中药制剂,支持以中药制剂为基础研制中药新药。

医疗机构配制的中药制剂品种,应当依法取得制剂批准文号。但是,仅应用传统工艺配制的中药制剂品种,向医疗机构所在地省、自治区、直辖市人民政府药品监督管理部门备案后即可配制,不需要取得制剂批准文号。

(三)《基本医疗卫生与健康促进法》有关中药管理规定

2020年我国实施了《基本医疗卫生与健康促进法》,对涉及中药使用管理的规定如下:①国家大力发展中医药事业,坚持中西医并重、传承与创新相结合,发挥中医药在医疗卫生与健康事业中的独特作用。②国家加强中药的保护与发展,充分体现中药的特色和优势,发挥其在预防、保健、医疗、康复中的作用。

我国组织实施了第四次全国中药资源普查工作

我国在20世纪60~80年代,分别开展3次全国范围的中药资源普查,第四次普查工作是2011~2020年由国家中医药管理局组织开展的,其对全国31个省近2800个县开展中药资源调查,获取了200多万条调查记录,汇总了1.3万多种中药资源的种类和分布等信息,其中有上千种为中国特有种。

第四次中药普查期间,我国编制了《全国中药资源普查技术规范》,包括中药资源普查方案制定、外业调查、业内整理等24个方面的内容,填补了中药资源领域没有调查技术规范和行业标准的空白。编纂了《中国中药资源大典》系列丛书(包括专题卷、分省和县卷),并出版《中国中药材种子原色图典》《中国中药区划》《中国药用植物特有种》《中国傣药志》《内蒙古大兴安岭中药资源图志》等80多部专著。

2020年1月2日,*Nature*发表专题报道,详细介绍了在中国政府领导下的第四次全国中药资源普查取得的重要成果,肯定了此次普查对促进中药资源可持续利用和国民经济发展的重要贡献。

第二节　中药材管理

《中医药法》明确国家药品监督管理部门应加强对中药材的质量进行监测,同时完善中药材生产、加工过程的技术规范和标准,构建中药材质量监督追溯体系和现代流通追溯体系。

一、中药材的生产、经营和使用规定

国家鼓励培育道地中药材,建立道地中药材评价体系,支持道地中药材品种选育、生产基地建设等,同时要求加强道地中药材生产基地生态环境保护,鼓励采取地理标志产品保护等措施保护道地中药材。对集中规模化养殖,质量可以控制并符合国家药品监督管理部门规定条件的中药材品种,实行批准文号管理。

1. 中药材种植、养殖管理

2018 年 12 月 18 日,农业农村部联合 NMPA、国家中医药管理局共同发布了《全国道地药材生产基地建设规划(2018—2025 年)》。该规划提出到 2025 年的发展目标,即健全道地药材资源保护与监测体系,构建完善的道地药材生产和流通体系,建设涵盖主要道地药材品种的标准化生产基地,全面加强道地药材质量管理,良种覆盖率达到 50% 以上,绿色防控实现全覆盖。

国家鼓励发展中药材规范化种植养殖,严格管理农药、肥料等农业投入品的使用,禁止在中药材种植过程中使用剧毒、高毒农药,支持中药材良种繁育,提高中药材质量。根据药用植物的营养特点及土壤的供肥能力,确定施肥种类、时间和数量,施用肥料的种类以有机肥为主,根据不同药用植物物种生长发育的需要有限度地使用化学肥料。允许施用经充分腐熟达到无害化卫生标准的农家肥。禁止施用城市生活垃圾、工业垃圾及医院垃圾和粪便,建立道地药材质量管理体系,全面促进道地药材保护和发展。

药用植物病虫害的防治应采取综合防治策略。如必须施用农药时,应按照《农药管理条例》的规定,采用最小有效剂量并选用高效、低毒、低残留农药,以降低农药残留和重金属污染。

对养殖、栽培或野生采集的药用动植物,应准确鉴定其物种,包括亚种、变种或品种,记录其中文名及学名。种子、菌种和繁殖材料在生产、储运过程中应实行检验和检疫制度以保证质量和防止病虫害及杂草的传播;防止伪劣种子、菌种和繁殖材料的交易与传播。加快技术、信息和供应保障服务体系建设,完善中药材质量控制标准及农药、重金属等有害物质限量控制标准;加强检验检测,防止不合格的中药材流入市场。

根据药用动物生存环境、食性、行为特点及对环境的适应能力等,确定相应的养殖方式和方法。科学配制饲料,定时定量投喂,适时适量地补充精料、维生素、矿物质及其他必要的添加剂,不得添加激素、类激素等添加剂。药用动物养殖应视季节、气温、通气等情况,确定给水的时间及次数。草食动物应尽可能通过多食青绿多汁的饲料补充水分。应按动物习性进行药用动物的引种及驯化,捕捉和运输时应避免动物机体和精神损伤。引种动物必须严格检疫,并进行一定时间的隔离、观察。加强中药材良种选育、配种工作,建立良种繁育基地,保护药用动植物种质资源。禁止将中毒、感染疫病的药用动物加工成中药材。

2. 中药材产地初加工管理

中药材产地初加工是指在产地对地产中药材进行洁净、除去非药用部位、干燥等处理,是防止霉变虫蛀、便于储存运输、保障中药材质量的重要手段。采集、储存中药材及对中药材进行初加工，应当符合国家有关技术规范、标准和管理规定。各地要结合地产中药材的特点，加强对中药材产地初加工的管理，逐步实现初加工集中化、规范化、产业化。

地产中药材应当逐品种制定产地初加工规范，统一质量控制标准，改进加工工艺，提高中药材产地初加工水平，避免粗制滥造导致中药材有效成分流失、质量下降。严禁滥用硫黄熏蒸等方法，二氧化硫等物质残留必须符合国家规定。严厉打击产地初加工过程中掺杂使假、染色增重、污染霉变、非法提取等违法违规行为。

野生或半野生药用动植物的采集应坚持"最大持续产量"原则，即不危害生态环境，可持续生产（采收）的最大产量。

确定适宜的采收时间和方法，有计划地进行野生抚育、轮采与封育，以利生物的繁衍与资源的更新。根据产品质量及植物单位面积产量或动物养殖数量，并参考传统采收经验等因素确定适宜的采收时间，包括采收期、采收年限，以及采收方法。采收机械、器具应保持清洁、无污染，存放在无虫鼠害和禽畜的干燥场所。加工场地应清洁、通风，具有遮阳、防雨和防鼠、虫及禽畜的设施。

对药用部分采收后的要求：药用部分采收后，经过拣选、清洗、切制或修整等适宜的加工，需干燥的应采用适宜的方法和技术迅速干燥，并控制温度和湿度，使中药材不受污染，有效成分不被破坏。鲜用药材可采用冷藏、砂藏、罐储、生物保鲜等适宜的保鲜方法，尽可能不使用保鲜剂和防腐剂。如必须使用时，应符合国家对食品添加剂的有关规定。采收及初加工过程中应尽可能排除非药用部分及异物，特别是杂草及有毒物质，剔除破损、腐烂变质的部分。地道药材应按传统方法进行加工。如有改动，应提供充分试验数据，不得影响药材质量。

药品生产企业销售中药材，必须标明产地。发运中药材必须有包装。在每件包装上，必须注明品名、产地、日期、调出单位，并附有质量合格的标志。

3. 中药材自种、自采、自用的管理规定

《中医药法》规定，在村医疗机构执业的中医医师、具备中药材知识和识别能力的乡村医生，按照国家有关规定可以自种、自采地产中药材并在其执业活动中使用。

2006 年 7 月，卫生部、国家中医药管理局为加强乡村中医药技术人员自种自采自用中草药的管理，规范其服务行为，发布《关于加强乡村中医药技术人员自种自采自用中草药管理的通知》。

该通知规定自种自采自用中草药的人员应同时具备以下条件。①熟悉中草药知识和栽培技术，具有中草药辨识能力；②熟练掌握中医基本理论、技能和自种自采中草药的性味功用、临床疗效、用法用量、配伍禁忌、不良反应、注意事项等。乡村中医药技术人员不得自种自采自用下列中草药。①国家规定需特殊管理的医疗用毒性中草药；②国家规定需特殊管理的麻醉药品原植物；③国家规定需特殊管理的濒稀野生植物药材。

根据当地实际工作需要，乡村中医药技术人员自种自采自用的中草药，只限于其所在的村医疗机构内使用，不得上市流通，不得加工成中药制剂。自种自采自用的中草药应当保证药材质量，不得使用变质、被污染等影响人体安全、药效的药材。对有不良反应的中草药，乡村中医药技术人员应严格掌握其用法用量，并熟悉其中毒的预防和救治。发现可能与用药有关的不良反应，应按规定及时向当地主管部门报告。

我国中药材 GAP 发展历程

中药材 GAP 是优质中药材生产和质量管理的基本要求，适用于中药材生产企业采用种植、养殖方式生产中药材的全过程管理。2002 年 6 月 1 日，SDA 颁布实施了中药材 GAP；为试行中药材 GAP 及认证工作，2003 年 11 月 1 日颁布实施了《中药材生产质量管理规范认证管理办法（试行）》及《中药材 GAP 认证检查评定标准（试行）》，国家食品药品监督管理局受理中药材 GAP 的认证申请，并组织认证试点。

我国实施中药材规范化认证管理 14 年来，尚未完全实现中药材生产质量管理的理想状态，加之中药材生产过程影响因素较多，并且一些干扰因素非规范化管理可以控制。2016 年 2 月 3 日，国务院从政策的顶层设计考虑，整合和精简各行业的强制性标准及简政放权的需要，印发了《关于取消 13 项国务院部门行政许可事项的决定》，正式取消中药材 GAP 认证。2016 年 3 月 17 日，国家药品监督管理部门发布了《关于取消中药材生产质量管理规范认证有关事宜的公告》，决定不再受理中药材 GAP 认证申请工作。取消认证后，对中药材 GAP 实施备案管理。

2020 年 11 月，为进一步深化机构改革，提升监管效能，国家市场监督管理部门拟对 13 件部门规章予以废止，其中包括 2002 年实施的中药材 GAP。拟废止 2002 版中药材 GAP 后，国家市场监督管理部门于 2018 年 8 月起草了《中药材生产质量管理规范(修订草案征求意见稿)》，目前正式稿待发布。

二、进口药材的规定

我国使用中药材历史悠久、品种极其广泛、消耗量大，很多品种需要进口满足国内市场需求。为加强进口药材监督管理，保证进口药材质量，2020 年 1 月 1 日，国家市场监督管理总局实施了修订后的《进口药材管理办法》，该办法适用于进口药材申请、审批、备案、口岸检验及监督管理。该办法规定，我国对进口药材施行审批和备案两种方式准入市场。

1. 相关概念

（1）药材进口单位，是指办理首次进口药材审批的申请人或者办理进口药材备案的单位。其应当是中国境内的中成药上市许可持有人、中药生产企业，以及具有中药材或者中药饮片经营范围的药品经营企业。

（2）首次进口药材，是指非同一国家（地区）、非同一申请人、非同一药材基原的进口药材。首次进口药材，应当按照《进口药材管理办法》取得进口药材批件后，向口岸药品监督管理部门办理备案。

（3）非首次进口药材，是指由 NMPA 制定并调整的《非首次进口药材品种目录》内的品种。尚未列入目录，但申请人、药材基原及国家（地区）均未发生变更的，按照非首次进口药材管理。非首次进口药材，应当按照《进口药材管理办法》规定直接向口岸药品监督管理部门办理备案。

2. 监管部门及要求

药材应当从国务院批准的允许药品进口的口岸或者允许药材进口的边境口岸进口。NMPA 主管全国进口药材监督管理工作，并委托省级药品监督管理部门实施首次进口药材审批。省级药品监督管理部门依法对进口药材进行监督管理，并在委托范围内以 NMPA 的名义实施首次进口药材审批。

允许药品进口的口岸或者允许药材进口的边境口岸所在地负责药品监督管理的部门（以下简称口岸药品监督管理部门）负责进口药材的备案，组织口岸检验并进行监督管理。

3. 进口药材执行的标准

进口的药材应当符合国家药品标准。《中国药典》现行版未收载的品种，应当执行进口药材标准；《中国药典》现行版、进口药材标准均未收载的品种，应当执行其他的国家药品标准。民族地区进口当地习用的少数民族药药材，尚无国家药品标准的，应当符合相应的省、自治区药材标准。

4. 首次进口药材审批与批件管理

首次进口药材，申请人应通过国家药品监督管理局的信息系统（以下简称信息系统）填写进口药材申请表，并向所在地省级药监部门报送相关资料，省级药品监督管理部门收到首次进口药材申报资料后，应当出具受理或者不受理通知书；申请人收到首次进口药材受理通知书后，应当及时将检验样品报送所在地省级药品检验机构。省级药品检验机构完成样品检验，向申请人出具进口药材检验报告书，并报送省级药品监督管理部门。省级药品监督管理部门对符合要求的，发给一次性进口药材批件。

进口药材批件编号格式为：（省、自治区、直辖市简称）药材进字+4位年号+4位顺序号。变更进口药材批件的批准事项，申请人应当通过信息系统填写进口药材补充申请表，向原发件部门提出补充申请。

5. 进口药材的备案

首次进口药材申请人应在取得进口药材批件1年内，从进口药材批件注明的到货口岸组织药材进口。进口单位应当向口岸药品监督管理部门备案，通过信息系统填报进口药材报验单，并报送规定的资料。

6. 口岸检验

口岸药品检验机构收到进口药材口岸检验通知书后，按时到规定的存货地点进行现场抽样。现场抽样时，进口单位应当出示产地证明原件。口岸药品检验机构应当对产地证明原件和药材实际到货情况与口岸药品监督管理部门提供的备案资料的一致性进行核查。

7. 目录管理

2020年1月6日，国家药品监督管理局发布了最新版《非首次进口药材品种目录》，收载93个品种。凡申请进口目录内品种，申请人无须取得进口药材批件，直接按照规定向口岸药品监督管理部门进行非首次进口药材备案，各口岸药品监督管理部门应按非首次进口药材进行形式审查。

三、野生药材资源保护

国家对野生药材资源实行保护、采猎相结合的原则，加强中药材野生资源的采集和抚育管理，并创造条件开展人工种养。为保护和合理利用野生药材资源，适应人民医疗保健事业的需要，国务院于1987年12月1日颁布实施了《野生药材资源保护管理条例》。

1. 国家重点保护的野生药材物种管理

《国家重点保护野生药材物种名录》由国家药品监督管理部门会同国务院野生动物、植物管理部门制定。目录共收载野生药材保护物种76种。

一级保护是指，濒临灭绝状态的稀有珍贵野生药材物种，共4种。具体药材包括虎骨（已禁用）、豹骨、羚羊角（赛加羚羊）、鹿茸（梅花鹿）。

二级保护是指，分布区域缩小、资源处于衰竭状态的重要野生药材物种，共27种。具体药材包括鹿茸（马鹿）、麝香（3个品种）、熊胆（2个品种）、穿山甲、蟾酥（2个品种）、蛤蟆油、金钱白花蛇、乌梢蛇、蕲蛇、蛤蚧、甘草（3个品种）、黄连（3个品种）、人参、杜仲、厚朴（2个品种）、黄柏（2个品种）、血竭。

三级保护是指，资源严重减少的主要常用野生药材物种，共45种。具体药材包括川贝母（4个品种）、伊贝母（2个品种）、刺五加、黄芩、天冬、猪苓、龙胆（4个品种）、防风、远志（2个品种）、胡黄连、肉苁蓉、秦艽（4个品种）、细辛（3个品种）、紫草（2个品种）、五味子（2个品种）、蔓荆子（2个品种）、诃子（2个品种）、山茱萸、石斛（5个品种）、阿魏（2

个品种）、连翘、羌活（2 个品种）。

2. 对采猎保护野生药材物种的要求

禁止采猎一级保护野生药材物种；采猎、收购二、三级保护野生药材物种的，必须经批准后，持有采药证，按批准的计划执行，不得在禁止采猎区、禁止采猎期进行采猎，不得使用禁用工具进行采猎。取得采药证后，需要进行采伐或狩猎的，必须分别向有关部门申请采伐证或狩猎证。

3. 对野生药材资源保护区的要求

建立国家或地方野生药材资源保护区时，需经国务院或县级以上地方人民政府批准，进入该保护区从事科研、教学、旅游等活动的，必须经该保护区管理部门批准。在国家或地方自然保护区内建立野生药材资源保护区时，必须征得国家或地方自然保护区主管部门的同意，进入该保护区从事科研、教学、旅游等活动的，还须征得该自然保护区主管部门的同意。

4. 对野生药材保护物种的经营管理

一级保护野生药材物种属于自然淘汰的，其药用部分由各级药材公司负责经营管理，但不得出口；二、三级保护野生药材物种属于国家计划管理的品种，由国家药材主管部门统一经营管理，其余品种由产地县药材公司或其委托单位按照计划收购；二、三级保护野生药材物种的药用部分，除国家另有规定外，实行限量出口，由国家医药管理部门会同国务院有关部门确定实行限量出口的品种及野生药材的规格、等级标准。

5. 关于犀牛角、虎骨、豹骨的管理

1993 年 5 月，国务院发布《关于禁止犀牛角和虎骨贸易的通知》，规定禁止犀牛角和虎骨的一切贸易活动，取消犀牛角和虎骨药用标准，不得使用犀牛角和虎骨制药。2006 年 3 月，国家药品监督管理部门发布了《关于豹骨使用有关事宜的通知》，规定对非内服中成药处方中含豹骨的品种，一律将豹骨去掉，不用代用品；对内服中成药处方中含豹骨的品种，可根据具体品种的有关情况，替代或减去豹骨。

我国对中药材专业市场的管理

2013 年，国家食品药品监督管理总局联合工业和信息化部等部门发布了《关于进一步加强中药材管理的通知》指出，除现有 17 个中药材专业市场外，各地一律不得开办新的中药材专业市场。17 个中药材专业市场所在地：黑龙江省哈尔滨市，河北省保定市，安徽省亳州市，江西省宜春市，山东省菏泽市，河南省许昌市，湖北省黄冈市，湖南省长沙市、邵阳市，广东省广州市、揭阳市，广西壮族自治区玉林市，重庆市渝中区，四川省成都市，云南省昆明市，陕西省西安市，甘肃省兰州市。

中药材专业市场所在地人民政府要按照"谁开办，谁管理"的原则，承担起管理责任，明确市场开办主体及其责任；严禁销售假劣中药材，严禁未经批准以任何名义或方式经营中药饮片、中成药和其他药品，严禁销售国家规定的 28 种毒性药材，严禁非法销售国家规定的 42 种濒危药材。

第三节 中药饮片管理

中药饮片以中药材为原料，在中医药理论体系指导下，经炮制加工后获得的原料药。中药饮片可根据中药处方调配煎煮后以汤剂服用,也可作为中成药的原料供制药企业使用。饮片质量的优劣,直接影响到中药临床疗效,关系公众用药安全和合法权益。面对多元且复杂的饮片质量影响因素,国家必须加强对中药饮片的质量管理,具体管理内容涉及中药饮片生产经营、包装标签、使用管理等多环节。

此外,配方颗粒因免煎、使用便捷、节省药材资源、有利于完善饮片标准等原因,近年来受部分中药企业的推动,在医疗机构得到广泛使用。

一、中药饮片生产、经营管理

生产、经营中药饮片要遵循《药品管理法》《中医药法》《医疗用毒性药品管理办法》等法律法规的原则性规定。对于中药饮片的生产过程管理,国家药品监督管理部门于 2004 年下发《关于推进中药饮片等类别药品监督实施 GMP 工作的通知》,要求自 2008 年 1 月 1 日起,所有中药饮片生产企业必须在符合 GMP 的条件下生产。药品经营企业购进中药饮片必须从符合 GMP 条件的合法药品生产企业购进,经营过程须严格执行 GSP 有关条款规定。此外,2003 年国家药品监督管理部门发布了《关于加强中药饮片包装监督管理的通知》、2008 年后发布多个有关加强中药饮片生产监督管理的通知、2018 年印发的中药饮片质量集中整治工作方案等。综上,这些法律法规、规范、通知等文件共同构成我国有关中药饮片生产、经营管理的系统性文件。

(一)中药饮片生产管理

根据《药品管理法》的规定,炮制中药饮片,须按照国家药品标准炮制,国家药品标准没有规定的,须按省级药品监督管理部门制定的炮制规范炮制。对于部分实行批准文号管理中药饮片,必须在取得批准文号后才可以生产。此外,中药饮片生产企业应履行药品上市许可持有人的相关义务,对中药饮片生产、销售实行全过程管理,建立中药饮片追溯体系,保证中药饮片安全、有效、可追溯。

根据《中医药法》的规定,国家保护中药饮片传统炮制技术和工艺,支持应用传统工艺炮制中药饮片,鼓励运用现代科学技术开展中药饮片炮制技术研究。中药饮片包装必须印有或贴有标签。中药饮片的标签必须注明品名、规格、产地、生产企业、产品批号、生产日期、实施批准文号管理的中药饮片还必须注明批准文号。

(二)中药饮片经营管理

药品经营企业经营中药饮片必须持有药品经营许可证,经营范围须含中药饮片,具体过程须严格执行 GSP 规定。

1. 药品批发企业

从事中药饮片验收工作的人员,应当具有中药学专业中专以上学历或者具有中药学中级以上专业技术职称。中药饮片验收记录应当包括品名、规格、批号、产地、生产日期、生产厂商、供货单位、到货数量、验收合格数量等内容,实施批准文号管理的中药饮片还应当记录批准文号。

从事中药饮片养护工作的人员,应当具有中药学专业中专以上学历或者具有中药学初级以上专业技术职称。

批发企业经营中药饮片,应有专用库房和养护工作场所,购进的中药饮片必须标明产地。

2. 药品零售企业

药品零售企业从事中药饮片质量管理、验收、采购人员应当具有中药学中专以上学历或者具有中药学专业初级以上专业技术职称。中药饮片调剂人员应当具有中药学中专以上学历或者具备中药调剂员资格。

储存中药饮片应当设立专用库房。中药饮片柜斗谱的书写应当正名正字;装斗前应当复核,防止错斗、串斗;应当定期清斗,防止饮片生虫、发霉、变质;不同批号的饮片装斗前应当清斗并记录;企业应当定期对陈列、存放的药品进行检查,重点检查拆零药品和易变质、近效期、摆放时间较长的药品及中药饮片。发现有质量疑问的药品应当及时撤柜,停止销售,由质量管理人员确认和处理,并保留相关记录。毒性中药品种和罂粟壳不得陈列。

(三)毒性中药饮片定点生产和经营管理

1. 定点管理

国家对毒性中药材的饮片,实行统一规划、合理布局、定点生产。

(1)对于市场需求量大,毒性药材生产企业较多的地区,要合理布局定点生产,集中确定2~3 家企业。

(2)对于产地集中的毒性中药材品种,如朱砂、雄黄、附子等,要全国集中统一定点生产。

(3)毒性中药材的饮片定点生产企业,要符合《医疗用毒性药品管理办法》、GMP 等相关规范的要求。

2. 生产管理

建立健全毒性中药材饮片的各项生产管理制度,包括生产管理、质量管理、仓储管理、流通管理等。毒性中药材饮片严格执行《中药饮片包装管理办法》,包装要有突出、鲜明的毒药标志。建立毒性中药材饮片生产、技术经济指标统计报告制度。定点生产的毒性中药材饮片,应销往具有经营毒性中药饮片资格的经营单位或直销到医疗单位。

3. 经营管理

具备经营毒性中药饮片资格的企业采购毒性中药饮片时,必须从持有毒性中药饮片定点生产资质的和经营毒性中药饮片资质的批发企业购进,严禁从非法渠道购进毒性中药饮片。

毒性中药饮片必须按照国家有关规定,实行专人、专库(柜)、专账、专用衡器,双人双锁保管。

(四)中药饮片包装管理

2003 年国家药品监督管理部门发布了《关于加强中药饮片包装监督管理的通知》,对无包装或包装不符合规定的中药饮片,一律不准销售。

生产中药饮片,应选用与药品性质相适应及符合药品质量要求的包装材料和容器。严禁选用与药品性质不相适应和对药品质量可能产生影响的包装材料。

中药饮片的包装必须印有或者贴有标签。中药饮片的标签注明品名、规格、产地、生产企业、产品批号、生产日期。实施批准文号管理的中药饮片还必须注明批准文号。

中药饮片在发运过程中必须要有包装。每件包装上必须注明品名、产地、日期、调出单位等,并附有质量合格的标志。

二、医疗机构中药饮片的管理

医疗机构配备、使用中药饮片须遵循《药品管理法》《中医药法》的原则性规定。此外,2007 年 3 月,国家中医药管理局会同卫生部印发了《医院中药饮片管理规范》,其要求医院使用按照麻醉药品管理的中药饮片和毒性中药饮片的采购、调剂等过程,必须符合《麻醉药品和精神药品管理条例》《医疗用毒性药品管理办法》《处方管理办法》的有关规定。

1. 人员要求

（1）医院直接从事中药饮片技术工作的，应当是中药学专业技术人员。三级医院应当至少配备一名副主任中药师专业技术人员，二级医院应当至少配备一名主管中药师专业技术人员，一级医院应当至少配备一名中药师或相当于中药师专业技术水平的人员。

（2）负责医院中药饮片验收人员应具有饮片鉴别经验。二级以上医院应同时具有中级以上专业技术职称；一级医院应同时具有初级以上专业技术职称。

（3）负责中药饮片临方炮制工作的应为具有 3 年以上炮制经验的中药学专业技术人员。

（4）中药饮片煎煮工作应当由中药学专业技术人员负责，具体操作人员应当经过相应的专业技术培训。

2. 采购管理

医院应坚持公开、公平、公正的原则，考察、选择合法中药饮片供应单位。严禁擅自提高饮片等级、以次充好，为个人或单位谋取不正当利益。

医院应建立健全中药饮片采购制度。采购中药饮片，由仓库管理人员依据本单位临床用药情况提出计划，经本单位主管中药饮片工作的负责人审批签字后，从合法的供应单位购进中药饮片。验证生产企业的企业法人营业执照、药品生产许可证或药品经营许可证，以及销售人员的授权委托书、资格证明、身份证，将复印件存档备查，并签订"质量保证协议书"。购进国家实行批准文号管理的中药饮片，还应当验证注册证书并将复印件存档备查。

医院应当定期对供应单位供应的中药饮片质量进行评估，并根据评估结果及时调整供应单位和供应方案。

3. 验收

医院对所购的中药饮片，应当按照国家药品标准和省级药品监督管理部门制定的标准和规范进行验收，不合格的不得入库。

对购入的中药饮片质量有疑义需要鉴定的，应当委托国家认定的药检部门进行鉴定。有条件的医院，可以设置中药饮片检验室、标本室，并能掌握《中国药典》收载的中药饮片常规检验方法。

购进中药饮片时，验收人员应当对品名、产地、生产企业、产品批号、生产日期、合格标识、质量检验报告书、数量、验收结果及验收日期逐一登记并签字，购进国家实行批准文号管理的中药饮片，还应当检查核对批准文号。发现假冒、劣质中药饮片，应当及时封存并报告当地药品监督管理部门。

4. 保管

中药饮片仓库应当有与使用量相适应的面积，具备通风、调温、调湿、防潮、防虫、防鼠等条件及设施。中药饮片出入库应当有完整记录。中药饮片出库前，应当严格进行检查核对，不合格的不得出库使用。应当定期进行中药饮片养护检查并记录检查结果。养护中发现质量问题，应当及时上报本单位领导处理并采取相应措施。

5. 调剂与临方炮制

饮片调剂室应当有与调剂量相适应的面积，配备通风、调温、调湿、防潮、防虫、防鼠、除尘设施，工作场地、操作台面应当保持清洁卫生。调剂用计量器具应当按照质量技术监督部门的规定定期校验，不合格的应严禁使用。

储存中药饮片的药斗等容器应当排列合理，有品名标签并与斗内饮片相符，品名符合《中国药典》或省级药品监督管理部门制定的规范名称。装斗饮片时要清斗，认真核对，装量适当，不得错斗、串斗。

饮片调剂人员在调配处方时，应按照《处方管理办法》和中药饮片调剂规程的规定进行审方和调剂。对存在"十八反"和"十九畏"、妊娠禁忌、超过常用剂量等可能引起用药安全问题的处方，应当由处方医生确认（"双签字"）或重新开具处方后方可调配。

中药饮片调配后，须经复核后方可发出。二级以上医院应当由主管中药师以上专业技术人员负责调剂复核工作，复核率应当达到 100%。

医院应当定期对中药饮片调剂质量进行抽查并记录检查结果。中药饮片调配每剂重量误差应在±5%以内。

调配含有毒性中药饮片的处方，每次处方剂量不得超过 2 日极量。对处方未注明"生用"的，应给付炮制品。如在审方时对处方有疑问，必须经处方医生重新审定后方可调配。处方保存 2 年备查。

罂粟壳不得单方发药，必须凭有麻醉药处方权的执业医师签名的淡红色处方方可调配，每张处方不得超过 3 日用量，连续使用不得超过 7 日，成人一次的常用量为每天 3～6g。处方保存 3 年备查。

医院进行临方炮制，应当具备与之相适应的条件和设施，严格遵照国家药品标准和省级药品监督管理部门制定的炮制规范炮制，并填写"饮片炮制加工及验收记录"，经医院质量检验合格后方可投入临床使用。

6. 煎煮

医院开展中药饮片煎煮服务，应当有与之相适应的场地及设备，卫生状况良好，具有通风、调温、冷藏等设施。医院应当建立健全中药饮片煎煮的工作制度、操作规程和质量控制措施并严格执行。中药饮片煎煮液的包装材料和容器应当无毒、卫生、不易破损，并符合有关规定。

三、中药配方颗粒管理

针对中药配方颗粒的监管，国家药品监督管理部门于 2013 年 6 月发布了《关于严格中药饮片炮制规范及中药配方颗粒试点研究管理等有关事宜的通知》，严格中药配方颗粒试点研究管理，叫停部分地区批准省内中药配方颗粒试点生产资质。2021 年 2 月，国家药品监督管理局、国家中医药管理局、国家卫生健康委员会、国家医疗保障局发布《关于结束中药配方颗粒试点工作的公告》，为规范中药配方颗粒的生产，引导产业健康发展，决定结束中药配方颗粒试点工作。此后，中药配方颗粒品种实施备案管理，不实施批准文号管理，在上市前由生产企业报所在地省级药品监督管理部门备案。

1. 配方颗粒标准

国家药品监督管理部门发布《中药配方颗粒质量控制与标准制定技术要求》《中药配方颗粒标准审评原则要点》等有关技术标准的资料。国家药典委员会制定《中药配方颗粒国家标准申报资料目录及要求》。

中药配方颗粒应当按照备案的生产工艺进行生产，并符合国家药品标准。国家药品标准没有规定的，应当符合省级药品监督管理部门制定的标准。国家药典委员会结合试点工作经验组织审定中药配方颗粒的国家药品标准，分批公布。省级药品监督管理部门制定的标准应当符合《中药配方颗粒质量控制与标准制定技术要求》的规定。中药配方颗粒国家药品标准颁布实施后，省级药品监督管理部门制定的相应标准即行废止。

省级药品监督管理部门应当在其制定的标准发布后 30 日内将标准批准证明文件、标准文本及编制说明报国家药典委员会备案。不具有国家药品标准或省级药品监督管理部门制定标准的中药配方颗粒不得上市销售。

跨省销售使用中药配方颗粒的，生产企业应当报使用地省级药品监督管理部门备案。无国家药品标准的中药配方颗粒跨省使用的，应当符合使用地省级药品监督管理部门制定的标准。

2. 对配方颗粒生产企业的要求

生产中药配方颗粒的中药生产企业应当取得药品生产许可证，并同时具有中药饮片和颗粒剂生产范围。中药配方颗粒生产企业应当具备中药炮制、提取、分离、浓缩、干燥、制粒等完整的生产能力，并具备与其生产、销售的品种数量相应生产规模。生产企业应当自行炮制用于中药配方颗粒生产的中药饮片。

中药配方颗粒生产企业应当履行药品全生命周期的主体责任和相关义务，实施生产全过程管理，建立追溯体系，逐步实现来源可查、去向可追，加强风险管理。中药饮片炮制、水提、分离、浓缩、干燥、制粒等中药配方颗粒的生产过程应当符合 GMP 相关要求。生产中药配方颗粒所需中药材，提倡使用道地药材，能人工种植养殖的，应当优先使用来源于符合中药材GAP 要求的中药材种植养殖基地的中药材。

直接接触中药配方颗粒包装的标签至少应当标注备案号、名称、中药饮片执行标准、中药配方颗粒执行标准、规格、生产日期、产品批号、保质期、储藏、生产企业、生产地址、联系方式等内容。

3. 对配方颗粒销售、使用等的要求

中药配方颗粒不得在医疗机构以外销售。医疗机构使用的中药配方颗粒应当通过省级药品集中采购平台阳光采购、网上交易。由生产企业直接配送，或者由生产企业委托具备储存、运输条件的药品经营企业配送。接受配送中药配方颗粒的企业不得再委托配送。医疗机构应当与生产企业签订质量保证协议。

中药饮片品种已纳入医保支付范围的，各省级医保部门可综合考虑临床需要、基金支付能力和价格等因素，经专家评审后将与中药饮片对应的中药配方颗粒纳入支付范围，并参照乙类管理。

中药配方颗粒调剂设备应当符合中医临床用药习惯，应当有效防止差错、污染及交叉污染，直接接触中药配方颗粒的材料应当符合药用要求。使用的调剂软件应对调剂过程实现可追溯。

第四节　中成药管理

中成药管理的基本原则应遵循以《药品管理法》《中医药法》为核心的法律法规，具体研发、生产、流通过程的质量控制，应以规范化管理内容为指导，还包括工作指南、技术指导原则、附录等。

此外，根据中医药特点，为丰富中药制剂组方来源，我国对部分中成药上市审批使用简化程序。生产符合国家规定条件的来源于古代经典名方的中药复方制剂，在申请药品批准文号时，可以仅提供非临床安全性研究资料，豁免临床试验。我国对部分中药品种实施保护，并加强中药注射剂生产和临床使用管理，对医疗机构应用传统工艺配制的中药由审批制改为备案制管理。

一、中成药通用名管理

为规范中成药命名，体现中医药特色，2017 年 11 月，国家食品药品监督管理总局发布了《中成药通用名称命名技术指导原则》，该原则发布后受理的中药新药应根据此技术指导原则的要求进行命名；已经受理的中药新药，其命名与技术指导原则不符的，注册申请人可以通过补充申请重新命名。

（一）中成药通用名称命名的基本原则

1. 科学简明，避免重名原则

中成药通用名称应科学、明确、简短、不易产生歧义和误导，避免使用生涩用语。一般字数不超过 8 个字（民族药除外，可采用约定俗成的汉译名）。不应采用低俗、迷信用语。名称中应明确剂型，且剂型应放在名称最后。名称中除剂型外，不应与已有中成药通用名重复，避免同名异方、同方异名的产生。

2. 规范命名，避免夸大疗效原则

中成药通用名称一般不应采用人名、地名、企业名称或濒危受保护动植物名称命名。不应采用代号、固有特定含义名词的谐音命名，如 XOX、名人名字的谐音等。不应采用现代医学药理学、解剖学、生理学、病理学或治疗学的相关用语命名，如癌、消炎、降糖、降压、降脂等。不应采用夸大、自诩、不切实际的用语，如强力、速效、御制、秘制以及灵、宝、精等（名称中含药材名全称及中医术语的除外）。

3. 体现传统文化特色原则

中成药命名可借鉴古方命名充分结合美学观念的优点，使中成药的名称既科学规范，又体现一定的中华传统文化底蕴。但是，名称中所采用的具有文化特色的用语应具有明确的文献依据或公认的文化渊源，并避免夸大疗效。

（二）已上市中成药通用名称命名的规范

2017 年 11 月，国家食品药品监督管理总局发布了《关于规范已上市中成药通用名称命名的通知》，其规定对不符合要求的已上市的中成药要更名。

1. 必须更名的中成药

已上市中成药，如存在以下情况必须更名。①明显夸大疗效，误导医生和患者的；②名称不正确，不科学，有低俗用语和迷信色彩的；③处方相同而药品名称不同，药品名称相同或相似而处方不同的。

2. 可不更名的中成药

已上市中成药，药品名称有地名、人名、姓氏，有"宝""精""灵"等，考虑到这些品种有一定的使用历史，已经形成品牌，公众普遍接受的可不更名。来源于古代经典名方的各种中成药制剂不予更名。

3. 更名管理

中成药通用名称更名工作由国家药典委员会负责。国家药典委员会将组织专家审查提出需更名的已上市中成药名单。新的通用名称批准后，给予 2 年过渡期，过渡期内采取新名称后括注原名称的方式，让患者和医生逐步适应。

二、中药品种保护

1993 年 1 月 1 日国务院颁布了《中药品种保护条例》，其规定国家鼓励研制开发临床有效的中药品种，对质量稳定、疗效确切的中药品种实行分级保护制度。2018 年 9 月 28 日，国务院办公厅公布的《关于修改部分行政法规的决定》，对部分条款进行了修改。其间，2009 年 2 月 3 日，国家食品药品监督管理局发布《关于印发中药品种保护指导原则的通知》，就加强中药品种保护管理工作，进一步做好中药品种保护管理工作提出相应的规定。

（一）中药品种保护管理机构

中药生产企业向所在地省级药品监督管理部门提出申请，由省级药品监督管理部门初审签署意见后，报国务院药品监督管理部门。在特殊情况下，中药生产企业也可以直接向国务院药品监督管理部门提出申请。国家中药品种保护审评委员会负责进行技术审评，根据审评结论，国务院药品监督管理部门决定对申请的中药品种是否给予保护。经批准保护的中药品种，由国务院药品监督管理部门发给中药保护品种证书。

（二）中药品种保护范围

受保护的中药品种必须是列入国家药品标准的品种，包括在中国境内生产制造的中成药、天然药物的提取物及其制剂、中药人工制成品。经国务院药品监督管理部门认定，列为省、自治区、直辖市药品标准的品种，也可以申请保护。申请专利的中药品种不适用《中药品种保护条例》。

（三）中药品种保护的等级划分

1. 中药品种保护的等级划分

（1）符合下列条件之一的中药品种，可以申请一级保护。①对特定疾病有特殊疗效的；②相当于国家一级保护野生药材物种的人工制成品；③用于预防和治疗特殊疾病的。

对特定疾病有特殊疗效，是指对某一疾病在治疗效果上取得重大突破性进展。相当于国家一级保护野生药材物种的人工制成品，是指列为国家一级保护物种药材的人工制成品，或目前显属于二级保护物种，但其野生资源已处于濒危状态物种药材的人工制成品。特殊疾病，是指严重危害百姓身体健康和正常社会生活、经济秩序的重大疑难疾病、危急重症、烈性传染病和罕见病。用于预防和治疗特殊疾病的中药品种，其疗效应明显优于现有治疗方法。

（2）符合下列条件之一的中药品种，可以申请二级保护。①符合上述一级保护的品种或者已经解除一级保护的品种；②对特定疾病有显著疗效的；③从天然药物中提取的有效物质及特殊制剂。

对特定疾病有显著疗效，是指能突出中医辨证施治、对症下药的理法特色，具有显著临床应用优势，或对主治的疾病、证候或症状的疗效优于同类品种。从天然药物中提取的有效物质及特殊制剂，是指从中药、天然药物中提取的有效成分、有效部位制成的制剂，且具有临床应用优势。

2. 保护期限

中药一级品种保护期限分别为30年、20年、10年，中药二级品种保护的期限为7年。中药一级品种保护因特殊情况可以延长保护期限，每次延长的保护期限不得超过第一次批准的保护期限；中药二级品种保护在期满后可以延长7年。申请延长保护期的中药一级、二级保护品种，均应在保护期满前6个月，由生产企业依照条例规定的程序申报。

（四）中药保护品种具体管理措施

1. 保密和转让规定

（1）保护品种的处方组成、工艺制法在保护期内由获得中药保护品种证书的生产企业和有关的药品监督管理部门、单位和个人负责保密，不得公开。负有保密责任的有关部门、企业和单位应按照国家有关规定，建立必要的保密制度。

（2）向国外转让中药一级保护品种的处方组成、工艺制法，应当按照国家有关保密的规定办理。

2. 其他规定

除临床用药紧张的中药保护品种另有规定外，被批准保护的中药品种在保护期内仅限于已获得中药保护品种证书的企业生产。

对已批准保护的中药品种，如果在批准前是由多家企业生产的，其中未申请中药保护品种证书的企业应当自公告发布之日起 6 个月内向国家药品监督管理部门申报，按规定提交完整的资料，经指定的药品检验机构对申报品种进行质量检验，达到国家药品标准的，补发批准文件和中药保护品种证书，未达到国家药品标准的，国家药品监督管理部门撤销该中药品种的批准文号。

中药保护品种在保护期内向国外申请注册时，必须经过国家药品监督管理部门批准同意。否则，不得办理。对临床用药紧缺的中药保护品种的仿制，须经国家药品监督管理部门批准并发给批准文号。仿制企业应当付给持有中药保护品种证书并转让该中药品种处方组成、工艺制法的企业合理的使用费。

三、古代经典名方中药管理

古代经典名方，是指至今仍广泛应用、疗效确切、具有明显特色与优势的古代中医典籍所记载的方剂。名方目录的遴选由国家中医药管理局会同国家药品监督管理局完成，上市审评、批准依然由国家药品监督管理局执行。

1. 目录管理

2018 年 4 月 16 日，国家中医药管理局会同 NMPA 发布了第一批《古代经典名方目录》。该目录包含桃核承气汤、黄连膏、清胃散等 100 个名方。

2. 简化注册审批

为落实《中医药法》和《国务院关于改革药品医疗器械审评审批制度的意见》、关于古代经典名方复方制剂管理的有关规定，2018 年 5 月，NMPA 会同国家中医药管理局发布了《古代经典名方中药复方制剂简化注册审批管理规定》。明确来源于国家公布目录中的古代经典名方且无上市品种（已按规定简化注册审批上市的品种除外）的中药复方制剂申请上市，符合以下条件的，实施简化注册审批：①处方中不含配伍禁忌或药品标准中标识有"剧毒""大毒"及经现代毒理学证明有毒性的药味；②处方中药味及所涉及的药材均有国家药品标准；③制备方法与古代医籍记载基本一致；④除汤剂可制成颗粒剂外，剂型应当与古代医籍记载一致；⑤给药途径与古代医籍记载一致，日用饮片量与古代医籍记载相当；⑥功能主治应当采用中医术语表述，与古代医籍记载基本一致；⑦适用范围不包括传染病，不涉及孕妇、婴幼儿等特殊用药人群。

符合以上条件要求的经典名方制剂申请上市，可仅提供药学及非临床安全性研究资料，免报药效学研究及临床试验资料。

3. 经典名方药品信息管理

经典名方制剂的药品名称原则上应当与古代医籍中的方剂名称相同。经典名方制剂的药品说明书中须说明处方及功能主治的具体来源；注明处方药味日用剂量；明确本品仅作为处方药供中医临床使用。经典名方制剂上市后，生产企业应当按照国家药品不良反应监测相关法律法规开展药品不良反应监测，并向药品监督管理部门报告药品使用过程中发生的药品不良反应，提出风险控制措施，及时修订说明书。

中药专利保护与中药品种保护的区别

中药专利保护与中药品种保护的目的都是对中药技术成果给予合法的保护，但二者的区别很大，主要表现在以下几个方面。

1. 两者保护的法律效力不同。专利保护的法律依据是《中华人民共和国专利法》，属于国家法律，其保护方式是由专利局授予专利保护范围，由法院判定是否侵权；中药品种保护的依据是国务院制定的《中药品种保护条例》，属于国家法规，其保护方式是由国家药品监督管理部门采取行政保护措施。在法律效力上前者大于后者。

2. 被保护者的权利性质不同。专利权人享有该专利技术的独占权；而中药保护品种证书持有者的权利是非独占性的。此外，专利权可以进入商品流通领域进行自由买卖，而中药保护品种证书持有者的权利是不能自由进入商品流通领域进行买卖和转让的。

3. 两者保护的客体范围不同。专利保护的客体包括了中药复方、单方制剂，中药提取物及其制剂，中药的制备方法或加工工艺，中药的新用途，还包括正式批准的药物品种，正在研制中未上市的药物，中药品种保护的客体必须是列入国家药品标准的药物产品。

4. 两者保护的期限不同。药品发明专利保护的期限为 20 年，实用新型专利保护期限为 10 年，外观设计专利保护期限为 15 年；中药一级保护品种分别为 30 年、20 年、10 年，中药二级保护品种为 7 年。

思维导图

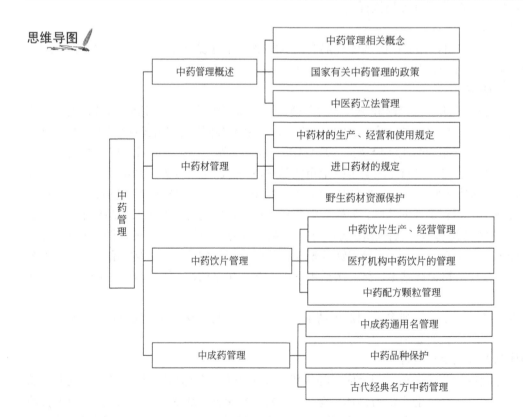

思 考 题

1. 试述中药资源与中药饮片管理中存在的问题与解决对策。

2. 讨论国家重点保护野生药材物种调整策略和依据。

3. 讨论如何从源头保证中药材质量。

4. 分析中药品种保证与药品专利保护、药品行政保护、国家保密保护的区别。

推荐阅读

迪尔米德·杰弗里斯. 2018. 阿司匹林传奇. 北京：中国友谊出版公司

郭巧生，王建华. 2021. 中药材安全与监控. 北京：中国林业出版社

知识拓展

（修订责任人：韩晓亮）

第6章 特殊管理药品的管理

教学目标：通过本章的学习，使学生了解特殊管理药品的分类与监管要点，保证公众用药的合法、安全、合理。

掌握：掌握麻醉药品、精神药品、医疗用毒性药品、放射性药品、药品类易制毒化学品、兴奋剂和疫苗的概念、分类。

熟悉：不同类别特殊管理药品监管侧重点及其原因。

了解：麻醉药品和精神药品的监管历史。

《药品管理法》第一百一十二条规定："国务院对麻醉药品、精神药品、医疗用毒性药品、放射性药品、药品类易制毒化学品等有其他特殊管理规定的，依照其规定。"作为药品，它们在临床上具有重要的医疗价值，在诊断、治疗和预防疾病等过程中必不可少。但由于这些药品具有特殊的生理、药理作用，如果管理不严、使用不当将严重危害患者及公众的生命健康乃至社会的利益。因此，为了保证药品合法、安全、合理使用，防止药物滥用造成的危害，国家对这些药品实行特殊管理。

疫苗作为用于健康人体预防和控制传染性疾病的预防性生物制品，其流通及预防接种的质量安全与维护公众健康和生命安全密切相关。为了加强疫苗管理，保证疫苗质量和供应，规范预防接种，促进疫苗行业发展，保障公众健康，维护公共卫生安全，国家颁布出台了《中华人民共和国疫苗管理法》（以下简称《疫苗管理法》），对疫苗实行更为严格的特殊管理。

此外，根据国家相关行政法规、规章的规定，对含兴奋剂药品，依其品种不同实施不同层次的管理；因含特殊药品复方制剂所含成分的特性使之具有不同于一般药品的管理风险，为此国家对部分含有特殊药品复方制剂的生产、流通、监督管理也做出了严格的规定。

本章内容主要是对麻醉药品、精神药品、医疗用毒性药品、放射性药品，药品类易制毒化学品、疫苗、含兴奋剂药品及含特殊药品复方制剂等一些特殊管理药品进行介绍，并未涵盖所有施行特殊管理的药品。

第一节 麻醉药品和精神药品管理

对麻醉药品和精神药品实施严格的监督管理是我国政府的一贯政策。国务院根据《药品管理法》和其他有关法律的规定，对 1987 年 11 月 28 日颁布的《麻醉药品管理办法》和 1988 年 12 月 27 日颁布的《精神药品管理办法》进行修订、调整和合并，于 2005 年 8 月 3 日颁布了《麻醉药品和精神药品管理条例》，共 9 章 89 条，规定了麻醉药品药用植物的种植，麻醉药品和精神药品的实验研究、生产、经营、使用、储存、运输等管理要求，以及违反规定所承担的法律责任，自 2005 年 11 月 1 日起施行。此外，国家食品药品监督管理局又相继颁布了《麻醉药品和精神药品生产管理办法》（试行）等规章，对麻醉药品和精神药品的生产、经营、运输等环节的管理做了进一步的规定。

一、麻醉药品和精神药品相关概念

（一）麻醉药品和精神药品定义

麻醉药品（narcotic drug），是指具有依赖性潜力，不合理使用或者滥用易产生精神依赖性和生理依赖性，能成瘾癖的药品、药用原植物或其他物质。

精神药品（psychotropic substance），是指直接作用于中枢神经系统，使之兴奋或者抑制，连续使用能产生药物依赖性的药品或其他物质。

精神药品在临床上主要用于治疗或改善异常的精神活动，使紊乱的思维、情绪和行为转为常态。但临床上使用的某些中枢兴奋药如尼可刹米、洛贝林、二甲弗林（回苏灵）和某些中枢抑制药如氯丙嗪、异丙嗪（非那根）等并不产生依赖性，因而未被列入精神药品管制范围。

麻醉药品和精神药品虽属两类不同的药品，但其共同点是长期或连续使用能使人产生依赖性。

麻醉药品与麻醉药、精神药品与抗精神失常药的区别见表6-1。

表 6-1　麻醉药品与麻醉药、精神药品与抗精神失常药的区别

名词	定义	品种	用途	管理
麻醉药品	是指具有依赖性潜力，不合理使用或者滥用易产生精神依赖性和生理依赖性，能成瘾癖的药品、药用原植物或其他物质	共123种，吗啡、哌替啶、芬太尼、罂粟壳、美沙酮等	手术疼、创伤疼、癌症晚期痛，作用于疼痛感觉的中枢部位，使疼痛感觉减轻，并有镇静作用，但如滥用成瘾就是毒品	属国家管理的特殊药品，《麻醉药品和精神药品管理条例》对种植、生产、流通、使用等各环节都有详细规定，违规者将承担法律责任
麻醉药	是指能使整个机体或机体局部暂时、可逆性失去知觉及疼痛的药物	氯仿、乙醚、普鲁卡因、利多卡因、丁卡因等	手术的麻醉，使肌肉松弛、疼痛减轻，利于手术的顺利进行	作为一般的药品管理
精神药品	是指直接作用于中枢神经系统，使之兴奋或者抑制，连续使用能产生药物依赖性的药品或其他物质	共132种，氯胺酮、哌甲酯、三唑仑等第一类精神药品，巴比妥等第二类精神药品	兴奋或抑制人的中枢神经系统，但连续使用可产生精神依赖性，损害人体健康	属国家管理的特殊药品，按《麻醉药品和精神药品管理条例》实行严格管理
抗精神失常药	是指用于治疗有多种原因引起的精神活动障碍疾病的药物统称	丙咪嗪、氟西汀、帕罗西汀、文拉法辛、卡马西平、丙戊酸钠等	按用途分为三类，抗精神病药、抗躁狂抑郁药和抗焦虑药。主要治疗精神分裂症和躁狂症	抗焦虑药中的安定类、巴比妥类属于第二类精神药品，按特殊药品管理；其他两类按一般药品管理

（二）其他相关定义

药物依赖性（drug dependence），是指由药物与机体相互作用造成的一种精神状态，有时也包括具体状态，表现出一种强迫性地要连续或定期用该药的行为和其他反应，目的是要感受它的精神效应，有时也是为了避免停药引起的不适，可以发生或不发生耐受。用药者可以对一种或一种以上药物产生依赖性。简而言之，药物依赖性是指反复地（周期性或连续性）用药所引起的人体心理上或生理上或两者兼有的对药物的依赖状态，表现出一种强迫性的要连续或定期用药的行为和其他反应。

WHO 将药物依赖性分为精神依赖性和生理依赖性。

精神依赖性（psychic dependence）又称心理依赖性，是指药物使人产生一种心满意足的愉快感觉，因而需要定期地或连续地使用它以保持那种舒适感或者为了避免不舒服。凡能引起令人愉快意识状态的任何药物即可引起精神依赖性，精神依赖者为得到欣快感而不得不定期或连续使用某些药物。其特征：追求药物所产生的"舒适"效应（欣快感）、有一种连续使用某种药物的要求（非强迫性）；没有加大剂量的趋势或这种趋势很小，停药后不会出现戒断症状；所引起的危害主要是用药者本人，如咖啡因、安钠咖等。

生理依赖性（physical dependence）也称身体依赖性或躯体依赖性，是指用药者反复地应用某种药物造成一种适应状态，停药后产生戒断症状，使人非常痛苦，甚至危及生命。其特征：强迫性地要求连续使用该药，并且不择手段地获得药品；有加大剂量的趋势；停药后出现戒断症状；对用药者本人及社会易产生危害，如吗啡、哌替啶等。

二、麻醉药品和精神药品品种及分类

（一）麻醉药品的品种及分类

我国麻醉药品的品种主要包括阿片类、阿片生物碱类、可卡因类、大麻类、人工合成麻醉药品类及国家药品监督管理部门规定的其他易成瘾癖的药品、药用原植物及其制剂。其中罂粟壳只能用于中药饮片、中成药生产及医疗配方使用。

我国历版《麻醉药品品种目录》收载品种数目见表 6-2。

表 6-2　我国历版《麻醉药品品种目录》和《精神药品品种目录》收载品种数目

年份	麻醉药品品种数（种）*	第一类精神药品品种数（种）	第二类精神药品品种数（种）	精神药品品种总数（种）
1987 年 12 月	—	—	—	81
1988 年 2 月	129	—	—	—
1989 年 2 月	—	39	65	104
1996 年 1 月	118	47	72	119
2005 年 9 月	121	52	78	130
2007 年 10 月	123	54	79	133
2013 年 11 月	121	68	81	149

注：麻醉药品品种包括其盐和制剂

现行的《麻醉药品品种目录》是由 NMPA、公安部、国家卫生和计划生育委员会于 2013 年 11 月 11 日联合修订并公布，自 2014 年 1 月 1 日起正式施行。该目录中共有 121 个品种，其中我国生产及使用的品种及包括的制剂、提取物、提取物粉共 27 个品种，具体品种见表 6-3。

表 6-3　我国生产及使用的麻醉药品品种目录（2013 年版）

麻醉药品品种	麻醉药品品种
1. 可卡因（cocaine）	12. 哌替啶（pethidine）
2. 罂粟浓缩物（concentrate of poppy straw）	13. 瑞芬太尼（remifentanil）
3. 二氢埃托啡（dihydroetorphine）	14. 舒芬太尼（sufentanil）
4. 地芬诺酯（diphenoxylate）	15. 蒂巴因（thebaine）
5. 芬太尼（fentanyl）	16. 可待因（codeine）
6. 氢可酮（hydrocodone）	17. 右丙氧芬（dextropropoxyphene）
7. 氢吗啡酮（hydromorphone）	18. 双氢可待因（dihydrocodeine）
8. 美沙酮（methadone）	19. 乙基吗啡（ethylmorphine）
9. 吗啡（morphine）	20. 福尔可定（pholcodine）
10. 阿片（opium）	21. 布桂嗪（bucinnazine）
11. 羟考酮（oxycodone）	22. 罂粟壳（poppy shell）

注：1. 上述品种包括其可能存在的盐和单方制剂（除非另有规定）
　　2. 上述品种包括其可能存在的化学异构体及酯、醚（除非另有规定）
　　3. 罂粟浓缩物包括罂粟果提取物、罂粟果提取物粉 2 个品种，吗啡包括吗啡阿托品注射液，阿片包括复方樟脑酊、阿桔片 2 个品种

（二）精神药品的品种及分类

根据精神药品使人体产生依赖性和危害人体健康的程度，我国卫生部依据联合国《1971年精神药物公约》，于 1989 年作出决定，将精神药品分为第一类精神药品和第二类精神药品。其中第一类精神药品比第二类精神药品更易产生依赖性，其毒性和成瘾性更强，因此对其管理更加严格。

我国历版《精神药品品种目录》收载品种数目见表 6-2。

现行的《精神药品品种目录》是由国务院药品监督管理部门会同国务院公安部门、国务院卫生主管部门于 2013 年 11 月 11 日联合修订并公布，自 2014 年 1 月 1 日起正式施行。《精神药品品种目录（2013 版）》共有 149 个品种，其中我国生产及使用的第一类精神药品有 7 个品种、第二类精神药品有 29 个品种，具体品种见表 6-4。

表 6-4　我国生产及使用的精神药品品种目录（2013 年版）

第一类	
1. 哌甲酯（methylphenidate）	5. 氯胺酮（ketamine）
2. 司可巴比妥（secobarbital）	6. 马吲哚（mazindol）
3. 丁丙诺啡（buprenorphine）	7. 三唑仑（triazolam）
4. γ-羟丁酸（gamma-hydroxybutyrate）	

第二类	
1. 异戊巴比妥（amobarbital）	16. 奥沙西泮（oxazepam）
2. 格鲁米特（glutethimide）	17. 匹莫林（pemoline）
3. 喷他佐辛（pentazocine）	18. 苯巴比妥（phenobarbital）
4. 戊巴比妥（pentobarbital）	19. 唑吡坦（zolpidem）
5. 阿普唑仑（alprazolam）	20. 丁丙诺啡透皮贴剂（buprenorphine transdermal patch）
6. 巴比妥（barbital）	21. 布托啡诺及其注射剂（butorphanol and its injection）
7. 氯氮䓬（chlordiazepoxide）	22. 咖啡因（caffeine）
8. 氯硝西泮（clonazepam）	23. 安钠咖（caffeine sodium benzoate）
9. 地西泮（diazepam）	24. 地佐辛及其注射剂（dezocine and its injection）
10. 艾司唑仑（estazolam）	25. 麦角胺咖啡因片（ergotamine and caffeine tablet）
11. 氟西泮（flurazepam）	26. 氨酚氢可酮片（paracetamol and hydrocodone bitartrate tablet）
12. 劳拉西泮（lorazepam）	27. 曲马多（tramadol）
13. 甲丙氨酯（meprobamate）	28. 扎来普隆（zaleplon）
14. 咪达唑仑（midazolam）	29. 佐匹克隆（zopiclone）
15. 硝西泮（nitrazepam）	

注：1. 上述品种包括其可能存在的盐和单方制剂（除非另有规定）

2. 上述品种包括其可能存在的化学异构体及酯、醚（除非另有规定）

3. 自 2015 年 5 月 1 日起，国家食品药品监督管理总局、公安部、国家卫生和计划生育委员会将含可待因复方口服液体制剂（包括口服溶液剂、糖浆剂）列入第二类精神药品管理

4. 自 2019 年 9 月 1 日起，国家药品监督管理局、公安部、国家卫生健康委员会将口服固体制剂每剂量单位含羟考酮碱大于 5mg，且不含其他麻醉药品、精神药品或药品类易制毒化学品的复方制剂列入第一类精神药品管理；不超过 5mg 的列入第二类精神药品管理；丁丙诺啡与纳洛酮的复方口服固体制剂列入第二类精神药品管理

5. 自 2020 年 1 月 1 日起，国家药品监督管理局、公安部、国家卫生健康委员会决定将瑞马唑仑（包括其可能存在的盐、单方制剂和异构体）列入第二类精神药品管理

三、麻醉药品和精神药品具体管理措施

为确保麻醉药品和精神药品的合法、安全、合理使用，防止其流入非法渠道，国务院根据

《药品管理法》制定并颁布了《麻醉药品和精神药品管理条例》及其他相关法律法规,用于麻醉药品和精神药品的监督管理。

(一)麻醉药品和精神药品监督管理部门及职责

国家药品监督管理部门负责全国麻醉药品和精神药品的监督管理工作,并会同国务院农业主管部门对麻醉药品药用原植物实施监督管理。国务院公安部门负责对造成麻醉药品药用原植物、麻醉药品和精神药品流入非法渠道的行为进行查处。国务院其他有关主管部门在各自的职责范围内负责与麻醉药品和精神药品有关的监督管理工作。

省级药品监督管理部门负责本行政区域内麻醉药品和精神药品的监督管理工作。县级以上地方公安机关负责对本行政区域内造成麻醉药品和精神药品流入非法渠道的行为进行查处。县级以上地方人民政府其他有关主管部门在各自的职责范围内负责与麻醉药品和精神药品有关的监督管理工作。

(二)麻醉药品和精神药品实验研究管理

开展麻醉药品和精神药品实验研究活动必须经国家药品监督管理部门批准,且具备下列条件。

(1)以医疗、科学研究或者教学为目的。

(2)有保证实验所需麻醉药品和精神药品安全的措施和管理制度。

(3)企业及其工作人员2年内没有违反有关禁毒的法律、行政法规规定的行为。

麻醉药品和第一类精神药品的临床试验,不得以健康人为受试对象。

申请人在普通药品的实验研究过程中,如产生管制品种,则应当立即停止实验研究活动,并向国家药品监督管理部门报告。国家药品监督管理部门应根据情况,及时作出是否同意其继续进行实验研究的决定。

(三)麻醉药品和精神药品生产(种植)管理

1. 麻醉药品药用原植物种植的管理

国家对麻醉药品药用原植物的种植实行总量控制。

种植企业由国家药品监督管理部门会同农业主管部门共同确定,其他企业和个人不得种植。经确定的种植企业,应根据国家药品监督管理部门和农业主管部门共同制订的年度种植计划种植,并定期向其报告种植情况。

2. 麻醉药品和精神药品生产的管理

国家对麻醉药品和精神药品实行定点生产制度。由国家药品监督管理部门根据麻醉药品和精神药品的需求总量制订年度生产计划。

国家药品监督管理部门按照合理布局、总量控制的原则,根据麻醉药品和精神药品的需求总量,确定麻醉药品和精神药品定点生产企业的数量和布局,并根据年度需求总量对定点生产企业的数量和布局进行调整、公布。

根据2016年2月《国务院关于修改部分行政法规的决定》(国务院第666号),麻醉药品、精神药品的生产,由省级食品药品监督管理部门审批。

定点生产企业应当严格按照麻醉药品和精神药品年度生产计划安排生产,并依照规定向所在地省级药品监督管理部门报告生产情况。

经批准定点生产的麻醉药品、精神药品不得委托加工。

（四）麻醉药品和精神药品的经营管理

国家对麻醉药品和精神药品实行定点经营管理制度。

1. 麻醉药品和第一类精神药品的经营管理

（1）定点经营企业的审批。国家药品监督管理部门将麻醉药品和第一类精神药品经营企业分为全国性批发企业和区域性批发企业。跨省、自治区、直辖市从事经营活动的称为全国性批发企业，而在本省、自治区、直辖市行政区域内从事经营活动的称为区域性批发企业。全国性批发企业由国家药品监督管理部门审查批准，区域性批发企业由所在地省级药品监督管理部门审查批准。

（2）经营管理。麻醉药品和第一类精神药品的定点批发企业，应具有保证供应责任区域内医疗机构所需麻醉药品和第一类精神药品的能力及安全经营的管理制度。

全国性批发企业须从定点生产企业购进麻醉药品和第一类精神药品；区域性批发企业可以从全国性批发企业购进麻醉药品和第一类精神药品，经所在地省级药品监督管理部门批准也可以从定点生产企业购进麻醉药品和第一类精神药品。

全国性批发企业可以向区域性批发企业，或者经医疗机构所在地省级药品监督管理部门批准可以向取得使用资格的医疗机构或按规定批准的其他单位销售麻醉药品和第一类精神药品。

区域性批发企业可以向本省、自治区、直辖市行政区域内取得麻醉药品和第一类精神药品使用资格的医疗机构销售麻醉药品和第一类精神药品；由于特殊地理位置的原因，区域性批发企业需要就近向其他省、自治区、直辖市行政区域内取得麻醉药品和第一类精神药品使用资格的医疗机构销售的，应当经企业所在地省、自治区、直辖市人民政府药品监督管理部门批准。

全国性批发企业和区域性批发企业向医疗机构销售麻醉药品和第一类精神药品，应当将药品送至医疗机构。医疗机构不得自行提货。

麻醉药品和第一类精神药品的经营渠道见图 6-1。

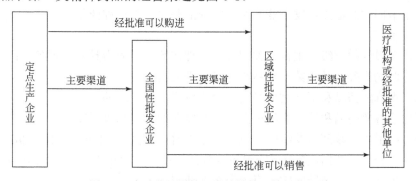

图 6-1　麻醉药品和第一类精神药品的经营渠道

全国性批发企业向区域性批发企业销售麻醉药品和第一类精神药品时，应建立购买方销售档案，并核实企业或单位资质文件和采购人员身份证明无误后，方可销售。

麻醉药品和第一类精神药品不得零售。企业、单位之间购销麻醉药品和精神药品一律禁止使用现金进行交易。

2. 第二类精神药品的经营管理

（1）定点经营企业的审批。专门从事第二类精神药品批发业务的企业应经所在地省级药品监督管理部门批准；从事麻醉药品和第一类精神药品批发的全国性批发企业和区域性批发企业可以从事第二类精神药品批发业务；零售连锁企业经所在地设区的市级药品监督管理部门批准可从事第二类精神药品的零售活动，其他药品经营企业不得从事第二类精神药品的零售活动。

（2）经营管理。第二类精神药品定点批发企业可向医疗机构、定点批发企业和符合规定的零售连锁企业销售第二类精神药品。

从事第二类精神药品零售的连锁企业，应严格执行统一进货、统一配送和统一管理，由本企业直接配送，不得委托配送。

第二类精神药品零售企业须凭执业医师出具的处方，按规定剂量销售第二类精神药品，并将处方保存2年备查；禁止超剂量或无处方销售第二类精神药品；不得向未成年人销售第二类精神药品。

（五）麻醉药品和精神药品的使用管理

1. 购用审批

（1）药品生产企业。需以麻醉药品和第一类精神药品为原料生产普通药品的药品生产企业，应当向所在地省级药品监督管理部门报送年度需求计划，由省级药品监督管理部门汇总报国家药品监督管理部门批准后向定点生产企业购买；需以第二类精神药品为原料生产普通药品的药品生产企业，须经省级药品监督管理部门批准向定点批发企业或定点生产企业购买。

（2）科学研究、教学单位。需使用麻醉药品和精神药品开展实验、教学活动的单位，须经所在地省级药品监督管理部门批准，向定点批发企业或者定点生产企业购买。需使用麻醉药品和精神药品的标准品、对照品的单位，须经省级药品监督管理部门批准，向国家药品监督管理部门批准的单位购买。

（3）食品、食品添加剂、化妆品、油漆等非药品生产企业。需要使用咖啡因作为原料的非药品生产企业，应当经所在地省级药品监督管理部门批准，向定点批发企业或者定点生产企业购买。

（4）医疗机构。需要使用麻醉药品和第一类精神药品的医疗机构，须经所在地设区的市级卫生主管部门批准，取得麻醉药品、第一类精神药品购用印鉴卡（以下简称印鉴卡）。医疗机构应当凭印鉴卡向省级定点批发企业购买麻醉药品和第一类精神药品。

2. 印鉴卡管理

医疗机构向设区的市级卫生行政部门提出办理印鉴卡，应当具备下列条件：

（1）有专职的麻醉药品和第一类精神药品管理人员。

（2）有获得麻醉药品和第一类精神药品处方资格的执业医师。

（3）有保证麻醉药品和第一类精神药品安全储存的设施和管理制度。

设区的市级卫生行政部门发给医疗机构印鉴卡时，应将取得印鉴卡的医疗机构情况抄送设区的市级药品监督管理部门，并报省级卫生行政部门备案。省级卫生行政部门应将取得印鉴卡的医疗机构名单向本行政区域内的定点批发企业通报。

印鉴卡有效期为3年。印鉴卡有效期满前3个月，医疗机构应当向市级卫生行政部门重新提出申请；印鉴卡有效期满需换领新卡的医疗机构，还应当提交印鉴卡有效期期间内麻醉药品、第一类精神药品使用情况。

3. 处方资格及处方管理

（1）处方资格：医疗机构应当按照国务院卫生行政部门的规定，对执业医师进行有关麻醉药品和精神药品使用知识的培训、考核，经考核合格，授予麻醉药品和第一类精神药品处方资格。执业医师取得处方资格后，方可在本医疗机构开具麻醉药品和第一类精神药品处方，但不得为自己开具该种处方。

（2）处方管理：开具麻醉药品、精神药品须使用专用处方。麻醉药品和第一类精神药品处方的印刷用纸为淡红色，处方右上角分别标注"麻""精一"；第二类精神药品处方的印刷用纸为白色，处方右上角标注"精二"。

麻醉药品、第一类精神药品注射剂处方为一次用量；其他剂型处方不得超过 3 日用量；缓释、控释制剂处方不得超过 7 日用量。第二类精神药品处方一般不得超过 7 日用量。

处方由调剂处方药品的医疗机构妥善保存，麻醉药品和第一类精神药品处方保存期限为 3 年，第二类精神药品处方保存期限为 2 年。

4. 制剂配制管理

临床需要而市场无供应的麻醉药品和精神药品，医疗机构持医疗机构制剂许可证和印鉴卡自行配制制剂时，须经所在地省级药品监督管理部门批准。医疗机构配制的麻醉药品和精神药品制剂只能在本医疗机构内使用，不得对外销售。

（六）麻醉药品和精神药品的储存、运输与邮寄

1. 麻醉药品和精神药品的储存管理

（1）麻醉药品药用原植物种植企业、定点生产企业、全国性批发企业、区域性批发企业及国家设立的麻醉药品储存单位，应设专库（柜）储存麻醉药品和第一类精神药品。专库应当设有防火、防盗设备并安装报警装置，报警装置与公安机关报警系统联网；专柜应当使用保险柜。专库和专柜应当实行双人双锁管理，配备专人负责，建立专用账册，实行入库双人验收，出库双人复核，做到账物相符。专用账册保存至药品有效期满后 5 年。

（2）第二类精神药品经营企业应在药品库房中设立独立的专库或专柜储存第二类精神药品，建立专用账册，实行专人管理。专用账册保存至药品有效期满后 5 年。

2. 麻醉药品和精神药品的运输管理

托运、承运和自行运输麻醉药品和精神药品的，应当采取安全保障措施，防止麻醉药品和精神药品在运输过程中被盗、被抢和丢失。

（1）麻醉药品和精神药品的运输方式。通过铁路运输麻醉药品和第一类精神药品时，应当使用集装箱或铁路行李车运输；没有铁路需通过公路或水路运输麻醉药品和第一类精神药品时，应由专人负责押运。

（2）麻醉药品和第一类精神药品的运输手续。应向所在地省级药品监督管理部门申请领取运输证明，运输证明有效期为 1 年。

3. 麻醉药品精神药品的邮寄管理

邮寄麻醉药品和精神药品的寄件人须提交所在地省级药品监督管理部门出具准予邮寄的证明，经指定的邮政营业机构查验无误方可邮寄。无准予邮寄证明的，不得收寄。邮寄证明一证一次有效。

（七）麻醉药品和精神药品的监督管理

药品监督管理部门根据规定的职责权限，对麻醉药品药用原植物的种植及麻醉药品和精神药品的实验研究、生产、经营、使用、储存和运输等过程进行严格的监督管理及监控，确保其在国家控制下合法使用。

1. 建立特殊管理药品监控信息网络

特殊管理药品监控信息网络系统具有计划管理、流向查询、预警管理、库存查询、运输监控、统计报表、信息管理的功能。从 2007 年 10 月 1 日起，麻醉药品和第一类精神药品从生产出厂、运输、进入全国性批发企业、区域性批发企业直至医疗机构的全过程纳入国家药品监督

管理部门的网络监控视野，要求定点生产企业和定点经营企业通过网络实时报送相关数据，NMPA 通过网络平台即可监控全国范围内的特殊管理药品生产、经营信息。

2. 管理措施

对已经发生滥用，造成严重社会危害的麻醉药品和精神药品品种，国家药品监督管理部门应当采取在一定期限内中止生产、流通、使用或者限定其使用范围和用途等措施。对不再作为药品使用的麻醉药品和精神药品，国家药品监督管理部门应当撤销其药品批准文号和药品标准，并予以公布；对管理上存在安全隐患的，应责令立即排除或限期排除；对有证据证明可能流入非法渠道的，应及时采取查封、扣押的行政强制措施，在 7 日内作出行政处理决定，并通报同级公安机关。

各单位对过期、损坏的麻醉药品和精神药品应当登记造册，并向所在地县级药品监督管理部门申请销毁。对存放在医疗机构过期、损坏的麻醉药品和精神药品应向卫生主管部门提出申请，并由卫生主管部门负责监督销毁。依法收缴的麻醉药品和精神药品，除经批准用于科学研究外，应当依照国家有关规定予以销毁。

发生麻醉药品和精神药品被盗、被抢、丢失或者其他流入非法渠道的情形时，案发单位应立即采取必要的控制措施，同时报告所在地县级公安机关和药品监督管理部门。医疗机构发生上述情形时，还应当报告其主管部门。

第二节　医疗用毒性药品和放射性药品管理

为加强医疗用毒性药品的管理，防止中毒或死亡事故的发生，我国政府依据《药品管理法》，于 1988 年 12 月 27 日制定并颁布了《医疗用毒性药品管理办法》，共 14 条，标志着我国将医疗用毒性药品的管理逐步纳入了法治化管理的轨道。为做好毒性药品的监督管理工作，保证公众用药安全有效，并防止发生中毒等严重事件，维护社会稳定，2002 年 10 月 14 日 SDA 发布了《关于切实加强医疗用毒性药品监管的通知》。

我国核医学使用放射性药品进行诊断和治疗始于 20 世纪 50 年代后期，当时放射性药品的供应主要依赖国外进口。20 世纪 60 年代初，我国开始研制放射性药品。1965 年，国家药典委员会首次制定两种放射性药品标准。1975 年颁布了《中华人民共和国卫生部放射性药品标准》。自放射性药品被法定为特殊管理的药品后，1989 年 1 月 13 日，国务院颁布了《放射性药品管理办法》，共 7 章 31 条。2017 年 3 月 1 日，为了依法推进简政放权、放管结合、优化服务改革，国务院对取消行政审批项目、中介服务事项、职业资格许可事项和企业投资项目核准前置审批改革涉及的行政法规，以及不利于稳增长、促改革、调结构、惠民生的行政法规进行了清理。此次清理中，国务院对《放射性药品管理办法》的部分条款进行了修订，并删除了部分条款（第五条、第十条、第三十条）内容。

一、基本概念及分类

（一）医疗用毒性药品的概念及分类

1. 医疗用毒性药品定义

医疗用毒性药品（virulent formedical），是指毒性剧烈，治疗剂量与中毒剂量相近，使用不当会致人中毒或死亡的药品。

2. 医疗用毒性药品品种及分类

医疗用毒性药品分毒性中药和毒性西药，具体品种如下。

（1）毒性中药品种：毒性中药品种共 27 种，具体包括砒石（红砒、白砒）、砒霜、生川乌、生马钱子、生甘遂、生草乌、雄黄、红娘虫、生白附子、生附子、水银、生巴豆、白降丹、生千金子、生半夏、斑蝥、青娘虫、洋金花、生天仙子、生南星、红粉、生藤黄、蟾酥、雪上一枝蒿、生狼毒、轻粉、闹羊花。

以上毒性中药品种均指原药材和饮片，不包含制剂。

值得注意的是，有些书籍、资料将 "红粉"和"红升丹"一并列入毒性中药品种。根据 1990 年 5 月《卫生部药政局关于〈医疗用毒性药品管理办法〉的补充规定》："毒性中药'红粉'、'红升丹'系同物异名。《中国药典》（1985 年版）以'红粉'收载。今后毒性药品品种表修订时将取消'红升丹'的名称。"因此，将"红升丹"列入毒性中药品种是错误的。

（2）毒性西药品种：毒性西药品种共 11 种，具体包括去乙酰毛花苷、阿托品、洋地黄毒苷、氢溴酸后马托品、三氧化二砷、毛果芸香碱、升汞、水杨酸毒扁豆碱、亚砷酸钾、氢溴酸东莨菪碱、士的宁。

以上毒性西药品种系指原料药，士的宁、阿托品、毛果芸香碱等包括其盐类化合物。

此外，1999 年 8 月 23 日 SDA 发布通知，将哈尔滨医科大学附属第一医院研制的用于急性早幼粒细胞白血病治疗的亚砷酸注射液列入医疗用毒性药品管理品种，并确定哈尔滨伊达药业有限公司为其定点生产企业；2008 年 7 月 21 日国家食品药品监督管理总局发布通知，将 A 型肉毒毒素（botulinum toxin A）及其制剂列入毒性药品管理。

（二）放射性药品的概念及分类

1. 放射性药品定义

放射性药品（radioactive drug），是指用于临床诊断或治疗的放射性核素制剂或其标记药物，包括裂变制品、加速器制品、放射性同位素发生器及其配套药盒、放射免疫药盒等。

2. 放射性药品品种

2020 年版《中国药典》共收载 24 种放射性药品标准，具体如下。

（1）含碘 $[^{131}I]$ 的放射性药品：邻碘 $[^{131}I]$ 马尿酸钠注射液；诊断用碘 $[^{131}I]$ 化钠胶囊（曾用名：碘 $[^{131}I]$ 化钠胶囊）；碘 $[^{131}I]$ 化钠口服溶液。

（2）含磷 $[^{32}P]$ 的放射性药品：胶体磷 $[^{32}P]$ 酸铬注射液；磷 $[^{32}P]$ 酸钠盐注射液；磷 $[^{32}P]$ 酸钠盐注射液。

（3）含锝 $[^{99m}Tc]$ 的放射性药品：高锝 $[^{99m}Tc]$ 酸钠注射液；锝 $[^{99m}Tc]$ 亚甲基二磷酸盐注射液；锝 $[^{99m}Tc]$ 依替菲宁注射液；锝 $[^{99m}Tc]$ 植酸盐注射液；锝 $[^{99m}Tc]$ 喷替酸盐注射液；锝 $[^{99m}Tc]$ 焦磷酸盐注射液；锝 $[^{99m}Tc]$ 聚合白蛋白注射液；锝 $[^{99m}Tc]$ 双半胱乙酯注射液；锝 $[^{99m}Tc]$ 双半胱氨酸注射液；锝 $[^{99m}Tc]$ 甲氧异腈注射液。

（4）其他：氙 $[^{133}Xe]$ 注射液；枸橼酸镓 $[^{67}Ga]$ 注射液；铬 $[^{51}Cr]$ 酸钠注射液；氯化亚铊 $[^{201}Tl]$ 注射液；来昔决南钐 $[^{153}Sm]$ 注射液；氟 $[^{18}F]$ 脱氧葡萄糖注射液；氯化锶 $[^{89}Sr]$ 注射液；碘 $[^{125}I]$ 密封籽源。

二、医疗用毒性药品管理

（一）医疗用毒性药品的生产管理

毒性药品年度生产、收购、供应和配制计划，由所在地省级药品监督管理部门根据医疗需要制订，下达给指定的毒性药品生产、收购、供应企业，并抄报国家药品监督管理部门。生产企业不得擅自改变生产计划，自行销售。

药品生产企业必须由医药专业人员负责生产、配制和质量检验，并建立严格的质量管理制度，严防与其他药品混杂。每次配料，必须经 2 人以上复核无误，并详细记录每次生产所用原材料和成品数，经手人签字备查。所用工具、容器要处理干净，防止污染其他药品。标示量要准确无误，包装容器要有毒药标志。

凡加工炮制毒性药品，须按《中国药典》或省级药品监督管理部门制定的炮制规范进行。经检验符合药用要求，方可用于供应、配方和中成药生产。

生产毒性药品及其制剂，必须严格执行生产工艺标准操作规程，在本企业药品检验人员的监督下准确投料。建立完整的生产记录，生产记录保存 5 年备查。毒性药品生产过程中产生的废弃物，必须妥善处理，不得污染环境。

（二）医疗用毒性药品的经营管理

毒性药品的收购、经营由各级药品监督管理部门指定的药品经营企业负责；配方由国营药店、医疗机构负责。未经批准的企业或个人不得从事毒性药品的收购、经营和配方业务。

收购、经营、加工、使用毒性药品的单位必须建立健全保管、验收、领发、核对等制度；严防收假、收错，严禁与其他药品混杂，做到划定仓间、仓位，专柜加锁，并由专人保管。

毒性药品的包装容器上必须印有毒药标志，运输毒性药品的过程中应采取有效措施，防止事故发生。

（三）医疗用毒性药品的使用管理

医疗机构供应和调配毒性药品须凭执业医师签名的正式处方。药品经营企业供应和调配毒性药品，凭盖有执业医师所在医疗机构公章的正式处方。每次处方剂量不得超过 2 日极量。调配处方时必须认真负责，计量准确，按医嘱注明要求，并由配方人员及具有药师以上技术职称的复核人员复核，复核无误，签名盖章后方可发出。对处方未注明"生用"的毒性中药，应付炮制品。如发现处方有疑问时，需经原处方医师重新审定后再行调配。处方一次有效，保存 2 年备查。

毒性药品在入库验收时，应先检查包装是否严密，有无损坏，重量是否相符，并根据药品不同的理化性质，采用适宜的方法加以储存。在储存过程中，须定期或不定期进行检查，如发现质量问题（变质、受潮、霉变、虫蛀等）应及时处理。

科研和教学单位所需的毒性药品，须经所在地县级以上药品监督管理部门批准后，供应部门方能发售。社会公众自配民间单、秘、验方需用毒性中药，购买时须持有本单位或城市街道办事处、乡（镇）人民政府的证明信，供应部门方可发售。每次购用量不能超过 2 日极量。

我国对 A 型肉毒毒素的管理

A 型肉毒毒素（botulinum toxin A），是肉毒杆菌在繁殖中分泌的一种有毒性的蛋白质，即一种神经毒素。个别美容诊所用于眼睑痉挛、面肌痉挛等成人患者及某些斜视，特别是急性麻痹性斜视、共同性斜视、内分泌肌病引起的斜视、无法手术矫正或手术效果不佳的 12 岁以上的斜视患者。其毒性极强，人体的中毒剂量仅为 1μg。目前世界上能生产该制剂的国家，只有中国、美国和英国。为加强对 A 型肉毒毒素的监督管理，根据《医疗用毒性药品管理办法》的相关规定，2008 年卫生部、国家食品药品监督管理总局决定将 A 型肉毒毒素及其制剂列入毒性药品管理，并对其生产、经营和使用管理作出如下规定。

（1）经批准生产 A 型肉毒毒素制剂的药品生产企业应严格按照《病原微生物实验室生物安全管理条例》的要求，加强对生产 A 型肉毒毒素制剂用菌种的保存管理。同时，药品生产企业应制定 A 型肉毒毒素制剂年度生产计划，严格按照年度生产计划和 GMP 要求进行生产，并指定具有生物制品经营资质的药品批发企业作为 A 型肉毒毒素制剂的经销商。

（2）药品批发企业只能将 A 型肉毒毒素制剂销售给医疗机构。

（3）医疗机构应当向经药品生产企业指定的 A 型肉毒毒素经销商采购 A 型肉毒毒素制剂；对购进的 A 型肉毒毒素制剂登记造册、专人管理，按规定储存，做到账物相符；医师应当根据诊疗指南和规范、药品说明书中的适应证、药理作用、用法、用量、禁忌、不良反应和注意事项开具处方，每次处方剂量不得超过 2 日用量，处方按规定保存。

三、放射性药品管理

国务院药品监督管理部门负责全国放射性药品监督管理工作。国务院国防科技工业主管部门依据职责负责与放射性药品有关的管理工作。国务院环境保护主管部门负责与放射性药品有关的辐射安全与防护的监督管理工作。

（一）放射性药品研制、临床研究及审批管理

放射性新药的研制内容，包括工艺路线、质量标准、临床前药理及临床研究。研制单位在制订新药工艺路线的同时，必须研究该药的理化性能、纯度（包括核素纯度）及检验方法、药理、毒理、动物药动学、放射性比活度、剂量、剂型、稳定性等。

研制单位研制的放射性新药，在进行临床试验或者验证前，应当向国务院药品监督管理部门提出申请，按规定报送资料及样品，经国务院药品监督管理部门审批同意后，在国务院药品监督管理部门指定的药物临床试验机构进行临床研究。

研制单位在放射性新药临床研究结束后，向国务院药品监督管理部门提出申请，经国务院药品监督管理部门审核批准，发给新药证书。国务院药品监督管理部门在审核批准时，应当征求国务院国防科技工业主管部门的意见。

放射性新药投入生产，需由生产单位或者取得放射性药品生产许可证的研制单位，凭新药证书（副本）向国务院药品监督管理部门提出生产该药的申请，并提供样品，由国务院药品监督管理部门审核发给批准文号。

（二）放射性药品生产、经营和进出口管理

国家根据需要，对放射性药品的生产企业实行合理布局。

开办放射性药品生产、经营企业，必须具备《药品管理法》规定的条件，符合国家有关放射性同位素安全和防护的规定与标准，并履行环境影响评价文件的审批手续；开办放射性药品生产企业，经国务院国防科技工业主管部门审查同意，国务院药品监督管理部门审核批准后，由所在省、自治区、直辖市药品监督管理部门发给放射性药品生产企业许可证；开办放射性药品经营企业，经国务院药品监督管理部门审核并征求国务院国防科技工业主管部门意见后批准的，由所在省、自治区、直辖市药品监督管理部门发给放射性药品经营企业许可证。无许可证的生产、经营企业，一律不准生产、销售放射性药品。

放射性药品生产企业许可证、放射性药品经营企业许可证的有效期为 5 年,期满前 6 个月,放射性药品生产、经营企业应当分别向原发证的药品监督管理部门重新提出申请,按第 10 条审批程序批准后,换发新证。

放射性药品生产企业生产已有国家标准的放射性药品,必须经国务院药品监督管理部门征求国务院国防科技工业主管部门意见后审核批准,并发给批准文号。凡是改变国务院药品监督管理部门已批准的生产工艺路线和药品标准的,生产单位必须按原报批程序提出补充申请,经国务院药品监督管理部门批准后方能生产。

放射性药品生产、经营企业,必须配备与生产、经营放射性药品相适应的专业技术人员,具有安全、防护和废气、废物、废水处理等设施,并建立严格的质量管理制度。

放射性药品生产、经营企业,必须建立质量检验机构,严格实行生产全过程的质量控制和检验。产品出厂前,须经质量检验。符合国家药品标准的产品方可出厂,不符合标准的产品一律不准出厂。

经国务院药品监督管理部门审核批准的含有短半衰期放射性核素的药品,可以边检验边出厂,但发现质量不符合国家药品标准时,该药品的生产企业应当立即停止生产、销售,并立即通知使用单位停止使用,同时报告国务院药品监督管理、卫生行政、国防科技工业主管部门。

放射性药品的生产、经营单位和医疗单位凭省、自治区、直辖市药品监督管理部门发给的放射性药品生产企业许可证、放射性药品经营企业许可证,医疗单位凭省、自治区、直辖市药品监督管理部门发给的放射性药品使用许可证,开展放射性药品的购销活动。

进口的放射性药品品种,必须符合我国的药品标准或者其他药用要求,并依照《药品管理法》的规定取得进口药品注册证书。进出口放射性药品,应当按照国家有关对外贸易、放射性同位素安全和防护的规定,办理进出口手续。

进口放射性药品,必须经国务院药品监督管理部门指定的药品检验机构抽样检验;检验合格的,方准进口。对于经国务院药品监督管理部门审核批准的含有短半衰期放射性核素的药品,在保证安全使用的情况下,可以采取边进口检验,边投入使用的办法。进口检验单位发现药品质量不符合要求时,应当立即通知使用单位停止使用,并报告国务院药品监督管理、卫生行政、国防科技工业主管部门。

（三）放射性药品使用管理

医疗单位设置核医学科、室（同位素室）,必须配备与其医疗任务相适应的并经核医学技术培训的技术人员。非核医学专业技术人员未经培训,不得从事放射性药品使用工作。

医疗单位使用放射性药品,必须符合国家有关放射性同位素安全和防护的规定。所在地的省、自治区、直辖市药品监督管理部门,应当根据医疗单位核医疗技术人员的水平、设备条件,核发相应等级的放射性药品使用许可证,无许可证的医疗单位不得临床使用放射性药品。

放射性药品使用许可证有效期为 5 年,期满前 6 个月,医疗单位应当向原发证的行政部门重新提出申请,经审核批准后,换发新证。

医疗单位配制、使用放射性制剂,应当符合《药品管理法》及其实施条例的相关规定。

持有放射性药品使用许可证的医疗单位,必须负责对使用的放射性药品进行临床质量检验,收集药品不良反应等工作,并定期向所在地药品监督管理、卫生行政部门报告。由省、自治区、直辖市药品监督管理、卫生行政部门汇总后分别报国务院药品监督管理、卫生行政部门。

放射性药品使用后的废物（包括患者排出物）,必须按国家有关规定妥善处置。

（四）放射性药品标准和检验

放射性药品的国家标准，由国务院药品监督管理部门药典委员会负责制定和修订，报国务院药品监督管理部门审批颁发。

放射性药品的检验由国务院药品监督管理部门公布的药品检验机构承担。

（五）放射性药品的包装运输管理

放射性药品的包装必须安全实用，符合放射性药品质量要求，具有与放射性剂量相适应的防护装置。包装必须分内包装和外包装两部分，外包装必须贴有商标、标签、说明书和放射性药品标志，内包装必须贴有标签。

标签必须注明药品品名、放射性比活度、装量。

说明书除注明前款内容外，还须注明生产单位、批准文号、批号、主要成分、出厂日期、放射性核素半衰期、适应证、用法、用量、禁忌证、有效期和注意事项等。

放射性药品的运输，按国家运输、邮政等部门制订的有关规定执行。

严禁任何单位和个人随身携带放射性药品乘坐公共交通运输工具。

第三节　疫　苗　管　理

疫苗作为用于健康人体预防和控制传染性疾病的预防性生物制品，其流通与预防接种的质量安全与维护公众健康密切相关。为了加强对疫苗流通和预防接种的管理，预防、控制传染病的发生、流行，保障人体健康和公共卫生，2005 年 3 月国务院办公厅公布《疫苗流通和预防接种管理条例》（国务院第 434 号令），该条例自 2005 年 6 月 1 日起施行。为了进一步加强疫苗管理，保证疫苗质量和供应，规范预防接种，促进疫苗行业发展，保障公众健康，维护公共卫生安全，国家于 2019 年 6 月 29 日制定发布了《疫苗管理法》，自 2019 年 12 月 1 日起施行。

一、疫苗管理的基本概述

（一）疫苗的定义

《疫苗管理法》中所称疫苗，是指为预防、控制疾病的发生、流行，用于人体免疫接种的预防性生物制品。

（二）疫苗的分类

根据《疫苗管理法》规定，疫苗可以分为两类：包括免疫规划疫苗和非免疫规划疫苗。

免疫规划疫苗，是指居民应当按照政府的规定接种的疫苗，包括国家免疫规划确定的疫苗，省、自治区、直辖市人民政府在执行国家免疫规划时增加的疫苗，以及县级以上人民政府或者其卫生健康主管部门组织的应急接种或者群体性预防接种所使用的疫苗。

居住在中国境内的居民，依法享有接种免疫规划疫苗的权利，履行接种免疫规划疫苗的义务。政府免费向居民提供免疫规划疫苗，接种单位接种免疫规划疫苗不得收取任何费用。

非免疫规划疫苗，是指由居民自愿接种的其他疫苗。接种单位接种非免疫规划疫苗，除收取疫苗费用外，还可以收取接种服务费。接种服务费的收费标准由省、自治区、直辖市人民政府价格主管部门会同财政部门制定。

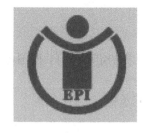

图 6-2　免疫规划专用标识

（三）疫苗的包装标识

根据《疫苗流通和预防接种管理条例》相关规定，国家食品药品监督管理局、卫生部于 2005 年 6 月 6 日发布《关于纳入国家免疫规划疫苗包装标注特殊标识的通知》，决定自 2006 年 1 月 1 日起，凡纳入国家免疫规划的疫苗制品的最小外包装上，须标明"免费"字样及免疫规划专用标识（图 6-2）。

（四）疫苗管理部门及职责

（1）县级以上人民政府及其有关部门应当保障适龄儿童接种免疫规划疫苗。监护人应当依法保证适龄儿童按时接种免疫规划疫苗。

（2）县级以上人民政府应当将疫苗安全工作和预防接种工作纳入本级国民经济与社会发展规划，加强疫苗监督管理能力建设，建立健全疫苗监督管理工作机制。县级以上地方人民政府对本行政区域疫苗监督管理工作负责，统一领导、组织、协调本行政区域疫苗监督管理工作。

（3）国务院药品监督管理部门负责全国疫苗监督管理工作。国务院卫生健康主管部门负责全国预防接种监督管理工作。国务院其他有关部门在各自职责范围内负责与疫苗有关的监督管理工作。

省、自治区、直辖市人民政府药品监督管理部门负责本行政区域疫苗监督管理工作。设区的市级、县级人民政府承担药品监督管理职责的部门负责本行政区域疫苗监督管理工作。县级以上地方人民政府卫生健康主管部门负责本行政区域预防接种监督管理工作。县级以上地方人民政府其他有关部门在各自职责范围内负责与疫苗有关的监督管理工作。

> **国家免疫规划的疫苗品种**
>
> 目前国家免疫规划的疫苗主要有麻疹疫苗、脊髓灰质炎疫苗、百白破疫苗、卡介苗、乙型肝炎疫苗（不包括成人预防用乙型肝炎疫苗）、白破疫苗、甲肝疫苗、流脑疫苗、乙脑疫苗、麻风腮疫苗；在重点地区对重点人群进行出血热疫苗接种；发生炭疽、钩端螺旋体病疫情或发生洪涝灾害可能导致钩端螺旋体病暴发流行时，对重点人群进行炭疽疫苗和钩体疫苗应急接种。

二、疫苗研制与生产管理

（一）疫苗上市许可和临床试验要求

1. 疫苗上市许可

国家根据疾病流行情况、人群免疫状况等因素，制定相关研制规划，安排必要资金，支持多联多价等新型疫苗的研制。国家组织疫苗上市许可持有人、科研单位、医疗卫生机构联合攻关，研制疾病预防、控制急需的疫苗。国家鼓励疫苗上市许可持有人加大研制和创新资金投入，优化生产工艺，提升质量控制水平，推动疫苗技术进步。

2. 疫苗临床试验要求

（1）开展疫苗临床试验，应当经国务院药品监督管理部门依法批准。疫苗临床试验应当由符合国务院药品监督管理部门和国务院卫生健康主管部门规定条件的三级医疗机构或者省级以上疾病预防控制机构实施或者组织实施。国家鼓励符合条件的医疗机构、疾病预防控制机构等依法开展疫苗临床试验。

（2）疫苗临床试验申办者应当制定临床试验方案，建立临床试验安全监测与评价制度，审慎选择受试者，合理设置受试者群体和年龄组，并根据风险程度采取有效措施，保护受试者合法权益。

（3）开展疫苗临床试验，应当取得受试者的书面知情同意；受试者为无民事行为能力人的，应当取得其监护人的书面知情同意；受试者为限制民事行为能力人的，应当取得本人及其监护人的书面知情同意。

（4）在中国境内上市的疫苗应当经国务院药品监督管理部门批准，取得药品注册证书；申请疫苗注册，应当提供真实、充分、可靠的数据、资料和样品。对疾病预防、控制急需的疫苗和创新疫苗，国务院药品监督管理部门应当予以优先审评审批。

（5）应对重大突发公共卫生事件急需的疫苗或者国务院卫生健康主管部门认定急需的其他疫苗，经评估获益大于风险的，国务院药品监督管理部门可以附条件批准疫苗注册申请。出现特别重大突发公共卫生事件或者其他严重威胁公众健康的紧急事件，国务院卫生健康主管部门根据传染病预防、控制需要提出紧急使用疫苗的建议，经国务院药品监督管理部门组织论证同意后可以在一定范围和期限内紧急使用。

（6）国务院药品监督管理部门在批准疫苗注册申请时，对疫苗的生产工艺、质量控制标准和说明书、标签予以核准。国务院药品监督管理部门应当在其网站上及时公布疫苗说明书、标签内容。

（二）疫苗生产和批签发管理要求

1. 疫苗的生产管理

（1）国家对疫苗生产实行严格准入制度。从事疫苗生产活动，应当经省级以上人民政府药品监督管理部门批准，取得药品生产许可证。从事疫苗生产活动，除符合《药品管理法》规定的从事药品生产活动的条件外，还应当具备下列条件：具备适度规模和足够的产能储备；具有保证生物安全的制度和设施、设备；符合疾病预防、控制需要。

疫苗上市许可持有人应当具备疫苗生产能力；超出疫苗生产能力确需委托生产的，应当经国务院药品监督管理部门批准。接受委托生产的，应当遵守《疫苗管理法》规定和国家有关规定，保证疫苗质量。

（2）疫苗上市许可持有人的法定代表人、主要负责人应当具有良好的信用记录，生产管理负责人、质量管理负责人、质量受权人等关键岗位人员应当具有相关专业背景和从业经历。疫苗上市许可持有人应当加强对前款规定人员的培训和考核，及时将其任职和变更情况向省、自治区、直辖市人民政府药品监督管理部门报告。

（3）疫苗应当按照经核准的生产工艺和质量控制标准进行生产和检验，生产全过程应当符合 GMP 的要求。疫苗上市许可持有人应当按照规定对疫苗生产全过程和疫苗质量进行审核、检验。

（4）疫苗上市许可持有人应当建立完整的生产质量管理体系，持续加强偏差管理，采用信息化手段如实记录生产、检验过程中形成的所有数据，确保生产全过程持续符合法定要求。

2. 疫苗的批签发管理

（1）每批疫苗销售前或者进口时，应当经国务院药品监督管理部门指定的批签发机构按照相关技术要求进行审核、检验。符合要求的，发给批签发证明；不符合要求的，发给不予批签发通知书。

不予批签发的疫苗不得销售,并应当由省、自治区、直辖市人民政府药品监督管理部门监督销毁;不予批签发的进口疫苗应当由口岸所在地药品监督管理部门监督销毁或者依法进行其他处理。

国务院药品监督管理部门、批签发机构应当及时公布上市疫苗批签发结果,供公众查询。

（2）申请疫苗批签发应当按照规定向批签发机构提供批生产及检验记录摘要等资料和同批号产品等样品。进口疫苗还应当提供原产地证明、批签发证明;在原产地免予批签发的,应当提供免予批签发证明。

（3）预防、控制传染病疫情或者应对突发事件急需的疫苗,经国务院药品监督管理部门批准,免予批签发。

（4）疫苗批签发应当逐批进行资料审核和抽样检验。疫苗批签发检验项目和检验频次应当根据疫苗质量风险评估情况进行动态调整。

对疫苗批签发申请资料或者样品的真实性有疑问,或者存在其他需要进一步核实的情况的,批签发机构应当予以核实,必要时应当采用现场抽样检验等方式组织开展现场核实。

（5）批签发机构在批签发过程中发现疫苗存在重大质量风险的,应当及时向国务院药品监督管理部门和省、自治区、直辖市人民政府药品监督管理部门报告。接到报告的部门应当立即对疫苗上市许可持有人进行现场检查,根据检查结果通知批签发机构对疫苗上市许可持有人的相关产品或者所有产品不予批签发或者暂停批签发,并责令疫苗上市许可持有人整改。疫苗上市许可持有人应当立即整改,并及时将整改情况向责令其整改的部门报告。

（6）对生产工艺偏差、质量差异、生产过程中的故障和事故以及采取的措施,疫苗上市许可持有人应当如实记录,并在相应批产品申请批签发的文件中载明;可能影响疫苗质量的,疫苗上市许可持有人应当立即采取措施,并向省、自治区、直辖市人民政府药品监督管理部门报告。

三、疫苗上市后管理

（一）疫苗的流通管理

（1）国家免疫规划疫苗由国务院卫生健康主管部门会同国务院财政部门等组织集中招标或者统一谈判,形成并公布中标价格或者成交价格,各省、自治区、直辖市实行统一采购。国家免疫规划疫苗以外的其他免疫规划疫苗、非免疫规划疫苗由各省、自治区、直辖市通过省级公共资源交易平台组织采购。

（2）疫苗上市许可持有人应当按照采购合同约定,向疾病预防控制机构供应疫苗。疾病预防控制机构应当按照规定向接种单位供应疫苗。疾病预防控制机构以外的单位和个人不得向接种单位供应疫苗,接种单位不得接收该疫苗。

（3）疫苗上市许可持有人应当按照采购合同约定,向疾病预防控制机构或者疾病预防控制机构指定的接种单位配送疫苗。疫苗上市许可持有人、疾病预防控制机构自行配送疫苗应当具备疫苗冷链储存、运输条件,也可以委托符合条件的疫苗配送单位配送疫苗。疾病预防控制机构配送非免疫规划疫苗可以收取储存、运输费用,具体办法由国务院财政部门会同国务院价格主管部门制定,收费标准由省、自治区、直辖市人民政府价格主管部门会同财政部门制定。

（4）疾病预防控制机构、接种单位、疫苗上市许可持有人、疫苗配送单位应当遵守疫苗储存、运输管理规范,保证疫苗质量。疫苗在储存、运输全过程中应当处于规定的温度环境,冷链储存、运输应当符合要求,并定时监测、记录温度。疫苗储存、运输管理规范由国务院药品监督管理部门、国务院卫生健康主管部门共同制定。

（5）疫苗上市许可持有人在销售疫苗时，应当提供加盖其印章的批签发证明复印件或者电子文件；销售进口疫苗的，还应当提供加盖其印章的进口药品通关单复印件或者电子文件。疾病预防控制机构、接种单位在接收或者购进疫苗时，应当索取前款规定的证明文件，并保存至疫苗有效期满后不少于 5 年备查。

（6）疫苗上市许可持有人应当按照规定，建立真实、准确、完整的销售记录，并保存至疫苗有效期满后不少于 5 年备查。疾病预防控制机构、接种单位、疫苗配送单位应当按照规定，建立真实、准确、完整的接收、购进、储存、配送、供应记录，并保存至疫苗有效期满后不少于 5 年备查。疾病预防控制机构、接种单位接收或者购进疫苗时，应当索取本次运输、储存全过程温度监测记录，并保存至疫苗有效期满后不少于 5 年备查；对不能提供本次运输、储存全过程温度监测记录或者温度控制不符合要求的，不得接收或者购进，并应当立即向县级以上地方人民政府药品监督管理部门、卫生健康主管部门报告。

（7）疾病预防控制机构、接种单位应当建立疫苗定期检查制度，对存在包装无法识别、储存温度不符合要求、超过有效期等问题的疫苗，采取隔离存放、设置警示标志等措施，并按照国务院药品监督管理部门、卫生健康主管部门、生态环境主管部门的规定处置。疾病预防控制机构、接种单位应当如实记录处置情况，处置记录应当保存至疫苗有效期满后不少于 5 年备查。

（二）疫苗上市后的风险管理

（1）疫苗上市许可持有人应当建立健全疫苗全生命周期质量管理体系，制定并实施疫苗上市后风险管理计划，开展疫苗上市后研究，对疫苗的安全性、有效性和质量可控性进行进一步确证。

对批准疫苗注册申请时提出进一步研究要求的疫苗，疫苗上市许可持有人应当在规定期限内完成研究；逾期未完成研究或者不能证明其获益大于风险的，国务院药品监督管理部门应当依法处理，直至注销该疫苗的药品注册证书。

（2）疫苗上市许可持有人应当对疫苗进行质量跟踪分析，持续提升质量控制标准，改进生产工艺，提高生产工艺稳定性。生产工艺、生产场地、关键设备等发生变更的，应当进行评估、验证，按照国务院药品监督管理部门有关变更管理的规定备案或者报告；变更可能影响疫苗安全性、有效性和质量可控性的，应当经国务院药品监督管理部门批准。

（3）疫苗上市许可持有人应当根据疫苗上市后研究、预防接种异常反应等情况持续更新说明书、标签，并按照规定申请核准或者备案。国务院药品监督管理部门应当在其网站上及时公布更新后的疫苗说明书、标签内容。

（4）疫苗上市许可持有人应当建立疫苗质量回顾分析和风险报告制度，每年将疫苗生产流通、上市后研究、风险管理等情况按照规定如实向国务院药品监督管理部门报告。

（5）国务院药品监督管理部门可以根据实际情况，责令疫苗上市许可持有人开展上市后评价或者直接组织开展上市后评价。对预防接种异常反应严重或者其他原因危害人体健康的疫苗，国务院药品监督管理部门应当注销该疫苗的药品注册证书。

（6）国务院药品监督管理部门可以根据疾病预防、控制需要和疫苗行业发展情况，组织对疫苗品种开展上市后评价，发现该疫苗品种的产品设计、生产工艺、安全性、有效性或者质量可控性明显劣于预防、控制同种疾病的其他疫苗品种的，应当注销该品种所有疫苗的药品注册证书并废止相应的国家药品标准。

（三）问题疫苗的处理

疫苗存在或者疑似存在质量问题的，疫苗上市许可持有人、疾病预防控制机构、接种单位应当立即停止销售、配送、使用，必要时立即停止生产，按照规定向县级以上人民政府药品监督管理部门、卫生健康主管部门报告。卫生健康主管部门应当立即组织疾病预防控制机构和接种单位采取必要的应急处置措施，同时向上级人民政府卫生健康主管部门报告。药品监督管理部门应当依法采取查封、扣押等措施。对已经销售的疫苗，疫苗上市许可持有人应当及时通知相关疾病预防控制机构、疫苗配送单位、接种单位，按照规定召回，如实记录召回和通知情况，疾病预防控制机构、疫苗配送单位、接种单位应当予以配合。

未依照前款规定停止生产、销售、配送、使用或者召回疫苗的，县级以上人民政府药品监督管理部门、卫生健康主管部门应当按照各自职责责令停止生产、销售、配送、使用或者召回疫苗。

疫苗上市许可持有人、疾病预防控制机构、接种单位发现存在或者疑似存在质量问题的疫苗，不得瞒报、谎报、缓报、漏报，不得隐匿、伪造、毁灭有关证据。

第四节　其他特殊管理的药品

一、药品类易制毒化学品的监督管理

（一）药品类易制毒化学品的定义

药品类易制毒化学品是指可制造毒品的主要原料中具有临床治疗作用的化学药品。

（二）药品类易制毒化学品品种分类

药品类易制毒化学品的危害主要是易制毒性，《药品类易制毒化学品管理办法》对该类药品从品种来源和类别归属划分主要为麦角生物碱和麻黄生物碱。具体品种见表6-5。

表6-5　药品类易制毒化学品目录

序号	品名
1	麦角酸
2	麦角胺
3	麦角新碱
4	麻黄碱、伪麻黄碱、消旋麻黄碱、去甲麻黄碱、甲基麻黄碱、麻黄浸膏、麻黄浸膏粉等麻黄碱类物质

说明：所列物质包括可能存在的盐类。药品类易制毒化学品包括原料药及其单方制剂。国务院批准调整易制毒化学品分类和品种，涉及药品类易制毒化学品的，NMPA及时调整并予公布

（三）监督管理机构

NMPA主管全国药品类易制毒化学品生产、经营、购买等方面的监督管理工作。县级以上地方食品药品监督管理部门负责本行政区域内的药品类易制毒化学品生产、经营、购买等方面的监督管理工作。

（四）具体管理措施

1. 药品类易制毒化学品的生产、经营及购用的许可制度

对于药品生产企业要生产药品类易制毒化学品的，必须向药监部门申请，取得药品类易制

毒化学品生产许可批件及相应生产品种的药品批准文号才能进行生产。

药品类易制毒化学品单方制剂和小包装麻黄碱，纳入麻醉药品销售渠道经营。未实行药品批准文号管理的品种，纳入药品类易制毒化学品原料药渠道经营。

购买药品类易制毒化学品的单位，应当办理药品类易制毒化学品购用证明（以下简称购用证明），有效期为 3 个月。

2. 药品类易制毒化学品的购销管理

药品类易制毒化学品生产企业应当将药品类易制毒化学品原料药销售给取得购用证明的药品生产企业、药品经营企业和外贸出口企业。

药品类易制毒化学品经营企业应当将药品类易制毒化学品原料药销售给本省、自治区、直辖市行政区域内取得购用证明的单位。药品类易制毒化学品经营企业之间不得购销药品类易制毒化学品原料药。

教学科研单位只能凭购用证明从麻醉药品全国性批发企业、区域性批发企业和药品类易制毒化学品经营企业购买药品类易制毒化学品。

以上购销过程禁止使用现金或者实物进行交易，同时还要求生产企业和经营企业建立购方档案。

3. 药品类易制毒品的安全管理

对药品类易制毒化学品储存应当实行专库专柜，双人双锁管理。此外对于药品类易制毒化学品生产企业、经营企业和使用药品类易制毒化学品的药品生产企业，其关键生产岗位、储存场所应当设置电视监控设施，安装报警装置并与公安机关联网。

麦角生物碱和麻黄生物碱

药品类易制毒化学品的危害主要是易制毒性，该类药品从品种来源和类别归属划分主要为麦角生物碱和麻黄生物碱。麦角生物碱的原体就是小黑麦的麦角。1938 年，瑞士化学家艾伯特·霍夫曼（Albert Hofmann）利用麦角中所含的麦角胺、麦角新碱，首次合成了麦角酸二乙基酰胺，这是已知药力最强的迷幻剂，吸食者丧失对事物的判断力和控制力，产生严重的心理和生理损害。麻黄碱类是从植物麻黄草中提取的生物碱，也可通过化学合成制得。

麻黄碱及其制品既是制药原料，又是制造甲基苯丙胺（冰毒）的前体。1919 年，冰毒由日本化学家阿·雄贺多（Akira Ogata）首次合成，是目前国际上滥用最严重的中枢兴奋剂之一，大剂量使用引起精神错乱，类似妄想性精神分裂症。

为加强易制毒化学品管理，防止易制毒化学品被用于制造毒品，国务院于 2005 年 8 月 26 日发布《易制毒化学品管理条例》（同年 11 月 1 日施行），明确了国家食品药品监督管理部门在监督管理中的职责，对药品类易制毒化学品实施一定的特殊管理。为加强药品类易制化学品的管理，防止其流入非法渠道，根据《易制毒化学品管理条例》，卫生部于 2010 年 3 月 18 日制定发布了《药品类易制毒化学品管理办法》，该办法共 50 条，自 2010 年 5 月 1 日起正式施行。

二、含特殊药品复方制剂的管理

（一）部分含特殊药品复方制剂的品种

1. 口服固体制剂

每剂量单位：含可待因≤15mg 的复方制剂；含双氢可待因≤10mg 的复方制剂；含羟考

酮≤5mg 的复方制剂。

具体品种如下：阿司待因片；阿司可咖胶囊；阿司匹林可待因片；氨酚待因片；氨酚待因片（Ⅱ）；氨酚双氢可待因片；复方磷酸可待因片；可待因桔梗片；氯酚待因片；洛芬待因缓释片；洛芬待因片；萘普待因片。

2. 含可待因复方口服液体制剂（列入第二类精神药品管理）

具体品种如下：复方磷酸可待因溶液；复方磷酸可待因溶液（Ⅱ）；复方磷酸可待因口服溶液；复方磷酸可待因口服溶液（Ⅲ）；复方磷酸可待因糖浆；可愈糖浆；愈酚待因口服溶液；愈酚伪麻待因口服溶液。

3. 复方地芬诺酯片

4. 复方甘草片、复方甘草口服溶液

5. 含麻黄碱类复方制剂

6. 其他含麻醉药品口服复方制剂

具体品种如下：复方福尔可定口服溶液；复方福尔可定糖浆；复方枇杷喷托维林颗粒；尿通卡克乃其片。

7. 含曲马多口服复方制剂

具体品种如下：复方曲马多片；氨酚曲马多片；氨酚曲马多胶囊。

（二）含特殊药品复方制剂的经营管理

具有药品经营许可证的企业均可经营含特殊药品复方制剂。药品生产企业和药品批发企业可以将含特殊药品复方制剂销售给药品批发企业、药品零售企业和医疗机构（另有规定的除外）。

1. 合法资质审核

药品批发企业购销含特殊药品复方制剂时，应对供货单位和购货单位的资质进行严格审核，确认其合法性后，方可进行含特殊药品复方制剂购销活动。

药品批发企业应留存购销方合法资质证明复印件、采购人员（销售人员）法人委托书和身份证明复印件、核实记录等，并按 GSP 的要求建立客户档案。

2. 药品购销管理

药品批发企业从药品生产企业直接购进的复方甘草片、复方地芬诺酯片等含特殊药品复方制剂，可以将此类药品销售给其他批发企业、零售企业和医疗机构；从药品批发企业购进的，只能销售给本省（区、市）的药品零售企业和医疗机构。

药品批发企业购进含特殊药品复方制剂片时，应向供货单位索要符合规定的销售票据。销售票据、资金流和物流必须一致。

药品批发企业销售含特殊药品复方制剂时，必须按规定开具销售票据提供给购货单位。销售票据、资金流和物流必须一致。

根据《关于加强含可待因复方口服液体制剂管理的通知》，自 2015 年 5 月 1 日起，不具备第二类精神药品经营资质的企业不得再购进含可待因复方口服液体制剂,原有库存产品登记造册报所在地设区的市级人民政府负责药品监督管理的部门备案后，按规定售完为止。

自 2016 年 1 月 1 日起，生产和进口的含可待因复方口服液体制剂必须在其包装和说明书上印有规定的标识。之前生产和进口的，在有效期内可继续流通使用。

3. 药品出库复核与配送管理

药品批发企业销售含特殊药品复方制剂时，应当严格执行出库复核制度，认真核对实物与销售出库单是否相符，并确保将药品送达购买方药品经营许可证所载明的仓库地址、药品零售企业注册地址，或者医疗机构的药库。

药品批发企业销售出库的含特殊药品复方制剂送达购买方后，购买方应查验货物，查验无误后收货人员应在销售方随货同行单的回执联上签字。销售方应查验返回的随货同行单回执联记载内容有无异常，并保存备查。

4. 药品零售管理

因为含特殊药品复方制剂不是特殊管理药品，所以公众在零售药店是可以购买到的。但是，根据国家药品监督管理部门的相关规定，部分含特殊药品复方制剂零售有一定的管理限制。

药品零售企业销售含特殊药品复方制剂时，处方药应当严格执行处方药与非处方药分类管理有关规定，复方甘草片、复方地芬诺酯片列入必须凭处方销售的处方药管理，严格凭医师开具的处方销售；除处方药外，非处方药一次销售不得超过 5 个最小包装（含麻黄碱复方制剂另有规定除外）。

自 2015 年 5 月 1 日起，含可待因复方口服液体制剂（包括口服溶液剂和糖浆剂）已列入第二类精神药品管理。具有经营资质的药品零售企业，销售含可待因复方口服液体制剂时，必须凭医疗机构使用精神药品专用处方开具的处方销售，单方处方量不得超过 7 日常用量。复方甘草片、复方地芬诺酯片应设置专柜由专人管理、专册登记，上述药品登记内容包括药品名称、规格、销售数量、生产企业和生产批号。

药品零售企业销售含特殊药品复方制剂时，如发现超过正常医疗需求，大量、多次购买上述药品的，应当立即向当地药品监督管理部门报告。

5. 禁止事项及其他要求

药品生产企业和药品批发企业禁止使用现金进行含特殊药品复方制剂交易。

含麻黄碱类复方制剂不得委托生产。境内企业不得接受境外厂商委托生产含麻黄碱类复方制剂。

在含特殊药品复方制剂的销售过程中，企业如发现购买方资质可疑或采购人员身份可疑的，应请相关主管部门协助核实，若发现异常应及时报告并终止交易。

三、兴奋剂的管理

（一）兴奋剂含义

兴奋剂在英语中称"Dope"，原意为"供赛马使用的一种鸦片麻醉混合剂"。由于运动员为提高成绩而最早服用的药物大多属于兴奋剂药物——刺激剂类，所以尽管后来被禁用的其他类型药物并不都具有兴奋性（如利尿剂），甚至有的还具有抑制性（如 β-受体阻滞剂），国际上对禁用药物仍习惯沿用兴奋剂的称谓。因此，如今通常所说的兴奋剂不再是单指那些起兴奋作用的药物，而实际上是对禁用药物和技术的统称。

《反兴奋剂条例》所称兴奋剂，是指兴奋剂目录所列的禁用物质等。

（二）兴奋剂目录与分类

1. 兴奋剂目录

兴奋剂目录由国务院体育主管部门会同国务院药品监督管理部门、国务院卫生主管部门、国务院商务主管部门和海关总署制定，每年调整并公布。

国家体育总局、商务部、国家卫生健康委员会、海关总署、NMPA 于 2021 年 12 月 30 日联合发布 2022 年兴奋剂目录公告，《2022 年兴奋剂目录》自 2022 年 1 月 1 日起施行。

我国公布的《2022 年兴奋剂目录》，将兴奋剂品种分为七大类，共计 367 个品种，该目录中品种类别分布如下：蛋白同化制剂品种 68 个；肽类激素品种 68 个；麻醉药品品种 14 个；刺激剂（含精神药品）品种 79 个；⑤药品类易制毒化学品品种 3 个；医疗用毒性药品品种 1 个；其他品种（β-受体阻滞剂、利尿剂等）115 个。

2. 兴奋剂分类

1968 年反兴奋剂运动刚开始时，国际奥委会规定的违禁物质为四大类，随后逐渐增加，目前兴奋剂种类已有七大类，包括刺激剂、麻醉止痛剂、蛋白同化制剂、肽类激素及类似物、利尿剂、β-受体阻滞剂、血液兴奋剂等。

（三）含兴奋剂药品的管理

《反兴奋剂条例》规定，国家对兴奋剂目录所列禁用物质实行严格管理，任何单位和个人不得非法生产、销售、进出口。《反兴奋剂条例》对蛋白同化制剂、肽类激素的生产、经营、销售流向、进出口环节同时对含兴奋剂药品的警示语也作出了明确规定。

1. 含兴奋剂药品的分层管理

依照《反兴奋剂条例》的规定，我国对含兴奋剂药品的管理可体现为三个层次：对兴奋剂目录所列禁用物质属于麻醉药品、精神药品、医疗用毒性药品和药品类易制毒化学品的，其生产、销售、进口、运输和使用，依照《药品管理法》和有关行政法规的规定实施特殊管理；对兴奋剂目录所列禁用物质属于我国尚未实施特殊管理的蛋白同化制剂、肽类激素的，依照《药品管理法》《反兴奋条例》的规定，参照我国有关特殊管理药品的管理措施和国际通行做法，其生产、销售、进口和使用环节实施严格管理；对除上述实施特殊管理和严格管理的品种外，兴奋剂目录所列的其他禁用物质，实施处方药管理。

2. 含兴奋剂药品标签和说明书管理

《反兴奋剂条例》第十七条规定，药品中含有兴奋剂目录所列禁用物质的，生产企业应当在包装标识或者产品说明书上注明"运动员慎用"字样。药品经营企业在验收含兴奋剂药品时，应检查药品标签或说明书上是否按规定标注"运动员慎用"字样。

根据《国家食品药品监督管理总局关于兴奋剂目录调整后有关药品管理的通告》（2015 年第 54 号）的要求，兴奋剂目录发布执行后的第 9 个月首日起，药品生产企业所生产的含兴奋剂目录新列入物质的药品，必须在包装标识或产品说明书上标注"运动员慎用"字样。之前生产的，在有效期内可继续流通使用。

3. 蛋白同化制剂、肽类激素的经营使用管理

（1）依法取得药品经营许可证的药品批发企业，具备一定条件并经所在地省级药品监督管理部门批准后，方可经营蛋白同化制剂、肽类激素；否则，不得经营蛋白同化制剂、肽类激素。

蛋白同化制剂、肽类激素的验收、检查、保管、销售和出入库登记记录应当保存至超过蛋白同化制剂，肽类激素有效期 2 年。蛋白同化制剂、肽类激素应储存在专库或专储药柜中，应有专人负责管理。除胰岛素外，药品零售企业不得经营蛋白同化制剂或者其他肽类激素。

（2）蛋白同化制剂、肽类激素的生产企业只能向医疗机构，其他具有同类资质的生产企业，具有蛋白同化制剂、肽类激素经营资质的药品批发企业销售蛋白同化制剂、肽类激素。

蛋白同化制剂、肽类激素的批发企业只能向医疗机构，蛋白同化制剂、肽类激素的生产企业和其他具有经营资质的药品批发企业销售蛋白同化制剂、肽类激素。

蛋白同化制剂、肽类激素的生产企业或批发企业除按上述规定销售外，还可以向药品零售企业销售肽类激素中的胰岛素。

（3）医疗机构只能凭依法享有处方权的执业医师开具的处方向患者提供蛋白同化制剂、肽类激素。处方应当保存 2 年。

药品零售企业必须凭处方销售胰岛素及其他按规定可以销售的含兴奋剂药品。零售药店的执业药师应对购买含兴奋剂药品的患者或消费者提供用药指导。

思维导图

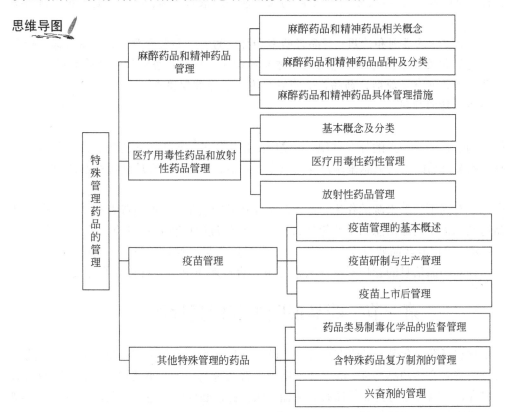

思考题

1."特殊药品"与"特殊管理药品"的区别。

2.借鉴国外经验，探讨我国如何加强对麻醉药品、精神药品的监督管理。

3.探讨医院放射性药品使用环境影响评价中应注意的问题。

4.试分析我国疫苗在流通监管过程中的特殊之处。

推荐阅读

罗伊·波特，米库拉什·泰希.2004.历史上的药物与毒品.鲁虎,任建华,译.北京：商务印书馆

孟锐.2007.药事管理学.北京：科学出版社

案例

（修订责任人：邓伟生）

第7章 药品信息管理

教学目标：通过本章的学习，使学生了解药品所包含的基本信息，从而自觉维护用药的安全、合理。

掌握：药品标识物的类别和作用；药品说明书和标签的概念和监管要点；药品商标注册管理要点；药品追溯相关术语，药品信息化追溯体系的构成；药品广告审批和监管部门。

熟悉：药品名称的命名原则；药品广告审查标准和监督管理要点。

了解：药品商标的作用。

药品标识物既是药品信息的外在体现，也是医师决定用药、药师指导消费者选择药品及公众自主选择、购买药品的重要信息来源，亦是安全、有效、经济、合理地使用药品的重要依据之一。

药品商标具有提示药品来源的作用，而且在保证药品的质量、维护消费者利益方面也意义重大；药品追溯码也是药品信息的重要组成部分，通过追溯码可有效实现药品信息互通互享、实现药品可追溯，可提升药品质量安全保障水平；药品广告是影响公众使用药品的重要因素之一。因此，加强对药品信息的管理对保证公众经济、合理地使用药品具有重要意义。

第一节　药品说明书和标签管理

药品标识物包括药品包装、说明书和标签。说明书和标签是药品生产、经营企业向医药卫生专业人员及消费者介绍药品特性、指导合理用药和普及医药知识的重要途径，是传递药品信息的最直接媒介，可以说是为药品的储存、运输、保管提供必要的信息。因此，对药品标识物进行规范化、科学化、法治化管理是非常必要的。

2006年3月15日，国家食品药品监督管理局发布了《药品说明书和标签管理规定》，自2006年6月1日起施行，2000年发布的《药品包装、标签和说明书管理规定（暂行）》同时废止。本节以此为依据，主要介绍药品说明书和标签管理。2020年5月，NMPA药品审评中心公开发布《药品说明书和标签管理规定》（修订稿）向社会征求意见。

一、药品说明书和标签的基本概念

（一）药品说明书的基本概念

药品说明书，是指药品生产企业印制并提供的，包含药理学、毒理学、药效学、医学等药品安全性、有效性的重要科学数据和结论，用以指导临床正确使用药品的技术性资料。药品说明书既是指导医患选择药品的主要依据，也是合理、正确使用药品的指示说明。加强对药品说明书的管理具有重要意义。

（二）药品标签的基本概念

药品标签，是指药品包装上印有或贴有的文字内容。药品标签既能为消费者提供药品信息，又是产品本身的外观形象，故药品标签应简洁明了、通俗易懂不产生误导，能指导医患规范正确地用药。

药品标签分为内标签和外标签。内标签指直接接触药品包装标签；外标签指内标签以外的其他包装标签，包括用于运输、储存包装标签和原料药标签。

二、药品说明书管理

（一）药品说明书管理的主要规定

经审核批准的药品说明书是药品的法定文件，生产和经营企业不得自行更改。如果药品说明书所标明的适应证或者功能主治超出规定范围的，则按假药论处。

（1）药品说明书文字表述应当科学、规范、准确；文字应当清晰易辨，标识应当清楚醒目，不得有印字脱落或者粘贴不牢等现象，不得以粘贴、剪切、涂改等方式进行修改或者补充。

要使用规范化汉字，增加其他文字对照的，应当以汉字表述为准。非处方药说明书应当使用容易理解的文字表述，以便患者自行判断、选择和使用。

（2）药品生产企业可以主动提出在药品说明书上加注警示语，NMPA 也可以要求药品生产企业在药品说明书上加注警示语。

（3）药品说明书对疾病名称、药学专业名词、药品名称、临床检验名称和结果的表述，应当采用国家统一颁布或规范的专用词汇，度量衡单位应当符合国家标准的规定。

药品说明书应当列出全部活性成分或者组方中的全部中药药味。注射剂和非处方药还应当列出所用的全部辅料名称。药品说明书要说明药品处方中含有可能引起严重不良反应的成分或者辅料。

（4）药品说明书应当详细注明药品不良反应。药品生产企业应当主动跟踪药品上市后的安全性、有效性情况，需要对药品说明书进行修改的，应当及时提出申请；获准修改后，应当将修改的内容立即通知相关药品经营企业、使用单位及其他部门，并按要求及时使用修改后的药品说明书；未及时修改药品说明书或未将药品不良反应充分说明的，由此引起的不良后果由该生产企业承担。

根据药品不良反应监测、药品再评价结果等信息，NMPA 也可以要求药品生产企业修改药品说明书。

（5）药品说明书核准日期和修改日期应当醒目标示。

（6）药品生产企业生产上市销售的最小包装必须附有药品说明书。

（二）药品说明书格式和内容

1. 药品说明书内容基本要求

药品说明书应当包含药品安全性、有效性的重要科学数据、结论和信息，用以指导药品使用者安全、有效、合理地使用药品；其内容应表达科学、规范和统一；具体格式、内容和书写要求由 NMPA 制订并发布。

2. 药品说明书规范细则

（1）药品说明书格式：下面以化学药品非处方药说明书格式为例，说明各类药品说明书格式。化学药品非处方药说明书格式见表 7-1。

表 7-1　化学药品非处方药说明书格式

（Ⅰ核准日期和修订日期）

　　　　　　　　　　　　　　　　　　　　　　　　　　　　　　　Ⅱ非处方药、外用药品标识位置

Ⅲ×××说明书

Ⅳ请仔细阅读药品使用说明书并按说明使用或在药师指导下购买和使用

Ⅴ警示语

Ⅵ【药品名称】	【注意事项】
【成　　分】	【药物相互作用】
【性　　状】	【贮藏】
【作用类别】	【包装】
【适 应 证】	【有效期】
【规　　格】	【执行标准】
【用法用量】	【批准文号】
【不良反应】	【说明书修订日期】
【禁　　忌】	【生产企业】

Ⅶ如有问题可与生产企业联系。

（2）药品说明书细则

1）Ⅰ部分为"核准和修改日期"。只在化学药品处方药、中药、天然药物处方药和生物制品说明书上有。

核准日期指 NMPA 批准该药品注册的日期。修订日期指该药品说明书的修订被 NMPA 核准的日期。核准和修改日期应当印制在药品说明书首页左上角。修改日期位于核准日期下方，按时间顺序逐行书写。尚未进行修订的，可不列修订日期项。

2）Ⅱ部分为标识位置，在药品说明书首页右上角标注。特殊管理药品及非处方药、外用药专用标识详见本教材封三。预防用生物制品无此部分。

3）Ⅲ部分为药品说明书标题，"×××说明书"中的"×××"是指该药品的通用名称。

4）Ⅳ部分内容必须标注，并印制在药品标题下方。相应内容如下。

化学药品和治疗用生物制品："请仔细阅读说明书并在医师指导下使用"。

预防用生物制品：无。

化学药品、中成药非处方药："请仔细阅读说明书并按说明使用或在药师指导下购买和使用"。

中药、天然药物处方药："请仔细阅读说明书并在医师指导下使用"。

5）Ⅴ部分为警示语位置。"警示语"是指对药品严重不良反应及其潜在的安全性问题的警告，还可以包括药品禁忌、注意事项及剂量过量等需提示用药人群特别注意的事项。有该方面内容的，应当在药品说明书标题下以醒目的黑体字注明；无该方面内容的，可不列此项。

6）Ⅵ部分为药品说明书主要内容。根据药品品种的不同分类，具体内容也不相同。药品说明书主要内容见表 7-2。

7）Ⅶ部分以黑体字注明

表 7-2　药品说明书的主要内容

序号	项目	化学药品非处方药	中成药非处方药	化学药品和治疗用生物制品	中药、天然药物处方药	预防用生物制品
1	【药品名称】	√	√	√	√	√
2	【成分】	√	√	√	√	√

续表

序号	项目	化学药品非处方药	中成药非处方药	化学药品和治疗用生物制品	中药、天然药物处方药	预防用生物制品
3	【性状】	√	√	√	√	√
4	【功能主治】		√		√	
5	【规格】	√	√	√	√	√
6	【用法用量】	√	√	√	√	
7	【注意事项】	√	√	√	√	√
8	【不良反应】	√	√	√	√	√
9	【禁忌】	√	√	√	√	√
10	【药物相互作用】	√	√	√	√	
11	【贮藏】	√	√	√	√	√
12	【包装】	√	√	√	√	√
13	【有 效 期】	√	√	√	√	√
14	【执行标准】	√	√	√	√	√
15	【批准文号】	√	√	√	√	√
16	【儿童用药】			√	√	
17	【老年用药】			√	√	
18	【临床试验】			√	√	
19	【药理毒理】			√	√	
20	【药代动力学】			√	√	
21	【药物过量】			√		
22	【生产企业】	√	√	√		√
23	【孕妇及哺乳期妇女用药】			√	√	
24	【说明书修订日期】	√	√			
25	【作用类别】	√				
26	【适应证】	√				
27	【接种对象】					√
28	【作用与用途】					√
29	【免疫程序和剂量】					√

注：√为需标注。

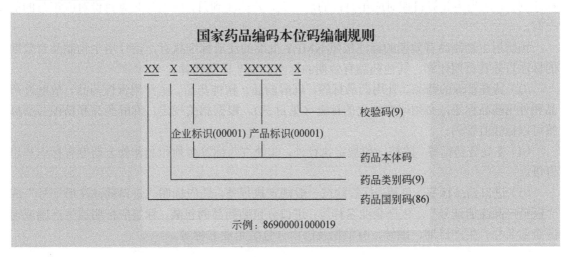

国家药品编码本位码编制规则

XX X XXXXX XXXXX X

校验码(9)

企业标识(00001) 产品标识(00001)

药品本体码

药品类别码(9)

药品国别码(86)

示例：86900001000019

（1）国家药品编码本位码共 14 位，由药品国别码、药品类别码，药品本体码和校验码依次连接组成，不留空格。

（2）国家药品编码本位码国别码为"86"，代表在我国境内生产、销售的所有药品；国家药品编码本位码类别码为"9"，代表药品；药品本体码的前 5 位为药品企业标识，根据企业法人营业执照、药品生产许可证，遵循一照一证的原则，按照流水的方式编制；国家药品编码本位码本体码的后 5 位为药品产品标识，是指前 5 位确定的企业所拥有的所有药品产品。药品产品标识根据药品批准文号，依据药品名称、剂型、规格，遵循一物一码的原则，按照流水的方式编制。

（3）国家药品本体码由药品监督管理部门授权的维护管理机构统一编制赋码。

（4）校验码是国家药品编码本位码中的最后一个字符，通过特定的数学公式来检验国家药品编码本位码中前 13 位数字的正确性，计算方法按照"GB 18937"执行。

三、药品标签管理

（一）药品标签管理的主要规定

（1）标签中有关文字和标识的使用。药品的标签应当以药品说明书为依据，其内容不得超出说明书的范围，不得印有暗示疗效、误导使用和不适当宣传产品的文字和标识。因此，药品标签不得印制"××省专销""原装正品""进口原料""驰名商标""专利药品""××监制""××总经销""××总代理"等字样。

"企业防伪标识""企业识别码""企业形象标志"等不违背上述规定的文字图案可以印制。

"印刷企业""印刷批次"等与药品的使用无关的，不得在药品标签中标注。以企业名称等作为标签底纹的，不得以突出显示某一名称来弱化药品通用名称。

（2）有效期表达方法。按照年、月、日的顺序标注，年份用四位数字表示，月、日用两位数表示，1 至 9 月份数字前须加 0。其具体标注格式为"有效期至××××年××月"或者"有效期至××××年××月××日"；也可以用数字和其他符号表示为"有效期至××××. ××. "或者"有效期至××××/××/××"等，或只用数字表示。例如，有效期至 2009 年 06 月。所有上市药品标签上均应标明有效期，未标明有效期的药品，按劣药论处。有效期若标注到日，应当为起算日期对应年月日的前一天，若标注到月，应当为起算月份对应年月的前一月。

预防用生物制品有效期的标注按照 NMPA 批准的注册标准执行，治疗用生物制品有效期的标注自分装日期计算，其他药品有效期的标注自生产日期计算。

（3）特殊管理的药品、外用药品标签。麻醉药品、精神药品、医疗用毒性药品、放射性药品和外用药品标签，必须印有规定的标志（见封三）。根据相关规定，麻醉药品和精神药品标签可以标注监管码。

（4）非处方药标签。除按一般规定执行外，非处方药标签必须印制非处方药专有标识和忠告语。

（5）进口药品标签。包装、标签除按一般规定执行外，还应标明"进口药品注册证号"或"医药产品注册证号"、生产企业名称等；进口分包装药品的包装、标签应标明原生产国或地区企业名称、生产日期、批号、有效期及国内分包装企业名称等。

（6）同一药品生产企业生产的同一药品标签。药品分别按处方药与非处方药管理的，两者的包装颜色应当明显区别。药品规格和包装规格均相同的，其标签的内容、格式及颜色必须一致；不同的，其标签应当明显区别或者规格项明显标注。

（7）根据《反兴奋剂条例》，药品中含有兴奋剂目录所列禁用物质的，其说明书或者标签应当注明"运动员慎用"字样。

（8）药品标签使用注册商标的，应当印刷在药品标签的边角，含文字的，其字体以单字面积计不得大于通用名称所用字体的 1/4。

（二）药品标签内容

1. 药品标签内容基本要求

药品内标签与外标签内容不得超出 NMPA 批准的药品说明书所限定的内容；文字表达应与说明书保持一致。

2. 药品内、外标签的主要内容（表 7-3）

表 7-3　药品内、外标签的主要内容

序号	项目	药品内标签	药品外标签	
			运输、储藏标签	原料药标签
1	药品名称	*√	*√	*√
2	规格	*√	*√	
3	成分			
4	性状			
5	适应证或功能与主治	√		
6	用法用量	√		
7	不良反应			
8	禁忌证			
9	注意事项			
10	包装数量		√	*√
11	贮藏		*√	*√
12	批准文号		*√	*√
13	生产日期	√	*√	*√
14	产品批号	*√	*√	*√
15	有效期	*√	*√	*√
16	生产企业	√	*√	*√
17	执行标准			*√
18	运输注意事项		√	*√

注：√为需标注；*√是包装尺寸过小无法全部标明时，至少应当标注的内容。

第二节　药品商标与名称管理

药品商标的作用在于使药品购买者能够区别药品的来源，从而促使药品生产者努力提高药品的质量，保护使用者的利益。当前，社会依然存在药品名称混乱、一药多名等问题，所以加强药品商标与名称的管理更显得十分必要。

一、药品商标和药品名称的基本概念

（一）药品商标的基本概念

商标，是指商品或服务的标记，它是商品生产经营者用以标明自己所提供的商品或服务，并使之与他人提供的商品或服务相区别的标志。药品商标就是在药品上使用的商标。

商标是一种无形财产，它向公众传递了企业及其产品的综合信息，反映了企业的竞争力。商标也集中体现了企业及其产品在消费者心中的信誉程度，是企业综合素质的反映。从某种意义上说，市场的竞争就是商标的竞争。因此，药品生产企业必须具有品牌意识，树立和保护自己的药品商标及形象，提高药品的质量和市场竞争力。

（二）药品名称的基本概念

目前我国药品名称的种类有三种：国际非专利药品名称、药品通用名称、药品商品名称。

1. 国际非专利药品名称（international nonproprietary names for pharmaceutical substance，INN）

INN 是 WHO 制定的药物国际通用名。它是 WHO 与各国专业术语委员会协作，为每一种在市场上按药品销售的活性物质所起的一个在世界范围内都可接受的名称。非专利药品是基本物质专利保护过期的药品。

2. 中国药品通用名称（Chinese approved drug names，CADN）

CADN 是由药典委员会按照《药品通用名称命名原则》组织制定并报国家药品监管机构备案的药品法定名称，如青霉素钠、对乙酰氨基酚片。CADN 具有通用性，即对于国内不论何处生产的同种药品都实用。

3. 药品商品名称（trade names of drugs）

药品商品名称又称药品商标名称，是生产厂家为突出、宣传自己的商品，创造品牌效应而起的名称。药品商品名称和药品成分、功能、效果等方面没有关系。如天津史克药厂生产的布洛芬，其商品名为芬必得；上海罗氏药厂生产的头孢三嗪（俗称"菌必治"），其商品名为罗氏芬。

容易混淆的药品名称

（1）容易混淆的中文药品名称：此类药品在临床用药时极易引起混淆，主要因为名称相似，但其作用却相差甚远。

1）阿拉明（抗休克药）与可拉明（中枢兴奋药）。

2）5-氟尿嘧啶（抗肿瘤药）与 5-氟胞嘧啶（抗真菌药）。

3）阿糖胞苷（抗肿瘤药）与阿糖腺苷（抗病毒药）。

4）二甲双胍（降血糖）与二甲双酮（抗癫痫药）。

5）二氯喹酮（镇静催眠药）与二氯喹啉（抗寄生虫药）等。

（2）容易混淆的英文药品名称：由于业务水平的限制，药剂人员常常混淆的英文药品。

1）氨茶碱（aminophylline，平喘药）与氨基比林（aminopyrine，解热镇痛药）。

2）地巴唑（dibazolum，降压药）与他巴唑（tabazolum，抗甲状腺功能亢进药）。

3）大仑丁（dilantin，抗癫痫药）与杜冷丁（dolantin，镇痛药）。

4）麻黄素（ephedrinum，平喘药）与副肾素（epinephrinum，拟肾上腺素药）。

5）胰岛素（insulin，降血糖药）与依斯迈林（ismelin，降压药）等。

（3）容易混淆的药品商品名或别名：现在医院处方都实施了药品的通用名，对规范用药起到很好的促进作用，但药店员工对药物的商品名与通用名的对应关系不甚了解，容易引起混淆。有的药物作用不同但名称近似，如明竹欣（伐昔洛韦）与明立欣（泛昔洛韦），菌必治（头孢曲松）与菌必清（头孢拉定），亚泰（头孢噻肟）与亚松（头孢曲松）等；有的药物名称不同但作用相同，如诺氟沙星与氟哌酸，瑞恩克与泛捷复，甲硝唑与牙痛安等。

二、药品商标的功能

商标权是知识产权的重要组成部分。《中华人民共和国商标法》（以下简称《商标法》）明确规定：“经国务院工商行政管理局商标局（以下简称商标局）核准注册的商标为注册商标”“商标注册人享有商标专用权，受法律保护”。企业商标一旦经过注册，就获得了法律保护，商标注册人也就拥有了专有使用权、续展权、禁用权、转让权、许可使用权等诸多权利，并能够为企业带来巨大利益。

药品商标的功能和作用表现在以下几个方面。

1. 标明药品的出处，区别其他药品

药品出处并非产地，而是指药品的生产企业。药品商标能将药品生产、经营企业和其产品联系在一起，与其他药品区别开来，帮助公众根据需要选购。

2. 保证药品的信誉和企业的形象

药品商标与某种药品一旦长期固定，就会成为某种药品质量和特色的象征，成为药品信誉和企业形象的象征。

3. 具有财产功能

注册商标是受法律保护的一项工业产权，是企业的一种无形财产，具有财产权的属性，是企业资产的重要组成部分。

4. 保护竞争，促进发展

药品企业之间的竞争实际上已经演变成药品商标的竞争，商标的竞争力是企业竞争力的综合反映，药品企业的商标战略和策略已经成为其发展战略的重要组成部分。

三、药品商标与名称管理的相关规定

药品注册商标的管理与保护，不仅能够有效地保护生产、经营企业的无形资产，而且能够督促药品生产、经营企业自觉地进行质量的监督与改进，同时也有利于消费者对药品的选择和对药品质量的监督。规范药品的名称，对加强药品监督管理，维护公共健康利益具有重大现实意义。1983 年国家工商行政管理局、卫生部、国家医药管理局颁布《关于药品必须使用注册商标的几个问题的联合通知》，2006 年 3 月国家食品药品监督管理局颁布的《药品说明书和标签管理规定》和发布的《关于进一步规范药品名称管理的通知》，2019 年 4 月 23 日全国人民代表大会常务委员会在《关于修改〈中华人民共和国建筑法〉等八部法律的决定》中对《商标法》中的药品商标和名称的管理做出了规定。

（一）药品商标管理的相关规定

1. 药品商标的形式与内容

（1）商标和注册商标中禁用以下文字、图形

1）同中华人民共和国的国家名称、国旗、国徽、国歌、军旗、军徽、军歌、勋章等相同或者近似的，以及同中央国家机关的名称、标志、所在地特定地点的名称或者标志性建筑物的名称、图形相同的。

2）同外国的国家名称、国旗、国徽、军旗等相同或者近似的，但经该国政府同意的除外。

3）同政府间国际组织的名称、旗帜、徽记等相同或者近似的，但经该组织同意或者不易误导公众的除外。

4）与表明实施控制、予以保证的官方标志、检验印记相同或者近似的，但经授权的除外。

5）同"红十字""红新月"的名称、标志相同或者近似的。

6）带有民族歧视性的。

7）带有欺骗性，容易使公众对商品的质量等特点或者产地产生误认的。

8）有害于社会主义道德风尚或者有其他不良影响的。

县级以上行政区划的地名或者公众知晓的外国地名，不得作为商标。但是，地名具有其他含义或者作为集体商标、证明商标组成部分的除外；已经注册的使用地名的商标继续有效。

（2）下列标志不得作为商标注册

1）仅有本商品的通用名称、图形、型号的。

2）仅直接表示商品的质量、主要原料、功能、用途、重量、数量及其他特点的。

3）缺乏显著特征的。

有关药品通用名作为商标注册的管理问题，我国《药品管理法》第二十九条明确规定："列入国家药品标准的药品名称为药品通用名称。已经作为药品通用名称的，该名称不得作为药品商标使用。"

2. 药品商标注册审批

国务院工商行政管理部门商标局主管全国商标注册和管理的工作；商标局对每一件商标注册申请，依照《商标法》的规定程序进行审查，对符合注册商标条件的，予以注册。

注册商标的有效期为 10 年。注册商标有效期满需继续使用的，可在期满前 12 个月申请续展注册；在此期间未能提出申请的，可以给予 6 个月的宽展期。每次续展注册的有效期为 10 年，自该商标上一届有效期满次日起计算。

（二）药品名称管理的有关规定

（1）药品必须使用通用名称，其命名应当符合《药品通用名称命名原则》的规定。

此外，药品通用名称还应当显著、突出，其字体、字号和颜色必须一致，并符合以下要求。

①对于横版标签，必须在上 1/3 范围内显著位置标出；对于竖版标签，必须在右 1/3 范围内显著位置标出。②不得选用草书、篆书等不易识别的字体，不得使用斜体、中空、阴影等形式对字体进行修饰。③字体颜色应当使用黑色或者白色，不得使用其他颜色。浅黑、灰黑、亮白、乳白等黑、白色号均可使用，但要与其背景形成强烈反差。④除因包装尺寸的限制而无法同行书写的，不得分行书写。

（2）药品商品名称不得有夸大宣传、暗示疗效作用。应当符合《药品商品名称命名原则》的规定，并得到国家药品监管机构批准后方可使用。

药品商品名称的使用范围应严格按照《药品注册管理办法》的规定，除新的化学结构、新的活性成分的药物，以及持有化合物专利的药品外，其他品种一律不得使用商品名称。

药品商品名称不得与通用名称同行书写，其字体和颜色不得比通用名称更突出和显著，其字体以单字面积计不得大于通用名称所用字体的1/2。

同一药品生产企业生产的同一药品，成分相同但剂型或规格不同的，应当使用同一商品名称。

(3)药品说明书和标签中禁止使用未经注册的商标及其他未经国家药品监管机构批准的药品名称。

(4)药品商品名称在广告中使用的规定详见本章第四节——药品广告管理。

我国商标注册的相关原则

(1)自愿注册与强制注册相结合原则：所谓自愿注册原则，是指商标所有人根据自己的需要和意愿，自行决定是否申请商标注册。所谓强制注册原则，是指国家对生产经营者在某些商品或服务上所使用的全部商标，规定必须经依法注册才能使用的强制性规定，如烟草制品。

(2)国家统一注册原则：是指我国的商标注册工作必须由国家商标主管部门统一审核批准注册。《商标法》第二条予以了明确的规定："国务院工商行政管理部门商标局主管全国商标注册和管理的工作。"

(3)申请在先原则（又称注册在先原则）：所谓申请在先原则是指两个或两个以上的申请人，在同一或者类似的商品上以相同或者相近似的商标申请注册时，注册申请在先的商标和申请人获得商标专用权，在后的商标注册申请予以驳回。

(4)使用在先原则：指在无法确认申请（注册）在先的情况下采用最先使用者取得商标注册的原则。《商标法》第三十一条规定："两个或者两个以上的商标注册申请人，在同一种商品或者类似商品上，以相同或者近似的商标申请注册的……；同一天申请的，初步审定并公告使用在先的商标，驳回其他人的申请，不予公告。"

第三节　药品追溯码管理

药品追溯码也是药品信息的重要组成部分。2018 年《国家药品监督管理局关于药品信息化追溯体系建设的指导意见》（国药监药管[2018]35 号）文件要求明确，药品追溯以保障公众用药安全为目标，以落实企业主体责任为基础，以实现"一物一码，物码同追"为方向，加快推进药品信息化追溯体系建设，强化追溯信息互通共享，实现全品种、全过程追溯，促进药品质量安全综合治理，提升药品质量安全保障水平。《药品管理法》第十二条第一款也明确规定："国家建立健全药品追溯制度。国务院药品监督管理部门应当制定统一的药品追溯标准和规范，推进药品追溯信息互通互享，实现药品可追溯。"

为规范、加强追溯码的管理，NMPA 于 2019 年先后发布了《药品信息化追溯体系建设导则》、《药品追溯码编码要求》和《药品追溯系统基本技术要求》。

一、相关术语及含义

1. 药品信息化追溯体系（drug traceability information system）

药品信息化追溯体系是药品上市许可持有人、生产企业、经营企业、使用单位、监管部门、消费者等药品追溯参与方，通过信息化手段，对药品生产、流通、使用等各环节的信息进行追踪、溯源的有机整体。

2. 药品追溯协同服务平台（drug traceability harmonization service platform）

药品追溯协同服务平台是通过提供不同药品追溯系统的访问地址解析、药品追溯码编码规则的备案和管理，以及药品、企业基础数据分发等服务，辅助实现药品追溯相关信息系统互联互通的信息服务系统。

3. 药品追溯码（drug traceability code）

药品追溯码是用于唯一标识药品各级销售包装单元的代码，由一列数字、字母和（或）符号组成。

4. 药品标识码（drug identification code）

药品标识码是用于标识特定于某种与药品上市许可持有人、生产企业、药品通用名、剂型、制剂规格和包装规格对应的药品的唯一性代码。

5. 生产标识码（production identification code）

生产标识码是用于识别药品在生产过程中相关数据的代码。

二、药品信息化追溯体系建设基本要求

1. 基本构成及其功能要求

（1）基本构成：药品信息化追溯体系应包含药品追溯系统、药品追溯协同服务平台（以下简称协同平台）和药品追溯监管系统。

（2）药品追溯系统：应包含药品在生产、流通及使用等全过程追溯信息，并具有对追溯信息的采集、存储和共享功能，可分为企业自建追溯系统和第三方机构提供的追溯系统两大类。

（3）协同平台：应包含追溯协同模块和监管协同模块，追溯协同模块服务企业和消费者，监管协同模块服务监管工作。应可提供准确的药品品种及企业基本信息、药品追溯码编码规则的备案和管理服务及不同药品追溯系统的地址服务，辅助实现不同药品追溯系统互联互通。

（4）药品追溯监管系统：包括国家和各省药品追溯监管系统，根据各自监管需求采集数据，监控药品流向，应包含追溯数据 获取、数据统计、数据分析、智能预警、召回管理、信息发布等功能。

2. 系统（平台）数据交换要求

药品追溯系统、协同平台、药品追溯监管系统之间的数据交换应符合 NMPA 制定的数据交换相关技术标准。

3. 系统（平台）建设安全性要求

（1）用户安全访问：应提供用户的身份注册、验证和统一管理功能；应提供用户认证、权限管理与访问控制功能。

（2）数据安全传输：应提供数据接入验证功能，以确保数据接收的有效性；应提供数据传输过程中的隐私保护和防篡改功能。

（3）数据安全存储：应采用有效的数据安全存储技术，防止数据泄露；应能够验证存储数据的完整性和有效性，防止非授权用户非法获取及修改数据，记录授权用户对数据的修改行为及内容；应具备数据备份与容灾功能。

（4）系统（平台）安全管理：应提供日志和安全事件的管理及分析功能，可统计安全事件的相关情况，可按不同条件快速查询系统、统计分析系统（平台）的日志和事件。

4. 药品追溯码编码要求

（1）编码对象：编码对象应为药品各级销售包装单元。

（2）追溯码基本要求：药品追溯码应关联药品上市许可持有人名称、药品生产企业名称、药品通用名、药品批准文号、药品本位码、剂型、制剂规格、包装规格、生产日期、药品生产批号、有效期和单品序列号等信息；应符合以下两项要求中的一项：代码长度为 20 个字符，前 7 位为药品标识码；符合 ISO 相关国际标准（如 ISO/IEC 15459 系列标准）的编码规则。

（3）药品追溯码构成要求：药品追溯码的构成应满足以下要求。可由数字、字母和（或）符号组成，包括 GB/T 1988-1998 表 2 中的所有字符；包含药品标识码，并确保药品标识码在各级别的药品销售包装上保持唯一；包含生产标识码：生产标识码应包含单品序列号，并可根据实际需求，包含药品生产批号、生产日期、有效期或失效期等；包含校验位，以验证药品追溯码的正确性。

（4）药品追溯码载体基本要求：根据实际需要，药品追溯码的载体可以选择一维条码、二维条码或 RFID 标签（非接触式的自动识别技术，它通过射频信号来识别目标对象并获取相关数据，识别工作无须人工干预）等，药品追溯码应可被设备和人眼识读。

三、药品信息化追溯体系参与方构成及基本要求

1. 参与方构成

药品信息化追溯体系参与方主要包括药品上市许可持有人、生产企业、经营企业、使用单位、监管部门和社会参与方。

2. 参与方基本要求

（1）总体要求：药品信息化追溯体系参与方要按照有关法规和标准，积极参与药品信息化追溯体系的建设和维护。

药品上市许可持有人和生产企业承担药品追溯系统建设的主要责任，可以自建也可以采用第三方技术机构提供的药品追溯系统。药品经营企业和药品使用单位应配合药品上市许可持有人和生产企业建设追溯系统，并将相应追溯信息上传系统。

药品上市许可持有人、生产企业、经营企业和使用单位应当按照质量管理规范要求对相关活动进行记录，记录应当真实、准确、完整、防篡改和可追溯，并应按照监管要求，向监管部门提供相关数据，追溯数据字段应符合追溯基本数据集相关技术标准的规定。药品追溯数据记录和凭证保存期限应不少于 5 年。

（2）药品上市许可持有人和生产企业：应根据《药品追溯码编码要求》对其生产药品的各级销售包装单元赋码，并做好各级销售包装单元药品追溯码之间的关联。在赋码前，应向协同平台进行备案，服从协同平台统筹，保证药品追溯码的唯一性。备案内容主要包括药品追溯码发码机构基本信息、编码规则、药品标识码及其相关信息（生产企业、药品通用名、剂型、制剂规格、包装规格及该药品对应的药品追溯系统服务地址等）。

在销售药品时，应向下游企业或医疗机构提供相关追溯信息，以便其验证反馈；应能及时、准确获得所生产药品的流通、使用等全过程信息，并应按照监管要求，向监管部门提供相关数据；应通过药品追溯系统为消费者提供追溯信息查询，查询内容应符合药品追溯消费者查询信息基本数据集相关标准要求。

（3）药品经营企业：药品批发企业和药品零售企业在采购药品时，应向上游企业索取相关追溯信息，在药品验收时进行核对，并将核对信息反馈上游企业。其中，药品批发企业在销售

药品时，应向下游企业或使用单位提供相关追溯信息。

在销售药品时，应保存销售记录明细，并及时更新售出药品的状态。

（4）药品使用单位：药品使用单位在采购药品时，应向上游企业索取相关追溯信息，在药品验收时进行核对，并将核对信息反馈上游企业；在销售药品时，应保存销售记录明细，并及时更新售出药品的状态。

（5）药品监管部门：国家药品监管部门应建设协同平台，提供准确的药品品种及企业基本信息、药品追溯码编码规则的备案和管理服务及不同药品追溯系统的地址服务，为药品追溯系统互联互通提供支持。

国家级和省级药品监管部门应建设药品追溯监管系统，根据各自监管需求采集其行政区域内药品追溯相关数据，充分发挥追溯数据在日常监管、风险防控、产品召回、应急处置等监管工作中的作用。

（6）社会参与方：信息技术企业、行业组织等可作为第三方，按照有关法规和标准提供药品追溯专业服务。有关发码机构应有明确的编码规则，并协助药品上市许可持有人和生产企业将其基本信息、编码规则、药品标识码及相关信息向协同平台备案，确保药品追溯码的唯一性。

疫苗全程信息化追溯制度

疫苗上市许可持有人应当加强疫苗全生命周期质量管理，对疫苗的安全性、有效性和质量可控性负责。从事疫苗研制、生产、流通和预防接种活动的单位和个人，应当遵守法律、法规、规章、标准和规范，保证全过程信息真实、准确、完整和可追溯，依法承担责任，接受社会监督。

国家实行疫苗全程电子追溯制度。国务院药品监督管理部门会同国务院卫生健康主管部门制定统一的疫苗追溯标准和规范，建立全国疫苗电子追溯协同平台，整合疫苗生产、流通和预防接种全过程追溯信息，实现疫苗可追溯。

疫苗上市许可持有人应当建立疫苗电子追溯系统，与全国疫苗电子追溯协同平台相衔接，实现生产、流通和预防接种全过程最小包装单位疫苗可追溯、可核查。疾病预防控制机构、接种单位应当依法如实记录疫苗流通、预防接种等情况，并按照规定向全国疫苗电子追溯协同平台提供追溯信息。

第四节 药品广告管理

随着商品经济的发展，药品广告的作用越来越明显。一方面，对企业而言，药品广告为企业树立了良好的形象，成为企业推销其药品和创建优秀品牌的重要手段；另一方面，它能帮助医生、药师、患者了解药品的性能、用途和特点等方面的信息，有助于公众正确地选择药品，以达到合理用药目的；同时对于广大消费者而言，药品广告又向消费者传递了其所需药品的信息，从而减少了消费者寻找环节。但是，我国药品广告的现状却不容乐观，对公众合理用药造成了干扰。如何对药品广告进行管理，使其既能宣传药品，实现药品生产、经营企业宣传药品信息的目的，又不会对公众用药造成误导，这是亟须解决的问题。

一、药品广告概述

（一）药品广告及其相关概念

1. 广告

广告是指向公众介绍商品、服务内容或文化、经济、政治、公益等活动的一种宣传方式，一般通过报刊、电视、广播、招贴、互联网等形式进行。

2. 药品广告

凡利用各种媒介或者形式发布的广告含有药品名称、药品适应证（功能主治）或者与药品有关的其他内容的，为药品广告。

3. 广告主、广告经营者和广告发布者

广告是一项复杂的工作，需要推销、设计、制作、发布等多方面的参与和协调，《广告法》中涉及的广告活动法律主体有广告主、广告经营者和广告发布者。

（1）广告主，是指为推销商品或者服务，自行或者委托他人设计、制作、发布广告的自然人、法人或者其他组织。发布药品广告的广告主必须是具有合法资格的药品生产企业或者药品经营企业。

（2）广告经营者，是指接受委托提供广告设计、制作、代理服务的自然人、法人或者其他组织。

（3）广告发布者，是指为广告主或者广告主委托的广告经营者发布广告的自然人、法人或者其他组织。

（二）药品广告的作用

药品广告的作用是多方面的，主要表现在如下方面。

（1）药品广告能够较好地介绍药品知识，指导消费者合理、正确地用药。

（2）药品广告是最大、最快、最广泛的药品信息传递媒介，加速药品的流通和销售。

（3）药品广告能促进药品生产中新产品、新技术的发展。

（4）药品广告能树立药品企业和品牌形象。

（三）药品广告管理的历程

我国对药品广告的管理，经历了从原则到具体、从一般行政管理到法制管理的过程，并还在不断完善、规范之中。我国有关药品广告管理主要的法律法规见表 7-4。

表 7-4　药品广告管理主要的法律法规

时间	法律法规名称	备注
1985 年	《药品管理法》	开始对药品广告实施管制
1994 年	《广告法》	2018 年 10 月 26 日修订
1995 年	《药品广告审查标准》《药品广告审查办法》	2007 年 3 月废止
2007 年 3 月	《药品广告审查办法》《药品广告审查发布标准》	2020 年 3 月废止
2019 年 12 月	《药品、医疗器械、保健、特殊医学用途配方食品广告审查管理暂行办法》（局令第 21 号）	2020 年 3 月 1 日起实施

二、药品广告管理的相关规定

（一）药品广告的审查部门

各省级市场监督管理部门、药品监督管理部门（以下称广告审查机关）负责药品广告审查，依法可以委托其他行政机关具体实施广告审查。

国家市场监督管理总局负责组织指导药品广告审查工作。

（二）药品广告的审查标准

1. 不得发布广告的药品

（1）麻醉药品、精神药品、医疗用毒性药品、放射性药品、药品类易制毒化学品、戒毒治疗的药品。

（2）医疗机构配制的制剂。

（3）军队特需药品、军队医疗机构配制的制剂。

（4）依法明令停止或者禁止生产、销售和使用的药品。

（5）法律、行政法规禁止发布广告的情形。

2. 限制发布广告的药品

处方药广告只能在国务院卫生行政部门和国务院药品监督管理部门共同指定的医学、药学专业刊物上发布。

不得利用处方药的名称为各种活动冠名进行广告宣传。不得使用与处方药名称相同的商标、企业字号在医学、药学专业刊物以外的媒介变相发布广告，也不得利用该商标、企业字号为各种活动冠名进行广告宣传。

3. 药品广告内容要求

（1）药品广告内容的原则性规定：药品广告的内容应当以国务院药品监督管理部门核准的说明书为准。药品广告涉及药品名称、药品适应证或者功能主治、药理作用等内容的，不得超出说明书范围。

药品广告应当显著标明禁忌、不良反应，处方药广告还应当显著标明"本广告仅供医学药学专业人士阅读"，非处方药广告还应当显著标明非处方药标识（OTC）和"请按药品说明书或者在药师指导下购买和使用"。

（2）药品广告内容的禁止性规定：药品广告不得违反《广告法》第九条、第十六条、第十七条、第十八条、第十九条规定，不得包含下列情形：①使用或者变相使用国家机关、国家机关工作人员、军队单位或者军队人员的名义或者形象，或者利用军队装备、设施等从事广告宣传；②使用科研单位、学术机构、行业协会或者专家、学者、医师、药师、临床营养师、患者等的名义或者形象作推荐、证明；③违反科学规律，明示或者暗示可以治疗所有疾病、适应所有症状、适应所有人群，或者正常生活和治疗病症所必需等内容；④引起公众对所处健康状况和所患疾病产生不必要的担忧和恐惧，或者使公众误解不使用该产品会患某种疾病或者加重病情的内容；⑤含有"安全""安全无不良反应""不良反应小"；明示或者暗示成分为"天然"，因而安全性有保证等内容；⑥含有"热销、抢购、试用""家庭必备、免费治疗、赠送"等诱导性内容，"评比、排序、推荐、指定、选用、获奖"等综合性评价内容，"无效退款、保险公司保险"等保证性内容，怂恿消费者任意、过量使用药品、保健食品和特殊医学用途配方食品的内容；⑦含有医疗机构的名称、地址、联系方式、诊疗项目、诊疗方法及有关义诊、医疗咨询电话、开设特约门诊等医疗服务的内容；⑧法律、行政法规规定不得含有的其他内容。

（三）药品广告的审批与注销

1. 药品广告的审批程序

（1）申请材料提交：药品注册证明文件或者备案凭证持有人及其授权同意的生产、经营企业为广告申请人（以下简称申请人）。申请人可以自行办理，也可以委托代理人办理药品广告审查申请。

药品广告审查申请应当依法向生产企业或者进口代理人等广告主所在地广告审查机关提出。

药品广告审查申请材料包括广告审查表、与发布内容一致的广告样件，以及下列合法有效的材料：①申请人的主体资格相关材料，或者合法有效的登记文件；②产品注册证明文件或者备案凭证、注册或者备案的产品标签和说明书，以及生产许可文件；③广告中涉及的知识产权相关有效证明材料。

经授权同意作为申请人的生产、经营企业，还应当提交合法的授权文件；委托代理人进行申请的，还应当提交委托书和代理人的主体资格相关材料。

（2）广告审查机关审查：广告审查机关收到申请人提交的申请后，应当在 5 个工作日内作出受理或者不予受理决定。申请材料齐全、符合法定形式的，应当予以受理，出具广告审查受理通知书。申请材料不齐全、不符合法定形式的，应当一次性告知申请人需要补正的全部内容。

广告审查机关应当对申请人提交的材料进行审查，自受理之日起 10 个工作日内完成审查工作。经审查，对符合法律、行政法规和本办法规定的广告，应当作出审查批准的决定，编发广告批准文号。

对不符合法律、行政法规和本办法规定的广告，应当作出不予批准的决定，送达申请人并说明理由，同时告知其享有依法申请行政复议或者提起行政诉讼的权利。

（3）公布：经审查批准的药品广告，广告审查机关应当通过本部门网站以及其他方便公众查询的方式，在 10 个工作日内向社会公开。公开的信息应当包括广告批准文号、申请人名称、广告发布内容、广告批准文号有效期、广告类别、产品名称、产品注册证明文件或者备案凭证编号等内容。

2. 药品广告批准形式

药品广告批准文号为"×药广审（视/声/文）第 000000-00000 号"。其中"×"为各省、自治区、直辖市的简称，数字前 6 位是有效期截止日（年份的后两位+月份+日期），后 5 位是省级广告审查机关当年的广告文号流水号。"视""声""文"代表用于广告媒介形式的分类代号。

药品广告批准文号的有效期与产品注册证明文件、备案凭证或者生产许可文件中最短的有效期一致。产品注册证明文件、备案凭证或者生产许可文件未规定有效期的，广告批准文号有效期为两年。

3. 药品广告的注销

广告审查机关发现申请人有下列情形的，应当依法注销药品广告批准文号：①主体资格证照被吊销、撤销、注销的；②产品注册证明文件、备案凭证或者生产许可文件被撤销、注销的；③法律、行政法规规定应当注销的其他情形。

申请人有上述情形的，不得继续发布审查批准的广告，并应当主动申请注销药品广告批准文号。

三、违反药品广告管理的处罚

1. 未显著、清晰表示应当显著标明内容的广告

未显著、清晰表示广告中应当显著标明内容的，按照《广告法》第五十九条处罚，由市场监督管理部门责令停止发布广告，对广告主处 10 万元以下罚款。

2. 无有效批准文件发布的广告

有以下情形之一的，应根据《广告法》第五十八条进行处罚：①未经审查发布药品广告；②药品广告批准文号已注销或者广告批准文号已超过有效期，仍继续发布药品广告；③未按照审查通过的内容发布药品广告。由市场监督管理部门责令停止发布广告，责令广告主在相应范围内消除影响，处广告费用 1 倍以上 3 倍以下的罚款，广告费用无法计算或者明显偏低的，处 10 万元以上 20 万元以下的罚款；情节严重的，处广告费用 3 倍以上 5 倍以下的罚款，广告费用无法计算或者明显偏低的，处 20 万元以上 100 万元以下罚款，可以吊销营业执照，并由广告审查机关撤销广告审查批准文件、1 年内不受理其广告审查申请。

3. 进行虚假宣传的广告

进行虚假宣传的，由市场监督管理部门责令停止发布广告，责令广告主在相应范围内消除影响，处广告费用 1 倍以上 3 倍以下的罚款，广告费用无法计算或者明显偏低的，处 10 万元以上 20 万元以下的罚款；情节严重的，处广告费用 3 倍以上 5 倍以下的罚款，广告费用无法计算或者明显偏低的，处 20 万元以上 100 万元以下罚款，可以吊销营业执照，并由广告审查机关撤销广告审查批准文件、1 年内不受理其广告审查申请。

构成虚假广告的，由市场监督管理部门责令停止发布广告，责令广告主在相应范围内消除影响，处广告费用 3 倍以上 5 倍以下的罚款，广告费用无法计算或者明显偏低的，处 20 万元以上 100 万元以下的罚款；2 年内有 3 次以上违法行为或者有其他严重情节的，处广告费用 5 倍以上 10 倍以下的罚款，广告费用无法计算或者明显偏低的，处 100 万元以上 200 万元以下的罚款，可以吊销营业执照，并由广告审查机关撤销广告审查批准文件、1 年内不受理其广告审查申请。

对于其他发布虚假药品广告的情形，《广告法》及其他法律法规有规定的，依照相关规定处罚，没有规定的，由县级以上市场监督管理部门责令改正；对负有责任的广告主、广告经营者、广告发布者处以违法所得 3 倍以下罚款，但最高不得超过 3 万元；没有违法所得的，可处 1 万以下罚款。

4. 不得宣传发布的药品广告

使用或者变相使用国家机关、国家机关工作人员、军队单位、军队人员的名义和形象，利用军队装备、设施等从事广告宣传，或者对不得发布广告而进行广告宣传，以及未在指定刊物上发布处方药广告的，由市场监督管理部门责令停止发布广告，对广告主处 20 万元以上 100 万元以下的罚款，情节严重的，并可以吊销营业执照，由广告审查机关撤销广告审查批准文件、1 年内不受理其广告审查申请；对广告经营者、广告发布者，由市场监督管理部门没收广告费用，处 20 万元以上 100 万元以下的罚款，情节严重的，并可以吊销营业执照、吊销广告发布登记证件。

5. 以不当方式获得广告批准文件

隐瞒真实情况或者提供虚假材料申请药品广告审查的，广告审查机关不予受理或者不予批准，予以警告，1 年内不受理该申请人的广告审查申请；以欺骗、贿赂等不正当手段取得药品广告批准文号的，广告审查机关予以撤销，处 10 万元以上 20 万元以下的罚款，3 年内不受理该申请人的广告审查申请。

市场监督管理部门对违反规定的行为作出行政处罚决定后,应当依法通过国家企业信用信息公示系统向社会公示。

美国药品广告的监管

美国药品广告的监管主要由美国联邦贸易委员会(Federal Trade Commission,FTC)和美国 FDA 两个部门负责,FDA 主要负责监管药品标签和处方药广告,而 FTC 主要负责监管除处方药广告外的所有广告。为确保两个机构的雇员及其他资源在保护消费者方面都能够发挥最大的作用,FTC 和 FDA 于 1954 年、1958 年分别达成了"工作共识协议""联络协议","工作共识协议"对两者在药品广告监管中的职责进行了明确分工,而"联络协议"则规定,每个部门指定 1 名联络员作为主要联络者以利于信息沟通,从而保证公众收益最大化;联络员要定期召开会议,讨论两个机构的相关事项。在实际工作中,FTC 和 FDA 一直以来都遵照上述两个谅解备忘录进行沟通与合作,以解决两个部门的药品广告监管争议。

行业自律在美国治理虚假药品广告中也功不可没。美国国家广告组织(National Advertising Division,NAD)是全国性的自律组织,针对所有行业的广告做监控,检验全国广告的真实性与正确性,同时促使公众增强对广告可信度的信心。NAD 每个月定期会报告其活动内容,并将其详细地刊登于广告界最具威望的 *Advertising Age* 杂志,而后者又经常为著名的纽约时报所引述报道,正因为如此,广告主及其代理商都不愿因此而"扬名立万、遗留臭名";由于 NAD 所建立的审查标准通常也是 FTC 在审查广告时的重要参考依据之一,如果 NAD 认为其广告不实,多数情况下 FTC 也会对此广告作出"确属不实"的认定。

思维导图

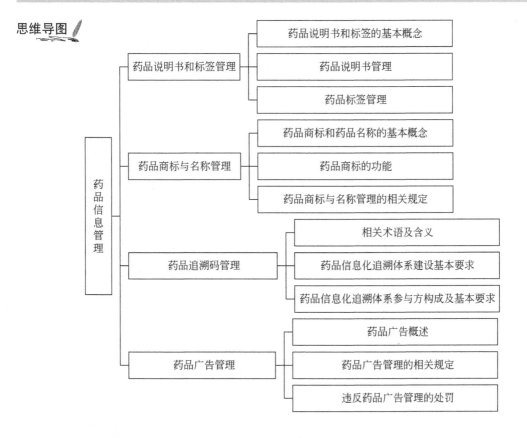

思 考 题

1. 浅析当前我国药品说明书管理存在的问题及建议。

2. 分析我国药品名称管理存在的问题。

3. 试析目前我国药品广告存在的问题及产生的原因。

推荐阅读

张丽. 2017. 医药广告实务. 北京：中国中医药出版社

张锐. 2019. 商标实务指南. 3 版.北京：法律出版社

探　讨

（修订责任人：邓伟生）

第8章 药品不良反应监测与上市后再评价

教学目标：通过本章的学习，使学生充分认识到安全性贯穿于药品的始终，加强药品上市后监管的必要性。

掌握：药品不良反应概念、分类及上报内容；药物警戒概念；药品上市后再评价概念；药品召回概念和分级、分类。

熟悉：各类药品不良反应的上报程序；药品召回的主体和召回管理过程。

了解：药品不良反应监测机构与职责；药品上市后再评价的必要性；药物警戒质量管理规范的适用范围。

药品在保障人体健康和促进人类社会发展过程中发挥了重要作用，但在疾病治疗过程中也常伴随出现与用药目的无关甚至有害的作用，它能损害患者的身心健康，造成残疾甚至死亡。百余年来，世界上屡屡发生的药害事件引起了医药工作者的密切关注，各国药品监督管理部门也逐渐意识到加强药品上市后监测管理的必要性和迫切性。从20世纪60年代开始，世界各国纷纷建立了上市后药品监测、药物警戒管理制度，对上市后药品进行监测和再评价。这种管理模式使药品的风险信息及时得到反馈，将损失降到最低，从而保证药品的安全性、有效性、经济性及合理性，实现提高社会公众生命质量的根本目的。

第一节 药品不良反应监测

根据 WHO 统计，全球每年住院患者中有 10%～20%发生药品不良反应（adverse drug reaction，ADR），其中，5%因严重药品不良反应而死亡。在美国，药源性损害致死人数在社会人口死亡人数排名的第4～6位，约占社会人口的1/2 200。有资料显示，我国是药品不良反应发生较为严重的地区，每年在5 000多万住院患者中至少有5%（250万）是因药品不良反应而入院，其中0.5%～1%（25万～50万）属于严重不良反应，约0.38%（19万）因此而死亡。在5 000万～8 000万的残疾人中有1/3为听力残疾，其中60%～80%是因药品不良反应致聋。上述数字显示，我国的不良反应监测工作任重而道远。

一、药品不良反应相关概念

（一）药品不良反应/事件的有关定义

（1）药品不良反应，是指合格药品在正常用法用量下出现的与用药目的无关的或意外的有害反应。

（2）新的药品不良反应，是指药品说明书中未载明的不良反应。说明书中已有描述，但不良反应发生的性质、程度、后果或者频率与说明书描述不一致或者更严重的，按照新的不良反应处理。

（3）药品严重不良反应，是指因使用药品引起以下损害情形之一的反应：①导致死亡；②危及生命；③致癌、致畸、致出生缺陷；④导致显著的或者永久的人体伤残或者器官功能的损伤；⑤导致住院或住院时间延长；⑥导致其他重要医学事件，如不治疗可能出现上述所列情况的。

（4）药品不良反应报告和监测，是指药品不良反应的发现、报告、评价和控制的过程。

（5）药品重点监测，是指为进一步了解药品的临床使用和不良反应发生情况，研究不良反应的发生特征、严重程度、发生率等，开展的药品安全性监测活动。

（6）药品不良事件，是指药品治疗过程中出现的不良临床事件，但该事件未必与药物有因果关系。

（7）药品群体不良事件，是指同一药品在使用过程中，在相对集中的时间、区域内，对一定数量人群的身体健康或者生命安全造成损害或者威胁，需要予以紧急处置的事件。

同一药品：指同一生产企业生产的同一药品名称、同一剂型、同一规格的药品。

（二）药品不良反应与药品不良事件区别

药品不良反应排除了意向性和意外超剂量用药与用药不当所致的不良后果，即不包括误用、滥用药品、给药剂量不当、患者不依从等情况而引起的反应，也不同于医疗事故及因药品质量问题（假药、劣药）而引起的有害反应。药品不良事件包括了药品不良反应，即包括药品常规使用、滥用、误用、故意使用、药品相互作用等所引起的各种不良后果，也包括用药错误及因药品质量问题而引起的有害反应，两者的区别见表 8-1。

表 8-1　药品不良反应和药品不良事件的区别

项目	药品不良反应	药品不良事件
药品质量	合格药品	合格药品和（或）不合格药品
用法用量	正常用法、正常剂量	不强调与用法、剂量的关系
因果关系	药品与不良反应有因果关系	药品与不良事件未必有因果关系
用药行为	排除了意向性和意外性过量用药与用药不当的行为	不排除意向性和意外性过量用药与用药不当行为
风险责任	不属医疗纠纷，不承担赔偿责任	常规使用合格药品，且药品与事件有因果关系，不属医疗纠纷；误用、滥用、故意使用、使用不合格药品等的后果因医方导致，属医疗纠纷并承担相应责任

二、药品不良反应主要临床表现与分类

（一）药品不良反应临床表现

（1）副作用（side effect），是指治疗剂量的药物所产生的某些与防治目的无关的作用。例如，阿托品通常被用于解除肠胃痉挛而引起口干、心率加快、视物模糊、心悸等。这种作用是在治疗剂量下同时出现的，所以其副作用常常是难以避免的。

（2）毒性反应（toxic response），是指由于使用者的年龄、体质状况而造成药物相对剂量过大或用药时间过长引起的，对人体造成某种功能性或器质性损害的反应。有的停药后可逐渐恢复，但也常造成一些不可逆的损害，如对乙酰氨基酚的肾毒性、各种抗肿瘤药的心脏毒性等。临床常见的毒性反应有中枢神经反应、造血系统反应、肝肾损害、心血管系统反应。

（3）变态反应（allergic reaction），即过敏反应，只有特异质体质的患者才能出现，与药物剂量无关。变态反应是外来的抗原性物质与体内抗体间发生的非正常的免疫反应，引起不同程

度的组织损伤或功能障碍，如口服阿司匹林，大多数人无异常反应，但少数人会发生皮疹、发热、皮炎、哮喘、白细胞减少，严重者可产生过敏性休克。

（4）继发反应（secondary reaction），这种反应不是药物本身的效应，而是药物主要作用的间接结果。例如，广谱抗生素长期应用可改变肠道正常菌群的关系，使肠道菌群失调导致二重感染。

（5）致畸作用（teratogenesis），某些药物孕妇服用后能引起婴儿的先天性畸形，已经报道的除沙利度胺外，还有雄性激素、汞制剂、叶酸拮抗剂等。一般认为致畸作用主要发生在妊娠初期的 3 个月，即器官形成期，但实际上药物对胎儿的影响不限于这个时期，孕妇整个妊娠期的用药均应十分谨慎。

（6）致癌作用（carcinogenesis），有些药物长期服用以后，能引起机体某些器官、组织、细胞的过度增殖，形成良性或恶性肿瘤。

（7）药物依赖性（drug dependence），是指反复地（周期性或连续性）用药所引起的人体心理上或生理上或两者兼有的对药物的依赖状态，表现出一种强迫性的要连续或定期用药的行为和其他反应，如阿片、吗啡制剂等极易成瘾。

（二）药品不良反应分类

A 型药品不良反应（量变型异常）：由药品本身的药理作用增强所致，常与剂量或合并用药有关。多数能预测，发生率较高而病死率较低。临床上常见的副作用与毒性反应均属此类。

B 型药品不良反应（质变型异常）：与药品的正常药理作用完全无关的异常反应。B 类药品不良反应难预测，发生率低而病死率高，临床上常见的变态反应属于此类。

C 型药品不良反应（迟现型异常）：一般在长期用药后出现，其特点是潜伏期较长，药品和不良反应之间没有明确的时间关系，用药史复杂，难以用试验重复，其发生机制大多不清，有待进一步研究。

三、药品不良反应监测管理

（一）药品不良反应监测管理机构及其职责

1. 各级药品监督管理机构

国家药品监督管理部门负责全国药品不良反应报告和监测的管理工作，并履行以下主要职责。

（1）与国家卫生健康委员会共同制定药品不良反应报告和监测的管理规定和政策，并监督实施。

（2）与国家卫生健康委员会联合组织开展全国范围内影响较大并造成严重后果的药品群体不良事件的调查和处理，并发布相关信息。

（3）对已确认发生严重药品不良反应或者药品群体不良事件的药品依法采取紧急控制措施，作出行政处理决定，并向社会公布。

（4）通报全国药品不良反应报告和监测情况。

（5）组织检查药品生产、经营企业的药品不良反应报告和监测工作的开展情况，并与卫生部联合组织检查医疗机构的药品不良反应报告和监测工作的开展情况。

省、自治区、直辖市药品监督管理部门除负责本行政区域内上述五项工作外，还需会同同级卫生行政部门组织开展本行政区域内药品不良反应报告和监测的宣传、教育、培训工作。

设区的市、县级药品监督管理部门负责本行政区域内药品不良反应报告和监测的管理工作；与同级卫生行政部门联合组织开展本行政区域内发生的药品群体不良事件的调查，并采取必要控制措施；组织开展本行政区域内药品不良反应报告和监测的宣传、培训工作。

2. 各级卫生行政部门

县级以上卫生行政部门应当加强对医疗机构临床用药的监督管理，在职责范围内依法对已确认的严重药品不良反应或者药品群体不良事件采取相关的紧急控制措施。

3. 药品不良反应监测专业技术机构及其职责

国家药品不良反应监测中心负责全国药品不良反应报告和监测的技术工作，并履行以下主要职责。

（1）承担国家药品不良反应报告和监测资料的收集、评价、反馈和上报，以及全国药品不良反应监测信息网络的建设和维护。

（2）制定药品不良反应报告和监测的技术标准和规范，对地方各级药品不良反应监测机构进行技术指导。

（3）组织开展严重药品不良反应的调查和评价，协助有关部门开展药品群体不良事件的调查。

（4）发布药品不良反应警示信息。

（5）承担药品不良反应报告和监测的宣传、培训、研究和国际交流工作。

省级药品不良反应监测机构负责本行政区域内上述（1）～（3）和（5）项工作。

设区的市、县级药品不良反应监测机构除负责本行政区域内上述（1）、（2）和（5）项工作外，还需协助有关部门开展药品群体不良事件的调查。

药品生产、经营企业和医疗机构应当建立药品不良反应报告和监测管理制度。药品生产企业应当设立专门机构并配备专职人员，药品经营企业和医疗机构应当设立或者指定机构并配备专（兼）职人员，承担本单位的药品不良反应报告和监测工作。

（二）药品不良反应报告与处置

根据《药品管理法》的规定，开展药品不良反应报告和监测工作是药品生产、经营企业和医疗机构的法定责任，各单位应切实履行相应的职责，建立合理的工作机制。

1. 药品不良反应报告基本要求

（1）药品不良反应报告主体：药品上市许可持有人是药品安全责任的主体。药品上市许可持有人应当开展药品上市后不良反应监测，主动收集、跟踪分析疑似药品不良反应信息，对已识别风险的药品及时采取风险控制措施。

药品上市许可持有人、药品生产企业、药品经营企业和医疗机构应当经常考察本单位所生产、经营、使用的药品质量、疗效和不良反应。发现疑似不良反应的，应当及时向药品监督管理部门和卫生健康主管部门报告。

（2）药品不良反应报告范围：新药监测期内的国产药品应当报告该药品的所有不良反应；其他国产药品，报告新的和严重的不良反应。进口药品自首次获准进口之日起 5 年内，报告该进口药品的所有不良反应；满 5 年的，报告新的和严重的不良反应。

（3）药品不良反应的报告方式

1）书面报告，是指对发现的药品不良反应，相关机构按要求填写药品不良反应/事件报告表、群体不良事件基本信息表（按需要）或境外发生的药品不良反应/事件报告表，并向上级药品不良反应监测中心传送的过程。

2）电子报告，指对发现的药品不良反应，相关机构在全国药品不良反应监测网络上填写电子版药品不良反应/事件报告表，并向上级药品不良反应监测中心传送的过程。

2. 药品不良反应报告程序

（1）个例药品不良反应报告程序

1）药品上市许可持有人、生产、经营企业和医疗机构应当主动收集药品不良反应，获知或者发现药品不良反应后应当详细记录、分析和处理，填写《药品不良反应/事件报告表》并报告。药品上市许可持有人、生产、经营企业和医疗机构发现或者获知新的、严重的药品不良反应应当在15日内报告，其中死亡病例须立即报告；其他药品不良反应应当在30日内报告。有随访信息的，应当及时报告。

2）个人发现新的或者严重的药品不良反应，可以向经治医师报告，也可以向药品生产、经营企业或者当地的药品不良反应监测机构报告，必要时提供相关的病历资料。

3）药品生产企业应当对获知的死亡病例进行调查，详细了解死亡病例的基本信息、药品使用情况、不良反应发生及诊治情况等，并在15日内完成调查报告，报药品生产企业所在地的省级药品不良反应监测机构。

4）设区的市级、县级药品不良反应监测机构应当对收到的药品不良反应报告的真实性、完整性和准确性进行审核。严重药品不良反应报告的审核和评价应当自收到报告之日起3个工作日内完成，其他报告的审核和评价应当在15个工作日内完成。设区的市级、县级药品不良反应监测机构应当对死亡病例进行调查，详细了解死亡病例的基本信息、药品使用情况、不良反应发生及诊治情况等，自收到报告之日起15个工作日内完成调查报告，报同级药品监督管理部门和卫生行政部门，以及上一级药品不良反应监测机构。

5）省级药品不良反应监测机构应当在收到下一级药品不良反应监测机构提交的严重药品不良反应评价意见之日起7个工作日内完成评价工作。对死亡病例，事件发生地和药品生产企业所在地的省级药品不良反应监测机构均应当及时根据调查报告进行分析、评价，必要时进行现场调查，并将评价结果报省级药品监督管理部门和卫生行政部门，以及国家药品不良反应监测中心。

6）国家药品不良反应监测中心应当及时对死亡病例进行分析、评价，并将评价结果报NMPA和国家卫生健康委员会。

（2）药品群体不良事件报告程序

1）药品上市许可持有人、生产、经营企业和医疗机构获知或者发现药品群体不良事件后，应当立即通过电话或者传真等方式报所在地的县级药品监督管理部门、卫生行政部门和药品不良反应监测机构，必要时可以越级报告；同时填写药品群体不良事件基本信息表，对每一病例还应当及时填写药品不良反应/事件报告表，通过国家药品不良反应监测信息网络报告。

2）设区的市级、县级药品监督管理部门获知药品群体不良事件后，应当立即与同级卫生行政部门联合组织开展现场调查，并及时将调查结果逐级报至省级药品监督管理部门和卫生行政部门。

省级药品监督管理部门与同级卫生行政部门联合对设区的市级、县级的调查进行督促、指导，对药品群体不良事件进行分析、评价，对本行政区域内发生的影响较大的药品群体不良事件，还应当组织现场调查，评价和调查结果应当及时报NMPA和国家卫生健康委员会。

对全国范围内影响较大并造成严重后果的药品群体不良事件，NMPA应当与国家卫生健康委员会联合开展相关调查工作。

3）药品生产企业获知药品群体不良事件后应当立即开展调查，详细了解药品群体不良事件的发生、药品使用、患者诊治以及药品生产、储存、流通、既往类似不良事件等情况,在 7 日内完成调查报告,报所在地省级药品监督管理部门和药品不良反应监测机构;同时迅速开展自查,分析事件发生的原因,必要时应当暂停生产、销售、使用和召回相关药品,并报所在地省级药品监督管理部门。

药品经营企业发现药品群体不良事件应当立即告知药品生产企业,同时迅速开展自查,必要时应当暂停药品的销售,并协助药品生产企业采取相关控制措施。

医疗机构发现药品群体不良事件后应当积极救治患者,迅速开展临床调查,分析事件发生的原因,必要时可采取暂停药品的使用等紧急措施。

4)药品监督管理部门可以采取暂停生产、销售、使用或者召回药品等控制措施。卫生行政部门应当采取措施积极组织救治患者。

(3)境外发生的严重药品不良反应报告程序:进口药品和国产药品在境外发生的严重药品不良反应(包括自发报告系统收集的、上市后临床研究发现的、文献报道的),药品上市许可持有人、药品生产企业应当填写《境外发生的药品不良反应/事件报告表》,自获知之日起 30 日内报送国家药品不良反应监测中心。国家药品不良反应监测中心要求提供原始报表及相关信息的,药品生产企业应当在 5 日内提交。国家药品不良反应监测中心应当对收到的药品不良反应报告进行分析、评价,每半年向 NMPA 和国家卫生健康委员会报告,发现提示药品可能存在安全隐患的信息应当及时报告。进口药品和国产药品在境外因药品不良反应被暂停销售、使用或者撤市的,药品生产企业应当在获知后 24h 内书面报 NMPA 和国家药品不良反应监测中心。

(4)定期安全性更新报告

1)药品上市许可持有人、药品生产企业应当对本企业生产药品的不良反应报告和监测资料进行定期汇总分析,汇总国内外安全性信息,进行风险和效益评估,撰写定期安全性更新报告。

2)设立新药监测期的国产药品,应当自取得批准证明文件之日起每满 1 年提交一次定期安全性更新报告,直至首次再注册,之后每 5 年报告一次;其他国产药品,每 5 年报告一次。首次进口的药品,自取得进口药品批准证明文件之日起每满 1 年提交一次定期安全性更新报告,直至首次再注册,之后每 5 年报告一次。

3)国产药品的定期安全性更新报告向药品生产企业所在地省级药品不良反应监测机构提交。进口药品(包括进口分包装药品)的定期安全性更新报告向国家药品不良反应监测中心提交。

4)省级药品不良反应监测机构应当对收到的定期安全性更新报告进行汇总、分析和评价,于每年4月1日前将上一年度定期安全性更新报告统计情况和分析评价结果报省级药品监督管理部门和国家药品不良反应监测中心。

国家药品不良反应监测中心应当对收到的定期安全性更新报告进行汇总、分析和评价,于每年7月1日前将上一年度国产药品和进口药品的定期安全性更新报告统计情况和分析评价结果报 NMPA 和国家卫生健康委员会。

(三)药品不良反应报告与监测的法律责任

(1)药品上市许可持有人、生产企业未按照规定开展药品不良反应监测或者报告疑似药品不良反应的,责令限期改正,给予警告;逾期不改正的,责令停产停业整顿,并处 10 万元以上 100 万以下的罚款。

（2）药品经营企业未按照规定报告疑似药品不良反应的，责令限期改正，给予警告；逾期不改正的，责令停产停业整顿，并处 5 万元以上 50 万以下的罚款。

（3）医疗机构未按照规定报告疑似药品不良反应的，责令限期改正，给予警告；逾期不改正的，处 5 万元以上 50 万以下的罚款。

关于药品不良反应救济制度

目前，实施药品不良反应救济制度的国家和地区主要有德国、日本、瑞典及我国的台湾地区。

日本 1994 年修订、发布《药品不良反应受害救济、研究开发和产品评审组织法》。该办法适用于因正当使用合法药品所产生的"不良反应"致生病且达住院程度、残障致日常生活受限和死亡者。但以下情况排除于救济的适用范围之外：依法定预防接种者；药品制造商或销售商所致损害赔偿责任明确者；因急救目的超量使用反致损害，且该作用已可预知；主管机关审定特殊疾病用药；轻度药品副作用或不当使用所致。

给付项目有医疗费用、交通费用、住宿费用、残疾生活补助费、残疾儿童养育费、死者子女养育年费、一次性补助费、丧葬费用共七项。不支持精神抚慰。

救济金给付的来源有两方面，一是来源于制药企业的一般捐款（依据制药企业前一年销售数量计算）和附加捐款（依据药品机构前一年决定支付的救济金计算）。二是日本政府补助的救济事务费用。

第二节 药物警戒质量管理规范

根据《药品管理法》《疫苗管理法》，为规范和指导药品上市许可持有人和药品注册申请人的药物警戒活动，NMPA 于 2021 年 5 月 7 日组织制定了 GVP，并规定此规范于 2021 年 12 月 1 日起正式施行。

一、《药物警戒质量管理规范》概述

（一）《药物警戒质量管理规范》的适用范围

GVP 适用于药品上市许可持有人（以下简称"持有人"）和获准开展药物临床试验的药品注册申请人（以下简称"申办者"）开展的药物警戒活动。

持有人和申办者应当建立药物警戒体系，通过体系的有效运行和维护，监测、识别、评估和控制药品不良反应及其他与用药有关的有害反应；持有人和申办者应当基于药品安全性特征开展药物警戒活动，最大限度地降低药品安全风险，保护和促进公众健康。

持有人和申办者应当与医疗机构、药品生产企业、药品经营企业、药物临床试验机构等协同开展药物警戒活动。鼓励持有人和申办者与科研院所、行业协会等相关方合作，推动药物警戒活动深入开展。

（二）相关术语

（1）药物警戒活动：是指对药品不良反应及其他与用药有关的有害反应进行监测、识别、评估和控制的活动。

（2）信号：是指来自一个或多个来源的，提示药品与事件之间可能存在新的关联性或已知关联性出现变化，且有必要开展进一步评估的信息。

（3）药品不良反应聚集性事件：是指同一批号（或相邻批号）的同一药品在短期内集中出现多例临床表现相似的疑似不良反应，呈现聚集性特点，且怀疑与质量相关或可能存在其他安全风险的事件。

（4）已识别风险：有充分的证据表明与关注药品有关的风险。

（5）潜在风险：有依据怀疑与关注药品有关，但这种相关性尚未得到证实的风险。

二、持有人药物警戒质量管理

（一）基本要求

（1）药物警戒体系包括与药物警戒活动相关的机构、人员、制度、资源等要素，并应与持有人的类型、规模、持有品种的数量及安全性特征等相适应。

（2）持有人应当制定药物警戒质量目标，建立质量保证系统，对药物警戒体系及活动进行质量管理，不断提升药物警戒体系运行效能，确保药物警戒活动持续符合相关法律法规要求。

（3）持有人应当以防控风险为目的，将药物警戒的关键活动纳入质量保证系统中，重点考虑以下内容：①设置合理的组织机构；②配备满足药物警戒活动所需的人员、设备和资源；③制定符合法律法规要求的管理制度；④制定全面、清晰、可操作的操作规程；⑤建立有效、畅通的疑似药品不良反应信息收集途径；⑥开展符合法律法规要求的报告与处置活动；⑦开展有效的风险信号识别和评估活动；⑧对已识别的风险采取有效的控制措施；⑨确保药物警戒相关文件和记录可获取、可查阅、可追溯。

（4）持有人应当制定并适时更新药物警戒质量控制指标，控制指标应当贯穿到药物警戒的关键活动中，并分解落实到具体部门和人员，包括但不限于：①药品不良反应报告合规性；②定期安全性更新报告合规性；③信号检测和评价的及时性；④药物警戒体系主文件更新的及时性；⑤药物警戒计划的制定和执行情况；⑥人员培训计划的制定和执行情况。

（5）持有人应当于取得首个药品批准证明文件后的 30 日内在国家药品不良反应监测系统中完成信息注册。注册的用户信息和产品信息发生变更的，持有人应当自变更之日起 30 日内完成更新。

（二）机构人员与资源

1. 组织机构

持有人应当建立药品安全委员会，设置专门的药物警戒部门，明确药物警戒部门与其他相关部门（如药物研发、注册、生产、质量、销售、市场等部门）的职责，建立良好的沟通和协调机制，保障药物警戒活动的顺利开展。

药品安全委员会负责重大风险研判、重大或紧急药品事件处置、风险控制决策以及其他与药物警戒有关的重大事项。药品安全委员会一般由持有人的法定代表人或主要负责人、药物警戒负责人、药物警戒部门及相关部门负责人等组成。药品安全委员会应当建立相关的工作机制和工作程序。

2. 人员与培训

持有人的法定代表人或主要负责人对药物警戒活动全面负责，应当指定药物警戒负责人，配备足够数量且具有适当资质的人员，提供必要的资源并予以合理组织、协调，保证药物警戒体系的有效运行及质量目标的实现。

持有人应当开展药物警戒培训,根据岗位需求与人员能力制定适宜的药物警戒培训计划,按计划开展培训并评估培训效果。参与药物警戒活动的人员均应当接受培训。

3. 设备与资源

持有人应当配备满足药物警戒活动所需的设备与资源,包括办公区域和设施、安全稳定的网络环境、纸质和电子资料存储空间和设备、文献资源、医学词典、信息化工具或系统等。

持有人应当对设备与资源进行管理和维护,确保其持续满足使用要求。

(三)监测与报告

1. 信息的收集

持有人应当主动开展药品上市后监测,建立并不断完善信息收集途径,主动、全面、有效地从药品生产企业、药品经营企业、医疗机构、个人收集药品使用过程中的疑似药品不良反应信息,包括来源于自发报告、上市后相关研究及其他有组织的数据收集项目、学术文献和相关网站等涉及的信息;对于境内外均上市的药品,持有人还应当收集在境外发生的疑似药品不良反应信息。

对于创新药、改良型新药、省级及以上药品监督管理部门或药品不良反应监测机构要求关注的品种,持有人应当根据品种安全性特征加强药品上市后监测,在上市早期通过在药品说明书、包装、标签中进行标识等药物警戒活动,强化医疗机构、药品生产企业、药品经营企业和患者对疑似药品不良反应信息的报告意识。

2. 报告的评价与处置

持有人应当对药品不良反应监测机构反馈的疑似不良反应报告进行分析评价,并按要求上报;持有人应当对药品不良反应的预期性、严重性进行评价;持有人应当按照国家药品不良反应监测机构发布的药品不良反应关联性分级评价标准,对药品与疑似不良反应之间的关联性进行科学、客观的评价。

持有人应当对收集到信息的真实性和准确性进行评估,当信息存疑时,应当核实;持有人应当对严重药品不良反应报告、非预期不良反应报告中缺失的信息进行随访。随访应当在不延误首次报告的前提下尽快完成。如随访信息无法在首次报告时限内获得,可先提交首次报告,再提交跟踪报告。

3. 报告的提交

持有人向国家药品不良反应监测系统提交的个例药品不良反应报告,应当至少包含可识别的患者、可识别的报告者、怀疑药品和药品不良反应的相关信息。其报告填写要求、时限、上报程序见"第一节药品不良反应报告程序"相关内容。

(四)风险识别与评估

1. 信号检测

持有人应当对各种途径收集的疑似药品不良反应信息开展信号检测,及时发现新的药品安全风险;持有人应当根据自身情况及产品特点选择适当、科学、有效的信号检测方法;信号检测方法可以是个例药品不良反应报告审阅、病例系列评价、病例报告汇总分析等人工检测方法,也可以是数据挖掘等计算机辅助检测方法。

信号检测频率应当根据药品上市时间、药品特点、风险特征等相关因素合理确定。对于新上市的创新药、改良型新药、省级及以上药品监督管理部门或药品不良反应监测机构要求关注的其他品种等，应当增加信号检测频率。

持有人在开展信号检测时，应当重点关注以下信号：①药品说明书中未提及的药品不良反应，特别是严重的药品不良反应；②药品说明书中已提及的药品不良反应，但发生频率、严重程度等明显增加的；③疑似新的药品与药品、药品与器械、药品与食品间相互作用导致的药品不良反应；④疑似新的特殊人群用药或已知特殊人群用药的变化；⑤疑似不良反应呈现聚集性特点，不能排除与药品质量存在相关性的。

2. 风险评估

持有人应当及时对新的药品安全风险开展评估，分析影响因素，描述风险特征，判定风险类型，评估是否需要采取风险控制措施等。评估应当综合考虑药品的获益-风险平衡。对于可能会影响产品的获益-风险平衡，或对公众健康产生不利影响的风险，应当作为重要风险予以优先评估。

持有人应当根据风险评估结果，对已识别风险、潜在风险等采取适当的风险管理措施；在药品风险识别和评估的任何阶段，持有人认为风险可能严重危害患者生命安全或公众健康的，应当立即采取暂停生产、销售及召回产品等风险控制措施，并向所在地省级药品监督管理部门报告。

3. 药品上市后安全性研究

持有人应当根据药品风险情况主动开展药品上市后安全性研究，或按照省级及以上药品监督管理部门的要求开展。持有人应当根据研究目的、药品风险特征、临床使用情况等选择适宜的药品上市后安全性研究方法。药品上市后安全性研究及其活动不得以产品推广为目的。

持有人应当监测研究期间的安全性信息，发现任何可能影响药品获益-风险平衡的新信息，应当及时开展评估；研究中发现可能严重危害患者的生命安全或公众健康的药品安全问题时，持有人应当立即采取暂停生产、销售及召回产品等风险控制措施，并向所在地省级药品监督管理部门报告。

4. 定期安全性更新报告

定期安全性更新报告应当以持有人在报告期内开展的工作为基础进行撰写，对收集到的安全性信息进行全面深入地回顾、汇总和分析，格式和内容应当符合药品定期安全性更新报告撰写规范的要求。

定期安全性更新报告的数据汇总时间以首次取得药品批准证明文件的日期为起点计，也可以该药物全球首个获得上市批准日期（即国际诞生日）为起点计。定期安全性更新报告数据覆盖期应当保持完整性和连续性。

除药品监督管理部门另有要求外，以下药品或按药品管理的产品不需要提交定期安全性更新报告：原料药、体外诊断试剂、中药材、中药饮片。

（五）风险控制

1. 风险控制措施

对于已识别的安全风险，持有人应当综合考虑药品风险特征、药品的可替代性、社会经济因素等，采取适宜的风险控制措施。

常规风险控制措施包括修订药品说明书、标签、包装，改变药品包装规格，改变药品管理状态等。特殊风险控制措施包括开展医务人员和患者的沟通和教育、药品使用环节的限制、患者登记等。需要紧急控制的，可采取暂停药品生产、销售及召回产品等措施。当评估认为药品风险大于获益的，持有人应当主动申请注销药品注册证书。

2. 风险沟通

持有人应当向医务人员、患者、公众传递药品安全性信息，沟通药品风险；持有人应当根据不同的沟通目的，采用不同的风险沟通方式和渠道，制定有针对性的沟通内容，确保沟通及时、准确、有效。

出现下列情况的，应当紧急开展沟通工作：①药品存在需要紧急告知医务人员和患者的安全风险，但正在流通的产品不能及时更新说明书的；②存在无法通过修订说明书纠正的不合理用药行为，且可能导致严重后果的；③其他可能对患者或公众健康造成重大影响的情况。

3. 药物警戒计划

持有人应当根据风险评估结果，对发现存在重要风险的已上市药品，制定并实施药物警戒计划，并根据风险认知的变化及时更新。

（六）文件、记录与数据管理

1. 制度和规程文件

持有人应当制定完善的药物警戒制度和规程文件。可能涉及药物警戒活动的文件应当经药物警戒部门审核。

持有人应当对制度和规程文件进行定期审查，确保现行文件持续适宜和有效。制度和规程文件应当根据相关法律法规等要求及时更新。

2. 药物警戒体系主文件

持有人应当创建并维护药物警戒体系主文件，用以描述药物警戒体系及活动情况。药物警戒体系主文件应包含组织机构、药物警戒负责人基本信息、专职人员配备情况、疑似药品不良反应信息来源等一些内容。

持有人应当及时更新药物警戒体系主文件，确保与现行药物警戒体系及活动情况保持一致，并持续满足相关法律法规和实际工作需要。

3. 记录与数据

持有人应当规范记录药物警戒活动的过程和结果，妥善管理药物警戒活动产生的记录与数据。记录与数据应当真实、准确、完整，保证药物警戒活动可追溯。关键的药物警戒活动相关记录和数据应当进行确认与复核。

药物警戒记录和数据至少保存至药品注册证书注销后 10 年，并应当采取有效措施防止记录和数据在保存期间损毁、丢失。

三、临床试验期间药物警戒

（一）基本要求

与注册相关的药物临床试验期间，申办者应当积极与临床试验机构等相关方合作，严格落实安全风险管理的主体责任。申办者应当建立药物警戒体系，全面收集安全性信息并开展风险监测、识别、评估和控制，及时发现存在的安全性问题，主动采取必要的风险控制措施，并评估风险控制措施的有效性，确保风险最小化，切实保护好受试者安全。

药物警戒体系及质量管理可参考本规范前述上市后相关要求，并可根据临床试验期间药物警戒要求进行适当调整。

（二）风险监测、识别、评估与控制

1. 风险监测

临床试验期间，申办者应当在规定时限内及时向国家药品审评机构提交可疑且非预期严重不良反应个例报告。对于致死或危及生命的可疑且非预期严重不良反应，申办者应当在首次获知后尽快报告，但不得超过 7 日，并应在首次报告后的 8 日内提交信息尽可能完善的随访报告；对于死亡或危及生命之外的其他可疑且非预期严重不良反应，申办者应当在首次获知后尽快报告，但不得超过 15 日。提交报告后，应当继续跟踪严重不良反应，以随访报告的形式及时报送有关新信息或对前次报告的更改信息等，报告时限为获得新信息起 15 日内。

申办者和研究者在不良事件与药物因果关系判断中不能达成一致时，其中任一方判断不能排除与试验药物相关的，都应当进行快速报告；在临床试验结束或随访结束后至获得审评审批结论前发生的严重不良事件，由研究者报告申办者，若属于可疑且非预期严重不良反应，也应当进行快速报告；从其他来源获得的与试验药物相关的可疑且非预期严重不良反应也应当进行快速报告。

2. 风险识别与评估

申办者应当对安全性信息进行分析和评估，识别安全风险。个例评估考虑患者人群、研究药物适应证、疾病自然史、现有治疗方法以及可能的获益-风险等因素。申办者还应当定期对安全性数据进行汇总分析，评估风险。

3. 风险控制

申办者经评估认为临床试验存在一定安全风险的，应当采取修改临床试验方案、修改研究者手册、修改知情同意书等风险控制措施；评估认为临床试验存在较大安全风险的，应当主动暂停临床试验；评估认为临床试验存在重大安全风险的，应当主动终止临床试验。

修改临床试验方案、主动暂停或终止临床试验等相关信息，应当按照相关要求及时在药物临床试验登记与信息公示平台进行更新。

申办者应当对风险控制措施的执行情况和实施效果进行评估，并根据评估结论决定是否采取进一步行动。

药物警戒部门的主要职责

药物警戒部门应当履行以下主要职责。
（1）疑似药品不良反应信息的收集、处置与报告。
（2）识别和评估药品风险，提出风险管理建议，组织或参与开展风险控制、风险沟通等活动。
（3）组织撰写药物警戒体系主文件、定期安全性更新报告、药物警戒计划等。
（4）组织或参与开展药品上市后安全性研究。
（5）组织或协助开展药物警戒相关的交流、教育和培训。
（6）其他与药物警戒相关的工作。

第三节　药品上市后再评价

药品上市前的临床研究由于受到诸多因素的限制,使得在这一阶段获得的药品安全性与有效性评价结果不能充分反映在更广泛人群、更长时间的临床应用中的实际效果,所以为了确保公众安全有效地用药,进行药品上市后再评价必不可少。

一、药品上市后再评价概述

(一)药品上市后再评价的概念

药品上市后再评价,是指根据医药学的最新学术水平,从药理学、药学、临床医学、药物流行病学、药物经济学及药物政策等主要方面,对已批准上市的药品在社会公众中的疗效、不良反应、用药方案、稳定性及费用等是否符合药品的安全性、有效性、经济性及合理性原则作出科学的评估和判断。

(二)药品上市后再评价的必要性

尽管药品在上市前经过了临床前研究和临床研究,并获得了国家药品监督管理部门的批准,但上市后的药品也并非绝对安全,主要原因如下。

1. 临床前研究的局限性

(1)人和动物的种属差异,易导致药动学的差别和药物反应的差别。

(2)药物对主观反应的影响为人类所特有,而动物实验难以观察到。

(3)药物可能导致人体的皮肤反应、高敏现象及"时滞现象"。

(4)人体的病理因素可能影响其对药物的反应。

(5)临床前评价中实验动物数量有限。

2. 临床试验的局限性

(1)临床试验对象人数有限,且用药条件控制严格。一般获得新药上市注册时,用药者不足 5 000 人,只能发现常见的不良反应。试验情况下的用药也不同于临床实际,试验疗程有限。

(2)研究时间短,试验对象范围窄。上市前药品的临床试验过程一般较短,观察期相应也较短。上市前的临床试验一般不专门设计特殊人群的用药试验,使得一些老人、儿童、孕妇或一些心肝肾功能异常者、造血系统异常、精神异常者的新药有效性和安全性数据缺乏或不全;由于试验对象范围较窄也使得研究者很难获得罕见的严重的不良反应信息。

(3)试验目的单纯。临床试验的观察指标只限于试验所规定内容,未列入试验内容的一般不予评价。

(4)药品不良反应存在"时滞现象"。发生频率低于 1‰的不良反应和一些需要较长时间应用后才能发现的迟发不良反应、慢性中毒、药物相互作用、更广泛人群应用的有效性等均不能在上市前发现,如沙利度胺事件。发生频率为 1‰的药品不良反应,发现 1 个病例需要监测 3 万人,发现 2 个病例需要 4.8 万个监测对象,而发现 3 个病例则需要监测 6.5 万人,而在目前的药品上市前研究中不可能收集到这么大样本的人群数据。

3. 临床应用中的复杂因素

(1)种族和遗传因素对药效的影响,尤其是遗传因素导致的各种缺陷症群体。

(2)病理因素对药效和药物毒性会有所改变。

（3）合并用药导致药物之间的协同和拮抗作用。

（4）生理、心理及社会因素对药品使用有效性、安全性的影响。

所以，对药品上市前潜在的、没有被公众发现的不良反应、特殊人群的用药评价和药品远期疗效的评价，都必须通过药品上市后再评价来完成。药品上市后再评价涵盖了上市后的各个方面，是药品监督管理工作中非常重要的一环，是促进临床合理用药、保障人体健康的基石。目前，国际上许多国家已将或正将工作的重点从药品上市前的审批转移到上市后的再评价上来。

（三）药品上市后再评价的组织机构

国家药品监督管理部门负责药品上市后再评价工作。国家药品监督管理局药品评价中心主要承担药品试生产期及上市后的再评价和药品淘汰筛选的技术业务组织工作、药品不良反应监测的技术业务组织工作等，为国家药品监督管理部门提供该项工作强有力的技术支撑。

省级药品监督管理部门协助监督管理本行政区内的药品上市后再评价工作。药品上市许可持有人是药品上市后再评价的主体，有责任和义务对上市后药品进行追踪和监测，对国家药品监督管理部门安排的重点再评价品种，须按要求及时组织和积极协助实施。医疗机构是药品上市后再评价的具体操作实施单位，应积极支持和参与药品上市后再评价工作。

二、药品上市后再评价内容、实施与处理方式

（一）药品上市后再评价内容

药品上市后再评价的内容重点是 3 个方面：药品安全性评价、药品有效性评价和药物经济学评价。

1. 药品安全性评价

药物的安全性评价是一个从实验室到临床，又从临床到实验室的多次往复过程。药品的不良反应研究实际上是对上市前研究的支持和印证。在公众中考察长时期应用药品发生的不良反应及停药后发生的不良反应，同时研究影响药品安全性因素也是药品上市后再评价的主要内容之一。可采取回顾性或前瞻性方法对药品的不良反应病例进行分析，必要时采用流行病学方法进行研究，以便得出准确的评价结论，然后根据评价结果采取必要措施。

2. 药品有效性评价

鉴于上市前研究的局限性，药品上市后再评价的内容主要是针对可能影响药品疗效（有效率、长期效应等）的因素，包括治疗方案、患者年龄、生理状况、合并用药、食物等。上市后的有效性再评价可充分补充上市前研究的不足，对全面认识药物的性质、掌握应用规律具有重要意义。其再评价的内容应包括对现有临床适应证疗效的再评价、新适应证疗效的再评价，并根据具体情况采取相应措施。药品的有效性评价可借助于药效学、药动学、药剂学方法及临床疗效的方法给予评价。

3. 药物经济学评价

药物经济学评价将药物的成本研究与临床疗效研究联结起来，不仅仅研究药物的经济性，还利用流行病学、决策学、统计学、循证医学等多学科的方法来评估药品的治疗价值。药物经济学评价目的就是如何合理地选择和利用药物，高效、安全又经济地提供医疗保健服务，使患者以较小的经济负担得到最佳的治疗效果，从而最大限度地利用现有药物资源。因此药物经济学评价也是药品上市后再评价重要内容之一。

（二）药品上市后再评价实施与处理方式

1. 药品上市后再评价的实施方式

药品上市后再评价主要采取定期系统性评价和不定期的专题评价相结合的模式。定期系统评价是根据市场现有药品的使用情况调查，按药品评价指导原则有计划、系统地组织评价。不定期专题评价是根据国家基本药物和非处方药遴选提出的需要，及不良反应事件的因果分析等的需要进行的评价。

2. 药品上市后再评价的处理方式

根据《药品管理法》《药品管理法实施条例》《药品注册管理办法》等相关法律法规的规定，国家药品监督管理部门对新药进行审评，对已批准生产、销售的药品进行再评价。根据药品再评价结果，作出不同的处理。

在一般情况下，可以采取责令修改药品说明书、暂停生产、销售和使用的措施；对于疗效不确切、不良反应大或者其他原因危害人体健康的药品，药品监督管理部门应当撤销该药品批准证明文件，进口药品还应撤销进口药品注册证书；经再评价属于疗效不确切、不良反应大或者其他原因危害人体健康的药品不予再注册。此外，还包括转换药品性质（由非处方药品转为处方药）、在国家和省级药监部门网站上发布药品安全信息等。

三、仿制药一致性评价与中药注射剂安全性再评价

（一）仿制药一致性评价

开展仿制药一致性评价，是《国家药品安全"十二五"规划》提出的重要任务，是国家为保证群众用药安全有效所采取的一项重大举措，对医药产业健康发展产生了深远影响。这项工作有利于节约医药费用，对提升我国制药行业发展质量，保障药品安全性和有效性，促进医药产业升级和结构调整，增强国际竞争能力，都具有十分重要的意义。

1. 仿制药一致性评价的含义

仿制药一致性评价是指对已经批准上市的仿制药，按与原研药品质量和疗效一致的原则，分期分批进行评价，仿制药需在质量与药效上达到与原研药一致的水平且临床上与原研药品可以相互替代。

2. 仿制药一致性评价的开展

在国家药品监督管理局《关于开展化学药品注射剂仿制药质量和疗效一致性评价工作的公告》（2020 年第 62 号）中对仿制药一致性评价工作的开展提出系统要求。

（1）总体要求：根据《国务院办公厅关于开展仿制药质量和疗效一致性评价的意见》（国办发〔2016〕8 号）要求，化学药品新注册分类实施前批准上市的仿制药，凡未按照与原研药品质量和疗效一致原则审批的，均须开展一致性评价。

（2）《国家基本药物目录》中仿制药的评价：国家鼓励企业积极开展基本药物品种的评价工作。截至 2018 年 11 月底，已完成 112 个品种的评价，其中属于《国家基本药物目录（2012年版）》289 个基本药物相关品种的有 90 个。这些品种包括审评通过一致性评价品种，原研地产化列为参比制剂品种，改规格、改剂型、改盐基品种中原型已通过一致性评价品种等情形。

《国家基本药物目录（2018 年版）》已建立动态调整机制，通过一致性评价的品种优先纳入目录，未通过一致性评价的品种将逐步调出目录。基本药物品种的一致性评价工

作已经与基本药物目录动态调整工作联动推进，因此不再对基本药物品种单独设置评价时限要求。

（3）化学药品注射剂仿制药一致性评价：公告要求已上市的化学药品注射剂仿制药，未按照与原研药品质量和疗效一致原则审批的品种均需开展一致性评价。药品上市许可持有人应当依据 NMPA 发布的《仿制药参比制剂目录》选择参比制剂，并开展一致性评价研发申报。

（二）中药注射剂安全性再评价

为全面提高中药注射剂的安全性、有效性和质量可控性，确保公众用药安全有效，国家食品药品监督管理局于 2009 年 1 月 13 日发布下发了《关于开展中药注射剂安全性再评价工作的通知》（国食药监办〔2009〕28 号）。为进一步控制中药注射剂安全风险、做好安全性再评价工作，国家食品药品监督管理局于 2009 年 7 月 16 日发布了《关于做好中药注射剂安全性再评价工作的通知》（国食药监办〔2009〕359 号）。

为提高中药注射剂的生产及质量控制水平，国家食品药品监督管理局组织制定了《中药注射剂安全性再评价质量控制要点》和《中药注射剂安全性再评价基本技术要求》。中药注射剂生产企业必须对照《中药注射剂安全性再评价质量控制要点》和《中药注射剂安全性再评价基本技术要求》主动开展研究工作，全面排查本企业在药品生产质量控制方面存在的问题和安全风险，主动采取有效措施，切实控制安全风险，提高产品质量。中药注射剂生产企业要强化对原辅料供应商的审计，加强对制剂稳定性、产品批间一致性的研究工作，要特别注意对无热原、无菌和无效高分子物质控制的自我检查，并开展关键工艺的验证工作，保证产品质量。

此外，为规范和指导中药注射剂安全性再评价工作，国家食品药品监督管理局于 2010 年 9 月 29 日年组织制定了《中药注射剂安全性再评价生产工艺评价技术原则》《中药注射剂安全性再评价质量可控性评价技术原则》《中药注射剂安全性再评价非临床研究评价技术原则》《中药注射剂安全性再评价临床研究评价技术原则》《企业对中药注射剂风险控制能力评价技术原则》《中药注射剂安全性再评价风险效益评价技术原则》《中药注射剂风险管理计划指导原则》7 个技术性原则。

药品上市后安全性研究的主要目的

开展药品上市后安全性研究的主要目的包括（但不限于）如下几点。

（1）量化并分析潜在的或已识别的风险及其影响因素（如描述发生率、严重程度、风险因素等）。

（2）评估药品在安全信息有限或缺失人群中使用的安全性（如孕妇、特定年龄段、肾功能不全、肝功能不全等人群）。

（3）评估长期用药的安全性。

（4）评估风险控制措施的有效性。

（5）提供药品不存在相关风险的证据。

（6）评估药物使用模式（如超适应证使用、超剂量使用、合并用药或用药错误）。

（7）评估可能与药品使用有关的其他安全性问题。

第四节　药品召回

药品召回制度在 20 世纪 70 年代初期就被引入药品监督管理中，目前，美国、加拿大、澳大利亚、日本、韩国及欧盟等国家和地区都建立了药品召回制度。药品召回制度已经成为国际上普遍采用的一种缺陷药品管理模式。为加强药品安全监管，保障公众用药安全，食品药品监督管理局于 2007 年 12 月 10 日颁布并实施了《药品召回管理办法》。这项制度填补了我国缺陷药品管理的制度空白，标志着我国对缺陷药品的管理步入了规范化轨道。2020 年 10 月 13 日，NMPA 综合司公开征求《药品召回管理办法（征求意见稿）》意见，征求意见稿要求，药品上市许可持有人应当建立并完善药品召回制度，收集药品安全的相关信息，对可能存在缺陷的药品进行调查、评估，及时召回缺陷药品。

一、药品召回和缺陷药品的界定

（一）药品召回的概念

药品召回，是指药品上市许可持有人按照规定程序收回已上市存在缺陷的药品，并采取相应措施，控制消除缺陷的活动。

进口药品凡涉及在境内实施召回的，境外药品上市许可持有人指定的在中国境内的企业法人应当按照规定组织实施。

（二）缺陷药品的界定

缺陷药品，是指由于研发、生产、销售、储运、标识等原因导致存在质量问题或者其他安全隐患的药品。

二、药品召回的分类与分级

（一）药品召回的分类

按照召回是否出自企业自愿，将药品召回分为两类，即主动召回和责令召回。

主动召回是指药品上市许可持有人对收集的信息进行分析，对可能存在缺陷的药品进行调查评估，发现药品存在缺陷的，由药品上市许可持有人决定召回。

责令召回是指药品监督管理部门经过调查评估，认为存在药品缺陷，药品上市许可持有人应当召回药品而未主动召回的，应当责令药品上市许可持有人召回药品。必要时，药品监督管理部门可以要求药品上市许可持有人、药品生产企业、经营企业和使用单位立即停止销售和使用该药品。

（二）药品召回的等级

根据药品缺陷的严重程度，可将药品召回分为如下三个等级。

一级召回是针对使用该药品可能引起严重健康危害的。

二级召回是针对使用该药品可能引起暂时的或者可逆的健康危害的。

三级召回是针对使用该药品一般不会引起健康危害，但由于其他原因需要收回的。

药品上市许可持有人应当根据召回分级与药品销售和使用情况，科学设计药品召回计划并组织实施。

三、药品召回的实施

（一）药品召回的主体

药品上市许可持有人是药品召回的责任主体。

药品上市许可持有人应当建立并完善药品召回制度，收集药品安全的相关信息，对可能存在缺陷的药品进行调查、评估，及时召回缺陷药品。

进口药品凡涉及在境内实施召回的，境外药品上市许可持有人指定的在中国境内的企业法人应当按照《药品召回管理办法》的规定组织实施。

（二）召回的时间规定

药品上市许可持有人主动执行或在被要求执行药品召回决定后，应制订召回计划，一级召回在 1 日内，二级召回在 3 日内，三级召回在 7 日内，通知有关药品生产企业、药品经营企业、医疗机构停止生产、销售和使用。

药品上市许可持有人在启动药品召回后，一级召回在 1 日内，二级召回在 3 日内，三级召回在 7 日内，应当将调查评估报告和召回计划提交给所在地省、自治区、直辖市药品监督管理部门。

药品上市许可持有人在实施召回的过程中，一级召回每日，二级召回每 3 日，三级召回每 7 日，向所在地省、自治区、直辖市药品监督管理部门报告药品召回进展情况。

（三）召回的监管

省、自治区、直辖市药品监督管理部门应当自收到总结报告之日起 10 日内对报告进行审查，并对召回效果进行评价，必要时组织专家进行审查和评价。认为召回尚未有效消除药品缺陷或者控制药品风险的，应当书面要求药品上市许可持有人重新召回。药品上市许可持有人应当按照药品监督管理部门的要求进行重新召回。

缺陷药品的调查与评估

对可能存在缺陷药品调查的内容应当根据实际情况确定，可以包括如下内容：①已发生药品不良事件的种类、范围及原因；②现行的处方、生产工艺是否与注册申报一致，存在的变更是否符合药品注册管理办法和相关变更技术指导原则等规定；③药品生产过程是否符合 GMP；④药品销售过程是否符合 GSP；⑤药品使用是否符合药品说明书、标签规定的适应证、用法用量的要求；⑥药品主要使用人群的构成及比例；⑦可能存在安全隐患的药品批次、数量及流通区域和范围；⑧其他可能影响药品安全的因素。

药品安全隐患评估的主要内容：①该药品引发危害的可能性，以及是否已经对人体健康造成了危害；②对主要使用人群的危害影响；③对特殊人群，尤其是高危人群的危害影响，如老年、儿童、孕妇、肝肾功能不全者、外科患者等；④危害的严重与紧急程度；⑤危害导致的后果。

思维导图

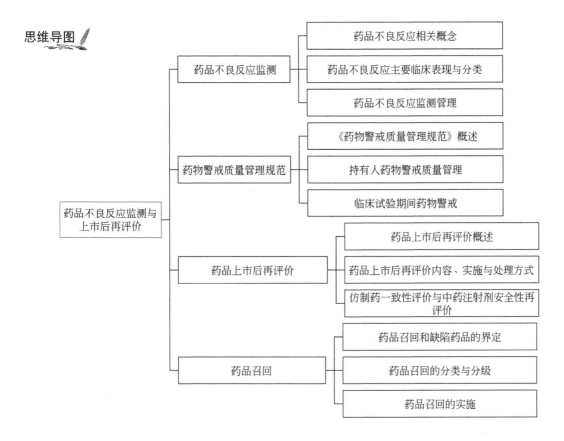

思考题

1.试分析药品使用过程中产生不良反应是否有主体责任人。

2.试述药品上市许可持有人应如何开展药物警戒工作。

3.试述如何有效沟通，使上市前评价和上市后再评价有机结合起来。

4.试述如何理解《药品召回管理办法》中的"缺陷药品"。

推荐阅读

丁玉峰，张耕，林丽开.2020.群体药害事件与药品风险管理.北京：中国协和医科大学出版社

国家药品监督管理局药品评价中心.2020.欧盟药物警戒管理规范.天津：天津科技翻译出版有限公司

I.拉尔夫·爱德华兹，玛丽林德奎斯特.2019.药物警戒：回顾过去与展望未来.武志昂，董铎，译.西安：西安交通大学出版社

张冰.2015.中药药物警戒.北京：人民卫生出版社

案　例

（修订责任人：邓伟生）

第三篇 各 论

第 9 章　药物研发管理

教学目标：通过本章的学习，使学生对药物临床前研究管理、临床试验管理和药品知识产权的相关知识有较为系统和全面的了解。

掌握：药物研发的概念、类型；药品知识产权的概念、分类和保护期限。

熟悉：临床试验机构的管理；药品专利检索的方法。

了解：药物研发临床前研究和临床试验阶段的内容；药物临床试验的分期，目的和病例组数的要求；GCP 对受试者保护的主要手段；保证临床试验数据质量的管理要点。

药物研发工作是医药产业可持续发展的动力源泉，是维系公众健康、关系国计民生的大事。我国是制药大国但自主研究开发创新药物的能力有限，特别是在新化学药和生物药的自主研发方面，与发达国家相比，我国仍有很大差距。随着经济发展模式转变和产业结构转型升级，我国药物研究与开发的重点也有了较大调整已经从仿制向创新转移，进入了以质量和创新为核心的新时代。

药物研发管理的主要目的是保障药物研发的质量和水平，从根本上保证人体用药的安全、有效、经济、合理。其具体内容包括在药物研究过程中严格贯彻实施相关的法律、法规、政策、制度，严格控制与约束药学技术人员，使之以科学的态度运用医药科学专业技术，保证药物在临床前研究、临床研究及注册申报阶段各项资料真实、规范、完整等，药物研发管理是药事管理的重要组成部分。

第一节　药物研发概述

现代药物研发始于 19 世纪下半叶现代医学和现代药学相关学科的产生与发展，以化学药和生物制品为主体的疫苗研发，在 20 世纪 40 年代以后进入突飞猛进的快速发展阶段。随着人类疾病谱的变化，医学模式也逐渐由单纯治疗医学向立体多维医学模式转变；加之药品上市后生命周期不断缩短，更新换代的速度越来越快，新药研究开发已成为医药企业生存与发展的必然选择。近年来，生命科学及相关基础学科迅速发展，药物研究开发的技术与手段日趋成熟，逐渐形成独立的研究体系。

2015 年 8 月 18 日，国务院发布《国务院关于改革药品医疗器械审评审批制度的意见》（以下简称《意见》），《意见》将新药的定义由"未曾在中国境内上市销售的药品"改为"未曾在中国境内外上市销售的药品"。也就是说，中国的新药"概念"由"中国新"变为"全球新"。

一、药物研发概况

（一）药物研发概念

药物的研究开发是一个系统工程，它包括了从药物的设计、筛选，到确定药物剂型，合成方法、药理毒理、质量标准，通过临床试验验证其安全性、有效性及用法用量的全过程，也包括对药物的知识产权管理以保护药物研发的创造性活动所应享有的合法权益。

（二）药物研发类型

根据药物的创新水平，当代药物研发主要可以分为新药研发和仿制药研发两类。

1. 新药研发

根据物质基础的原创新和新颖性，进一步将新药分为创新药和改良型新药。

（1）创新药：也称突破性新药，是指在一定的医学理论和科学设想指导下，通过反复设计、合成和药理、生理或生物筛选，创制出新型结构并具有临床价值的药物，包括新化学实体、新分子实体或者新活性实体等。

（2）改良型新药：是在不侵犯他人专利权的情况下，对已上市创新药的结构进行修饰和改造，或者开发新剂型、新给药途径、新复方制剂等具有更优临床价值的药物。所谓更优的临床价值，包括更好的疗效、更好的安全性，或者使用方便性（患者依从性）。

2. 仿制药研发

在国际上，仿制药也称通用名药，多与品牌药品（有专利保护的创新药）具有相同的化学成分、活性成分、剂量或给药浓度、给药途径，同时在生物等效性方面也需要与品牌药相同。从广义上来讲，仿制药往往是仿制专利到期的已上市药物，因此又被称为非专利药。按照我国2015年的《意见》，将仿制药的定义由"仿已有国家标准的药品"改为"仿与原研药品质量和疗效一致的药品"，将仿制药的标准提升到了新的高度。

（三）药物研发特点

1. 知识技术密集，多学科渗透

药物的创新研究需要多学科知识技术的积累和多方面人才、技术与方法的支持。许多国外著名制药公司除了聘用药物化学、药理学等传统学科的专家外，还聘用了一些新兴或边缘学科的专家，并与许多学术团体建立紧密联系。美国麻省理工学院的一项统计分析结果表明，在药学领域，学科相互渗透及科研相互联系的程度直接影响科研成果的产出水平和转化效率。可见，医药产业的生存和发展必须以大批从事研究、开发的科技人员为后盾。

2. 研究投入高

药物研发是一个庞大的系统工程，往往需要持续的高额投入。有研究表明，要保持医药企业的创新潜力，每年至少需要1.5亿至2.0亿美元的研发投入，美国的大型制药公司每年的研发费用都在10亿美元以上，这也是一个有知识产权的新药从开发到上市的投入底线（一般需要10亿至15亿美元）。

3. 研究周期长

新药从研究开发到上市需要经历复杂而漫长的过程。据统计，跨国公司一个重磅新药的研发需要15年以上时间，其中，临床研究阶段占总开发时间的2/3以上。

4. 研究风险大

新药研究开发的风险表现在技术风险、市场风险和政策风险三个方面。首先,药物本身的特性、临床疾病的特点及生产与质量控制技术决定新药研究开发存在着明显的技术风险;同时,世界各国为降低医疗费用而采取"鼓励医生多使用廉价而有效的药物"的政策,使得新药研发存在巨大的市场风险和政策风险;另外,药品法规的严密性及医药产品的竞争特性等因素使得药物的研发越来越成为高风险的投资领域。

5. 潜在效益高

虽然新药研究开发风险很高,但它同时也具有高回报、高利润、高附加值的一面。新药的利润一般可达销售额的 30% 以上。例如,癌症诊断试剂和基因治疗药物等,一旦研制成功,其生产成本低且市场寿命相对较长,其间只需做少量的更新和改进即可给企业带来丰厚的利润(表 9-1、表 9-2)。生物医药产业正快速由最具发展潜力的高技术产业向高技术支柱产业转变。

表 9-1　2020 年全球前十大畅销药

序号	药品	公司	适应证	类型	销售额 (亿美元)
1	阿达木单抗(Humira)	AbbVie	自身免疫疾病	单抗	203.9
2	帕博利珠单抗(Keytruda)	MSD	多种肿瘤	单抗	143.8
3	来那度胺(Revlimid)	Celgene/BMS	多发性骨髓瘤等	小分子	121.5
4	阿哌沙班(Eliquis)	BMS/Pfizer	心脑血管疾病	小分子	91.7
5	依布替尼(Imbruvica)	AbbVIe/Johnson&Johnson	淋巴瘤等	小分子	84.3
6	阿柏西普(Eylea)	REGN(再生元)/Bayer	黄斑变性等	融合蛋白	83.6
7	乌司奴单抗(Stelara)	杨森	银屑病等	单抗	79.4
8	纳武利尤单抗(Opdivo)	BMS/Ono(小野)	多种肿瘤	单抗	79.2
9	必妥维(Biktarvy)	Gilead	病毒感染	复方制剂	72.6
10	利伐沙班(Xarelto)	Bayer/Johnson&Johnson	心脑血管疾病	小分子	69.3

数据来源:Evaluate Pharma

表 9-2　2020 年全球前二十大药厂

序号	公司	2020 年收入 (亿美元)	2019 年收入 (亿美元)	所在国家
1	强生(Johnson&Johnson)	826.0	821.0	美国
2	罗氏(Roche)	620.5	654.0	瑞士
3	诺华(Novartis)	486.5	474.5	瑞士
4	默克(Merck&Co.)	480.0	468.4	美国
5	艾伯维(Abbvie)	458.0	332.7	美国
6	葛兰素史克(GlaxoSmithKline)	437.7	432.6	英国
7	施贵宝(Bristol Myers Squibb)	425.2	261.5	美国
8	辉瑞(Pfizer)	419.0	517.5	美国
9	赛诺菲(Sanofi)	410.8	404.6	法国
10	武田(Takeda)	292.5	302.7	日本
11	阿斯利康(AstraZeneca)	266.2	243.8	英国
12	拜耳(Bayer)	257.1	265.9	德国

序号	公司	2020 年收入 （亿美元）	2019 年收入 （亿美元）	所在国家
13	安进（Amgen）	254.2	233.6	美国
14	吉利德（Gilead Sciences）	246.9	224.5	美国
15	礼来（Elililly）	245.4	223.2	美国
16	勃林格殷格翰（Boehringer Ingelheim）	222.9	216.4	德国
17	诺和诺德（Novo Nordisk）	202.4	195.7	丹麦
18	梯瓦（Teva）	166.6	168.9	以色列
19	渤健（Biogen）	134.4	143.8	美国
20	安斯泰来（Astellas）	115.1	118.3	日本

数据来源：Fierce Pharma

二、药物研发程序

根据药物研究目的、研究对象和研究内容等的不同，药物研发可分临床前研究和临床研究两个阶段。

（一）临床前研究阶段

为申请药品注册进行的药物临床前研究，包括药学和药理毒理学研究两个阶段。其中，毒理学研究是药物临床前研究的核心内容。

1. 药学研究

药学研究一般包括候选药物的合成工艺、提取方法、理化性质及纯度、剂型选择、处方筛选、制备工艺、检验方法、质量指标和稳定性考察研究等。中药制剂还包括原药材的来源、加工及炮制等；生物制品还包括菌毒种、细胞株、生物组织等起始材料的质量标准、保存条件、遗传稳定性的研究等。

2. 药理毒理学研究

药理毒理学研究主要包括药效学、一般药理学、药动学和毒理学研究等。其中，毒理学研究也称非临床安全性评价，包括急性毒性试验（单次给药毒性试验），长期毒性试验（重复给药毒性试验），过敏性、溶血性和局部刺激性试验，致突变试验，生殖毒性试验，致癌毒性试验，遗传毒性试验和依赖性试验等。

（二）临床研究阶段

临床研究指以人体（患者或健康受试者）为对象的试验，旨在发现或验证某种试验药物的临床医学、药理学及其他药效学作用、不良反应，或者试验药物的吸收、分布、代谢和排泄，以确定药物的疗效与安全性的系统性试验。

药物临床研究包括临床试验和生物等效性试验。临床试验分为四期。新药在批准上市前，应当进行Ⅰ、Ⅱ、Ⅲ期临床试验，上市后，应当开展Ⅳ期临床试验。仿制药一般仅需要开展生物等效性临床研究。

各期临床试验及生物等效性研究的目的和主要内容如下。

Ⅰ期临床试验：初步的临床药理学及人体安全性评价试验。观察人体对于药物的耐受程度和药动学，为制定给药方案提供依据。按照规定，最低受试者病例数要求是 20～30 例。

Ⅱ期临床试验：治疗作用初步评价阶段。其目的是初步评价该药物对目标适应证患者的治疗作用和安全性，同时为Ⅲ期临床试验研究设计和给药剂量方案的确定提供依据。此阶段的研究设计可以根据具体的研究目的，采用多种形式，如随机盲法对照临床试验。按照规定，最低受试者病例数要求是 100 例。

Ⅲ期临床试验：治疗作用确证阶段。其目的是进一步验证该药物对目标适应证患者的治疗作用和安全性，评价利益与风险关系，最终为药物注册申请的审查提供充分的依据。试验一般应为具有足够样本量的随机盲法对照试验。按照规定最低受试者病例数是 300 例。

Ⅳ期临床试验：新药上市后由申请人进行的应用研究阶段。其目的是考察在广泛使用条件下药物的疗效和不良反应，评价在普通或特殊人群中其使用的利益与风险关系及改进给药剂量等。按照规定，最低受试者病例数是 2 000 例。

生物等效性试验，是指利用生物利用度的方法，以药动学为指标，比较同一种药物的相同或者不同剂型的制剂，在相同的试验条件下，其活性成分吸收程度和速度差异有无统计学意义的人体试验。按照规定，最低受试者病例数为 18～24 例。

国际临床试验日——5 月 20 日

在大航海时代，远洋轮船上的船员常常发生坏血病，但是原因一直不明，也缺乏有效的治疗手段。1747 年 5 月 20 日，英国皇家海军索尔兹伯里号的随船医生詹姆斯·林德进行了一项治疗坏血病的对照临床试验。他选择了 12 名身体状态和疾病特征类似的坏血病患者船员，每两名患者给予一种治疗手段，其中一组患者给予新鲜柑橘和柠檬果汁治疗，结果表明这一组患者的疾病发展和治疗效果明显好于其他组的患者。从而证明了柑橘类水果（因为这类水果中含有大量的维生素 C）能够有效治疗坏血病患者。

1795 年，当这种方法被皇家海军采纳时，坏血病从队伍中消失了。"就像魔法一样"，水手们说。林德还建议改变船舶卫生程序，建议在热带港口为生病的水手使用医疗船只，并在船上安排可饮用的蒸馏海水。1794 年，林德在汉普郡的戈斯波特去世。后人这样评价詹姆斯·林德的功绩——"海军的卫生开始于英国"。

林德的坏血病试验是世界第一个具有现代意义的对照临床试验，也可以说"现代医学的国际临床试验始于林德"。2005 年，WHO 在布鲁塞尔提议将每年的 5 月 20 日定为国际临床试验日，以纪念詹姆斯·林德的坏血病试验。此后，每年举办活动以引起公众对临床研究方法和挑战的重视。

三、药物研究技术指导原则

2003 年 5 月，国家食品药品监督管理局药品审评中心正式启动药物研究技术指导原则的起草工作，内容涉及中药、天然药物，化学药物和生物制品的各个专业，包括分论、各论等研究技术核心内容和资料撰写格式要求等研究技术相关内容。

截至 2022 年 6 月，NMPA 已颁布《中药、天然药物改变剂型研究技术指导原则》《中药辐照灭菌技术指导原则》等中药、天然药物类研究技术指导原则共 46 个；《已上市化学药品变更研究的技术指导原则（一）》《化学药物口服缓释制剂药学研究技术指导原则》等化学药物类研究技术指导原则共 152 个；《体外诊断试剂临床研究技术指导原则》《预防用疫苗临床前研究技术指导原则》等生物制品类研究技术指导原则共 74 个；《药物 QT 间期延长潜在作用非临床研究技术指导原则》《药物安全药理学研究技术指导原则》等非临床研究类研究技术指导原则共 11 个。此外，还有《中药、天然药物综述资料撰写的格式和内容的技术指导原则——对主要研究结果的总结及评价》《化学药物综述资料撰写的格式和内容的技术指导原则——立题的目的与依据》等综合学科类研究技术指导原则共 93 个。

截至 2021 年 9 月，NMPA 药品审评中心已批准《治疗用生物制品非临床安全性评价技术审评一般原则》《预防用生物制品临床前安全性评价技术审评一般原则》《疫苗生产用细胞基质研究审评一般原则》《生物制品质量控制分析方法验证技术一般原则》《病毒安全性技术审评一般原则》《重组制品生产用哺乳动物细胞质量控制技术评价一般原则》等 8 个审评一般原则。

第二节　药物临床前研究质量管理

药物临床前研究是药物研发的基础阶段，主要通过动物实验的方式对药物进行药理学、毒理学测试以获得关于药物安全性、有效性、质量可控性等相关数据，为进一步的药物临床研究提供依据。我国药物临床前研究质量管理的主要依据是 GLP。

GLP 是对非临床安全性评价研究机构运行管理和非临床安全性评价研究项目，在试验方案设计、组织实施、执行、检查、记录、存档和报告等全过程的质量管理要求。

一、药物非临床研究质量管理发展概述

20 世纪 60 年代以来，以沙利度胺事件为代表的一系列药害事件不仅使人们逐渐认识到药物非临床研究的重要性，也推动了药物临床前安全性评价研究的发展，进而健全和完善了 GLP 制度（表 9-3）。

表 9-3　药物临床前安全性评价研究发展概况

区域	时间	事件或法规	内容、影响或意义
国外	1961 年	沙利度胺事件	引起了人们对药物安全性评价的重视
	1972 年	新西兰提出《测试实验室条例》	只是对毒理学研究提出的一般性建议，并未引起世界上其他国家的重视
	1973 年	丹麦提出《国家实验理事会法案》	
	1975～1979 年	美国 FDA 提出并发布 GLP	美国对进口药品都是以此标准进行试验检查的，在一定程度上 GLP 已被国际承认并得到广泛应用，其他各国也开始纷纷制定本国的 GLP
国内	1984 年	第六届人大常委会第七次会议审议通过《药品管理法》并于翌年起施行	对有关新药审批做出专门规定
	1985 年	卫生部颁布并施行《新药审批办法》	该办法对毒理学评价提出了具体要求
	1993～1994 年	国家科委提出并发布《药品非临床研究质量管理规定（试行）》	由于当时我国处于 GLP 推行指导和推荐阶段，并未正式执行 GLP，也没有相应的监督检查措施，但这仍然在一定程度上推动了我国 GLP 的发展
	1996 年	国家科委印发《〈药品非临床研究质量管理规定（试行）〉实施指南（试行）》和《执行情况验收检查指南（试行）》	
	1999 年	SDA 颁布并实施 GLP（试行）	经过两次修订后的 GLP，不仅已符合我国在加入 WTO 后国际公认原则的规定，也在保证药品质量、保障人体用药安全和维护公众身体健康等方面得以广泛应用
	2003 年	国家食品药品监督管理局重新修订并颁布 GLP	
	2017 年	国家食品药品监督管理总局重新修订并颁布 GLP	进一步明确各方职责，增加信息化管理和电子技术的应用规范

凯尔西与沙利度胺事件

1957 年，联邦德国制药商格兰泰集团（Chemie Grünenthal）研制上市了一种镇静剂沙利度胺（tralidomide）（商品名：反应停），作为非处方用安眠药，同时还可以用于减轻孕妇在妊娠初期的清晨呕吐反应。该药很快在欧洲、南美、加拿大等国家和地区上市。

1960 年 9 月该药向美国 FDA 提出上市申请，由刚进入 FDA 工作的凯尔西医师负责资料的审核。她在 3 个月内先后两次因数据不全、缺乏临床试验数据等原因将申报资料退回。同年 12 月，英国便发现长期使用该药后的患者出现周围神经炎的情况，凯尔西转而开始调查该药的神经学副作用，这使得该药物的美国经销商梅里尔公司（Richardson-Merrell）的申请始终没有得到批准。在此期间，欧洲的医生们陆续发现有越来越多的畸形婴儿诞生，最普遍的就是短肢（海豹肢）症畸形婴儿。1961 年 11 月德国医生确定沙利度胺是其祸根。这一事件震惊了全世界。德国政府于 10 天后取缔了沙利度胺，其他国家也迅速停止销售该药。梅里尔公司在 1962 年 3 月将该药申请从 FDA 撤回。

由于凯尔西负责任的态度，美国幸免了这场灾祸。凯尔西也被肯尼迪总统授予美国公民所能得到的最高奖牌"杰出联邦公务员奖"。事件结束后，美国对本国的法律进行了修订：确定了新药上市审批的必要程序，并首次要求制造商在新药上市前必须向 FDA 提供基于临床试验证明的安全性和有效性双重信息。而在新药临床研究开始之前，主办者必须提交包括药品的化学生产和控制信息、临床前的动物毒理实验结果，及预计进行的人体临床研究方案。

沙利度胺事件促使各国政府认识到新药上市前严格开展非临床研究及临床试验的重要性，并陆续开始相关法规建设。

二、GLP 基本内容

我国现行 GLP 共十二章五十条，自 2017 年 9 月 1 日起施行。推行 GLP 目的在于保证药物非临床安全性评价研究的质量，保障公众用药安全。GLP 适用于为申请药品注册而进行的药物非临床安全性评价研究。以注册为目的的其他药物临床前研究活动参照 GLP 执行。

（一）组织机构和人员

研究机构应当建立完善的组织管理体系和配备研究机构工作人员。

研究机构工作人员应该具备所承担工作需要的知识、工作经验和业务能力；严格执行 GLP 及有关标准操作规程；严格执行试验方案的要求；根据工作岗位的需要采取必要的防护措施；定期进行体检。研究机构工作人员包括机构负责人、质量保证部门负责人和相应的工作人员，以及专题负责人等。

1. 机构负责人

机构负责人应当确保研究机构的运行管理符合 GLP 要求；确保研究机构具有足够数量、具备资质的人员，以及符合 GLP 要求的设施、仪器设备及材料；确保建立和遵守适当的、符合技术要求的标准操作规程；确保在研究机构内制定质量保证计划，并确保其按照 GLP 要求履行质量保证职责；确保质量保证部门的报告被及时处理，并采取必要的纠正、预防措施；确保受试物、对照品具备必要的质量特性信息，并指定专人负责受试物、对照品的管理；指定专人负责档案的管理；确保计算机化系统适用于其使用目的，并且按照 GLP 要求进行验证、使用和维护；确保研究机构根据研究需要参加必要的检测实验室能力验证和比对活动等。

2. 质量保证人员

质量保证部门负责对每项研究及相关的设施、设备、人员、方法、操作和记录等进行检查，以保证研究工作符合 GLP 的要求。

质量保证人员应该审查试验方案是否符合 GLP 的要求；制定检查计划，对每项研究实施检查，以确认所有研究均按照 GLP 的要求进行；定期检查研究机构的运行管理状况，以确认研究机构的工作按照 GLP 的要求进行；对检查中发现的任何问题、提出的建议应当跟踪检查并核实整改结果；审查总结报告，签署质量保证声明；审核研究机构内所有现行标准操作规程，参与标准操作规程的制定和修改。

3. 专题负责人

专题负责人对研究的执行和总结报告负责；确保试验人员遵守试验方案、相应标准操作规程及 GLP；掌握研究工作的进展，确保及时、准确、完整地记录原始数据；确保研究中所使用的仪器设备、计算机化系统得到确认或者验证，且处于适用状态；确保研究中给予实验系统的受试物、对照品制剂得到充分的检测，以保证其稳定性、浓度或者均一性符合研究要求；确保总结报告真实、完整地反映了原始数据，并在总结报告中签署姓名和日期予以批准；确保试验方案、总结报告、原始数据、标本、受试物或者对照品的留样样品等所有与研究相关的材料完整地归档保存。

（二）实验设施设备及实验系统

非临床安全性评价研究机构应根据所从事非临床研究的需要，配备相应的实验设施与设备。

1. 实验设施

非临床安全性评价研究所需设施，包括动物设施，受试物和对照品相关设施，档案管理设施，实验废弃物处置设施等，研究机构应建立相应设施并确保设施的环境条件满足工作的需要。各种设施应当布局合理、运转正常，并具有必要的功能划分和区隔，避免实验系统、受试物、废弃物等系统之间发生相互污染。

2. 仪器设备和实验材料

研究机构应当根据研究工作的需要配备相应的仪器设备，并确保①其性能应当满足使用目的，放置地点合理，并定期进行清洁、保养、测试、校准、确认或者验证等，以确保其性能符合要求。②用于数据采集、传输、储存、处理、归档等的计算机化系统应当进行验证。计算机化系统所产生的电子数据应当有保存完整的稽查轨迹和电子签名，以确保数据的完整性和有效性。③应当有标准操作规程详细说明各仪器设备的使用与管理要求，对仪器设备的使用、清洁、保养、测试、校准、确认或者验证及维修等应当予以详细记录并归档保存。

对于实验材料，应确保①受试物和对照品应当有专人保管，有完善的接收、登记、储存和分发程序与记录，试验持续时间超过四周的研究，所使用的每一个批号的受试物和对照品均应当留取足够的样本，以备重新分析需要，并在研究完成后作为档案予以归档保存。②实验室的试剂和溶液等均应当贴有标签，标明品名、浓度、储存条件、配制日期及有效期等。③研究中不得使用变质或者过期的试剂和溶液。

3. 实验系统

在实验动物的使用过程中，研究人员应当关注动物福利，遵循"减少、替代和优化"的原则，试验方案实施前应当获得动物伦理委员会批准。应做到①详细记录实验动物的来源、到达日期、数量、健康情况等信息；新进入设施的实验动物应当进行隔离和检疫，以确认其健康状况满足研究的要求；研究过程中实验动物如出现患病等情况，应当及时给予隔离、治疗等处理，诊断、治疗等相应的措施应当予以记录。②实验动物应当有合适的个体识别标识，以避免实验动物的不同个体在移出或者移入时发生混淆。③实验动物所处的环境及相关用具应当定期清洁、消毒以保持卫生。④动物饲养室内使用的清洁剂、消毒剂及杀虫剂等，不得影响试验结果，并应当详细记录其名称、浓度、使用方法及使用的时间等。实验动物的饲料、垫料和饮水应当定期检验，确保其符合营养或者污染控制标准，其检验结果应当作为原始数据归档保存。

实验动物以外的其他实验系统的来源、数量（体积）、质量属性、接收日期等应当予以详细记录，并在合适的环境条件下保存和操作使用；使用前应当开展适用性评估，如出现质量问题应当给予适当的处理并重新评估其适用性。

（三）研究工作实施

研究机构应对研究工作全过程实施规范化管理。研究开始前起草试验方案，研究结束后撰写总结报告，且每个试验均应当有名称或者代号，并在研究相关的文件资料及试验记录中统一使用该名称或者代号。

（1）试验方案的主要内容应当包括：研究的名称或者代号，研究目的；受试物和对照品的名称、缩写名、代号、批号、稳定性、浓度或者含量、纯度、组分等有关理化性质及生物特性；研究用的溶媒、乳化剂及其他介质的名称、批号、有关的理化性质或者生物特性；实验系统及选择理由；实验系统的种、系、数量、年龄、性别、体重范围、来源、等级及其他相关信息；实验系统的识别方法；试验的环境条件；饲料、垫料、饮用水等的名称或者代号、来源、批号及主要控制指标；受试物和对照品的给药途径、方法、剂量、频率和用药期限及选择的理由；各种指标的检测方法和频率；数据统计处理方法；档案的保存地点等。

参加研究的工作人员应当严格执行试验方案和相应的标准操作规程，记录试验产生的所有数据，并做到及时、直接、准确、清楚和不易消除，同时需注明记录日期、记录者签名。记录的数据需要修改时，应当保持原记录清楚可辨，并注明修改的理由及修改日期、修改者签名。电子数据的生成、修改应当符合以上要求。研究过程中发生的任何偏离试验方案和标准操作规程的情况，都应当及时记录并报告给专题负责人，在多场所研究的情况下还应当报告给负责相关试验的主要研究者。专题负责人或者主要研究者应当评估对研究数据的可靠性造成的影响，必要时采取纠正措施。

（2）所有研究均应当有总结报告。总结报告应当经质量保证部门审查，最终由专题负责人签字批准，批准日期作为研究完成的日期。总结报告主要内容应当包括：研究的名称、代号及研究目的；所有参与研究的研究机构和委托方的名称、地址和联系方式；研究所依据的试验标准、技术指南或者文献及研究遵守的非临床研究质量管理规范；研究起止日期；专题负责人、主要研究者及参加工作的主要人员姓名和承担的工作内容；受试物和对照品的名称、缩写名、代号、批号、稳定性、含量、浓度、纯度、组分及其他质量特性、受试物和对照品制剂的分析结果，研究用的溶媒、乳化剂及其他介质的名称、批号、有关的理化性质或者生物特性；实验系统的种、系、数量、年龄、性别、体重范围、来源、实验动物合格证号、接收日期和饲养条件；受试物和对照品的给药途径、剂量、方法、频率和给药期限；受试物和对照品的剂量设计依据；各种指标的检测方法和频率；分析数据所采用的统计方法；结果和结论；档案的保存地点；所有影响本规范符合性、研究数据的可靠性的情况；质量保证部门签署的质量保证声明；专题负责人签署的、陈述研究符合本规范的声明等。

GLP 中质量控制和质量保证的联系及区别

质量控制（quality control，QC）和质量保证（quality assurance，QA）是 GLP 质量体系的基本组成部分。

QC，指为达到非临床研究某一质量要求所采取的具体操作技术和实施的行为，是贯穿 GLP 始终的发现问题、寻求问题原因和解决方法，并最终解决问题的连续过程。

QA，指为保证各种实验工作的客观性，使其符合 GLP 的规定，对每一项研究的过程、结果进行有计划和系统性审查和检查的行为活动。

实践证明，在 GLP 中实施 QC 能够与 QA 相互促进，提高质量控制水平，故 QC 应与 QA 作为不可分割的整体融入 GLP 中，以保证 GLP 质量的可溯性和有效性。但两者也有区别。如表 9-4 所示。

表 9-4　QC 和 QA 的区别

	QC	QA
作用对象	对研究的中间操作及最终结果进行检验，看其是否符合 GLP 的要求	对研究过程进行检查和监督，使其符合要求
实施人员	从事研究的工作人员，属内部控制	独立于研究之外的人员，属外部监督
工作方法	主要采用分析、检验产品的各项指标等工作方法，确保 GLP 研究过程中的各项工作的质量，度量指标为 QC 数据	主要采用观察和记录工作人员的活动，职责是限定什么操作是可以接受的，其度量指标为检查报告

三、GLP 认证管理

非临床安全性评价研究机构（以下简称研究机构），指具备开展非临床安全性评价研究的人员、设施设备及质量管理体系等条件，从事药物非临床安全性评价研究的单位。

国家对非临床安全性评价研究机构实行认证管理，即国家药品监管机构对药物非临床安全性评价研究机构的组织管理体系、人员、实验设施、仪器设备、试验项目的运行与管理等进行检查，并对其是否符合 GLP 进行评定。

NMPA 负责 GLP 认证工作。2003 年 8 月，国家食品药品监督管理局颁布了《药物非临床研究质量管理规范检查办法（试行）》，对全国药物非临床研究机构进行认证检查。为进一步加强 GLP 认证管理，于 2007 年 4 月将其进行了修订，更名为《药物非临床研究质量管理规范认证管理办法》，对已通过 GLP 认证的药物非临床研究机构进行复检。为促进 GLP 认证与新药注册的有机结合，2007 年 1 月 1 日起，新药非临床安全性评价必须在通过 GLP 认证的实验室进行。截至 2022 年 3 月，我国通过 GLP 认证的机构共有 86 家。

GLP 的认证程序如下。

1. 申请与受理

申请机构向 NMPA 报送申请资料。申请资料包括申请表、研究机构资料及其电子版本（按照《药物非临床研究机构资格认定管理办法》要求填写）。NMPA 收到申请资料之日起 5 个工作日内作出是否受理的决定，并书面告知申请机构和申请机构所在地省级药品监督管理部门。

2. 资料审查与现场检查通知

NMPA 自受理之日起 20 个工作日内完成对申请资料的审查。资料符合要求的，应制订检查方案，组织实施现场检查。资料审查不符合要求的，发给申请机构不予行政许可的通知（需要补充资料的，应当一次性告知申请机构要求补充的全部内容）。实施现场检查前，NMPA 应提前通知被检查机构和所在地省级药品监督管理部门现场检查安排。

3. 现场检查

现场检查一般按照以下程序进行。

（1）首次会议，内容包括四部分，分别是：主持人介绍检查员、观察员（为被检机构所在省级药品监督管理部门的药品研究监督管理人员），说明有关事项，宣布检查纪律；被检机构汇报情况；确认检查范围，落实检查日程；确定检查陪同人员。

（2）现场检查与取证，检查组成员按照现场检查方案、GLP 现场检查项目进行检查，对检查的项目逐条记录，发现问题认真核对，并进行现场取证；发现实际情况与被检机构申报的资料不符时，检查组长即刻向主持人提出调整方案的意见，并进行调整。

（3）综合评定，包括情况汇总、项目评定、拟定现场检查报告和通过检查报告。

（4）末次会议，检查组召开检查组成员、观察员和被检查机构相关人员参加的末次会议，通报检查情况。

4. 认证批准

NMPA 应在现场检查结束后做出是否审批的决定。对符合 GLP 要求的，发给申请机构 GLP 认证批件；对不符合 GLP 要求的，书面告知申请机构（图 9-1）。

实施 GLP 认证管理是贯彻执行《药品管理法》，保证药品质量，保障人体用药安全和维护公众身体健康的重要措施；是推动 GLP 实施，确保新药研究规范科学，资料真实可靠，促进我国新药研究进一步发展的需要。

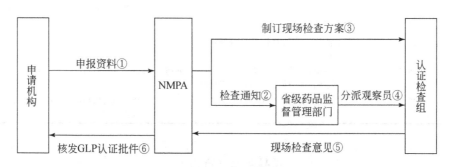

图 9-1　GLP 认证程序流程

第三节　药物临床试验质量管理

药物的临床试验是药物研究开发的必经关键阶段，包括新药的Ⅰ、Ⅱ、Ⅲ、Ⅳ期临床试验及仿制药的生物等效性研究。为了保护临床试验受试者权益、保证药物临床试验质量，我国药物临床试验管理需要遵从 GCP。

一、药物临床试验质量管理发展概述

20 世纪 60～70 年代，国际上发生了数起滥用受试者进行临床研究的事件，引起了人们对药物临床研究管理的重视。于 1964 年问世的《赫尔辛基宣言》，对药物的临床研究做出了明确的伦理道德规范和人体医学研究的伦理准则，从而促进了 GCP 制度的完善和发展。国内外关于药物临床研究发展概况见表 9-5。

表 9-5　国内外关于药物临床评价研究发展概况

区域	时间	事件或法规	内容、影响或意义
国外	1964 年	《赫尔辛基宣言》（《指导医生进行人体生物医学研究的建议》）被在芬兰赫尔辛基召开的第 18 届世界医学大会采纳	该宣言被视为临床研究伦理道德规范的基石，是人体医学研究的伦理准则，用以指导医生及其他参与者进行人体医学研究
	1975 年	《赫尔辛基宣言》在第 29 届世界医学大会上正式通过	
	1975 年	WHO 发表"评价人用药物的指导原则"	该评价对人体试验中道德标准提出了要求，部分国家也纷纷开始对新药临床研究管理制定指南或规范
	1981 年	美国首先实施临床研究者指导原则	规定了对受试者权益的保护
	1989 年	日本颁布《药品临床试验规范》	对经批准进入临床研究的候选药物的临床研究做出了全面明确的法律规定
	1992 年	WHO 颁布 WHO-GCP	开始 GCP 的国际化进程
	1996 年	ICH 颁布 ICH-GCP（E6R1）	ICH-GCP 是目前国际公认的 GCP，ICH-GCP（E6R2）是当前最新版的 ICH-GCP
	2016 年	ICH 颁布 ICH-GCP（E6R2）	
国内	1986~1993 年	我国开始了解国际上 GCP 有关情况，并收集相关指导原则	我国已开始对药物的安全性和有效性进行关注，药物的临床研究管理逐步开展
	1994~1995 年	举办 GCP 研讨会并酝酿起草我国的 GCP 规范，起草《药品临床试验管理规范（送审稿）》，并开始在全国范围内组织 GCP 知识培训	
	1998 年	卫生部颁布《药品临床试验管理规范（试行）》	经过修订后的 GCP，不仅已符合我国在加入 WTO 后国际公认原则的规定，也在药品安全性和有效性方面给予法律保障
	1999 年	SDA 正式颁布并实施 GCP	
	2003 年	国家食品药品监督管理局重新修订并颁布 GCP	
	2015 年	国家食品药品监督管理总局发布《关于开展药物临床试验数据自查核查工作的公告》	确保临床试验数据真实、可靠
	2020 年	NMPA 重新修订发布 GCP	强化受试者保护，明确各方职责，与 ICH-GCP 接轨

《赫尔辛基宣言》

　　《赫尔辛基宣言》是针对纳粹时代战俘和平民被残忍地进行人体医学试验（如用俘虏做活体高空试验、冷冻试验和克隆人试验等）而促成诞生的。宣言指出，在人体医学研究中，应优先考虑受试者，保护受试者的生命、健康、隐私和尊严，其次考虑科学和社会的利益。只有在符合受试者的利益时，医务人员才可提供对其的生理和心理可能产生不利影响的医疗措施。每项人体医学研究开始之前，应首先认真评价受试者或其他人员的预期风险、负担与受益比，不排除健康受试者参加医学研究，所有研究设计都应公开可获。同时，医学研究必须尊重受试者保护自身的权利，尽可能采取措施以尊重受试者的隐私，对资料保密并将对受试者身体和精神及人格的影响减至最小。

　　同《纽伦堡公约》一样，《赫尔辛基宣言》不具有法律效力。但它长期以来一直被看作是临床研究伦理道德规范的基石，是人体医学研究的伦理准则，用以指导医生及其他参与者进行人体医学研究。

二、GCP 基本内容

我国现行 GCP 是国家药监局和国家卫生健康委 2020 年 4 月 23 日发布、7 月 1 日开始实行，其目的在于保证药物临床试验过程规范，数据和结果的科学、真实、可靠，保护受试者的权益和安全；GCP 适用范围是为申请药品注册而进行的药物临床试验，药物临床试验的相关活动应当遵守 GCP。

药物临床试验应当符合《赫尔辛基宣言》原则及相关伦理要求，受试者的权益和安全是考虑的首要因素，优先于对科学和社会的获益。伦理审查与知情同意是保障受试者权益的重要措施。药物临床试验应当有充分的科学依据。临床试验应当权衡受试者和社会的预期风险和获益，只有当预期的获益大于风险时，方可实施或者继续临床试验。临床试验的实施应当遵守利益冲突回避原则。

现行 GCP 共九章八十三条，是药物临床试验全过程的质量标准，包括方案设计、组织实施、监查、稽查、记录、分析、总结和报告，主要内容如下。

（一）伦理委员会

伦理委员会，指由医学、药学及其他背景人员组成的委员会，其职责是通过独立地审查、同意、跟踪审查试验方案及相关文件、获得和记录受试者知情同意所用的方法和材料等，确保受试者的权益、安全受到保护。

在临床试验实施之前，伦理委员会应当对临床试验的科学性和伦理性，研究者的资格等进行审查；并在合理的时限内给出明确的书面审查意见。审查意见有四种：即同意、必要的修改后同意、不同意、终止或者暂停已同意的研究。伦理委员会还应当对正在实施的临床试验定期跟踪审查，审查的频率应当根据受试者的风险程度而定，但至少 1 年审查一次。

伦理委员会应当对下述 4 种情形关注并明确要求研究者及时报告：临床试验实施中为消除对受试者紧急危害的试验方案的偏离或者修改；增加受试者风险或者显著影响临床试验实施的改变；所有可疑且非预期严重不良反应；可能对受试者的安全或者临床试验的实施产生不利影响的新信息。伦理委员会有权暂停、终止未按照相关要求实施，或者受试者出现非预期严重损害的临床试验。

伦理委员会应当保留伦理审查的全部记录，包括伦理审查的书面记录、委员信息、递交的文件、会议记录和相关往来记录等。所有记录应当至少保存至临床试验结束后 5 年。

（二）研究者

研究者指实施临床试验并对临床试验质量及受试者权益和安全负责的试验现场的负责人。研究者和临床试验机构应当确保具有完成临床试验所需的必要条件，包括硬件、软件、人员和入组受试者能力及时间可获得性等。研究者应当遵守试验方案，应当按照伦理委员会同意的试验方案实施临床试验。研究者和临床试验机构对申办者提供的试验用药品有管理责任，应当指派有资格的药师或者其他人员管理试验用药品。

研究者实施知情同意，应当遵守《赫尔辛基宣言》的伦理原则，应当使用经伦理委员会同意的最新版知情同意书和其他提供给受试者的信息。如有必要，临床试验过程中的受试者应当再次签署知情同意书。研究人员不得采用强迫、利诱等不正当方式影响受试者参加或者继续临床试验。研究者或者指定研究人员应当充分告知受试者有关临床试验的所有相关事宜，包括参加临床试验的治疗分组可能与试验步骤，预期获益与潜在风险等。知情同意书等提供给受试者的口头和书面资料均应当采用通俗易懂的语言和表达方式，使受试者或者其监护人、见证人易于理解。

研究者应当确保所有临床试验数据是从临床试验的源文件和试验记录中获得的，是准确、完整、可读和及时的。源数据应当具有可归因性、易读性、同时性、原始性、准确性、完整性、一致性和持久性。研究者应当按照申办者提供的指导说明填写和修改病例报告表，确保各类病例报告表及其他报告中的数据准确、完整、清晰和及时。

研究者应当立即向申办者书面报告所有严重不良事件，随后应当及时提供详尽、书面的随访报告。试验方案中规定的、对安全性评价重要的不良事件和实验室异常值，应当按照试验方案的要求和时限向申办者报告。涉及死亡事件的报告，研究者应当向申办者和伦理委员会提供其他所需要的资料，如尸检报告和最终医学报告。提前终止或者暂停临床试验时，研究者应当及时通知受试者，并给予受试者适当的治疗和随访。应当立即向临床试验机构、申办者和伦理委员会报告，并提供详细的书面说明。

研究者应当向伦理委员会提交临床试验的年度报告，或者应当按照伦理委员会的要求提供进展报告。出现可能显著影响临床试验的实施或者增加受试者风险的情况，研究者应当尽快向申办者、伦理委员会和临床试验机构书面报告。临床试验完成后，研究者应当向临床试验机构报告；研究者应当向伦理委员会提供临床试验结果的摘要，向申办者提供药品监督管理部门所需要的临床试验相关报告。

（三）申办方

申办者指负责临床试验的发起、管理和提供临床试验经费的个人、组织或者机构。申办者应当把保护受试者的权益和安全及临床试验结果的真实、可靠作为临床试验的基本考虑。申办者应当建立临床试验的质量管理体系。临床试验质量保证和质量控制的方法应当与临床试验内在的风险和所采集信息的重要性相符。申办者应当履行管理职责。根据临床试验需要可建立临床试验的研究和管理团队，以指导、监督临床试验实施。申办者基于风险进行质量管理。

申办者可以将其临床试验的部分或者全部工作和任务委托给合同研究组织，但申办者仍然是临床试验数据质量和可靠性的最终责任人，应当监督合同研究组织承担的各项工作。合同研究组织应当实施质量保证和质量控制。未明确委托给合同研究组织的工作和任务，其职责仍由申办者负责。

申办者应当选用有资质的人员监督临床试验的实施、数据处理、数据核对、统计分析和试验总结报告的撰写。申办者使用的电子数据管理系统，应当通过可靠的系统验证，符合预先设置的技术性能，以保证试验数据的完整、准确、可靠，并保证在整个试验过程中系统始终处于验证有效的状态。保证电子数据管理系统的安全性，未经授权的人员不能访问；保存被授权修改数据人员的名单；电子数据应当及时备份；盲法设计的临床试验，应当始终保持盲法状态，包括数据录入和处理。

申办者负责选择研究者和临床试验机构。申办者应当向研究者和临床试验机构提供试验方案和最新的研究者手册，并应当提供足够的时间让研究者和临床试验机构审议试验方案和相关资料。申办者与研究者和临床试验机构签订的合同，应当明确试验各方的责任、权利，以及各方应当避免的、可能的利益冲突。合同的试验经费应当合理，符合市场规律。申办者、研究者和临床试验机构应当在合同上签字确认。

申办者负责向研究者和临床试验机构提供试验用药品及书面说明，并制定试验用药品的供给和管理规程，包括试验用药品的接收、储存、分发、使用及回收等。申办者应当确保试验用药品的运输、接收、分发、回收和销毁记录；建立试验用药品回收管理制度，保证缺陷产品的召回、试验结束后的回收、过期后回收；建立未使用试验用药品的销毁制度。所有试验用药品的管理过程应当有书面记录，全过程计数准确。

申办者负责药物试验期间试验用药品的安全性评估。申办者收到任何来源的安全性相关信息后，均应当立即分析评估，包括严重性、与试验药物的相关性及是否为预期事件等。申办者应当将可疑且非预期严重不良反应快速报告给所有参加临床试验的研究者及临床试验机构、伦理委员会；申办者应当向药品监督管理部门和卫生健康主管部门报告可疑且非预期严重不良反应。申办者提供的药物研发期间安全性更新报告应当包括临床试验风险与获益的评估，有关信息通报给所有参加临床试验的研究者及临床试验机构、伦理委员会。

申办者应当实施临床试验监查，监查指监督临床试验的进展，并保证临床试验按照试验方案、标准操作规程和相关法律法规要求实施、记录和报告的行动。临床试验的监查目的是保证临床试验中受试者的权益，保证试验记录与报告的数据准确、完整，保证试验遵守已同意的方案、本规范和相关法规。申办者委派的监查员应当受过相应的培训，具备医学、药学等临床试验监查所需的知识，能够有效履行监查职责。申办者应当建立系统的、有优先顺序的、基于风险评估的方法，对临床试验实施监查。

申办者为评估临床试验的实施和对法律法规的依从性，可以在常规监查之外开展稽查。稽查指对临床试验相关活动和文件进行系统的、独立的检查，以评估确定临床试验相关活动的实施、试验数据的记录、分析和报告是否符合试验方案、标准操作规程和相关法律法规的要求。申办者选定独立于临床试验的人员担任稽查员，不能是监查人员兼任。稽查员应当经过相应的培训和具有稽查经验，能够有效履行稽查职责。稽查员在稽查过程中观察和发现的问题均应当有书面记录。药品监督管理部门根据工作需要，可以要求申办者提供稽查报告。必要时申办者应当提供稽查证明。

申办者提前终止或者暂停临床试验，应当立即告知研究者和临床试验机构、药品监督管理部门，并说明理由。临床试验完成或者提前终止，申办者应当按照相关法律法规要求向药品监督管理部门提交临床试验报告。临床试验总结报告应当全面、完整、准确反映临床试验结果，临床试验总结报告安全性、有效性数据应当与临床试验源数据一致。

（四）重要文件

1. 试验方案

试验方案指说明临床试验目的、设计、方法学、统计学考虑和组织实施的文件，通常包括基本信息、研究背景资料、试验目的、试验设计、实施方式（方法、内容、步骤）等内容。

临床试验的科学性和试验数据的可靠性，主要取决于试验设计，通常包括如下内容。①明确临床试验的主要终点和次要终点。②对照组选择的理由和试验设计的描述，并对研究设计、流程和不同阶段以流程图形式表示。③减少或者控制偏倚所采取的措施，包括随机化和盲法的方法和过程。采用单盲或者开放性试验需要说明理由和控制偏倚的措施。④治疗方法、试验用药品的剂量、给药方案；试验用药品的剂型、包装、标签。⑤受试者参与临床试验的预期时长和具体安排，包括随访等。⑥受试者、部分临床试验及全部临床试验的"暂停试验标准""终止试验标准"。⑦试验用药品管理流程。⑧盲底保存和揭盲的程序。⑨明确何种试验数据可作为源数据直接记录在病例报告表中等。

试验方案中通常包括临床和实验室检查的项目内容：受试者的选择和退出标准；受试者的治疗方案；评价受试者依从性的方法，以及制定明确的访视和随访计划，包括临床试验期间、临床试验终点、不良事件评估及试验结束后的随访和医疗处理；有效性评价、安全性评价指标以及统计方法等。试验方案中还应当包括实施临床试验质量控制和质量保证；包括该试验相关的伦理学问题的考虑；说明试验数据的采集与管理流程、数据管理与采集所使用的系统、数据管理各步骤及任务，以及数据管理的质量保障措施等。

2. 研究者手册

申办者提供的《研究者手册》是关于试验药物的药学、非临床和临床资料的汇编，其内容包括试验药物的化学、药学、毒理学、药理学和临床的资料和数据。研究者手册目的是帮助研究者和参与试验的其他人员更好地理解和遵守试验方案，帮助研究者理解试验方案中诸多关键的基本要素，包括临床试验的给药剂量、给药次数、给药间隔时间、给药方式等，主要和次要疗效指标和安全性的观察和监测。已上市药品实施临床试验，研究者已充分了解其药理学等相关知识时，可以简化研究者手册。

研究者手册应当让研究者清楚地理解临床试验可能的风险和不良反应，以及可能需要的特殊检查、观察项目和防范措施；这种理解是基于从研究者手册获得的关于试验药物的物理、化学、药学、药理、毒理和临床资料。根据前期人体应用的经验和试验药物的药理学，也应当向研究者提供可能的过量服药和药物不良反应的识别和处理措施的指导。

3. 必备文件

临床试验必备文件是指评估临床试验实施和数据质量的文件，用于证明研究者、申办者和监查员在临床试验过程中遵守了 GCP 和相关药物临床试验的法律法规要求。必备文件是申办者稽查、药品监督管理部门检查临床试验的重要内容，并作为确认临床试验实施的真实性和所收集数据完整性的依据。

申办者、研究者和临床试验机构应当确认均有保存临床试验必备文件的场所和条件。保存文件的设备条件应当具备防止光线直接照射、防水、防火等条件，有利于文件的长期保存。应当制定文件管理的标准操作规程。被保存的文件需要易于识别、查找、调阅和归位。用于保存临床试验资料的介质应当确保源数据或者其核证副本在留存期内保存完整和可读取，并定期测试或者检查恢复读取的能力，免于被故意或者无意地更改或者丢失。

用于申请药品注册的临床试验，必备文件应当至少保存至试验药物被批准上市后 5 年；未用于申请药品注册的临床试验，必备文件应当至少保存至临床试验终止后 5 年。临床试验开始时，研究者及临床试验机构、申办者双方均应当建立必备文件的档案管理。临床试验结束时，监查员应当审核确认研究者及临床试验机构、申办者的必备文件，这些文件应当被妥善地保存在各自的临床试验档案卷宗内。

涉及人的生物医学研究伦理审查办法

《涉及人的生物医学研究伦理审查办法》是为保护人的生命和健康，维护人的尊严，尊重和保护受试者的合法权益，规范涉及人的生物医学研究伦理审查工作制定。由国家卫生和计划生育委员会于 2016 年 10 月 12 日发布，自 2016 年 12 月 1 日起施行。

该审查办法共七章五十条，分为总则、伦理委员会、伦理审查、知情同意、监督管理、法律责任和附则。

该审查办法的制定是在我国 GCP 的基础上，参考了国际上的有关规定，重点是对伦理审查和知情同意中的关键环节提出了明确的要求和规定。在伦理审查方面，主要明确了伦理委员会伦理审查的目的，组织管理的要求和条件，伦理审查的程序、方式、内容要点和要求，跟踪审查的形式和要求，以及文件档案的管理要求。该审查办法旨在加强对伦理委员会药物临床试验伦理审查工作的指导，使之规范化，切实保护受试者的安全和权益。在知情同意方面，主要明确了知情同意的基本过程，知情同意书的内容，以及特殊人群和特殊情况的知情同意问题。

三、药物临床试验机构备案管理

2019 年颁布的《药品管理法》将药物临床试验机构由资质认定改为备案管理。为落实药物临床试验机构备案管理，加强药物临床试验机构的监督管理，根据《药品管理法》《疫苗管理法》《药品管理法实施条例》《医疗机构管理条例》，以及中共中央办公厅、国务院办公厅《关于深化审评审批制度改革鼓励药品医疗器械创新的意见》，由 NMPA 与国家卫生健康委员会联合制定了《药物临床试验机构管理规定》，自 2019 年 12 月 1 日起施行。

药物临床试验机构是指具备相应条件，按照 GCP 和药物临床试验相关技术指导原则等要求，开展药物临床试验的机构。从事药品研制活动，在中国境内开展经 NMPA 批准的药物临床试验（包括备案后开展的生物等效性试验），应当在药物临床试验机构中进行。药物临床试验机构应当符合《药物临床试验机构管理规定》条件，实行备案管理。仅开展与药物临床试验相关的生物样本等分析的机构，无须备案。

机构备案与管理的基本内容如下。

条件和备案

药物临床试验机构应当具备开展药物临床试验需要硬件、软件、人员等基本条件：具有医疗机构执业许可证，具有二级甲等以上资质。开展以患者为受试者的药物临床试验的专业应当与医疗机构执业许可的诊疗科目相一致。开展健康受试者的 I 期药物临床试验、生物等效性试验应当为 I 期临床试验研究室专业；具有与开展药物临床试验相适应的诊疗技术能力和工作场所、独立的临床试验用药房、独立的资料室，以及必要的设备设施；具有掌握药物临床试验技术与相关法规，能承担药物临床试验的研究人员，其中主要研究者应当具有高级职称并参加过3 个以上药物临床试验；开展药物临床试验的专业具有与承担药物临床试验相适应的床位数、门急诊量；具有急危重病症抢救的设施设备、人员与处置能力；具有承担药物临床试验组织管理的专门部门；具有与开展药物临床试验相适应的医技科室，委托医学检测的承担机构应当具备相应资质；具有负责药物临床试验伦理审查的伦理委员会；具有药物临床试验管理制度和标准操作规程等。

国家药品监督管理部门负责建立"药物临床试验机构备案管理信息平台"（简称备案平台），用于药物临床试验机构登记备案和运行管理，以及药品监督管理部门和卫生健康主管部门监督检查的信息录入、共享和公开。药物临床试验机构应当自行或者聘请第三方对其临床试验机构及专业的技术水平、设施条件及特点进行评估，评估符合本规定要求后备案。备案的药物临床试验机构增加临床试验专业，应当形成新增专业评估报告，按照备案平台要求填录相关信息及上传评估报告。

1. 运行管理

药物临床试验机构备案后，应当按照相关法律法规和 GCP 要求，在备案地址和相应专业内开展药物临床试验，确保研究的科学性，符合伦理，确保研究资料的真实性、准确性、完整性，确保研究过程可追溯性，并承担相应法律责任。

药物临床试验机构设立或者指定的药物临床试验组织管理专门部门,统筹药物临床试验的立项管理、试验用药品管理、资料管理、质量管理等相关工作,持续提高药物临床试验质量。

药物临床试验机构是药物临床试验中受试者权益保护的责任主体。伦理委员会负责审查药物临床试验方案的科学性和伦理合理性,审核和监督药物临床试验研究者的资质,监督药物临床试验开展情况,保证伦理审查过程独立、客观、公正。

主要研究者应当监督药物临床试验实施及各研究人员履行其工作职责的情况,并采取措施实施药物临床试验的质量管理,确保数据的可靠、准确。

新药Ⅰ期临床试验或者临床风险较高需要临床密切监测的药物临床试验,应当由三级医疗机构实施。疫苗临床试验应当由三级医疗机构或者省级以上疾病预防控制机构实施或者组织实施。注册申请人委托备案的药物临床试验机构开展药物临床试验,可自行或者聘请第三方对委托的药物临床试验机构进行评估。

药物临床试验机构应当于每年1月31日前在备案平台填报上一年度开展药物临床试验工作。药物临床试验机构接到境外药品监督管理部门检查药物临床试验要求的,应当在接受检查前将相关信息录入备案平台,并在接到检查结果后5个工作日内将检查结果信息录入备案平台。

2. 监督检查

NMPA会同国家卫生健康委员会建立药物临床试验机构国家检查员库,根据监管和审评需要,依据职责对药物临床试验机构进行监督检查。

省级药品监督管理部门、省级卫生健康主管部门根据药物临床试验机构自我评估情况、开展药物临床试验情况、既往监督检查情况等,依据职责组织对本行政区域内药物临床试验机构开展日常监督检查。对于新备案的药物临床试验机构或者增加临床试验专业、地址变更的,应当在60个工作日内开展首次监督检查。

药物临床试验机构未遵守GCP的,依照《药品管理法》第一百二十六条规定处罚。

药物临床试验机构未按照本规定备案的,国家药品监督管理部门不接受其完成的药物临床试验数据用于药品行政许可。

违反本规定,隐瞒真实情况、存在重大遗漏、提供误导性或者虚假信息或者采取其他欺骗手段取得备案的,以及存在缺陷不适宜继续承担药物临床试验的,取消其药物临床试验机构或者相关临床试验专业的备案,依法处理。

省级以上药品监督管理部门、省级以上卫生健康主管部门对药物临床试验机构监督检查结果及处理情况,应当及时录入备案平台并向社会公布。

第四节 药品知识产权

知识产权制度是高度市场化和全球经济一体化的结果。它是对人们通过创造性智力活动所享有权利的一种保护。由于新药的研究与开发具有技术密集、投入高、周期长、风险高等特点,医药领域的知识产权保护历来受到重视。

知识产权主要涉及专利权、商标权、版权(著作权)和商业秘密四种。药品知识产权主要涉及专利、商标和商业秘密。

一、药品知识产权概述

知识产权(intellectual property)是人们对于自己的智力活动创造的成果和经营管理活动

中的标记、信誉依法享有的权利。而狭义和传统的知识产权，主要包括工业产权和著作权两大部分，其中工业产权传统上又分为专利权和商标权两种。与贸易有关的知识产权同货物贸易、服务贸易并称为 WTO 的三大支柱，其作用越来越受到世界各国的广泛重视，在竞争日益激烈的市场环境中越来越显示出其不可替代的重要作用。

（一）专利权

1. 基本概念

专利是专利权的简称，是指就一项发明、实用新型或外观设计向国家专利行政部门提出专利申请，经依法审查合格后，向专利申请人授予在规定时间内对该项发明创造享有的专有权。

2. 专利类型

（1）发明是指对产品、方法或其改进所提出的新的技术方案。发明专利包括产品发明和方法发明两类：产品发明指人工制造的各种有形物品的发明；方法发明是指为制造产品或解决某个技术课题而研究开发出来的操作方法、制造方法及工艺流程。

（2）实用新型是指对产品的形状、构造或者其结合所提出的适于实用的新的技术方案。实用新型专利在创造性上较发明专利低，因此，常被人称为"小发明"。

（3）外观设计是指对产品的形状、图案、色彩或者其结合所作出的富有美感并适于工业上应用的新设计。

3. 专利管理部门

我国负责全国专利权审批的部门是国家知识产权局专利局，在地方设有省级的知识产权局，负责本地区专利的监督管理工作。

4. 授予专利条件

我国《专利法》对授予发明专利和实用新型专利的条件规定为，其应具备新颖性、创造性和实用性。

（1）新颖性。该发明或者实用新型不属于现有技术；也没有任何单位或者个人就同样的发明或者实用新型在申请日以前向国务院专利行政部门提出过申请，并记载在申请日以后公布的专利申请文件或者公告专利文件中。

（2）创造性。专利申请同申请提交日前的现有技术相比，该发明具有突出的实质性特点和显著的进步。该实用新型有实质性特点和进步。

（3）实用性。申请专利的发明创造，能够在工农业及其他行业的生产中批量制造或能够在产业上或生活中应用，并能产生积极的效果。

5. 专利权保护期限、范围、终止和无效

（1）专利权的保护期限。《专利法》规定，发明专利权的期限为 20 年，实用新型专利权的期限为 10 年，外观设计专利权的期限为 15 年，均自申请日起计算。

为补偿新药上市审评审批占用的时间，对在中国获得上市许可的新药相关发明专利，国务院专利行政部门应专利权人的请求给予专利权期限补偿。补偿期限不超过 5 年，新药批准上市后总有效专利权期限不超过 14 年。

（2）专利权的保护范围。发明和实用新型专利权被授予后，任何单位或者个人未经专利权人许可，都不得实施其专利，即不得为生产经营目的制造、使用、许诺销售、销售、进口其专利产品，或者使用其专利方法及使用、许诺销售、销售、进口依照该专利方法直接获得的产品。发明或者实用新型专利权的保护范围以其权利要求的内容为准，说明书及附图可以用于解释权利要求。

外观设计专利权被授予后，任何单位或者个人未经专利权人许可，都不得实施其专利，即不得为生产经营目的制造、销售、进口其外观设计专利产品。外观设计专利权的保护范围以表示在图片或者照片中的该外观设计专利产品为准。

（3）专利权的终止。专利权将终止的情形包括：专利权期限届满将自行终止；没有按照规定缴纳年费的；专利权人以书面声明放弃其专利权的。

（4）专利权的无效。自国务院专利行政部门公告授予专利权之日起，任何单位或个人认为该专利权的授予不符合《专利法》有关规定的，可以请求专利复审委员会宣告该专利权无效。专利复审委员会对宣告专利权无效的请求应当及时审查和做出决定，并通知请求人和专利权人。宣告专利权无效的决定，由国务院专利行政部门登记和公告。

6. 不授予专利权的发明创造

（1）违反法律规定、道德规范的。

（2）不适用《专利法》保护的科学技术领域的。

7. 专利权人的权利和义务

（1）专利权人的权利：①独占实施权；②许可实施权；③转让权；④署名权；⑤标记权。

（2）专利权人的义务：①充分公开发明创造的义务；②缴纳年费的义务。

（二）商标权

1. 商标权内容

经商标局核准注册的商标为注册商标，商标注册人享有商标专用权，受法律保护。商标注册人享有独占使用权、转让权和许可使用权。

2. 商标侵权的认定和处理

（1）商标侵权的认定：根据《商标法》规定，有下列行为之一的，均属侵犯注册商标权的行为：未经注册商标所有人的许可，在同一种商品或类似商品上使用与其注册商标相同或近似商标的；销售明知是假冒注册商标商品的；伪造、擅自制造他人注册商标标识或销售伪造、擅自制造的注册商标标识的；给他人的注册商标专用权造成其他伤害的。

（2）商标侵权行为的法律责任：对于商标侵权行为，任何人均可向侵权人所在地或侵权行为发生地县级以上工商行政管理部门控告或检举。工商行政管理部门认定为侵权的，可根据情节处以停止生产或销售、没收、罚款等；还可应被侵权人的请求责令侵权人赔偿损失；构成犯罪的，依法追究刑事责任。

（三）商业秘密

商业秘密，是指不为公众所知悉、能为权利人带来经济利益、具有实用性并经权利人采取保密措施的技术信息和经营信息，具有明显的财产价值，能通过经济上的利用或转让来实现其价值，属于知识产权的一部分。

与专利权、商标权不同，在我国现行法律中，并无直接涉及商业秘密权利人享有何种权利的规定。法律对商业秘密权益的保护是以禁止性规范的形式进行表述的。我国于 2017 年 11 月修订的《反不正当竞争法》对保护商业秘密的问题作了相关的规定，其第九条规定经营者不得实施下列侵犯商业秘密的行为。

（1）以盗窃、贿赂、欺诈、胁迫、电子侵入或者其他不正当手段获取权利人的商业秘密。

（2）披露、使用或者允许他人使用以前项手段获取的权利人的商业秘密。

（3）违反保密义务或者违反权利人有关保守商业秘密的要求，披露、使用或者允许他人使用其掌握的商业秘密。

（4）教唆、引诱、帮助他人违反保密义务或者违反权利人有关保守商业秘密的要求，获取、披露、使用或者允许他人使用权利人的商业秘密。

二、药品知识产权在新药研究中应用

（一）药品专利类型

根据《专利法》的规定，药品专利包括以下类型：药品发明专利、实用新型专利和外观设计专利。

1. 药品发明专利

（1）药品的产品发明

1）新物质，指具有一定化学结构式或物理、化学性能的单一物质，包括有一定医疗用途的新化合物；新基因工程产品；新生物制品；用于制药的新原料、新辅料、新中间体、新代谢物和新药物前体；新异构体；新的有效晶型；新分离或提取得到的天然物质等。

2）药物组合物，指两种或两种以上元素或化合物按一定比例组成具有一定性质和用途的混合物，包括中药新复方制剂；中药的有效部位；药物的新剂型等。

3）生物制品、微生物及其代谢产物，可授予专利权的微生物及其代谢产物必须是经过分离成为纯培养物，并且具有特定工业用途。

（2）药品的方法发明

1）制备和生产方法，如化合物的制备方法、组合物的制备方法、提取分离方法、纯化方法等。

2）用途发明，如化学物质的新医药用途、药物的新适应证等。

2. 药品的实用新型专利

（1）某些与功能相关的药物剂型、形状、结构改变，如通过改变药品的外层结构达到延长药品疗效的技术方案。

（2）诊断用药的试剂盒与功能有关的形状、结构的创新。

（3）生产药品的专用形状、结构及其结合所进行的改进。

（4）某些与药品功能有关的包装容器的形状、结构和开关技巧等。

3. 药品的外观设计专利

（1）药品的外观，如便于给儿童服用的制成小动物形状的药片。

（2）药品包装的外观，如药品的包装盒。

（3）富有美感和特色的说明书等。

（二）医药商业秘密管理

医药产业是高科技产业，在药品研制、生产和流通过程中包含了大量技术信息和经济信息。与医药有关的商业秘密包括：

1. 药品研究技术秘密

（1）新药研发技术秘密：新药申报的技术资料，包括新药的物理性能、化学性能、合成工艺、质量控制、药效学、药动学、毒理学及临床试验数据。

（2）药品生产技术秘密：药品生产工艺和质量控制的技术资料，包括药品化学合成工艺、制剂工艺、消毒工艺、包装工艺和药品的检测和质量监控的技术资料。

2. 药品企业经营管理秘密

（1）药品企业生产管理秘密：主要是独特有效的、为医药企业所独具的管理企业的经验，如企业组织形式、库存管理办法、劳动组织结构、征聘技巧等，特别是医药企业为实施企业方针战略所制定的一系列 SOP、人员培训方法、技术业务档案管理办法等。

（2）药品企业经营销售秘密：①市场调研报告，即经营主体有目的、有组织地对医药市场状况进行调研的总结报告；②发展计划，即经营主体的远景目标和近期发展计划、投资意向等；③经营策略，即经营主体根据发展计划采用相应具体化的经营方式、方法；④对外业务合同，即经营主体与相对人签订药品贸易、医药技术贸易、投资等业务合同；⑤销售渠道和客户名单，即经营主体购销商品的有关渠道和与经营主体有业务往来的相对人名单。

《专利法》关于药品专利纠纷早期解决机制的规定

2020 年 10 月 17 日，第十三届全国人民代表大会常务委员会第二十二次会议通过修改《专利法》的决定，自 2021 年 6 月 1 日起施行。新《专利法》第七十六条对药品专利纠纷的早期解决机制做出了如下规定。

药品上市审评审批过程中，药品上市许可申请人与有关专利权人或者利害关系人，因申请注册的药品相关的专利权产生纠纷的，相关当事人可以向人民法院起诉，请求就申请注册的药品相关技术方案是否落入他人药品专利权保护范围作出判决。国务院药品监督管理部门在规定的期限内，可以根据人民法院生效裁判作出是否暂停批准相关药品上市的决定。药品上市许可申请人与有关专利权人或者利害关系人也可以就申请注册的药品相关的专利权纠纷，向国务院专利行政部门请求行政裁决。国务院药品监督管理部门会同国务院专利行政部门制定药品上市许可审批与药品上市许可申请阶段专利权纠纷解决的具体衔接办法，报国务院同意后实施。

该规定对药品上市前尽早解决潜在的专利纠纷提供了法律依据。为相关当事人提供可供选择的纠纷解决途径，可以更好地平衡专利权人、仿制药企业和社会公众利益，提高药品可及性，保障公共健康。需要说明的是，即使未在法定期限内通过这一机制解决纠纷，仍可以另行提起专利侵权诉讼。

三、药品专利信息检索

专利信息检索是新药研究过程中重要的一环。通过对专利信息的检索可以了解当前国际上相关领域的技术发展状况，有利于判断所研制新药的新颖性，避免重复劳动，使新药的开发立足于技术领域前沿，并从中获得方法学的支持，有助于开阔设计思路，减少失误。

（一）药品专利信息检索方法

1. 关键词检索

选取药物制剂的通用名作为关键词在专利名称和摘要中进行检索。但在药品信息中可能同时存在化学名、商品名及常用名等，给专利检索带来难度。可以用模糊检索的方式，选用关键字，同时使用截词符扩大检索范围，但必须浏览检索结果后才能确定是否符合检索要求。

2. 专利归属检索

使用发明和申请人名、机构及公司名称作为检索词在发明人和申请人项中进行检索。

3. 国际专利分类号检索

使用国际专利分类号作为检索字段，适宜对某一方面的专利文献进行全面检索。国际专利分类（international patent classification，IPC）是目前国际上较为通用的专利分类系统，目前的数据库大都采用该分类系统对专利文献进行分类。

4. 专利号和申请号检索

使用专利号或申请号作为检索字段进行检索，该方法仅适用于已知专利号或申请号查询专利文摘或详细说明书的检索。

5. 组合检索

使用操作符"+""*""–"、布尔算符 AND、OR 及单括号（），同时采用多个字段或检索项进行检索。此种方法可对检索范围进行限定，以得到更精确的检索结果。

（二）常用免费网络专利数据库

随着 Internet 技术的发展，网上检索专利文献已逐步成熟，部分专利数据库的相关信息见表 9-6。

表 9-6　部分专利数据库及相关信息

序号	专利数据库名称	网址	开发或提供机构
1	中国专利信息检索系统	http：//www.sipo.gov.cn/sipo/zljs/defaut.htm	由国家知识产权局（State Intellectual Property Office，SIPO）开发
2	中国专利文献数据库	http：//www.beic.gov.cn./database/patent.html	由北京市经济信息中心和北京市专利局共同开发
3	美国专利与商标局专利全文数据库	http：//www.uspto.gov.	由美国政府参与的一个非商业性联邦机构开发的
4	欧洲及欧洲各国专利数据库	http：//www.epo.co.at.	由欧洲专利局（European Patent Office，EPO）的 esp@cent 向 Internet 用户提供
5	日本专利数据库	http：//www.ipdl.jpo.go.jp/homepg_e.ipdl	由日本专利局（Japan Patent Office，JPO）提供
6	加拿大专利数据库	http：//www.patentsl.ic.gc.ca/srch_boole.html	由加拿大知识产权局（Canada Intellectual Property Office，CIPO）建立
7	新加坡知识产权局主页	http：//www.surfip.gov.sg/sip/site/sip_home.htm	由新加坡知识产权局提供
8	PCT 国际专利数据库	http：//www.wipo.org/	由世界知识产权组织（World Intellectual Property Organization，WIPO）提供
9	化学专利数据库（Chemical Abstracts Service，CAS）	http：//www.casweb.cas.org/chempatplus	由美国化学学会的分支机构建立

思维导图

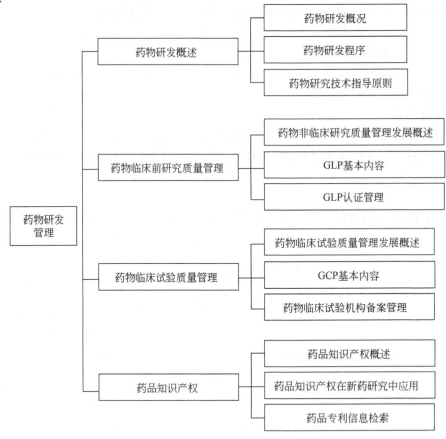

思 考 题

1. 分析我国新药研究领域存在的问题并提出解决方法。

2. 简述目前我国 GLP 认证的现状，分析加强 GLP 实验监督管理的措施。

3. 分析加强临床研究中受试者权益保障的措施。

4. 分析加强我国药品知识产权保护的意义。

推荐阅读

本杰明·E. 布拉斯. 2019. 药物研发基本原理. 白仁仁译. 北京：科学出版社

陈小平，马凤余. 2017. 新药发现与开发. 北京：化学工业出版社

李晓辉，杜冠华. 2013. 新药研究与评价概论. 北京：人民卫生出版社

案 例

（修订责任人：郑航）

第10章　药品注册管理

教学目标：通过本章的学习，使学生对药品注册的发展及我国药品注册管理的具体要求有较为全面的了解，并为今后参与药品注册审批或申报工作奠定基础。

掌握：药品注册的概念，管理机构，职责分工；中药、化学药和生物制品注册的分类；药品批准文号；药物临床试验注册和药品上市注册的程序和管理要点。

熟悉：药品注册的监督管理和时限要求。

了解：药品上市后变更和再注册管理的要点；药品加快上市注册程序的分类和具体要求。

药品注册管理是药品市场准入的一种前置性管理制度，也是世界各国普遍采用的管理模式之一。尽管由于社会经济制度不同各国采用了不同的药品注册管理模式，但是其管理的出发点与核心是一致的，即采用规范的法定程序严格药品市场准入条件，为公众安全有效而又经济合理地用药做好第一重保障。

第一节　药品注册管理概述

20 世纪以来发生的众多"药害"事件促使人们认识到严格药品市场准入条件与药品上市许可即药品注册管理的重要性。中国在 2005 年和 2007 年分别发布和修订了《药品注册管理办法》，为了将近年来我国药品审评审批制度改革成果法制化，以及落实新《药品管理法》关于药品注册管理的规定，2020 年 4 月，国家药品监督管理局发布了新的《药品注册管理办法》，并于 2020 年 7 月 1 日起正式实施。新《药品注册管理办法》对药品注册相关的若干基本概念及药品注册分类进行了重要修订。

一、药品注册管理发展概况

关于新药研发的过程中如何保证药品的安全性问题直到 1937 年美国"磺胺酏剂事件"发生后，许多国家才开始关注这一问题，将新药注册的规定列入法律条文，同时制定与新药注册有关的单行法律法规。

我国药品注册管理的发展经历了主要依靠国际先进经验借鉴，到逐步形成自身管理体系的过程。从 1979 年《新药审批办法》（试行）的颁布到 2007 年《药品注册管理办法》的再修订，对药品注册的规范化管理在实践中得到了不断完善。2015 年 8 月，国务院办公厅发布《国务院关于改革药品医疗器械审评审批制度的意见》，以促进新药研发，提高仿制药质量为目的，为新药和仿制药树立了更高的标准，提出了以临床价值为导向的新药研发方向，拉开了近年来一系列药品审评审批制度改革的序幕。2017 年 10 月，中共中央和国务院办公厅联合发布《关于深化审评审批制度改革鼓励药品医疗器械创新的意见》，提出深化审评审批制度改革措施，包括临床试验管理，加快上市审评审批、促进药品创新和仿制药发展、加强全生命周期管理、提升技术支撑能力等。2020 年 4 月，鉴于前期改革成果，国家药品监督管理局发布了新的《药品注册管理办法》，并于 2020 年 7 月 1 日起正式实施。我国药品注册规章发展历程如表 10-1。

表 10-1 我国药品注册规章发展历程

施行时间	名称	备注
1979 年 2 月 20 日	《新药管理办法》（试行）	废止
1985 年 7 月 1 日	《新药审批办法》	废止
1999 年 5 月 1 日	《新药审批办法》	废止
2002 年 12 月 1 日	《药品注册管理办法》（试行）	废止
2005 年 5 月 1 日	《药品注册管理办法》	废止
2007 年 10 月 1 日	《药品注册管理办法》	废止
2020 年 7 月 1 日	《药品注册管理办法》	现行

ICH

ICH1990 年 4 月成立，它由联盟、日本和美国三方的药品管理部门和制药行业协会组成。ICH 总部设在瑞士日内瓦国际制药工业协会联合会（International Federation of Pharmaceutical Manufacturers Associations，IFPMA），每 2 年召开一次大会。

ICH 的任务：当三方的药品监督管理部门和制药公司对药品注册技术有分歧时，为其提供一个建设性对话场所；在保证安全的前提下，修订新的技术要求和研究开发程序，以节省人力、物力和资源；对新注册技术规程和要求的解释与应用，创造切实可行的途径，使药品管理部门与制药公司达成共识。ICH 成立之初虽然只有 17 个国家参加，但这 17 个国家的制药工业产值占了全球工业总产值的 80%，所使用的研究和开发费用占了世界药物研究总投入的 90%，集中了国际上有经验的药品审评和研究开发方面的专家智慧。因此，ICH 提出的相关技术要求的指导原则也被推广到非 ICH 国家，从而大大提高了新药研发的效率和在世界各国上市的速度，中国国家食品药品监督管理总局也于 2017 年加入 ICH。

二、药品注册基本概念

（一）药品注册概念

药品注册是指药品注册申请人（以下简称申请人）依照法定程序和相关要求提出药物临床试验、药品上市许可、再注册等申请及补充申请，药品监督管理部门基于法律法规和现有科学认知进行安全性、有效性和质量可控性等审查，决定是否同意其申请的活动。

（二）药品注册申请人

申请人应当为能够承担相应法律责任的企业或者药品研制机构等。境外申请人应当指定中国境内的企业法人办理相关药品注册事项。申请人取得药品注册证书后，为药品上市许可持有人（以下简称持有人）。

（三）药品注册管理法律法规体系

从事药物研制和药品注册活动，应当遵守有关法律、法规、规章、标准和规范；参照相关技术指导原则，采用其他评价方法和技术的，应当证明其科学性、适用性；应当保证全过程信息真实、准确、完整和可追溯。

药品应当符合国家药品标准和经 NMPA 核准的药品质量标准。经 NMPA 核准的药品质量标准，为药品注册标准。药品注册标准应当符合《中国药典》通用技术要求，不得低于《中国药典》的规定。申报注册品种的检测项目或者指标不适用《中国药典》的，申请人应当提供充分的支持性数据。

药品审评中心等专业技术机构，应当根据科学进展、行业发展实际和药品监督管理工作需要制定技术指导原则和程序，并向社会公布。

（四）药品注册管理机构

1. 国家层面注册管理机构

国家药品监督管理局主管全国药品注册管理工作，负责建立药品注册管理工作体系和制度，制定药品注册管理规范，依法组织药品注册审评审批以及相关的监督管理工作。

国家药品监督管理局药品审评中心负责药物临床试验申请、药品上市许可申请、补充申请和境外生产药品再注册申请等的审评。

中国食品药品检定研究院、国家药典委员会、国家药品监督管理局食品药品审核查验中心（以下简称药品核查中心）、国家药品监督管理局药品评价中心、国家药品监督管理局行政事项受理服务和投诉举报中心、国家药品监督管理局信息中心等药品专业技术机构，承担依法实施药品注册管理所需的药品注册检验、通用名称核准、核查、监测与评价、制证送达及相应的信息化建设与管理等相关工作。

2. 省级层面药品监督管理机构

省、自治区、直辖市药品监督管理部门负责本行政区域内以下药品注册相关管理工作：境内生产药品再注册申请的受理、审查和审批；药品上市后变更的备案、报告事项管理；组织对药物非临床安全性评价研究机构、药物临床试验机构的日常监管及违法行为的查处；参与NMPA 组织的药品注册核查、检验等工作；NMPA 委托实施的药品注册相关事项。

省、自治区、直辖市药品监督管理部门设置或者指定的药品专业技术机构，承担依法实施药品监督管理所需的审评、检验、核查、监测与评价等工作。

三、药品注册分类

药品注册按照中药、化学药和生物制品等进行分类注册管理。境外生产药品的注册申请，按照药品的细化分类和相应的申报资料要求执行。

（一）中药注册分类

中药是指在我国中医药理论指导下使用的药用物质及其制剂，中药注册按照中药创新药、中药改良型新药、古代经典名方中药复方制剂、同名同方药等进行分类。

1. 中药创新药

中药创新药指含有未在国家药品标准及药品注册标准处方中收载的中药新处方，具有临床价值，且未在境外上市的制剂，一般包含以下情形。

（1）中药复方制剂，系指由多味饮片、提取物等在中医药理论指导下组方而成的制剂。

（2）从单一植物、动物、矿物等物质中提取得到的提取物及其制剂。

（3）新药材（含与濒危或资源紧缺药材药性及功能主治一致的新药材）及其制剂，即未被法定标准（指国家药品标准、药品注册标准及省、自治区、直辖市药材标准）收载的药材及其制剂，以及具有法定标准药材的原动、植物新的药用部位及其制剂。

2. 中药改良型新药

中药改良型新药指改变已上市中药的剂型、给药途径,且具有明显临床优势,或增加功能主治等的制剂,一般包含以下情形。

(1)改变已上市中药给药途径的制剂,即不同给药途径或不同吸收部位之间相互改变的制剂。

(2)改变已上市中药剂型的制剂,即在给药途径不变的情况下改变剂型的制剂。

(3)中药增加功能主治。

3. 古代经典名方中药复方制剂

古代经典名方中药复方制剂指处方收载于《古代经典名方目录》且符合国家药品监督管理部门有关要求的中药复方制剂。

4. 同名同方药

同名同方药指通用名称、处方、剂型、功能主治、用法及日用饮片量与已上市中药相同,且在安全性、有效性、质量可控性方面不低于该已上市中药的制剂。

天然药物是指在现代医药理论指导下使用的天然药用物质及其制剂。天然药物参照中药注册分类。

(二)化学药注册分类

化学药注册按照化学药创新药、化学药改良型新药、仿制药(分为境外上市和境内上市2种)境外已上市境内未上市化学药品等分为如下5个类别。

1类:境内外均未上市的创新药,指含有新的结构明确的、具有药理作用的化合物,且具有临床价值的药品。

2类:境内外均未上市的改良型新药,指在已知活性成分的基础上,对其结构、剂型、处方工艺、给药途径、适应证等进行优化,且具有明显临床优势的药品。

(1)含有用拆分或者合成等方法制得的已知活性成分的光学异构体,或者对已知活性成分成酯,或者对已知活性成分成盐(包括含有氢键或配位键的盐),或者改变已知盐类活性成分的酸根、碱基或金属元素,或者形成其他非共价键衍生物(如络合物、螯合物或包合物),且具有明显临床优势的药品。

(2)含有已知活性成分的新剂型(包括新的给药系统)、新处方工艺、新给药途径,且具有明显临床优势的药品。

(3)含有已知活性成分的新复方制剂,且具有明显临床优势。

(4)含有已知活性成分的新适应证的药品。

3类:境内申请人仿制境外上市但境内未上市原研药品的药品。该类药品应与原研药品的质量和疗效一致。

4类:境内申请人仿制已在境内上市原研药品的药品。该类药品应与原研药品的质量和疗效一致。

5类:境外上市的药品申请在境内上市。

(1)境外上市的原研药品和改良型药品申请在境内上市。改良型药品应具有明显临床优势。

(2)境外上市的仿制药申请在境内上市。

原研药品是指境内外首个获准上市,且具有完整和充分的安全性、有效性数据作为上市依据的药品。

参比制剂是指经国家药品监督管理部门评估确认的仿制药研制使用的对照药品。

（三）生物制品注册分类

生物制品注册按照生物制品创新药、生物制品改良型新药、已上市生物制品（含生物类似药）等进行分类。中药、化学药和生物制品等药品的细化分类和相应的申报资料要求，由 NMPA 根据注册药品的产品特性、创新程度和审评管理需要组织制定，并向社会公布。

按照产品成熟程度，将治疗用生物制品分为以下三类。

1 类：创新型生物制品，境内外均未上市的治疗用生物制品。

2 类：改良型生物制品，对境内或境外已上市产品进行改良，使新产品的安全性、有效性、质量可控性有改进，具有明显优势的治疗用生物制品；新增适应证的治疗用生物制品。

（1）在已上市制品基础上，对其剂型、给药途径等进行优化，且具有明显临床优势的生物制品。

（2）增加境内外均未获批的新适应证和（或）改变用药人群。

（3）由已上市销售生物制品组成新的复方制品。

（4）在已上市制品基础上，具有重大技术改进的生物制品，如细胞基质、生产工艺等改进的生物制品。

3 类：境内或境外已上市生物制品。

（1）境外已上市的生物制品申报进口。

（2）境外已上市、境内未上市的生物制品申报在境内生产上市。

（3）生物类似药。

（4）不能按生物类似药研发申报的其他生物制品。

按照产品成熟度的不同，将预防用生物制品（以下简称疫苗）分为以下三类。

1 类：创新型疫苗，境内外均未上市的疫苗。

（1）新抗原制备的疫苗。

（2）在已上市疫苗基础上开发的新抗原形式，如新基因重组疫苗、新核酸疫苗、已上市多糖疫苗基础上制备的新的结合疫苗等。

（3）含新佐剂或新佐剂系统的疫苗。

（4）含新抗原或新抗原形式的多联/多价疫苗。

2 类：改良型疫苗，对境内或境外已上市疫苗产品进行改良，使新产品在安全性、有效性、质量可控性方面有所改进，且具有明显优势的疫苗。

（1）在境内或境外已上市产品基础上改变抗原谱或型别，且具有明显临床优势的疫苗。

（2）具有重大技术改进的疫苗，包括对疫苗菌毒种/细胞基质/生产工艺/剂型等的改进，如更换为其他已批准的表达体系或已批准细胞基质的疫苗；更换菌毒株或对已上市菌毒株进行改造；对已上市细胞基质或目的基因进行改造；非纯化疫苗改进为纯化疫苗；全细胞疫苗改进为组分疫苗等。

（3）已上市疫苗组成的新的多联/多价疫苗。

（4）改变给药途径，且具有明显临床优势的疫苗。

（5）改变免疫剂量或免疫程序，且新免疫剂量或免疫程序具有明显临床优势的疫苗。

（6）改变适用人群的疫苗。

3 类：境内或境外已上市的疫苗。

（1）境外已上市的疫苗申报进口。

（2）境外已上市、境内未上市的疫苗申报在境内生产上市。

（3）境内已上市疫苗。

药品注册从业者的职业要求

药品注册从业者是指熟悉药品注册的管理法律法规和各种规定要求，熟练掌握药品注册申报程序、从事药品注册申报工作的专业人员，一般称药品注册专员。

从事药品注册专员工作，一方面，需要填写、翻译、整理及审核申报资料，并依照法定程序向药品监管部门报送；另一方面，接受药品监管部门为其进行的政策培训，与之建立相应联系，及时将药品注册的信息、政策和结果反馈给企业高层；而药品注册专员工作完成与否，质量好坏，直接关系到企业的自身利益，也关系着百姓的健康乃至安危，因此在教育培训和工作经验上具有较高要求。

教育培训：药品注册是一项专业化程度较高的工作，需药品注册专员在药化、药理、药剂、生化制药多个领域有所涉猎，一般要求具备药理学、药学等专业本科以上学历。

工作经验：对法律法规有充分了解。除熟悉《药品管理法》《药品注册管理办法》外，还需要对其他相关法律条文有充分的认识，如《药品进口管理办法》《知识产权保护法》等。具备良好的沟通协调能力。熟悉药品监督管理局、药检所、海关等的工作流程，并能高速、有效地与之沟通。此外，越来越多的企业，特别是跨国业务较多的部门，要求从业人员具有较强的英文听、说、读、写能力，以适应进口药品和国际临床申报业务的需求；而计算机办公软件的熟练运用也成为信息时代不可或缺的基础条件。

第二节　药品上市注册

药品上市注册是药品注册管理的核心部分，应根据相关的规定与要求，提供完整、规范、真实、可靠的研究资料，以证明所要注册药品的稳定性、安全性、有效性和可控性。

药品上市注册主要包括药物临床试验许可与药品上市许可两个环节，以及关联审评审批、注册检查、注册检验等相关内容。

一、药物临床试验许可

《药品注册管理办法》所称药物临床试验是指以药品上市注册为目的，为确定药物安全性与有效性在人体开展的药物研究。

药物临床试验分为Ⅰ期临床试验、Ⅱ期临床试验、Ⅲ期临床试验、Ⅳ期临床试验及生物等效性试验。根据药物特点和研究目的，研究内容包括临床药理学研究、探索性临床试验、确证性临床试验和上市后研究。

药物临床试验应当在具备相应条件并按规定备案的药物临床试验机构开展。其中，疫苗临床试验应当由符合 NMPA 和国家卫生健康委员会规定条件的三级医疗机构或者省级以上疾病预防控制机构实施或者组织实施。

（一）临床试验许可条件

1.临床试验申报与审批

申请人完成支持药物临床试验的药学、药理毒理学等研究后，提出药物临床试验申请的，应当按照申报资料要求向 NMPA 提交相关研究资料。经形式审查，申报资料符合要求的，予以受理。NMPA 药品审评中心应当组织药学、医学和其他技术人员对已受理的药物临床试验申请进行审评。对药物临床试验申请应当自受理之日起 60 日内决定是否同意开展，并通过药品审评中心网站通知申请人审批结果；逾期未通知的，视为同意，申请人可以按照提交的方案开展药物临床试验。申请人获准开展药物临床试验的为药物临床试验申办者（以下简称申办者）。

2. 生物等效性研究备案

申请人拟开展生物等效性试验的，应当按照要求在 NMPA 药品审评中心网站完成生物等效性试验备案后，按照备案的方案开展相关研究工作。

3. 其他

开展药物临床试验，应当经伦理委员会审查同意。药物临床试验用药品的管理应当符合 GCP 的有关要求。

获准开展药物临床试验的，申办者在开展后续分期药物临床试验前，应当制定相应的药物临床试验方案，经伦理委员会审查同意后开展，并在药品审评中心网站提交相应的药物临床试验方案和支持性资料。

获准开展药物临床试验的药物拟增加适应证（或者功能主治）及增加与其他药物联合用药的，申请人应当提出新的药物临床试验申请，经批准后方可开展新的药物临床试验。获准上市的药品增加适应证（或者功能主治）需要开展药物临床试验的，应当提出新的药物临床试验申请。

（二）临床试验实施要求

1. 安全性更新报告

申办者应当定期在药品审评中心网站提交研发期间安全性更新报告。研发期间安全性更新报告应当每年提交一次，于药物临床试验获准后每满 1 年后的两个月内提交。药品审评中心可以根据审查情况，要求申办者调整报告周期。对于药物临床试验期间出现的可疑且非预期严重不良反应和其他潜在的严重安全性风险信息，申办者应当按照相关要求及时向药品审评中心报告。根据安全性风险严重程度，可以要求申办者采取调整药物临床试验方案、知情同意书、研究者手册等加强风险控制的措施，必要时可以要求申办者暂停或者终止药物临床试验。研发期间安全性更新报告的具体要求由药品审评中心制定公布。

2. 试验期间变更

药物临床试验期间，发生药物临床试验方案变更、非临床或者药学的变化或者有新发现的，申办者应当按照规定，参照相关技术指导原则，充分评估对受试者安全的影响。申办者评估认为不影响受试者安全的，可以直接实施并在研发期间安全性更新报告中报告。可能增加受试者安全性风险的，应当提出补充申请。对补充申请应当自受理之日起 60 日内决定是否同意，并通过药品审评中心网站通知申请人审批结果；逾期未通知的，视为同意。申办者发生变更的，由变更后的申办者承担药物临床试验的相关责任和义务。

3. 试验暂停与终止

药物临床试验期间，发现存在安全性问题或者其他风险的，申办者应当及时调整临床试验方案、暂停或者终止临床试验，并向药品审评中心报告。

有下列情形之一的，可以要求申办者调整药物临床试验方案、暂停或者终止药物临床试验。

（1）伦理委员会未履行职责的。

（2）不能有效保证受试者安全的。

（3）申办者未按照要求提交研发期间安全性更新报告的。

（4）申办者未及时处置并报告可疑且非预期严重不良反应的。

（5）有证据证明研究药物无效的。

（6）临床试验用药品出现质量问题的。

（7）药物临床试验过程中弄虚作假的；

（8）其他违反 GCP 的情形。

药物临床试验中出现大范围、非预期的严重不良反应，或者有证据证明临床试验用药品存在严重质量问题时，申办者和药物临床试验机构应当立即停止药物临床试验。药品监督管理部门依职责可以责令调整临床试验方案、暂停或者终止药物临床试验。

4. 试验恢复

药物临床试验被责令暂停后，申办者拟继续开展药物临床试验的，应当在完成整改后提出恢复药物临床试验的补充申请，经审查同意后方可继续开展药物临床试验。药物临床试验暂停时间满 3 年且未申请并获准恢复药物临床试验的，该药物临床试验许可自行失效。药物临床试验终止后，拟继续开展药物临床试验的，应当重新提出药物临床试验申请。

5. 临床许可有效期

药物临床试验应当在批准后 3 年内实施。药物临床试验申请自获准之日起，3 年内未有受试者签署知情同意书的，该药物临床试验许可自行失效。仍需实施药物临床试验的，应当重新申请。

6. 临床试验登记与公开

申办者应当在开展药物临床试验前在药物临床试验登记与信息公示平台登记药物临床试验方案等信息。药物临床试验期间，申办者应当持续更新登记信息，并在药物临床试验结束后登记药物临床试验结果等信息。登记信息在平台进行公示，申办者对药物临床试验登记信息的真实性负责。药物临床试验登记和信息公示的具体要求，由药品审评中心制定公布。

二、药品上市许可

（一）上市申请途径

1. 完整许可申请

申请人在完成支持药品上市注册的药学、药理毒理学和药物临床试验等研究，确定质量标准，完成商业规模生产工艺验证，并做好接受药品注册核查检验的准备后，提出药品上市许可申请，按照申报资料要求提交相关研究资料。由药品审评中心对申报资料进行形式审查，符合要求的，予以受理。

2. 简化上市许可申请

仿制药、按照药品管理的体外诊断试剂及其他符合条件的情形，经申请人评估，认为无须或者不能开展药物临床试验，符合豁免药物临床试验条件的，申请人可以直接提出药品上市许可申请。豁免药物临床试验的技术指导原则和有关具体要求，由药品审评中心制定公布。仿制药应当与参比制剂质量和疗效一致。申请人应当参照相关技术指导原则选择合理的参比制剂。

3. 非处方药上市许可申请

符合以下情形之一的，可以直接提出非处方药上市许可申请。

（1）境内已有相同活性成分、适应证（或者功能主治）、剂型、规格的非处方药上市的药品。

（2）经 NMPA 确定的非处方药改变剂型或者规格，但不改变适应证（或者功能主治）、给药剂量及给药途径的药品。

（3）使用 NMPA 确定的非处方药的活性成分组成的新复方制剂。

（4）其他直接申报非处方药上市许可的情形。

（二）上市注册审评审批

1. 上市注册审评

药品审评中心应当组织药学、医学和其他技术人员，按要求对已受理的药品上市许可申请进行审评。审评过程中基于风险启动药品注册核查、检验，相关技术机构应当在规定时限内完成核查、检验工作。

药品审评中心根据药品注册申报资料、核查结果、检验结果等，对药品的安全性、有效性和质量可控性等进行综合审评，非处方药还应当转国家药品监督管理局药品评价中心进行非处方药适宜性审查。

2. 上市注册审批

药品审评中心的综合审评结论通过的，批准药品上市，发给药品注册证书。综合审评结论不通过的，作出不予批准决定。药品注册证书载明药品批准文号、持有人、生产企业等信息。非处方药的药品注册证书还应当注明非处方药类别。经核准的药品生产工艺、质量标准、说明书和标签作为药品注册证书的附件一并发给申请人，必要时还应当附药品上市后研究要求。上述信息纳入药品品种档案，并根据上市后变更情况及时更新。药品批准上市后，持有人应当按照 NMPA 核准的生产工艺和质量标准生产药品，并按照 GMP 要求进行细化和实施。

境内生产药品批准文号格式：国药准字 H（Z、S）+4 位年号+4 位顺序号。中国香港、澳门和台湾地区生产药品批准文号格式：国药准字 H（Z、S）C+4 位年号+4 位顺序号。境外生产药品批准文号格式：国药准字 H（Z、S）J+4 位年号+4 位顺序号。其中，H 代表化学药，Z 代表中药，S 代表生物制品。

3. 上市审评期间变更

药品上市许可申请审评期间，发生可能影响药品安全性、有效性和质量可控性的重大变更的，申请人应当撤回原注册申请，补充研究后重新申报。

申请人名称变更、注册地址名称变更等不涉及技术审评内容的，应当及时书面告知药品审评中心并提交相关证明性资料。

（三）关联审评审批

药品审评中心在审评药品制剂注册申请时，对药品制剂选用的化学原料药、辅料及直接接触药品的包装材料和容器进行关联审评。

1. 登记与申报

化学原料药、辅料及直接接触药品的包装材料和容器生产企业应当按照关联审评审批制度要求，在化学原料药、辅料及直接接触药品的包装材料和容器登记平台登记产品信息和研究资料。药品审评中心向社会公示登记号、产品名称、企业名称、生产地址等基本信息，供药品制剂注册申请人选择。

药品制剂申请人提出药品注册申请，可以直接选用已登记的化学原料药、辅料及直接接触药品的包装材料和容器；选用未登记的化学原料药、辅料及直接接触药品的包装材料和容器的，相关研究资料应当随药品制剂注册申请一并申报。

2. 审评审批

药品审评中心在审评药品制剂注册申请时，对药品制剂选用的化学原料药、辅料及直接接触药品的包装材料和容器进行关联审评，需补充资料的，按照补充资料程序要求药品制剂申请人或者登记企业补充资料。可以基于风险提出对相应企业进行延伸检查。

仿制境内已上市药品所用的化学原料药的，可以申请单独审评审批。

3. 信息公开

化学原料药、辅料及直接接触药品的包装材料和容器关联审评通过的或者单独审评审批通过的，药品审评中心在化学原料药、辅料及直接接触药品的包装材料和容器登记平台更新登记状态标识，向社会公示相关信息。其中，化学原料药同时发给化学原料药批准通知书及核准后的生产工艺、质量标准和标签，化学原料药批准通知书中载明登记号；不予批准的，发给化学原料药不予批准通知书。未通过关联审评审批的，化学原料药、辅料及直接接触药品的包装材料和容器产品的登记状态维持不变，相关药品制剂申请不予批准。

（四）药品注册核查

1. 基本要求

药品注册核查，是指为核实申报资料的真实性、一致性及药品上市商业化生产条件，检查药品研制的合规性、数据可靠性等，对研制现场和生产现场开展的核查活动，以及必要时对药品注册申请所涉及的化学原料药、辅料及直接接触药品的包装材料和容器生产企业、供应商或者其他受托机构开展的延伸检查活动。药品注册核查启动的原则、程序、时限和要求，由药品审评中心制定公布；药品注册核查实施的原则、程序、时限和要求，由药品核查中心制定公布。

2. 研制现场核查

药品审评中心根据药物创新程度、药物研究机构既往接受核查情况等，基于风险决定是否开展药品注册研制现场核查。药品审评中心决定启动药品注册研制现场核查的，通知药品核查中心在审评期间组织实施核查，同时告知申请人。药品核查中心应当在规定时限内完成现场核查，并将核查情况、核查结论等相关材料反馈药品审评中心进行综合审评。

3. 生产现场核查

药品审评中心根据申报注册的品种、工艺、设施、既往接受核查情况等因素，基于风险决定是否启动药品注册生产现场核查。对于创新药、改良型新药及生物制品等，应当进行药品注册生产现场核查和上市前 GMP 检查。对于仿制药等，根据是否已获得相应生产范围药品生产许可证且已有同剂型品种上市等情况，基于风险进行药品注册生产现场核查、上市前 GMP 检查。

4. 时限要求

药品注册申请受理后，药品审评中心应当在受理后 40 日内进行初步审查，需要药品注册生产现场核查的，通知药品核查中心组织核查，提供核查所需的相关材料，同时告知申请人及申请人或者生产企业所在地省、自治区、直辖市药品监督管理部门。药品核查中心原则上应当在审评时限届满 40 日前完成核查工作，并将核查情况、核查结果等相关材料反馈至药品审评中心。需要上市前 GMP 检查的，由药品核查中心协调相关省、自治区、直辖市药品监督管理部门与药品注册生产现场核查同步实施。上市前 GMP 检查的管理要求，按照药品生产监督管理办法的有关规定执行。申请人应当在规定时限内接受核查。

5. 有因检查

药品审评中心在审评过程中，发现申报资料真实性存疑或者有明确线索举报等，需要现场检查核实的，应当启动有因检查，必要时进行抽样检验。

（五）药品注册检验

1. 基本要求

药品注册检验启动的原则、程序、时限等要求，由药品审评中心组织制定公布。药品注册申请受理前提出药品注册检验的具体工作程序和要求以及药品注册检验技术要求和规范，由中国食品药品检定研究院制定公布。

与国家药品标准收载的同品种药品使用的检验项目和检验方法一致的，可以不进行标准复核，只进行样品检验。其他情形应当进行标准复核和样品检验。

2. 事权划分

中国食品药品检定研究院或者经 NMPA 指定的药品检验机构承担以下药品注册检验。

（1）创新药。

（2）改良型新药（中药除外）。

（3）生物制品、放射性药品和按照药品管理的体外诊断试剂。

（4）NMPA 规定的其他药品。

境外生产药品的药品注册检验由中国食品药品检定研究院组织口岸药品检验机构实施。其他药品的注册检验，由申请人或者生产企业所在地省级药品检验机构承担。

3. 启动原则

申请人完成支持药品上市的药学相关研究，确定质量标准，并完成商业规模生产工艺验证后，可以在药品注册申请受理前向中检院或者省、自治区、直辖市药品监督管理部门提出药品注册检验；申请人未在药品注册申请受理前提出药品注册检验的，在药品注册申请受理后 40 日内由药品审评中心启动药品注册检验。原则上申请人在药品注册申请受理前只能提出一次药品注册检验，不得同时向多个药品检验机构提出药品注册检验。申请人提交的药品注册检验资料应当与药品注册申报资料的相应内容一致，不得在药品注册检验过程中变更药品检验机构、样品和资料等。

4. 标准复核

药品检验机构应当在 5 日内对申请人提交的检验用样品及资料等进行审核，作出是否接收的决定，同时告知药品审评中心。需要补正的，应当一次性告知申请人。

药品检验机构原则上应当在审评时限届满 40 日前，将标准复核意见和检验报告反馈至药品审评中心。

美国的新药申请和仿制药申请

美国 FDA 为美国药品监管机构，药品审批包括新药申请程序［包括药品临床试验申报（investigational new drug application，IND）和新药上市申请（new drug application，NDA）］和仿制药的简化新药申请程序（abbreviated new drug application，ANDA）。

（1）IND：申请人在完成新药临床前研究后，便可向 FDA 提出 IND 申请，若 FDA 在收到后 30 天内未提出反对意见，申请人便可自行开展新药临床研究。

（2）NDA：临床试验结束之后，药物申请者可向 FDA 提交 NDA，申请批准这款药物在美国销售。在审评过程中，如临床试验结果不够详尽，FDA 会要求提供额外补充试验以支持药物安全性和有效性。对于生物制品申请上市，FDA 专门有生物制品许可申请（biologics license application，BLA）途径。

（3）ANDA：仿制药申请者不需要提供临床前（动物）和临床（人体）数据来证明其安全性和有效性，只需提供产品的生物等效性研究报告即可。

三、药品上市后变更及再注册

（一）药品上市后研究和变更

1. 上市后研究

持有人应当主动开展药品上市后研究，对药品的安全性、有效性和质量可控性进行进一步确证，加强对已上市药品的持续管理。

药品注册证书及附件要求持有人在药品上市后开展相关研究工作的，持有人应当在规定时限内完成并按照要求提出补充申请、备案或者报告。

药品批准上市后，持有人应当持续开展药品安全性和有效性研究，根据有关数据及时备案或者提出修订说明书的补充申请，不断更新完善说明书和标签。药品监督管理部门依职责可以根据药品不良反应监测和药品上市后评价结果等，要求持有人对说明书和标签进行修订。

2. 上市后变更

药品上市后的变更，按照其对药品安全性、有效性和质量可控性的风险和产生影响的程度，实行分类管理，分为审批类变更、备案类变更和报告类变更。持有人应当按照相关规定，参照相关技术指导原则，全面评估、验证变更事项对药品安全性、有效性和质量可控性的影响，进行相应的研究工作。

（1）审批类变更：对于此类变更，持有人应当以补充申请方式申报，经批准后实施，具体类型如下：①药品生产过程中的重大变更；②药品说明书中涉及有效性内容及增加安全性风险的其他内容的变更；③持有人转让药品上市许可；④NMPA 规定需要审批的其他变更。

（2）备案类变更：对于此类变更，持有人应当在变更实施前，报所在地省、自治区、直辖市药品监督管理部门备案（境外生产药品发生上述变更的，应当在变更实施前报药品审评中心备案。药品分包装备案的程序和要求，由药品审评中心制定发布），具体类型如下：①药品生产过程中的中等变更；②药品包装标签内容的变更；③药品分包装；④NMPA 规定需要备案的其他变更。

（3）报告类变更：对于以下情形，持有人应当在年度报告中报告变更情况：①药品生产过程中的微小变更；②NMPA 规定需要报告的其他变更。

（二）药品再注册

药品注册证书有效期为 5 年，药品注册证书有效期内持有人应当持续保证上市药品的安全性、有效性和质量可控性。

1. 再注册申报

持有人应当在药品注册证书有效期届满前 6 个月申请再注册。境内生产药品再注册申请由持有人向其所在地省、自治区、直辖市药品监督管理部门提出，境外生产药品再注册申请由持有人向药品审评中心提出。

2. 再注册审批

药品再注册申请受理后，省、自治区、直辖市药品监督管理部门或者药品审评中心对持有人开展药品上市后评价和不良反应监测情况，按照药品批准证明文件和药品监督管理部门要求开展相关工作情况，以及药品批准证明文件载明信息变化情况等进行审查，符合规定的，予以再注册，发给药品再注册批准通知书。不符合规定的，不予再注册，并报请 NMPA 注销药品注册证书。

3. 不予再注情形

有下列情形之一的，不予再注册。

（1）有效期届满未提出再注册申请的。

（2）药品注册证书有效期内持有人不能履行持续考察药品质量、疗效和不良反应责任的。

（3）未在规定时限内完成药品批准证明文件和药品监督管理部门要求的研究工作且无合理理由的。

（4）经上市后评价，属于疗效不确切、不良反应大或者因其他原因危害人体健康的。

（5）法律、行政法规规定的其他不予再注册情形。

第三节　药品加快上市注册程序

NMPA 建立药品加快上市注册制度，支持以临床价值为导向的药物创新。对符合条件的药品注册申请，申请人可以申请适用突破性治疗药物、附条件批准、优先审评审批及特别审批程序。在药品研制和注册过程中，药品监督管理部门及其专业技术机构给予必要的技术指导、沟通交流、优先配置资源、缩短审评时限等政策和技术支持。

一、突破性治疗药物程序

1. 申请范围

药物临床试验期间，用于防治严重危及生命或者严重影响生存质量的疾病且尚无有效防治手段，或者与现有治疗手段相比有足够证据表明具有明显临床优势的创新药或者改良型新药等，申请人可以申请适用突破性治疗药物程序。

2. 申请程序

申请人应当向药品审评中心提出适用突破性治疗药物程序的申请。符合条件的，药品审评中心按照程序公示后纳入突破性治疗药物程序。

3. 支持政策

对纳入突破性治疗药物程序的药物临床试验，给予以下政策支持。

（1）在药物临床试验的关键阶段，申请人可以向药品审评中心提出沟通交流申请，药品审评中心安排审评人员进行沟通交流。

（2）申请人可以将阶段性研究资料提交药品审评中心，药品审评中心基于已有研究资料，对下一步研究方案提出意见或者建议，并反馈给申请人。

4. 终止程序

对纳入突破性治疗药物程序的药物临床试验，申请人发现不再符合纳入条件时，应当及时向药品审评中心提出终止突破性治疗药物程序。药品审评中心发现不再符合纳入条件的，应当及时终止该品种的突破性治疗药物程序，并告知申请人。

二、附条件批准程序

1. 申请范围

药物临床试验期间，符合以下情形的药品，可以申请附条件批准。

（1）治疗严重危及生命且尚无有效治疗手段的疾病的药品，药物临床试验已有数据证实疗效并能预测其临床价值的。

（2）公共卫生方面急需的药品，药物临床试验已有数据显示疗效并能预测其临床价值的。

（3）应对重大突发公共卫生事件急需的疫苗或者国家卫生健康委员会认定急需的其他疫苗，经评估获益大于风险的。

2. 申请程序

申请附条件批准的，申请人应当就附条件批准上市的条件和上市后继续完成的研究工作等与药品审评中心沟通交流，经沟通交流确认后提出药品上市许可申请。经审评，符合附条件批准要求的，在药品注册证书中载明附条件批准药品注册证书的有效期、上市后需要继续完成的研究工作及完成时限等相关事项。

审评过程中，发现纳入附条件批准程序的药品注册申请不能满足附条件批准条件的，药品审评中心应当终止该品种附条件批准程序，并告知申请人按照正常程序研究申报。

3. 上市后要求

对附条件批准的药品，持有人应当在药品上市后采取相应的风险管理措施，并在规定期限内按照要求完成药物临床试验等相关研究，以补充申请方式申报。对批准疫苗注册申请时提出进一步研究要求的，疫苗持有人应当在规定期限内完成研究。

4. 注销批准

对附条件批准的药品，持有人逾期未按照要求完成研究或者不能证明其获益大于风险的，NMPA 应当依法处理，直至注销药品注册证书。

三、优先审评审批程序

1. 申请范围

药品上市许可申请时，以下具有明显临床价值的药品，可以申请适用优先审评审批程序。

（1）临床急需的短缺药品、防治重大传染病和罕见病等疾病的创新药和改良型新药。

（2）符合儿童生理特征的儿童用药品新品种、剂型和规格。

（3）疾病预防、控制急需的疫苗和创新疫苗。

（4）纳入突破性治疗药物程序的药品。

（5）符合附条件批准的药品。

（6）NMPA 规定其他优先审评审批的情形。

2. 申请程序

申请人在提出药品上市许可申请前，应当与药品审评中心沟通交流，经沟通交流确认后，在提出药品上市许可申请的同时，向药品审评中心提出优先审评审批申请。符合条件的，药品审评中心按照程序公示后纳入优先审评审批程序。

3. 支持政策

对纳入优先审评审批程序的药品上市许可申请，给予以下政策支持。

（1）药品上市许可申请的审评时限为 30 日。

（2）临床急需的境外已上市境内未上市的罕见病药品，审评时限为 70 日。

（3）需要核查、检验和核准药品通用名称的，予以优先安排。

（4）经沟通交流确认后，可以补充提交技术资料。

4. 终止程序

审评过程中，发现纳入优先审评审批程序的药品注册申请不能满足优先审评审批条件的，药品审评中心应当终止该品种优先审评审批程序，按照正常审评程序审评，并告知申请人。

四、特别审批程序

1. 审批范围

在发生突发公共卫生事件的威胁时，以及突发公共卫生事件发生后，NMPA 可以依法决定对突发公共卫生事件应急所需防治药品实行特别审批。

2. 审批政策

对实施特别审批的药品注册申请，NMPA 按照统一指挥、早期介入、快速高效、科学审批的原则，组织加快并同步开展药品注册受理、审评、核查、检验工作。特别审批的情形、程序、时限、要求等按照药品特别审批程序规定执行。

3. 适用要求

对纳入特别审批程序的药品，可以根据疾病防控的特定需要，限定其在一定期限和范围内使用。

4. 终止

对纳入特别审批程序的药品，发现其不再符合纳入条件的，应当终止该药品的特别审批程序，并告知申请人。

美国新药特殊审评制度概况

美国从自身国情出发，设立了多种新药特殊审评模式。FDA 主要有四种新药加快审批途径，分别是快速通道、加速审批、突破性疗法和优先审评。

1. 快速通道：针对治疗严重疾病且目前临床用药空缺的新药

严重疾病包括代表性的艾滋病、心力衰竭、癌症和阿尔茨海默病，以及癫痫、抑郁和糖尿病等。解决尚未满足的医疗需求指提供一种新的治疗药物或优于现有药物的治疗药物。药企主动提出快速通道指定申请，可与 IND 一同提出，或在 IND 提交后任何时候提出，FDA 在收到申请后 60 天内给出答复。

2. 加速审批：针对目前临床用药空缺、基于替代终点而批准的新药

满足以下三个条件可获得加速审批：一是用于治疗严重疾病；二是对于现有疗法具有优势；三是显示具有改善代理终点表现的新药。申请人应在新药研发过程中与 FDA 审评人员沟通，探讨可否应用代理终点指标，以及验证性临床试验（指在新药批准后的临床试验）等有关问题。FDA 回应加速审批申请的时限并无明确规定。

3. 突破性疗法：针对明显改善现有疗法的新药

满足以下两个条件可认定为突破性治疗药物：一是适应证为危及生命的或严重的疾病，二是有证据显示在某一重要临床终点上明显优于现有药物。制药企业可将突破性治疗药物资格申请与 IND 一同提交，或在 IND 提交后任何阶段，FDA 在收到申请 60 天内给予答复。如果该药物不再满足突破性治疗药物指定的资格，FDA 将撤销对其的指定。

4. 优先审评：在申请受理后 6 个月内完成审评的新药

优先审评适用于治疗严重疾病且一旦获得批准，对现有疗法的安全性或有效性改善显著的新药（可以是首次新药申请，也可以是已上市药品的疗效补充申请），也适用于认定为抗感染的新药或治疗某些热带疾病的新药。在递交新药上市申请（NDA）或生物制品许可申请（BLA）或递交相关补充申请时，申请优先审评。FDA 在收到申请 60 天内给予答复，并于 6 个月内完成审评。

第四节 监督管理与工作时限

一、受理、撤回申请、审批决定和争议解决

1. 受理

药品监督管理部门收到药品注册申请后进行形式审查,并根据下列情况分别作出是否受理的决定。

(1)申请事项依法不需要取得行政许可的,应当即时作出不予受理的决定,并说明理由。

(2)申请事项依法不属于本部门职权范围的,应当即时作出不予受理的决定,并告知申请人向有关行政机关申请。

(3)申报资料存在可以当场更正的错误的,应当允许申请人当场更正;更正后申请材料齐全、符合法定形式的,应当予以受理。

(4)申报资料不齐全或者不符合法定形式的,应当当场或者在 5 日内一次告知申请人需要补正的全部内容。按照规定需要在告知时一并退回申请材料的,应当予以退回。申请人应当在30 日内完成补正资料。申请人无正当理由逾期不予补正的,视为放弃申请,无须作出不予受理的决定。逾期未告知申请人补正的,自收到申请材料之日起即为受理。

(5)申请事项属于本部门职权范围,申报资料齐全、符合法定形式,或者申请人按照要求提交全部补正资料的,应当受理药品注册申请。

药品注册申请受理后,需要申请人缴纳费用的,申请人应当按规定缴纳费用。申请人未在规定期限内缴纳费用的,终止药品注册审评审批。

药品注册申请受理后,有药品安全性新发现的,申请人应当及时报告并补充相关资料。

药品注册申请受理后,需要申请人在原申报资料基础上补充新的技术资料的,药品审评中心原则上提出一次补充资料要求,列明全部问题后,以书面方式通知申请人在 80 日内补充提交资料。申请人应当一次性按要求提交全部补充资料,补充资料时间不计入药品审评时限。药品审评中心收到申请人全部补充资料后启动审评,审评时限延长 1/3;适用优先审评审批程序的,审评时限延长 1/4。

不需要申请人补充新的技术资料,仅需要申请人对原申报资料进行解释说明的,药品审评中心通知申请人在 5 日内按照要求提交相关解释说明。

药品审评中心认为存在实质性缺陷无法补正的,不再要求申请人补充资料。基于已有申报资料作出不予批准的决定。

2. 撤回申请

药物临床试验申请、药物临床试验期间的补充申请,在审评期间,不得补充新的技术资料;如需要开展新的研究,申请人可以在撤回后重新提出申请。

药品注册申请受理后,申请人可以提出撤回申请。同意撤回申请的,药品审评中心或者省、自治区、直辖市药品监督管理部门终止其注册程序,并告知药品注册核查、检验等技术机构。审评、核查和检验过程中发现涉嫌存在隐瞒真实情况或者提供虚假信息等违法行为的,依法处理,申请人不得撤回药品注册申请。

3. 审批决定和争议解决

药品注册期间,对于审评结论为不通过的,药品审评中心应当告知申请人不通过的理由,申请人可以在 15 日内向药品审评中心提出异议。药品审评中心结合申请人的异议意见进行综

合评估并反馈申请人。

申请人对综合评估结果仍有异议的，药品审评中心应当按照规定，在 50 日内组织专家咨询委员会论证，并综合专家论证结果形成最终的审评结论。申请人异议和专家论证时间不计入审评时限。

药品注册期间，申请人认为工作人员在药品注册受理、审评、核查、检验、审批等工作中违反规定或者有不规范行为的，可以向其所在单位或者上级机关投诉举报。

药品注册申请符合法定要求的，予以批准。药品注册申请有下列情形之一的，不予批准。

（1）药物临床试验申请的研究资料不足以支持开展药物临床试验或者不能保障受试者安全的。

（2）申报资料显示其申请药品安全性、有效性、质量可控性等存在较大缺陷的。

（3）申报资料不能证明药品安全性、有效性、质量可控性，或者经评估认为药品风险大于获益的。

（4）申请人未能在规定时限内补充资料的。

（5）申请人拒绝接受或者无正当理由未在规定时限内接受药品注册核查、检验的。

（6）药品注册过程中认为申报资料不真实，申请人不能证明其真实性的。

（7）药品注册现场核查或者样品检验结果不符合规定的。

（8）法律法规规定的不应当批准的其他情形。

药品注册申请审批结束后，申请人对行政许可决定有异议的，可以依法提起行政复议或者行政诉讼。

二、工作时限

1. 基本原则

注册管理工作时限是指药品注册的受理、审评、核查、检验、审批等工作的最长时间。优先审评审批程序相关工作时限，按优先审评审批相关规定执行。药品审评中心等专业技术机构应当明确本单位工作程序和时限，并向社会公布。

2. 药品注册审评时限

（1）药物临床试验申请、药物临床试验期间补充申请的审评审批时限为 60 日。

（2）药品上市许可申请审评时限为 200 日，其中优先审评审批程序的审评时限为 130 日，临床急需境外已上市罕见病用药优先审评审批程序的审评时限为 70 日。

（3）单独申报仿制境内已上市化学原料药的审评时限为 200 日。

（4）审批类变更的补充申请审评时限为 60 日，补充申请合并申报事项的，审评时限为 80 日，其中涉及临床试验研究数据审查、药品注册核查检验的审评时限为 200 日。

（5）药品通用名称核准时限为 30 日。

（6）非处方药适宜性审核时限为 30 日。

关联审评时限与其关联药品制剂的审评时限一致。

3. 药品注册核查时限

（1）药品审评中心应当在药品注册申请受理后 40 日内通知药品核查中心启动核查，并同时通知申请人。

（2）药品核查中心原则上在审评时限届满 40 日前完成药品注册生产现场核查，并将核查情况、核查结果等相关材料反馈至药品审评中心。

4. 药品注册检验时限

（1）样品检验时限为 60 日，样品检验和标准复核同时进行的时限为 90 日。

（2）药品注册检验过程中补充资料时限为 30 日。

（3）药品检验机构原则上在审评时限届满 40 日前完成药品注册检验相关工作，并将药品标准复核意见和检验报告反馈至药品审评中心。

5. 不计入相关工作时限的情况

（1）申请人补充资料、核查后整改以及按要求核对生产工艺、质量标准和说明书等所占用的时间。

（2）因申请人原因延迟核查、检验、召开专家咨询会等的时间。

（3）根据法律法规的规定中止审评审批程序的，中止审评审批程序期间所占用的时间。

（4）启动境外核查的，境外核查所占用的时间。

三、监督管理

1. 基本要求

NMPA 负责对药品审评中心等相关专业技术机构及省、自治区、直辖市药品监督管理部门承担药品注册管理相关工作的监督管理、考核评价与指导。

药品监督管理部门应当依照法律、法规的规定对药品研制活动进行监督检查，必要时可以对为药品研制提供产品或者服务的单位和个人进行延伸检查，有关单位和个人应当予以配合，不得拒绝和隐瞒。

2. 药品品种档案

信息中心负责建立药品品种档案，对药品实行编码管理，汇集药品注册申报、临床试验期间安全性相关报告、审评、核查、检验、审批及药品上市后变更的审批、备案、报告等信息，并持续更新。药品品种档案和编码管理的相关制度，由信息中心制定公布。

3. 研究机构检查

省、自治区、直辖市药品监督管理部门应当组织对辖区内药物非临床安全性评价研究机构、药物临床试验机构等遵守 GLP、GCP 等情况进行日常监督检查，监督其持续符合法定要求。NMPA 根据需要进行药物非临床安全性评价研究机构、药物临床试验机构等研究机构的监督检查。

4. 药品安全信用档案

NMPA 建立药品安全信用管理制度，药品核查中心负责建立药物非临床安全性评价研究机构、药物临床试验机构药品安全信用档案，记录许可颁发、日常监督检查结果、违法行为查处等情况，依法向社会公布并及时更新。药品监督管理部门对有不良信用记录的，增加监督检查频次，并可以按照国家规定实施联合惩戒。药物非临床安全性评价研究机构、药物临床试验机构药品安全信用档案的相关制度，由药品核查中心制定公布。

5. 信息公开

NMPA 依法向社会公布药品注册审批事项清单及法律依据、审批要求和办理时限，向申请人公开药品注册进度，向社会公开批准上市药品的审评结论和依据以及监督检查发现的违法违规行为，接受社会监督。批准上市药品的说明书应当向社会公开并及时更新。其中，疫苗还应当公开标签内容并及时更新。

未经申请人同意，药品监督管理部门、专业技术机构及其工作人员、参与专家评审等的人员不得披露申请人提交的商业秘密、未披露信息或者保密商务信息，法律另有规定或者涉及国家安全、重大社会公共利益的除外。

6. 注销药品批准文号情形

具有下列情形之一的，由 NMPA 注销药品注册证书，并予以公布。

（1）持有人自行提出注销药品注册证书的。

（2）按照《药品注册管理办法》规定不予再注册的。

（3）持有人药品注册证书、药品生产许可证等行政许可被依法吊销或者撤销的。

（4）按照《药品管理法》第八十三条的规定，疗效不确切、不良反应大或者因其他原因危害人体健康的。

（5）按照《疫苗管理法》第六十一条的规定，经上市后评价，预防接种异常反应严重或者其他原因危害人体健康的。

（6）按照《疫苗管理法》第六十二条的规定，经上市后评价发现该疫苗品种的产品设计、生产工艺、安全性、有效性或者质量可控性明显劣于预防、控制同种疾病的其他疫苗品种的。

（7）违反法律、行政法规规定，未按照药品批准证明文件要求或者药品监督管理部门要求在规定时限内完成相应研究工作且无合理理由的。

（8）其他依法应当注销药品注册证书的情形。

思维导图

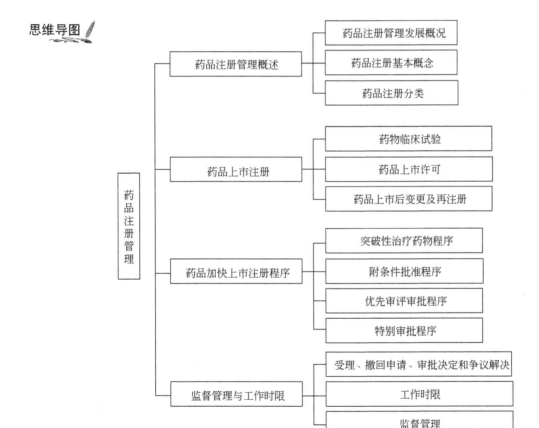

思考题

1. 比较药品注册三种途径的异同。

2. 药品注册核查的内容。

3. 比较加快药品上市的四种途径的异同。

4. 药品在临床试验期间，上市审评期间和上市后阶段的各类变更。

韩培. 2020. 中国新药注册与审评技术双年鉴（2020年版）. 北京：中国医药科技出版社
张哲峰，侯雯编. 2020. 解读《药品注册管理办法》. 北京：中国医药科技出版社

（修订责任人：郑航）

第11章 药品生产管理

教学目标：通过本章的学习，使学生系统地认识我国对药品生产环节的监督管理、药品违法行为认定、违法承担的法律责任等。

掌握：药品生产许可的条件与审批、GMP相关术语、生产假劣药的处罚等。

熟悉：GMP管理要点、监督检查开展与执行、药品安全的法律责任等。

了解：GMP内容框架、认证管理发展历程。

企业从事药品生产活动，需遵守《药品管理法》《疫苗管理法》《药品管理法实施条例》等法律法规的规定。国家药品监督管理部门对药品生产管理的具体内容主要包括药品生产许可、药品生产过程质量管理、药品生产监督检查及违反法律法规规定需要承担责任等。

药品生产监督管理的前置环节是药品生产行政许可，为此，国家药品监督管理部门于2020年修订了《药品生产监督管理办法》，以此加强药品生产监督管理，规范药品生产活动，确保药品生产行政许可过程合法、合规。

药品质量管理是药品生产企业管理的重要内容，其目的在于对药品生产的全过程进行控制，确保药品质量。GMP作为全球药品生产企业必须遵守的基本准则，我国政府曾将其作为强制认证要求企业执行，直至2019年底。国家药品监督管理部门针对取消GMP、GSP认证后的药品生产、经营过程质量监督检查，进一步规范药品检查行为，于2021年5月实施了《药品检查管理办法（试行）》，该办法适用于药品监督管理部门对我国境内上市药品的生产、经营、使用环节实施的检查、调查、取证、处置等行为。

根据《药品管理法》规定，有关药品安全监管责任体系的原则是地方政府负总责、监管部门各负其责、企业是第一责任人。药品安全的法律责任设定上，强化企业主体责任，加大对药品违法行为的执法力度和处罚力度，明确规定首负责任制和惩罚性赔偿，体现了最严厉的处罚和最严肃的问责，表明了重典治乱的决心。

第一节　药品生产监督管理

药品生产监督管理是指药品监督管理部门依法对药品生产条件和生产过程进行审查、许可、监督检查等管理活动。为确保所生产药品的质量，加强药品生产监督管理，规范药品生产行为，国家药品监督管理部门分别于2003年2月1日颁布了《药品生产监督管理办法》（试行）、2004年8月5日颁布了《药品生产监督管理办法》。

中国共产党第十九次全国代表大会后，我国对药品监督管理机构进行了相应的调整，通过明确监管事权划分来确保对药品的生产监督管理，通过建立职业化和专业化的检查员队伍，以适应新时期药品生产科学化、国际化监管的需要。为此，国家药品监督管理部门于2020年7月1日颁布实施了新的《药品生产监督管理办法》，在坚持属地监管原则的基础上，明确了药品监管部门在药品生产环节的监管事权划分，确保药品生产监管工作落到实处。该办法包括药品生产许可管理、委托生产管理、生产监督检查等内容。

一、药品生产许可

《药品生产监督管理办法》规定，从事制剂、原料药、中药饮片生产活动，申请人应按要求向企业所在地省级药品监督管理部门提出申请；委托他人生产制剂的药品上市许可持有人，向持有人所在地省级药品监督管理部门提出申请办理药品生产许可证。

（一）药品生产许可的条件

（1）药品生产企业从事药品生产活动，必须具备以下条件：①有依法经过资格认定的药学技术人员、工程技术人员及相应的技术工人，法定代表人、企业负责人、生产负责人、质量负责人、质量受权人及其他相关人员符合《药品管理法》《疫苗管理法》规定的条件；②有与药品生产相适应的厂房、设施、设备和卫生环境；③有能对所生产药品进行质量管理和质量检验的机构、人员；④有能对所生产药品进行质量管理和质量检验的必要的仪器设备；⑤有保证药品质量的规章制度，并符合 GMP 要求。

（2）委托他人生产制剂的药品上市许可持有人，应当具备上述①、③、⑤项规定的条件，并与符合条件的药品生产企业签订委托协议和质量协议，将相关协议和实际生产场地申请资料合并提交至药品上市许可持有人所在地省级药品监督管理部门，申请办理药品生产许可证。

（3）从事疫苗生产活动的，除以上的①~⑤规定外，还应当具备下列条件：⑥具备适度规模和足够的产能储备；⑦具有保证生物安全的制度和设施、设备；⑧符合疾病预防、控制需要。

（二）药品生产许可证管理

药品生产许可证载明的内容分为许可事项和登记事项。许可事项是指生产地址和生产范围等。登记事项是指企业名称、住所（经营场所）、法定代表人、企业负责人、生产负责人、质量负责人、质量受权人等。许可事项与登记事项分属于不同的部门管理，变更过程的时间程序和内容程序均不同。

1. 许可事项变更

变更药品生产许可证许可事项的，向原发证机关提出变更申请。未经批准，不得擅自变更。变更生产地址或者生产范围，药品生产企业应当按照规定及相关变更技术要求，提交涉及变更内容的有关材料，并报经所在地省级药品监督管理部门审查决定。

药品生产企业在原址或者异地新建、改建、扩建车间或者生产线，应当提交有关材料，报所在地省级药品监督管理部门进行 GMP 符合性检查。检查结果符合规定，产品符合放行要求的可以上市销售。变更情况，应在药品生产许可证副本中载明。上述变更事项涉及药品注册证书及其附件载明内容的，由省级药品监督管理部门批准后，报国家药品监督管理局药品审评中心更新药品注册证书及其附件相关内容。

2. 登记事项变更

变更药品生产许可证登记事项的，应当在市场监督管理部门核准变更或者企业完成变更后 30 日内，向原发证机关申请药品生产许可证变更登记。原发证机关应当自收到企业变更申请之日起 10 日内办理变更手续。药品生产许可证变更后，原发证机关应当在药品生产许可证副本上记录变更的内容和时间，并按照变更后的内容重新核发药品生产许可证正本，收回原药品生产许可证正本，变更后的药品生产许可证终止期限不变。

3. 注销、补发许可证

药品生产许可证由原发证机关根据下列情况之一的给予注销，并予以公告：①主动申请注销药品生产许可证的;②药品生产许可证有效期届满未重新发证的;③营业执照依法被吊销或者注销的;④药品生产许可证依法被吊销或者撤销的;⑤法律、法规规定应当注销行政许可的其他情形。

药品生产许可证遗失的,药品上市许可持有人、药品生产企业应当向原发证机关申请补发,原发证机关按照原核准事项在 10 日内补发药品生产许可证。许可证编号、有效期等与原许可证一致。

4. 证书管理

任何单位或者个人不得伪造、变造、出租、出借、买卖药品生产许可证。省级药品监督管理部门应当将药品生产许可证核发、重新发证、变更、补发、吊销、撤销、注销等办理情况,在办理工作完成后 10 日内在药品安全信用档案中更新。

药品生产许可证样式由国家药品监督管理部门统一制定,电子证书与纸质证书具有同等法律效力。药品生产许可证分为正本和副本,有效期为 5 年,届满需要继续生产药品的,应当在有效期届满前 6 个月,向原发证机关申请重新发证。

二、药品生产管理

企业从事药品生产活动,应当遵守 GMP,药品生产质量管理体系需涵盖影响药品质量的所有因素,保证药品生产全过程持续符合法定要求。药品生产企业应按照国家药品标准、经药品监督管理部门核准的药品注册标准和生产工艺进行生产,按照规定提交并持续更新场地管理文件,对质量体系运行过程进行风险评估和持续改进,保证药品生产全过程持续符合法定要求。

从事药品生产活动,应当对使用的原料药、辅料、直接接触药品的包装材料和容器(以下简称"原辅包")等相关物料供应商或者生产企业进行审核,保证购进、使用符合法规要求。原辅料应符合药用要求及相应的 GMP 要求,药包材应符合药用要求。

经批准或通过关联审评审批的"原辅包"的生产企业,应确保质量保证体系持续合规,接受药品上市许可持有人的质量审核,接受药品监督管理部门的监督检查或者延伸检查。

1. 药品质量管理的责任主体及其职责

药品上市许可持有人的法定代表人、主要负责人应当对药品质量全面负责;药品生产企业的法定代表人、主要负责人应当对本企业的药品生产活动全面负责。在此基础上,持有人和生产企业分别履行《药品生产监督管理办法》规定相应的药品质量管理职责。

2. 建立药品质量保证体系

药品上市许可持有人应当建立药品质量保证体系,配备专门人员独立负责药品质量管理,对受托药品生产企业、药品经营企业的质量管理体系进行定期审核,监督其持续具备质量保证和控制能力。

3. 药品出厂放行管理

药品上市许可持有人应当建立药品上市放行规程,对药品生产企业出厂放行的药品检验结果和放行文件进行审核,经质量受权人签字后方可上市放行。

药品生产企业应当建立药品出厂放行规程,明确出厂放行的标准、条件,并对药品质量检验结果、关键生产记录和偏差控制情况进行审核,对药品进行质量检验。符合标准、条件的,经质量受权人签字后方可出厂放行。

中药饮片生产企业应当履行药品上市许可持有人的相关义务,确保中药饮片生产过程持续符合法定要求。中药饮片符合国家药品标准或省、自治区、直辖市药品监督管理部门制定的炮制规范的,方可出厂、销售。

4. 药品上市后安全管理

药品上市许可持有人应当建立年度报告制度，按照 NMPA 规定每年向省、自治区、直辖市药品监督管理部门报告药品生产销售、上市后研究、风险管理等情况。疫苗上市许可持有人应当按照规定向 NMPA 进行年度报告。

药品上市许可持有人应当持续开展药品风险获益评估和控制，制定上市后药品风险管理计划，主动开展上市后研究，对药品的安全性、有效性和质量可控性进行进一步确证，加强对已上市药品的持续管理。

药品上市许可持有人应当建立药物警戒体系，按照 NMPA 制定的药物警戒质量管理规范开展药物警戒工作。

5. 药品委托生产管理

药品上市许可持有人可自行生产所持有的药品，也可以委托符合条件的药品生产企业生产药品。持有人委托生产药品的，应当对受托方的质量保证能力和风险管理能力进行评估，根据 NMPA 制定的药品委托生产质量协议指南要求，与其签订质量协议及委托协议，监督受托方履行有关协议约定的义务。接受委托生产药品的受托方不得将接受委托生产的药品再次委托第三方生产。经批准或者通过关联审评审批的原料药应当自行生产，不得再行委托他人生产。

麻醉药品、精神药品、医疗用毒性药品、药品类易制毒化学品、血液制品不得委托生产，国务院药品监督管理部门另有规定的除外。

6. 从业人员健康管理

药品上市许可持有人、药品生产企业应当每年对直接接触药品的工作人员进行健康检查并建立健康档案，避免患有传染病或者其他可能污染药品疾病的人员从事直接接触药品的生产活动。

7. 登记与报告变更管理

药品上市许可持有人、药品生产企业的质量管理体系相关的组织机构、企业负责人、生产负责人、质量负责人、质量受权人发生变更的，应当自发生变更之日起 30 日内，完成登记手续。

疫苗上市许可持有人应当自发生变更之日起 15 日内，向所在地省、自治区、直辖市药品监督管理部门报告生产负责人、质量负责人、质量受权人等关键岗位人员的变更情况。

8. 短缺药品停产管理

药品上市许可持有人停止生产，列入国家实施停产报告短缺药品清单药品的，应当在计划停产实施 6 个月前向所在地省级药品监督管理部门报告；发生非预期停产的，在 3 日内报告所在地省级药品监督管理部门。必要时，向 NMPA 报告。药品监督管理部门接到报告后，应当及时通报同级短缺药品供应保障工作会商联动机制牵头单位。

三、药品监督管理职责分工与监督检查

1. 监督检查部门及其职责

（1）国家药品监督管理部门主管全国药品生产监督管理工作，对省级药品监督管理部门的药品生产监督管理工作进行监督和指导。

（2）省级药品监督管理部门负责本行政区域内的药品生产监督管理，承担药品生产环节的许可、检查和处罚等工作。省级药品监督管理部门具体负责，对本行政区域内药品上市许可持有人，制剂、化学原料药、中药饮片生产企业的监督管理；应当对原料、辅料、直接接触药品的包装材料和容器等供应商、生产企业开展日常监督检查，必要时开展延伸检查。药品上市许

可持有人和受托生产企业不在同一省份的,由药品上市许可持有人所在地省级药品监督管理部门负责对药品上市许可持有人的监督管理,受托生产企业所在地省级药品监督管理部门负责对受托生产企业的监督管理。省级药品监督管理部门应当加强监督检查信息互相通报,及时将监督检查信息更新到药品安全信用档案中,可以根据通报情况和药品安全信用档案中监管信息更新情况开展调查,对药品上市许可持有人或者受托生产企业依法作出行政处理,必要时可以开展联合检查。

(3)药品审核查验中心组织制定药品检查技术规范和文件,承担境外检查及组织疫苗巡查等,分析评估检查发现风险、作出检查结论并提出处置建议,负责各省、自治区、直辖市药品检查机构质量管理体系的指导和评估。信息中心负责药品追溯协同服务平台、药品安全信用档案建设和管理,对药品生产场地进行统一编码。

(4)药品监督管理部门依法设置或者指定的药品审评、检验、核查、监测与评价等专业技术机构,依职责承担相关技术工作并出具技术结论,为药品生产监督管理提供技术支撑。

2. 生产监督检查类型和具体内容

药品生产监督检查包括许可检查、常规检查、有因检查和其他检查。检查内容包括以下几个方面:①药品上市许可持有人、药品生产企业执行有关法律、法规和实施 GMP、药物警戒质量管理规范及有关技术规范等情况;②药品生产活动是否与药品品种档案载明的相关内容一致;③疫苗储存、运输管理规范执行情况;④药品委托生产质量协议及委托协议;⑤风险管理计划实施情况;⑥变更管理情况。

3. 监督检查频次的要求

省级药品监督管理部门应当根据药品品种、剂型、管制类别等特点,结合国家药品安全总体情况、药品安全风险警示信息、重大药品安全事件及其调查处理信息等,以及既往检查、检验、不良反应监测、投诉举报等情况确定检查频次,并结合本行政区域内药品生产监管工作实际情况,调整检查频次。

(1)对麻醉药品、第一类精神药品、药品类易制毒化学品生产企业每季度检查不少于一次。

(2)对疫苗、血液制品、放射性药品、医疗用毒性药品、无菌药品等高风险药品生产企业,每年不少于一次 GMP 符合性检查。

(3)对上述产品之外的药品生产企业,每年抽取一定比例开展监督检查,但应当在 3 年内对本行政区域内企业全部进行检查。

(4)对原料、辅料、直接接触药品的包装材料和容器等供应商、生产企业每年抽取一定比例开展监督检查,5 年内对本行政区域内企业全部进行检查。

我国首张药品研制机构持有人药品生产许可证获发

根据《药品管理法》要求,我国执行药品上市许可持有人制度,持有人可以是药品研制机构。持有人可以自行生产药品,但也可以在签订委托协议和质量协议,并严格履行协议约定的义务情况下,可以委托生产药品。

2020 年 7 月 1 日,新修订《药品生产监督管理办法》第七条规定,委托他人生产制剂的药品上市许可持有人,可按照规定申请办理药品生产许可证,这是根据新版《药品管理法》创建的一项突破性制度,对于激发生物医药企业创新研发活力,使公众尽早用上新药、好药,营造良好营商环境,具有重要的里程碑意义。

此前，上海市在全国率先开展了允许生产许可和上市许可分离的药品上市许可持有人制度改革试点。待新规正式执行时，上海市药品监督管理局为全国首家获批的研制机构持有人颁发首张研究型持有人的药品生产许可证。

第二节 GMP 概 述

GMP 于 20 世纪 60 年代初期首先由美国制定，并由 WHO 向各国推荐采用，是世界各国对药品生产全过程监督管理普遍采用的法定技术规范。

我国 GMP 经历了一个不断完善发展的过程。1988 年第一次颁布 GMP，至今已有 20 多年历史，其间经历 1992 年和 1998 年两次修订。2006 年国家药品监督管理部门将 GMP 修订工作正式提上议事日程，经数次研讨，两次公开征求意见，新版 GMP 共计十四章三百一十三条，并于 2011 年 3 月 1 日起实施。国家药品监督管理部门规定新建药品生产企业、药品生产企业新建（改、扩建）车间、企业按照药品类别持续符合 GMP 的要求。

GMP 作为质量管理体系的一部分，是药品生产管理和质量控制的基本要求，旨在最大限度地降低药品生产过程中污染、交叉污染及混淆、差错等风险，确保持续稳定地生产出符合预定用途和注册要求的药品。企业应当严格执行 GMP，坚持诚实守信，禁止任何虚假、欺骗行为。GMP 规定，企业应当建立药品质量管理体系，该体系应当涵盖影响药品质量的所有因素，包括确保药品质量符合预定用途的有组织、有计划的全部活动。

一、GMP 对机构与人员的要求

机构是药品生产和质量管理的组织保证，人员则是药品生产和质量管理的执行主体。GMP 要求，企业应当建立与药品生产相适应的管理机构，并有组织机构图。企业应当设立独立的质量管理部门，履行质量保证和质量控制的职责。质量管理部门可以分别设立质量保证部门和质量控制部门。

（一）机构与机构运行原则

（1）质量管理部门应当参与所有与质量有关的活动，负责审核所有与 GMP 有关的文件。质量管理部门人员不得将职责委托给其他部门的人员。

（2）企业必须配备足够数量并具有适当资质（含学历、培训和实践经验）的管理和操作人员，并明确规定每个部门和每个岗位的职责。岗位职责不得遗漏，如职责出现交叉应当有明确规定，与此同时，每个人所承担的职责不应当过多。

（3）所有人员应当明确并理解自己的职责，熟悉与其职责相关的要求，并接受必要的培训，包括上岗前培训和继续培训。

（4）职责通常不得委托给他人。确需委托的，其职责可委托给具有相当资质的指定人员。

（二）关键人员

企业关键人员包括企业负责人、生产管理负责人、质量管理负责人和质量受权人，以上人员均应为企业的全职人员。其中，企业负责人是药品质量的主要责任人，全面负责企业日常管理。为确保企业实现质量目标并按照本规范要求生产药品，企业负责人应当负责提供必要的资源，合理计划、组织和协调，保证质量管理部门独立履行其职责。质量管理负责人和生产管理负责人不得互相兼任。质量管理负责人和质量受权人可以兼任。药品生产企业应当制定操作规程确保质量受权人独立履行职责，不受企业负责人和其他人员的干扰。

1. 关键人员资质

药品生产企业的关键人员主要有 3 类，分别是质量管理负责人、生产管理负责人和质量受权人。GMP 对其资质和职责均有明确的要求（表 11-1）。

2. 人员培训要求

（1）培训管理要求。企业应当指定部门或专人负责培训管理工作，应当有经生产管理负责人或质量管理负责人审核或批准的培训方案或计划，培训记录应当予以保存。

（2）培训内容要求。与药品生产、质量有关的所有人员都应当经过培训，培训的内容应当与岗位的要求相适应。除进行 GMP 理论和实践的培训外，还应当有相关法规、相应岗位的职责、技能的培训，并定期评估培训的实际效果。

表 11-1　药品生产企业关键人员及资质

生产管理负责人	质量管理负责人	质量受权人
（1）药学或相关专业本科及以上学历（或中级专业技术职称或执业药师资格）	（1）药学或相关专业本科及以上学历（或中级专业技术职称或执业药师资格）	（1）药学或相关专业本科及以上学历（或中级专业技术职称或执业药师资格）
（2）具有至少 3 年从事药品生产和质量管理的实践经验，其中至少有 1 年的药品生产管理经验	（2）具有至少 5 年从事药品生产和质量管理的实践经验，其中至少有 1 年的药品质量管理经验	（2）具有至少 5 年从事药品生产和质量管理的实践经验，从事过药品生产过程控制和质量检验工作
（3）接受过与所生产产品相关的专业知识培训	（3）接受过与所生产产品相关的专业知识培训	（3）质量受权人应当具有必要的专业理论知识，并经过与产品放行有关的培训，方能独立履行其职责

（3）培训特殊要求。高风险操作区（如高活性、高毒性、传染性、高致敏性物料的生产区）的工作人员应当接受专门的培训。

3. 人员卫生要求

（1）所有人员都应当接受卫生要求的培训，企业应当建立人员卫生操作规程，最大限度地降低人员对药品生产造成污染的风险。

（2）人员卫生操作规程应当包括与健康、卫生习惯及人员着装相关的内容。生产区和质量控制区的人员应当正确理解相关的人员卫生操作规程。企业应当采取措施确保人员卫生操作规程的执行。

（3）企业应当对人员健康进行管理，并建立健康档案。直接接触药品的生产人员上岗前应当接受健康检查，以后每年至少进行一次健康检查。

（4）企业应当采取适当措施，避免体表有伤口、患有传染病或其他可能污染药品疾病的人员从事直接接触药品的生产。

（5）参观人员和未经培训的人员不得进入生产区和质量控制区，特殊情况确需进入的，应当事先对个人卫生、更衣等事项进行指导。

（6）任何进入生产区的人员均应当按照规定更衣。工作服的选材、式样及穿戴方式应当与所从事的工作和空气洁净度级别要求相适应。

（7）进入洁净生产区的人员不得化妆和佩戴饰物。

（8）生产区、仓储区应当禁止吸烟和饮食，禁止存放食品、饮料、香烟和个人用药品等非生产用物品。

（9）操作人员应当避免裸手直接接触药品、与药品直接接触的包装材料和设备表面。

ICH 推行药品质量管理原则

ICH 由美国、日本和欧盟三方的药品注册部门和制药行业在 1990 年发起。我国政府在《"十三五"国家药品安全规划》和《关于深化审评审批制度改革鼓励药品医疗器械创新的意见》等文件中明确提出，要积极加入国际相关组织，参与国际标准和规则制定，推动我国监管理念、方法、标准与国际先进水平相协调。我国药品监督管理部门经过多年艰辛努力，药品监管及行业取得巨大进步，于 2017 年 6 月，NMPA 加入 ICH，并在 2018 年 6 月正式当选为 ICH 管理委员会成员，标志着我国在参与国际药品标准和规则的制定方面取得重大成就。

ICH 指导原则分为质量（Q）、安全性（S）、有效性（E）、多学科（M）等四大类内容，旨在向区域药品监督管理部门推荐实施相关标准。

截至 2021 年 11 月，针对药品质量管理指导原则，NMPA 药品审评中心 ICH 办公室，转发 ICH 关于化工、医药、质量保证的质量指导原则（quality guidelines）45 个（已有中文翻译稿 41 个），分别为有关质量的指导原则分别为稳定性试验（Q1）、分析方法验证（Q2）、杂质（Q3）、药典（Q4）、生物技术产品质量（Q5）、规格（Q6）、原料药 GMP 指南（Q7）、药物研发（Q8）、质量风险管理（Q9）、药物质量体系（Q10）、化学药品的研发与生产（Q11）、药品生命周期管理的技术和监管考虑（Q12）共 12 份指南文件。

二、GMP 对硬件条件的规定

GMP 硬件建设是一个专业技术要求高、牵涉面广的系统工程。具体涉及厂房与设施规划建设、设备运行及维护管理等方面的内容。

（一）厂房与设施管理原则

1. 厂房的选址要求

厂房的选址、设计、布局、建造、改造和维护必须符合药品生产要求，应当能够最大限度地避免污染、交叉污染、混淆和差错，便于清洁、操作和维护；应当根据厂房及生产防护措施综合考虑选址，厂房所处的环境应当能够最大限度地降低物料或产品遭受污染的风险。

2. 厂房的管理要求

企业应当有整洁的生产环境；厂区的地面、路面及运输等不应当对药品的生产造成污染；生产、行政、生活和辅助区的总体布局应当合理，不得互相妨碍；厂区和厂房内的人、物流走向应当合理；应当对厂房进行适当维护，并确保维修活动不影响药品的质量；应当按照详细的书面操作规程对厂房进行清洁或必要的消毒。

3. 厂房的运行管理

厂房应当有适当的照明、温度、湿度和通风，确保生产和储存的产品质量及相关设备性能不会直接或间接地受到影响；厂房、设施的设计和安装应当能够有效防止昆虫或其他动物进入。应当采取必要的措施，避免所使用的灭鼠药、杀虫剂、烟熏剂等对设备、物料、产品造成污染；应当采取适当措施，防止未经批准人员的进入。生产、储存和质量控制区不应当作为非本区工作人员的直接通道；应当保存厂房、公用设施、固定管道建造或改造后的竣工图纸。

（二）厂房分区管理

1. 生产区

（1）为降低污染和交叉污染的风险，厂房、生产设施和设备应当根据所生产药品的特性、工艺流程及相应洁净度级别要求合理设计、布局和使用，并符合下列要求。①应当综合考虑药品的特性、工艺和预定用途等因素，确定厂房、生产设施和设备多产品共用的可行性，并有相应评估报告。②生产特殊性质的药品，如高致敏性药品（如青霉素类）或生物制品（如卡介苗或其他用活性微生物制备而成的药品），必须采用专用和独立的厂房、生产设施和设备。青霉素类药品产尘量大的操作区域应当保持相对负压，排至室外的废气应当经过净化处理并符合要求，排风口应当远离其他空气净化系统的进风口。③生产 β-内酰胺结构类药品、性激素类避孕药品必须使用专用设施（如独立的空气净化系统）和设备，并与其他药品生产区严格分开。④生产某些激素类、细胞毒性类、高活性化学药品应当使用专用设施（如独立的空气净化系统）和设备；特殊情况下，如采取特别防护措施并经过必要的验证，上述药品制剂则可通过阶段性生产方式共用同一生产设施和设备。⑤用于上述第②、③、④项的空气净化系统，其排风应当经过净化处理。⑥药品生产厂房不得用于生产对药品质量有不利影响的非药用产品。

新版 GMP 采用欧盟 GMP 基本要求和 WHO 的相关要求，提高无菌药品生产的洁净度级别，实行 A、B、C、D 四级标准（表 11-2）。

表 11-2　各级别空气悬浮粒子的标准规定

洁净度级别	悬浮粒子最大允许数/m³			
	静态		动态[3]	
	≥0.5μm	≥5.0μm[2]	≥0.5μm	≥5.0μm
A 级[1]	3 520	20	3 520	20
B 级	3 520	29	352 000	2 900
C 级	352 000	2 900	3 520 000	29 000
D 级	3 520 000	29 000	不作规定	不作规定

注：①为确认 A 级洁净区的级别，每个采样点的采样量不得少于 1m³。A 级洁净区空气悬浮粒子的级别为 ISO 4.8，以≥5.0μm 的悬浮粒子为限度标准。B 级洁净区（静态）的空气悬浮粒子的级别为 ISO 5，同时包括表中两种粒径的悬浮粒子。对于 C 级洁净区（静态和动态）而言，空气悬浮粒子的级别分别为 ISO 7 和 ISO 8。对于 D 级洁净区（静态）空气悬浮粒子的级别为 ISO 8。测试方法可参照 ISO14644-1。②在确认级别时，应当使用采样管较短的便携式尘埃粒子计数器，避免≥5.0μm 悬浮粒子在远程采样系统的长采样管中沉降。在单向流系统中，应当采用等动力学的取样头。③动态测试可在常规操作、培养基模拟灌装过程中进行，证明达到动态的洁净度级别，但培养基模拟灌装试验要求在"最差状况"下进行动态测试

（2）生产区和储存区应当有足够的空间，确保有序地存放设备、物料、中间产品、待包装产品和成品，避免不同产品或物料的混淆、交叉污染，避免生产或质量控制操作发生遗漏或差错。

（3）应当根据药品品种、生产操作要求及外部环境状况等配置空调净化系统，使生产区有效通风，并有温度、湿度控制和空气净化过滤，保证药品的生产环境符合要求；洁净区与非洁净区之间、不同级别洁净区之间的压差应当不低于 10Pa。

（4）洁净区的内表面（墙壁、地面、天棚）应当平整光滑、无裂缝、接口严密、无颗粒物脱落，避免积尘，便于有效清洁，必要时应当进行消毒。

（5）各种管道、照明设施、风口和其他公用设施的设计和安装应当避免出现不易清洁的部

位，应当尽可能在生产区外部对其进行维护。

（6）排水设施应当大小适宜，并安装防止倒灌的装置。应当尽可能避免明沟排水；不可避免时，明沟宜浅，以方便清洁和消毒。

（7）制剂的原辅料称量通常应当在专门设计的称量室内进行。

（8）产尘操作间（如干燥物料或产品的取样、称量、混合、包装等操作间）应当保持相对负压或采取专门的措施，防止粉尘扩散、避免交叉污染并便于清洁。

（9）用于药品包装的厂房或区域应当合理设计和布局，以避免混淆或交叉污染。如同一区域内有数条包装线，应当有隔离措施。

（10）生产区应当有适度的照明，目视操作区域的照明应当满足操作要求。

（11）生产区内可设中间控制区域，但中间控制操作不得给药品带来质量风险。

2. 仓储区

（1）仓储区应当有足够的空间，确保有序存放待验、合格、不合格、退货或召回的原辅料、包装材料、中间产品、待包装产品和成品等各类物料和产品。

（2）仓储区的设计和建造应当确保良好的仓储条件，并有通风和照明设施。仓储区应当能够满足物料或产品的储存条件（如温湿度、避光）和安全储存的要求，并进行检查和监控。

（3）高活性的物料或产品及印刷包装材料应当储存于安全的区域。

（4）接收、发放和发运区域应当能够保护物料、产品免受外界天气（如雨、雪）的影响。接收区的布局和设施应当能够确保到货物料在进入仓储区前可对外包装进行必要的清洁。

（5）如采用单独的隔离区域储存待验物料，待验区应当有醒目的标识，且只限于经批准的人员出入；不合格、退货或召回的物料或产品应当隔离存放；如果采用其他方法替代物理隔离，则该方法应当具有同等的安全性。

（6）通常应当有单独的物料取样区。取样区的空气洁净度级别应当与生产要求一致。如在其他区域或采用其他方式取样，应当能够防止污染或交叉污染。

3. 质量控制区

（1）质量控制实验室通常应当与生产区分开。生物检定、微生物和放射性同位素的实验室还应当彼此分开。

（2）实验室的设计应当确保其适用于预定的用途，并能够避免混淆和交叉污染，应当有足够的区域用于样品处置、留样和稳定性考察样品的存放及记录的保存。

（3）必要时，应当设置专门的仪器室，使灵敏度高的仪器免受静电、震动、潮湿或其他外界因素的干扰。

（4）处理生物样品或放射性样品等特殊物品的实验室应当符合国家的有关要求。

（5）实验动物房应当与其他区域严格分开，其设计、建造应当符合国家有关规定，并设有独立的空气处理设施以及动物的专用通道。

4. 辅助区

（1）休息室的设置不应当对生产区、仓储区和质量控制区造成不良影响。

（2）更衣室和盥洗室应当方便人员进出，并与使用人数相适应。盥洗室不得与生产区和仓储区直接相通。

（3）维修间应当尽可能远离生产区。存放在洁净区内的维修用备件和工具，应当放置在专门的房间或工具柜中。

（三）设备管理

药品生产企业设备的设计、选型、安装、改造和维护必须符合预定用途，应当尽可能降低产生污染、交叉污染、混淆和差错的风险，便于操作、清洁、维护，以及必要时进行的消毒或灭菌；应当建立设备使用、清洁、维护和维修的操作规程，并保存相应的操作记录；应当建立并保存设备采购、安装、确认的文件和记录。

1. 设计和安装

（1）生产设备不得对药品质量产生任何不利影响。与药品直接接触的生产设备表面应当平整、光洁、易清洗或消毒、耐腐蚀，不得与药品发生化学反应、吸附药品或向药品中释放物质。

（2）应当配备有适当量程和精度的衡器、量具、仪器和仪表。

（3）应当选择适当的清洗、清洁设备，并防止这类设备成为污染源。

（4）设备所用的润滑剂、冷却剂等不得对药品或容器造成污染，应当尽可能使用食用级或级别相当的润滑剂。

（5）生产用模具的采购、验收、保管、维护、发放及报废应当制定相应操作规程，设专人专柜保管，并有相应记录。

2. 维护和维修

（1）设备的维护和维修不得影响产品质量。

（2）应当制定设备的预防性维护计划和操作规程，设备的维护和维修应当有相应的记录。

（3）经改造或重大维修的设备应当进行再确认，符合要求后方可用于生产。

3. 使用和清洁

（1）主要生产和检验设备都应当有明确的操作规程；生产设备应当在确认的参数范围内使用。

（2）应当按照详细规定的操作规程清洁生产设备。已清洁的生产设备应当在清洁、干燥的条件下存放。

（3）用于药品生产或检验的设备和仪器，应当有使用日志，记录内容包括使用、清洁、维护和维修情况及日期、时间、所生产及检验的药品名称、规格和批号等。

（4）生产设备应当有明显的状态标识，标明设备编号和内容物（如名称、规格、批号）；没有内容物的应当标明清洁状态。

（5）不合格的设备如有可能应当搬出生产和质量控制区，未搬出前，应当有醒目的状态标识。

（6）主要固定管道应当标明内容物名称和流向。

4. 校准

（1）应当按照操作规程和校准计划定期对生产和检验用衡器、量具、仪表、记录和控制设备及仪器进行校准和检查，并保存相关记录。校准的量程范围应当涵盖实际生产和检验的使用范围。

（2）应当确保生产和检验使用的关键衡器、量具、仪表、记录和控制设备及仪器经过校准，所得出的数据准确、可靠。

（3）应当使用计量标准器具进行校准，且所用计量标准器具应当符合国家有关规定。校准记录应当标明所用计量标准器具的名称、编号、校准有效期和计量合格证明编号，确保记录的可追溯性。

（4）衡器、量具、仪表、用于记录和控制的设备及仪器应当有明显的标识，标明其校准有效期。不得使用未经校准、超过校准有效期、失准的衡器、量具、仪表及用于记录和控制的设备、仪器。

（5）在生产、包装、仓储过程中使用自动或电子设备的，应当按照操作规程定期进行校准和检查，确保其操作功能正常。校准和检查应当有相应的记录。

5. 制药用水

（1）制药用水应当符合《中国药典》的质量标准及相关要求，且至少应当采用饮用水。

（2）水处理设备及其输送系统的设计、安装、运行和维护应当确保制药用水达到设定的质量标准。

（3）纯化水、注射用水储罐和输送管道所用材料应当无毒、耐腐蚀；储罐的通气口应当安装不脱落纤维的疏水性除菌滤器；管道的设计和安装应当避免死角、盲管。

（4）纯化水、注射用水的制备、储存和分配应当能够防止微生物的滋生。纯化水可采用循环，注射用水可采用70℃以上保温循环。

（5）应当对制药用水及原水的水质进行定期监测，并有相应的记录。

（6）应当按照操作规程对纯化水、注射用水管道进行清洗消毒，并有相关记录。发现制药用水微生物污染达到警戒限度、纠偏限度时应当按照操作规程处理。

6. 物料与产品

药品生产企业对于物料（包括原料、辅料和包装材料等）供应商的确定及变更应当进行质量评估，并经质量管理部门批准后方可采购。同时，企业应当建立物料和产品的操作规程，确保物料和产品的正确接收、储存、发放、使用和发运，以便防止污染、交叉污染、混淆和差错。药品生产所用的原辅料、与药品直接接触的包装材料应当符合相应的质量标准。

7. 确认与验证

确认是指证明厂房、设施、设备能正确运行并可达到预期结果的一系列活动；验证是指证明操作规程（或方法）、生产工艺或系统能够达到预期结果的一系列活动。

确认与验证目的是一致的，即确保其达到预期的结果，具体包括如下方面：①设计确认用于证明厂房、设施、设备的设计符合预定用途和GMP要求；②安装确认用于证明厂房、设施、设备的建造和安装符合设计标准；③运行确认用于证明厂房、设施、设备的运行符合设计标准；④性能确认用于证明厂房、设施、设备在正常操作方法和工艺条件下能够持续符合标准；⑤工艺验证用于证明一个生产工艺按照规定的工艺参数能够持续生产出符合预定用途和注册要求的产品。需要明确的是，确认和验证均不是一次性的行为，首次确认或验证后，企业还应该根据产品质量回顾分析情况进行再确认或再验证。关键的生产工艺和操作规程应当定期进行再验证，确保其能够达到预期结果。

三、GMP 对软件条件的要求

现代管理一个最突出的特点就是用书面的程序，引入软件系统进行管理，这是由单一管理到全面管理，由强制管理走向科学管理的过程。软件系统的建立取代传统的、以口授靠回忆形式来进行管理的模式，是一种从人治到法治的变革。药品生产企业完备的软件系统不但可以避免因口头传达引起的失误，而且能使管理走上程序化、规范化，使产品质量和服务质量得到切实保证。

药品生产企业GMP管理的软件系统不仅反映了企业的生产管理、质量管理及调控水平，也反映了企业贯彻GMP的程度。

（一）文件管理

文件是 GMP 管理软件系统的主要内容，文件应该包括质量标准、工艺规程、操作规程、记录和报告等。

1. 文件管理原则

（1）文件是质量保证系统的基本要素。企业必须有内容正确的书面质量标准、生产处方和工艺规程、操作规程及记录等文件。

（2）企业应当建立文件管理的操作规程，系统地设计、制定、审核、批准和发放文件。与 GMP 有关的文件应当经质量管理部门的审核。

（3）文件的内容应当与药品生产许可、药品注册等相关要求一致，并有助于追溯每批产品的历史情况。

（4）文件的起草、修订、审核、批准、替换或撤销、复制、保管和销毁等应当按照操作规程管理，并有相应的文件分发、撤销、复制、销毁记录。

（5）文件的起草、修订、审核、批准均应当由适当的人员签名并注明日期。

（6）文件应当标明题目、种类、目的及文件编号和版本号。文字应当确切、清晰、易懂，不能模棱两可。

（7）文件应当定期审核、修订；文件修订后，应当按照规定管理，防止旧版文件的误用。分发、使用的文件应当为批准的现行文本，已撤销的或旧版文件除留档备查外，不得在工作现场出现。

（8）与 GMP 有关的每项活动均应当有记录，以保证产品生产、质量控制和质量保证等活动可以追溯。记录应当及时填写，内容真实，字迹清晰、易读，不易擦除。

（9）应当尽可能采用生产和检验设备自动打印的记录、图谱和曲线图等，并标明产品或样品的名称、批号和记录设备的信息，操作人应当签注姓名和日期。

（10）记录应当保持清洁，不得撕毁和任意涂改。记录填写的任何更改都应当签注姓名和日期，并使原有信息仍清晰可辨，必要时，应当说明更改的理由。记录如需重新誊写，则原有记录不得销毁，应当作为重新誊写记录的附件保存。

（11）每批药品应当有批记录，包括批生产记录、批包装记录、批检验记录和药品放行审核记录等与本批产品有关的记录。批记录应当由质量管理部门负责管理，至少保存至药品有效期后 1 年。质量标准、工艺规程、操作规程、稳定性考察、确认、验证、变更等其他重要文件应当长期保存。

（12）如使用电子数据处理系统、照相技术或其他可靠方式记录数据资料，应当有所用系统的操作规程；记录的准确性应当经过核对。

2. 质量标准

物料和成品应当有经批准的现行质量标准；必要时，中间产品或待包装产品也应当有质量标准。外购或外销的中间产品和待包装产品应当有质量标准；如果中间产品的检验结果用于成品的质量评价，则应当制定与成品质量标准相对应的中间产品质量标准。质量标准包括物料的质量标准和成品的质量标准。

3. 工艺规程

工艺规程为生产特定数量的成品而制定的一个或一套文件，包括生产处方、生产操作要求和包装操作要求，规定原辅料和包装材料的数量、工艺参数和条件、加工说明（包括中间控制）、注意事项等内容。

每种药品的每个生产批量均应当有经企业批准的工艺规程,不同药品规格的每种包装形式均应当有各自的包装操作要求。工艺规程的制定应当以注册批准的工艺为依据。工艺规程不得任意更改。如需更改,应当按照相关的操作规程修订、审核、批准。制剂的工艺规程的内容至少应当包括生产处方、生产操作要求及包装操作要求。

4. 操作规程和记录

操作规程,是指经批准用来指导设备操作、维护与清洁、验证、环境控制、取样和检验等药品生产活动的通用性文件,也称 SOP。操作规程的内容应当包括题目、编号、版本号、颁发部门、生效日期、分发部门及制定人、审核人、批准人的签名并注明日期,标题、正文及变更历史。厂房、设备、物料、文件和记录应当有编号(或代码),并制订编制编号(或代码)的操作规程,确保编号(或代码)的唯一性。

此外,下述活动也应当有相应的操作规程,其过程和结果应当有记录:①确认和验证;②设备的装配和校准;③厂房和设备的维护、清洁和消毒;④培训、更衣及卫生等与人员相关的事宜;⑤环境监测;⑥虫害控制;⑦变更控制;⑧偏差处理;⑨投诉;⑩药品召回;⑪退货。

(二)生产管理

1. 生产管理原则

所有药品的生产和包装均应当按照批准的工艺规程和操作规程进行操作并有相关记录,以确保药品达到规定的质量标准,并符合药品生产许可和注册批准的要求。

应当建立划分产品生产批次的操作规程,生产批次的划分应当能够确保同一批次产品质量和特性的均一性。

应当建立编制药品批号和确定生产日期的操作规程。每批药品均应当编制唯一的批号。除另有法定要求外,生产日期不得迟于产品成型或灌装(封)前经最后混合的操作开始日期,不得以产品包装日期作为生产日期。

每批产品应当检查产量和物料平衡,确保物料平衡符合设定的限度。如有差异,必须查明原因,确认无潜在质量风险后,方可按照正常产品处理。

生产期间使用的所有物料、中间产品或待包装产品的容器及主要设备、必要的操作室应当贴签标识或以其他方式标明生产中的产品或物料名称、规格和批号,如有必要,还应当标明生产工序。

容器、设备或设施所用标识应当清晰明了,标识的格式应当经企业相关部门批准。除在标识上使用文字说明外,还可采用不同的颜色区分被标识物的状态(如待验、合格、不合格或已清洁等)。

每次生产结束后应当进行清场,确保设备和工作场所没有遗留与本次生产有关的物料、产品和文件。下次生产开始前,应当对前次清场情况进行确认。

应当尽可能避免出现任何偏离工艺规程或操作规程的偏差。一旦出现偏差,应当按照偏差处理操作规程执行。

生产厂房应当仅限于经批准的人员出入。

2. 防止生产过程中污染和交叉污染

生产过程中应当尽可能采取措施,防止污染和交叉污染,应当定期检查防止污染和交叉污染的措施并评估其适用性和有效性。具体操作详见 GMP 第一百九十七条的规定。

3. 生产操作

生产开始前应当进行检查,确保设备和工作场所没有上批遗留的产品、文件或与本批产品生产无关的物料,设备处于已清洁及待用状态,检查结果应当有记录。生产操作前,还应当核对物料或中间产品的名称、代码、批号和标识,确保生产所用物料或中间产品正确且符合要求。应当进行中间控制和必要的环境监测,并予以记录。每批药品的每一生产阶段完成后必须由生产操作人员清场,并填写清场记录。清场记录内容包括:操作间编号、产品名称、批号、生产工序、清场日期、检查项目及结果、清场负责人及复核人签名。清场记录应当纳入批生产记录。

4. 包装操作

包括是指待包装产品变成成品所需的所有操作步骤,包括分装、贴签等。但无菌生产工艺中产品的无菌灌装,以及最终灭菌产品的灌装等不视为包装。药品包装所用的材料,包括与药品直接接触的包装材料和容器、印刷包装材料,但不包括发运用的外包装材料。此外,有关包装操作的其他具体规定,详见 GMP 第 9 章第四节的规定。

(三)质量控制与质量保证

1. 质量控制实验室管理

质量控制负责人应当具有足够的管理实验室的资质和经验,可以管理同一企业的一个或多个实验室;质量控制实验室的检验人员至少应当具有相关专业中专或高中学历,并经过与所从事的检验操作相关的实践培训且通过考核。

质量控制实验室的人员、设施、设备应当与产品性质和生产规模相适应;企业通常不得进行委托检验,确需委托检验的,应当按照委托检验的规则操作,委托外部实验室进行检验,但应当在检验报告中予以说明。质量控制实验室应当配备药典、标准图谱等必要的工具书,以及标准品或对照品等相关的标准物质。

此外,GMP 对质量控制实验室的文件、物料和不同生产阶段产品的检验等都做了明确的规定。

2. 物料与产品放行

物料是指原料、辅料和包装材料等;产品包括药品的中间产品、待包装产品和成品。放行是指对一批物料或产品进行质量评价,作出批准使用或投放市场或其他决定的操作。

企业应当分别建立物料和产品批准放行的操作规程,明确批准放行的标准、职责,并有相应的记录。物料、产品放行要分别符合 GMP 相关条款的具体规定。以便在生产全过程中能够确保物料平衡,即产品或物料实际产量或实际用量及收集到的损耗之和与理论产量或理论用量之间的比较,并考虑可允许的偏差范围。

3. 持续稳定性考察

持续稳定性考察的目的是在有效期内监控已上市药品的质量,以发现药品与生产相关的稳定性问题(如杂质含量或溶出度特性的变化),并确定药品能够在标示的储存条件下,符合质量标准的各项要求;主要针对市售包装药品,但也需兼顾待包装产品;考察应当有考察方案,结果应当有报告。持续稳定性考察的时间应当涵盖药品有效期,考察方案要符合规定。某些情况下,持续稳定性考察中应当额外增加批次数;关键人员,尤其是质量受权人,应当了解持续稳定性考察的结果;应当根据所获得的全部数据资料,包括考察的阶段性结论,撰写总结报告并保存;应当定期审核总结报告;应当对不符合质量标准的结果或重要的异常趋势进行调查。

4. 变更控制

企业应当建立变更控制系统,对所有影响产品质量的变更进行评估和管理,需经药品监督管理部门批准的变更应当在得到批准后方可实施。质量管理部门应指定专人负责变更控制。企业软硬件的变更应首先评估对产品质量的潜在影响,并建立包括申请、评估、审核、批准和实施程序在内的操作规程。变更实施时,应当确保与变更相关的文件均已修订。质量管理部门应当保存所有变更的文件和记录。

5. 偏差处理

质量管理部门应当负责偏差的分类,保存偏差调查、处理的文件和记录。任何偏差都应当评估其对产品质量的潜在影响。企业可以根据偏差对产品质量潜在影响的程度将偏差分类,必要时,应当对涉及重大偏差的产品进行稳定性考察。企业应当建立偏差处理的操作规程,规定偏差的报告、记录、调查、处理及所采取的纠正措施,并有相应的记录。

6. 纠正措施和预防措施

企业应当建立纠正措施和预防措施系统,对投诉、召回、偏差、自检或外部检查结果、工艺性能和质量监测趋势等进行调查并采取纠正和预防措施。调查的深度和形式应当与风险的级别相适应。纠正措施和预防措施系统应当能够增进对产品和工艺的理解,改进产品和工艺。企业应当建立实施纠正和预防措施的操作规程,实施纠正和预防措施应当有文件记录,并由质量管理部门保存。

7. 供应商的评估和批准

质量管理部门应当指定专人负责物料供应商质量评估和现场质量审计,分发经批准的合格供应商名单。

企业法定代表人、企业负责人及其他部门的人员不得干扰或妨碍质量管理部门对物料供应商独立作出质量评估。企业应当建立物料供应商评估和批准的操作规程。质量管理部门应当对所有生产用物料的供应商进行质量评估,会同有关部门对主要物料供应商(尤其是生产商)的质量体系进行现场质量审计,并对质量评估不符合要求的供应商行使否决权。

8. 产品质量回顾分析

企业应当按照操作规程,每年对所有生产的药品按品种进行产品质量回顾分析,以确认工艺稳定可靠,以及原辅料、成品现行质量标准的适用性等因素;应考虑以往回顾分析的历史数据,还应当对产品质量回顾分析的有效性进行自检。回顾分析应当有报告。企业应对回顾分析的结果进行评估,提出是否需要采取纠正和预防措施或进行再确认或再验证的评估意见及理由,并及时、有效地完成整改。

9. 投诉与不良反应报告

企业应当建立药品不良反应报告和监测管理制度,设立专门机构并配备专职人员负责管理,主动收集药品不良反应,对不良反应应当详细记录、评价、调查和处理,及时采取措施控制可能存在的风险,并按照要求向药品监督管理部门报告。企业应当建立操作规程,规定投诉登记、评价、调查和处理的程序,并规定因可能的产品缺陷发生投诉时所采取的措施,包括考虑是否有必要从市场召回药品。应当详细记录投诉的各个细节,并进行调查。企业出现生产失误、药品变质或其他重大质量问题,应当及时采取相应措施,必要时还应当向当地药品监督管理部门报告。应当定期回顾分析投诉记录,投诉调查和处理应当有记录。

(四)产品发运与召回

企业应当建立产品召回系统,必要时可迅速、有效地从市场召回任何一批存在安全隐患的产品。因质量原因退货和召回的产品,均应当按照规定监督销毁,有证据证明退货产品质量未受影响的除外。

1. 发运

发运是指企业将产品发送到经销商或用户的一系列操作,包括配货、运输等。每批产品均应当有发运记录。根据发运记录,应当能够追查每批产品的销售情况,必要时应当能够及时全部追回,发运记录内容应当包括产品名称、规格、批号、数量、收货单位和地址、联系方式、发货日期、运输方式等。药品发运的零头包装只限 2 个批号为一个合箱,合箱外应当标明全部批号,并建立合箱记录。发运记录应当至少保存至药品有效期后 1 年。

2. 召回

药品生产企业应当制定召回操作规程,确保召回工作的有效性;应当指定专人负责组织协调召回工作,并配备足够数量的人员;产品召回负责人应当独立于销售和市场部门,能够迅速查阅到药品发运记录;如产品召回负责人不是质量受权人,则应当向质量受权人通报召回处理情况。召回应当能够随时启动,并迅速实施。因产品存在安全隐患决定从市场召回的,应当立即向当地药品监督管理部门报告。已召回的产品应当有标识,并单独、妥善储存,等待最终处理决定。召回的进展过程应当有记录,并有最终报告。产品发运数量、已召回数量及数量平衡情况应当在报告中予以说明。应当定期对产品召回系统的有效性进行评估。

(五)自检

质量管理部门应当定期组织对企业进行自检,监控 GMP 的实施情况,评估企业是否符合 GMP 要求,并提出必要的纠正和预防措施。

自检应当包括机构与人员、厂房与设施等硬件和文件管理等软件项目。应当由企业指定人员进行独立、系统、全面的自检,也可由外部人员或专家进行独立的质量审计。自检应当有记录,并在完成后进行自检报告,内容至少包括自检过程中观察到的所有情况、评价的结论以及提出纠正和预防措施的建议。自检情况应当报告企业高层管理人员。

国家药品监督管理部门拟申请成为国际药品检查合作计划成员

中国共产党第十九次全国代表大会后,NMPA 更加积极参与国际药品安全监管相关活动,积极推进药品监管与国际协调,以国际化视角实现我国药品安全监管现代化。

国际药品检查合作计划(Pharmaceutical Inspection Co-operation Scheme, PIC/S)成立于 1995 年,是由不同国家和地区间药品检查机构组成的国际药品检查领域组织。PIC/S 的使命包括促进国际成员间 GMP 标准和指南文件的统一、建立及维持检查机构的质量管理体系、完善和培训检查员队伍建设、加强成员间药品检查领域的建设性交流合作等。其颁布的 GMP 已成为国际通行准则和检查的金标准。

2018 年,NMPA 向 PIC/S 表达希望加入该组织的意愿,并展开系列谈判。2021 年 9 月,NMPA 正式致函 PIC/S,申请启动预加入程序。该程序是加入 PIC/S 的一个步骤,旨在帮助申请者在提出正式申请前更好地理解 PIC/S 的相关要求。2021 年 10 月,NMPA 以预申请成员身份参加了 PIC/S 的年度委员会会议,并介绍了中国实施 GMP 检查的现状,表达了成为 PIC/S 成员并与各方开展实质合作的意愿。

目前,全球已有 54 个国际药品监管机构加入 PIC/S,主要发达国家和地区的药品监管部门均已在内。我国台湾和香港地区的药监部门分别于 2013 年和 2016 年加入 PIC/S。

第三节　药品检查管理

《药品管理法》规定，从事药品生产、经营活动，应当分别遵守 GMP、GSP，建立健全药品生产、经营质量管理体系，保证药品生产、经营全过程持续符合法定要求。2019 年《药品管理法》修订后，我国不再对企业执行 GMP 和 GSP 情况施行认证管理，但要求生产、经营全过程持续符合 GMP、GSP 要求。这种由原来 5 年一次的认证变为生产、经营全过程持续符合相应的法定规范，体现了药品质量的形成是生产、经营等过程规范化管理出来的，而不是一次性认证能够实现的。

2021 年 5 月，针对取消认证后的生产、经营过程质量监督检查，国家药品监督管理部门颁布了《药品检查管理办法（试行）》。各省级药品监督管理部门结合各地实际情况，依据本试行办法制定相应的实施细则。该办法施行后，废止了国家药品监督管理部门于 2003 年 4 月发布的《药品经营质量管理规范认证管理办法》和 2011 年 8 月发布的《药品生产质量管理规范认证管理办法》。

需要明确的是，该办法适用于药品监督管理部门对我国境内上市药品的生产、经营、使用环节实施的检查、调查、取证、处置等行为。尽管，本章的标题是"药品生产管理"，但是本节的内容除适用于药品生产环节外，还适用药品经营管理、医疗机构药品管理等过程。

一、管理部门与职责、机构和人员、检查程序

（一）管理部门与职责

国家药品监督管理部门主管全国药品检查管理工作，监督指导省级药品监督管理部门开展药品生产、经营现场检查。国家药品监督管理局食品药品审核查验中心负责承担疫苗、血液制品巡查，分析评估检查发现风险、做出检查结论并提出处置建议，负责各省级药品检查机构质量管理体系的指导和评估以及承办国家药品监督管理局交办的其他事项。

省级药品监督管理部门负责组织对本行政区域内药品上市许可持有人、药品生产企业、药品批发企业、药品零售连锁总部、药品网络交易第三方平台等相关检查；指导市县级药品监督管理部门开展药品零售企业、使用单位的检查，组织查处区域内的重大违法违规行为。

市县级药品监督管理部门负责开展对本行政区域内药品零售企业、使用单位的检查，配合国家和省级药品监督管理部门组织的检查。

（二）机构和人员

1. 检查机构管理

药品监督管理部门负责制定年度监督检查计划、布置检查任务或者自行组织检查，以及根据药品检查综合评定报告书和相关证据材料作出处理。

药品检查机构应当建立质量管理体系，不断完善和持续改进药品检查工作，保证药品检查质量。

各级药品监督管理部门依法设置或者指定的药品检查机构，依据国家药品监管的法律法规等开展相关的检查工作，并出具药品检查综合评定报告书，负责职业化专业化检查员队伍的日常管理以及检查计划和任务的具体实施。药品监督管理部门设立或者指定的药品检验、审评、评价、不良反应监测等其他机构为药品检查提供技术支持。

2. 检查人员管理

药品监督管理部门或者药品检查机构负责建立检查员库和检查员信息平台,实现国家级和省级、市县级检查员信息共享和检查工作协调联动。药品监督管理部门应当建立职业化专业化药品检查员队伍,实行检查员分级分类管理制度,制定不同层级检查员的岗位职责标准以及综合素质、检查能力要求,确立严格的岗位准入和任职条件。药品监督管理部门根据工作需要统筹调配检查员开展检查工作。上级药品监督管理部门可以调配使用下级药品监督管理部门或者药品检查机构的检查员;下级药品监督管理部门在工作中遇到复杂疑难问题,可以申请上级药品监督管理部门派出检查员现场指导。

药品检查有关人员应当严格遵守法律法规、廉洁纪律和工作要求,不得向被检查单位提出与检查无关的要求,不得与被检查单位有利害关系;应当严格遵守保密规定,严格管理涉密资料,严防泄密事件发生。不得泄露检查相关信息及被检查单位技术或者商业秘密等信息。

(三)检查程序

药品监督管理部门派出检查单位负责组建检查组实施检查。检查组一般由 2 名以上检查员组成,检查员应当具备与被检查品种相应的专业知识、培训经历或者从业经验。检查组实行组长负责制。必要时可以选派相关领域专家参加检查工作。检查组中执法人员不足 2 名的,应当由负责该被检查单位监管工作的药品监督管理部门派出 2 名以上执法人员参与检查工作。

药品监督管理部门开展相关检查应该按照下列管理程序执行。

1. 检查组实施检查前

派出检查单位在实施检查前,应当根据检查任务制定检查方案实施现场检查,明确检查事项、时间和检查方式等。必要时,参加检查的检查员应当参与检查方案的制定,并提前熟悉检查资料等内容。

2. 检查组到达被检单位后

检查组应当向被检查单位出示执法证明文件或者药品监督管理部门授权开展检查的证明文件。

3. 现场检查开始时

检查开始时,检查组应当召开首次会议,确认检查范围,告知检查纪律、廉政纪律、注意事项及被检查单位享有陈述申辩的权利和应履行的义务。采取不预先告知检查方式的除外。检查组应当严格按照检查方案实施检查,被检查单位在检查过程中应当及时提供检查所需的相关资料,检查员应当如实做好检查记录。检查方案如需变更的,应当报经派出检查单位同意。检查期间发现被检查单位存在检查任务以外问题的,应当结合该问题对药品整体质量安全风险情况进行综合评估。

检查过程中,检查组认为有必要时,可以对被检查单位的产品、中间体、原辅包等按照《药品抽样原则及程序》等要求抽样、送检。

4. 现场检查结束后

现场检查结束后,检查组应当对现场检查情况进行分析汇总,客观、公平、公正地对检查中发现的缺陷进行分级,并召开末次会议,向被检查单位通报现场检查情况。被检查单位对现场检查通报的情况有异议的,可以陈述申辩,检查组应当如实记录,并结合陈述申辩内容确定缺陷项目。缺陷项目和处理建议应当以书面形式体现,并经检查组成员和被检查单位负责人签字确认,由双方各执一份。药品检查机构根据综合评定结论出具药品检查综合评定报告书报药品监督管理部门,药品监督管理部门应当及时将综合评定结论告知被检查单位。被检查单位应在 20 个工作日内针对缺陷项目进行整改；无法按期完成整改的，应当制定切实可行的整改计划，并作为对应缺陷的整改完成情况列入整改报告，整改报告应当提交给派出检查单位。

被检查单位按照整改计划完成整改后，应当及时将整改情况形成补充整改报告报送派出检查单位，必要时，派出检查单位可以对被检查单位整改落实情况进行现场检查。

5. 风险等级的确定

检查组对药品生产、经营企业的检查，分别依据《药品生产现场检查风险评定指导原则》《药品经营质量管理规范现场检查指导原则》确定缺陷的风险等级。药品生产、经营企业重复出现前次检查发现缺陷的，风险等级可以升级。缺陷分为严重缺陷、主要缺陷和一般缺陷，其风险等级依次降低。现场检查结论和综合评定结论分为符合要求、基本符合要求、不符合要求，其评定标准参照试行办法的具体规定。

二、药品检查管理分类

药品检查是药品监督管理部门对药品生产、经营、使用环节相关单位遵守法律法规、执行相关质量管理规范和药品标准等情况进行检查的行为。根据检查性质和目的，药品检查分为许可检查、常规检查、有因检查和其他检查。

许可检查是指，药品监督管理部门在开展药品生产经营许可申请审查过程中，对申请人是否具备从事药品生产经营活动条件开展的检查。

常规检查是指，根据药品监督管理部门制定的年度检查计划，对药品上市许可持有人、药品生产企业、药品经营企业、药品使用单位遵守有关法律、法规、规章，执行相关质量管理规范以及有关标准情况开展的监督检查。

有因检查是指，对药品上市许可持有人、药品生产企业、药品经营企业、药品使用单位可能存在的具体问题或者投诉举报等开展的针对性检查。

其他检查是指，除许可检查、常规检查、有因检查外的检查，包括专项检查、联合检查、委托检查、延伸检查等。

1. 许可检查

药品监督管理部门或者药品检查机构针对药品生产、批发、零售连锁总部，实施的与许可有关的现场检查前，须根据制定的现场检查工作方案，组织实施现场检查。制定工作方案及实施现场检查工作间的时限，办法也做了明确规定（生产企业 30 日、批发和连锁总部 15 日、零售 10 日）。检查后的综合评定应在收到现场检查报告后的规定时间内完成（生产企业 20 日、批发和连锁总部 10 日、零售 5 日）。

（1）药品生产许可相关检查包括：①首次申请药品生产许可证的，按照 GMP 有关内容开展现场检查。②申请药品生产许可证重新发放的，结合企业遵守药品管理法律法规，GMP 和质量体系运行情况，根据风险管理原则进行审查，必要时可以开展 GMP 符合性检查。③原址或者异地新建、改建、扩建车间或者生产线的，应当开展 GMP 符合性检查。④申请药品上市的，省级药品监督管理部门根据监管需要，对持有药品生产许可证的药品上市许可申请人及其受托生产企业，按要求进行上市前的 GMP 符合性检查。

（2）药品经营许可相关检查包括：①首次申请药品经营许可证和申请药品经营许可证许可事项变更且需进行现场检查的，依据 GSP 及其现场检查指导原则、许可检查细则等相关标准要求开展现场检查。②申请药品经营许可证重新发放的，结合企业遵守药品管理法律法规，GSP 和质量体系运行情况，根据风险管理原则进行审查，必要时可以开展 GSP 符合性检查。药品零售连锁企业的许可检查，药品零售连锁企业门店数量小于或者等于 30 家的，按照 20%

的比例抽查，但不得少于 3 家；大于 30 家的，按 10%比例抽查，但不得少于 6 家。门店所在地市县级药品监督管理部门应当配合组织许可检查的省级药品监督管理部门或者药品检查机构开展检查。被抽查的药品零售连锁企业门店如属于跨省（自治区、直辖市）设立的，必要时，组织许可检查的省级药品监督管理部门可以开展联合检查。

2. 常规检查

药品监督管理部门依据风险原则制定药品检查计划，确定被检查单位名单、检查内容、检查重点、检查方式、检查要求等，实施风险分级管理，年度检查计划中应当确定对一定比例的被检查单位开展质量管理规范符合性检查。

（1）常规检查前的风险评估重点考虑以下因素。①药品特性及药品本身存在的固有风险；②药品上市许可持有人、药品生产企业、药品经营企业、药品使用单位药品抽检情况；③药品上市许可持有人、药品生产企业、药品经营企业、药品使用单位违法违规情况；④药品不良反应监测、探索性研究、投诉举报或者其他线索提示可能存在质量安全风险的。

（2）常规检查包含以下内容。①遵守药品管理法律法规的合法性；②执行相关药品质量管理规范和技术标准的规范性；③药品生产、经营、使用资料和数据的真实性、完整性；④药品上市许可持有人质量管理、风险防控能力；⑤药品监督管理部门认为需要检查的其他内容。

（3）特殊管理药品常规检查频次要求。对特殊管理类药品，还应当对企业保障药品管理安全、防止流入非法渠道等有关规定的执行情况进行检查：①麻醉药品、第一类精神药品和药品类易制毒化学品生产企业每季度检查不少于一次；②第二类精神药品生产企业、麻醉药品和第一类精神药品全国性批发企业、麻醉药品和第一类精神药品区域性批发企业及药品类易制毒化学品原料药批发企业每半年检查不少于一次；③放射性药品、医疗用毒性药品生产经营企业每年检查不少于一次；④市县级药品监督管理部门结合本行政区域内实际情况制定使用单位的检查频次。

3. 有因检查

药品监督管理部门开展有因检查应当制定检查方案，明确检查事项、时间、人员构成和方式等。检查方案应针对投诉举报、申报资料的疑问、安全管理隐患等具体问题或线索明确检查内容，必要时可开展全面检查或联合有关部门共同开展有因检查。

检查组应在指定的地点集中后，第一时间进入现场，直接针对可能存在的问题开展检查。检查组成员不得事先告知被检查单位检查行程和检查内容；不得事中或事后向被检查单位透露检查过程中的进展情况、发现的违法违规线索等相关信息。

上级药品监督管理部门组织实施有因检查的，可适时通知被检查单位所在地药品监督管理部门。被检查单位所在地药品监督管理部门应当派员协助检查，协助检查的人员应当服从检查组的安排。

检查结束后，检查组应当及时撰写现场检查报告，并于 5 个工作日内报送组织有因检查的药品监督管理部门。

三、检查与稽查的衔接、跨区域检查的协作

药品检查中发现被检查单位涉嫌违法、犯罪的，本着负责药品检查、案件查办、检验检测、法制部门各司其职、各负其责的原则，要加强检查组工作与相关部门的协作衔接工作。被检单位涉嫌犯罪的，药品监督管理部门应当按照规定，依法及时移送或通报公安机关。

省级药品监督管理部门对药品上市许可持有人、批发企业、零售连锁总部（委托方）等，跨区域受托生产、销售、储存、运输（受托方）等质量管理责任落实情况，可以开展联合检查

或者延伸检查。双方所在地省级药品监督管理部门应当建立工作协调、联合检查、行政执法等工作机制。

（一）检查与稽查的衔接

检查中发现被检查单位涉嫌违法的，执法人员应当立即开展相关调查、取证工作，检查组应当将发现的违法线索和处理建议立即通报负责该被检查单位监管工作的药品监督管理部门和派出检查单位。负责被检查单位监管工作的药品监督管理部门应当立即派出案件查办人员到达检查现场，交接与违法行为相关的实物、资料、票据、数据存储介质等证据材料，全面负责后续案件查办工作；对需要检验的，应当立即组织监督抽检，并将样品及有关资料等寄送至相关药品检验机构检验或者进行补充检验方法和项目研究。

涉嫌违法行为可能存在药品质量安全风险的，负责被检查单位监管工作的药品监督管理部门应当在接收证据材料后，按照规定进行风险评估、作出风险控制决定，责令被检查单位或者药品上市许可持有人对已上市药品采取相应风险控制措施。

（二）跨区域检查的协作

省级药品监督管理部门应当基于 NMPA 监管信息系统，依职责采集被检查单位基本信息和品种信息，以及药品上市许可持有人提交的年度报告信息、药品监督管理部门的监管信息，方便本行政区域内各级药品监督管理部门查询使用。

省级药品监督管理部门在依法查处委托方或者受托方的违法违规行为时，需要赴外省市进行调查、取证的，可以会同相关同级药品监督管理部门开展联合检查，也可出具协助调查函请相关同级药品监督管理部门协助调查、取证。

开展跨省联合检查的，委托方所在地省级药品监督管理部门应向受托方所在地省级药品监督管理部门发出书面联系函，成立联合检查组。联合检查组应由双方各选派不少于 2 名检查人员组成，联合检查组的组长由委托方所在地省级药品监督管理部门选派。

检查过程中发现责任认定尚不清晰的，联合检查组应当立即先行共同开展调查、取证工作，受托方所在地省级药品监督管理部门应当就近提供行政执法和技术支撑，待责任认定清楚后移送相应省级药品监督管理部门组织处理。对存在管辖权争议的，报请 NMPA 指定管辖。对跨省检查发现具有系统性、区域性风险等重大问题的，及时报 NMPA。

科学监管的前提是建立职业化、专业化的药品检查员队伍

加强药品安全监管、遵循科学监管规律的前提是，建立职业化专业化的药品检查员队伍。为此，国务院办公厅于 2017 年发布了《关于建立职业化专业化药品检查员队伍的意见》。就推进本地职业化专业化检查员队伍建设，上海市、广东省、青海省等地也都发布了相应的实施意见或实施方案。

检查员队伍建设的主要目标是，坚持职业化方向和专业性、技术性要求。到 2020 年底，国务院药品监督管理部门和省级药品监管部门基本建成职业化专业化药品检查员队伍制度体系。再用 3~5 年时间，构建起基本满足药品监管要求的职业化专业化药品检查员队伍体系。检查员依检查品种，分为药品、医疗器械、化妆品 3 个检查序列；根据专业水平、业务能力等情况，将检查员分为初级检查员、中级检查员、高级检查员、专家级检查员 4 个层级，每个层级再细分为若干级别享有相应的薪酬待遇。

第四节　药品安全法律责任

根据《药品管理法》规定，我国实行药品上市许可持有人制度，持有人依法对药品研制、生产、经营、使用全过程的安全性、有效性和质量可控性负责。

承担药品安全法律责任的主体，包括药品上市许可持有人、药品生产企业、药品经营企业、医疗机构、药物非临床和临床研究机构等。药品违法行为的法律责任人包括法定代表人、主要负责人、直接负责的主管人员、其他责任人员、个人等。我国对单位或组织从事药品严重违法行为的，实行双罚制，除对单位进行处罚外，还要依法追究单位直接负责的主管人员和其他直接责任人员的法律责任。

需要说明的是，有关于药品安全的法律责任，在《中华人民共和国刑法》《药品管理法》及相关司法解释中，一并以生产、经营、使用（或提供）药品的形式进行了规定。因此，本节内容除适用药品生产管理外，还适用药品经营、使用管理等环节。

一、药品安全法律责任分类

根据行为人违反药品法律法规的性质和社会危害程度的不同，可将药品安全法律责任分为刑事责任、民事责任和行政责任。

1. 刑事责任

药品安全刑事责任，是指行为人违反药品安全监管法律法规，侵犯了国家药品管理规定和相对人的健康权利，构成犯罪时，由司法机关依照《中华人民共和国刑法》规定，对其依法追究的法律责任。

根据《中华人民共和国刑法》规定，实现刑事责任的方式是刑罚。刑罚分为主刑和附加刑，主刑包括管制、拘役、有期徒刑、无期徒刑和死刑，它们只能单独适用。附加刑包括罚金、剥夺政治权利、没收财产，它们可以附加适用，也可以独立适用。对于犯罪的外国人，还可以独立适用或附加适用驱逐出境。《中华人民共和国刑法》对违反药品法律、法规犯罪行为的刑事责任，明确规定了相关罪名，如生产、销售伪劣商品罪，非法提供毒品罪，生产、销售假药罪，生产、销售劣药罪等。

刑事责任具有以下特点：①刑事责任是基于行为人实施了《中华人民共和国刑法》明文规定的犯罪行为而产生的，其确立的依据是行为符合犯罪构成要件。②刑事责任具有鲜明的惩罚性，是对当事人最为严厉的一种制裁手段。③刑事责任实现的方式表现为刑法所规定的，各类以限制或者剥夺行为人的自由和生命为主的刑罚。

根据《药品管理法》第一百一十三条规定，药品监督管理部门发现药品违法行为涉嫌犯罪的，应当及时将案件移送公安机关；第一百一十四条规定，违反《药品管理法》规定，构成犯罪的，依法追究刑事责任。

2. 民事责任

药品安全民事责任主要是产品责任，即生产者、销售者因生产、销售缺陷产品致使他人遭受人身伤害、财产损失，而应承担的赔偿损失、消除危险、停止侵害等责任的特殊侵权民事责任。《药品管理法》规定的民事责任主要体现在以下四个方面：①药品出现质量问题，药品上市许可持有人和药品生产经营企业要承担民事赔偿责任；②规定境外药品上市许可持有人在中国境内的代理人与持有人承担连带责任；③民事赔偿首负责任制；④对生产假劣药或者明知假劣药仍销售的，受害人还可以要求惩罚性赔偿。

根据《民法典》第一千二百零三条的规定，因产品存在缺陷造成他人损害的，被侵权人可以向产品的生产者请求赔偿，也可以向产品的销售者请求赔偿。产品缺陷由生产者造成的，销售者赔偿后，有权向生产者追偿。因销售者的过错使产品存在缺陷的，生产者赔偿后，有权向销售者追偿。《民法典》第一千二百二十三条规定，因药品造成患者损害的，患者可以向药品上市许可持有人请求赔偿，也可以向医疗机构请求赔偿。

3. 行政责任

药品行政责任主要包括行政处罚和行政处分。

（1）行政处罚，是指行政机关依法对违反行政管理秩序的公民、法人或者其他组织，以减损权益或者增加义务的方式予以惩戒的行为。药品监督管理领域的行政处罚种类有警告、罚款、没收违法所得及非法财物、吊销许可证件、限制开展生产经营活动、责令停产停业、责令关闭、限制从业、行政拘留等。法律可以设定各种行政处罚，限制人身自由的行政处罚，只能由法律设定，行政法规可以设定除限制人身自由以外的行政处罚。

（2）行政处分，是指有管辖权的国家机关或企事业单位依据行政隶属关系对违法失职人员给予的一种行政制裁。其种类主要有警告、记过、记大过、降级、撤职、开除六种情形。

（3）资格罚，是指违反药品管理法律法规，相关责任人员在规定时限内禁止从事药品生产经营活动。新修订的《药品管理法》加大资格罚力度，对假药劣药违法行为责任人的资格罚最严重的为终身禁业，对生产销售假药被吊销许可证的企业，10年内不受理其相关的申请。

二、生产、销售、提供假劣药的法律责任

我国《药品管理法》《中华人民共和国刑法》《药品管理法实施条例》《最高人民法院、最高人民检察院关于办理危害药品安全刑事案件适用法律若干问题的解释》（2022年3月6日施行）等法律法规，对生产、销售、提供假劣药应承担的法律责任均作出明确的规定。生产、经营和提供假劣药的单位和个人等，都可能成为此类违法、犯罪行为的责任主体。

（一）生产、销售、提供假药承担的责任

1. 单位承担的行政责任

根据《药品管理法》第一百一十六条的规定，生产、销售假药的，没收违法生产、销售的药品和违法所得，责令停产停业整顿，吊销药品批准证明文件，并处违法生产、销售的药品货值金额15倍以上30倍以下的罚款；货值金额不足10万元的，按10万元计算；情节严重的，吊销药品生产许可证、药品经营许可证或者医疗机构制剂许可证，10年内不受理其相应申请；药品上市许可持有人为境外企业的，10年内禁止其药品进口。

2. 相关人员承担的行政责任

根据《药品管理法》第一百一十八条的规定，生产、销售假药，对法定代表人、主要负责人、直接负责的主管人员和其他责任人员，没收违法行为发生期间自本单位所获收入，并处所获收入30%以上3倍以下的罚款，终身禁止从事药品生产经营活动，并可以由公安机关处5日以上15日以下的拘留。

3. 从重处罚的情形

根据《药品管理法》第一百三十七条的规定，生产、销售假药，有下列行为之一的，从重处罚：①以麻醉药品、精神药品、医疗用毒性药品、放射性药品、药品类易制毒化学品冒充其他药品，或者以其他药品冒充上述药品；②生产、销售以孕产妇、儿童为主要使用对象的假药；③生产、销售的生物制品属于假药；④生产、销售假药、劣药，造成人身伤害后果；⑤生产、

销售假药，经处理后再犯；⑥拒绝、逃避监督检查，伪造、销毁、隐匿有关证据材料，或者擅自动用查封、扣押物品。

4. 生产、销售、使用假药的刑事责任

根据《中华人民共和国刑法》第一百五十条的规定，单位犯生产、销售假药罪的，对单位判处罚金，并对其直接负责的主管人员和其他直接责任人员，依照自然人犯生产、销售假药罪的定罪量刑标准处罚。《中华人民共和国刑法》第一百四十一条规定，生产、销售假药的，处3年以下有期徒刑或者拘役，并处罚金；对人体健康造成严重危害或者有其他严重情节的，处3年以上10年以下有期徒刑，并处罚金；致人死亡或者有其他特别严重情节的，处10年以上有期徒刑、无期徒刑或者死刑，并处罚金或者没收财产。

此外，根据《中华人民共和国刑法》《刑事诉讼法》《药品管理法》等有关规定，就办理此类刑事案件适用法律问题，我国于2022年3月6日修订了新的《最高人民法院、最高人民检察院关于办理危害药品安全刑事案件适用法律若干问题的解释》（以下简称该司法解释）。同时，废止了《最高人民法院、最高人民检察院关于办理危害药品安全刑事案件适用法律若干问题的解释》（法释〔2014〕14号）、《最高人民法院、最高人民检察院关于办理药品、医疗器械注册申请材料造假刑事案件适用法律若干问题的解释》（法释〔2017〕15号）。

（1）对应当酌情从重处罚的司法解释。该司法解释第一条规定，生产、销售、提供假药，具有下列情形之一的，应当酌情从重处罚：①涉案药品以孕产妇、儿童或者危重患者为主要使用对象的；②涉案药品属于麻醉药品、精神药品、医疗用毒性药品、放射性药品、生物制品，或者以药品类易制毒化学品冒充其他药品的；③涉案药品属于注射剂药品、急救药品的；④涉案药品系用于应对自然灾害、事故灾难、公共卫生事件、社会安全事件等突发事件的；⑤药品使用单位及其工作人员生产、销售假药的；⑥其他应当酌情从重处罚的情形。

（2）对人体健康造成严重危害的司法解释。该司法解释第二条规定，生产、销售、提供假药，具有下列情形之一的，应当认定为《中华人民共和国刑法》第一百四十一条规定的"对人体健康造成严重危害"：①造成轻伤或者重伤的；②造成轻度残疾或者中度残疾的；③造成器官组织损伤导致一般功能障碍或者严重功能障碍的；④其他对人体健康造成严重危害的情形。

（3）对其他严重情节的解释。该司法解释第三条规定，生产、销售、提供假药，具有下列情形之一的，应当认定为《中华人民共和国刑法》第一百四十一条规定的"其他严重情节"：①引发较大突发公共卫生事件的；②生产、销售、提供假药的金额20万元以上不满50万元的；③生产、销售、提供假药的金额10万元以上不满20万元，并具有本解释第一条规定情形之一的；④根据生产、销售、提供的时间、数量、假药种类、对人体健康危害程度等，应当认定为情节严重的。

（4）对其他特别严重情节的解释。该司法解释第四条规定，生产、销售、提供假药，具有下列情形之一的，应当认定为《中华人民共和国刑法》第一百四十一条规定的"其他特别严重情节"：①致人重度残疾以上的；②造成3人以上重伤、中度残疾或者器官组织损伤导致严重功能障碍的；③造成5人以上轻度残疾或者器官组织损伤导致一般功能障碍的；④造成10人以上轻伤的；⑤引发重大、特别重大突发公共卫生事件的；⑥生产、销售、提供假药的金额50万元以上的；⑦生产、销售、提供假药的金额20万元以上不满50万元，并具有本司法解释第一条规定情形之一的；⑧根据生产、销售、提供的时间、数量、假药种类、对人体健康危害程度等，应当认定为情节特别严重的。

（5）对于"生产""提供"的司法解释。该司法解释第六条规定，以生产、销售、提供假药、劣药为目的，合成、精制、提取、储存、加工炮制药品原料，或者在将药品原料、辅料、包装材料制成成品过程中，进行配料、混合、制剂、储存、包装的，应当认定为《中华人民共和国刑法》第一百四十一条、第一百四十二条规定的"生产"。

药品使用单位及其工作人员明知是假药、劣药而有偿提供给他人使用的，应当认定为《中华人民共和国刑法》第一百四十一条、第一百四十二条规定的"销售"；无偿提供给他人使用的，应当认定为《中华人民共和国刑法》第一百四十一条、第一百四十二条规定的"提供"。

（6）对于共同犯罪论处的司法解释。该司法解释第九条规定，明知他人实施危害药品安全犯罪，而有下列情形之一的，以共同犯罪论处：①提供资金、贷款、账号、发票、证明、许可证件的；②提供生产、经营场所、设备或者运输、储存、保管、邮寄、销售渠道等便利条件的；③提供生产技术或者原料、辅料、包装材料、标签、说明书的；④提供虚假药物非临床研究报告、药物临床试验报告及相关材料的；⑤提供广告宣传的；⑥提供其他帮助的。

（二）生产、销售、提供劣药承担的责任

1. 单位承担的行政责任

根据《药品管理法》第一百一十七条的规定，生产、销售劣药的，没收违法生产、销售的药品和违法所得，并处违法生产、销售的药品货值金额 10 倍以上 20 倍以下的罚款；违法生产、批发的药品货值金额不足 10 万元的，按 10 万元计算，违法零售的药品货值金额不足 1 万元的，按 1 万元计算；情节严重的，责令停产停业整顿直至吊销药品批准证明文件、药品生产许可证、药品经营许可证或者医疗机构制剂许可证。生产、销售的中药饮片不符合药品标准，尚不影响安全性、有效性的，责令限期改正，给予警告；可以处 10 万元以上 50 万元以下的罚款。

2. 个人承担的行政责任

根据《药品管理法》第一百一十九条的规定，药品使用单位使用假药、劣药的，按照销售假药、零售劣药的规定处罚；情节严重的，法定代表人、主要负责人、直接负责的主管人员和其他责任人员有医疗卫生人员执业证书的，还应当吊销执业证书。

3. 从重处罚的情节

根据《药品管理法》第一百三十七条的规定，有下列行为之一的，在本法规定的处罚幅度内从重处罚。①生产、销售以孕产妇、儿童为主要使用对象的劣药；②生产、销售的生物制品属于劣药；③生产、销售劣药，造成人身伤害后果；④生产、销售劣药，经处理后再犯；⑤拒绝、逃避监督检查，伪造、销毁、隐匿有关证据材料，或者擅自动用查封、扣押物品。

4. 生产、销售、提供劣药的刑事责任

《中华人民共和国刑法》第一百四十二条规定，生产、销售劣药，对人体健康造成严重危害的，处 3 年以上 10 年以下有期徒刑，并处罚金；后果特别严重的，处 10 年以上有期徒刑或者无期徒刑，并处罚金或者没收财产。

（1）对人体造成严重危害的司法解释。根据该司法解释第八条的规定，实施妨害药品管理的行为，具有该司法解释第二条规定情形之一的，应当认定为《中华人民共和国刑法》第一百四十二条之一规定的"对人体健康造成严重危害"。①生产、销售国务院药品监督管理部门禁止使用的药品，生产、销售的金额 50 万元以上的；②未取得药品相关批准证明文件生产、进口药品或者明知是上述药品而销售，生产、销售的金额 50 万元以上的；③药品申请注册中提供虚假的证明、数据、资料、样品或者采取其他欺骗手段，造成严重后果的；④编造生产、检验记录，造成严重后果的；⑤造成恶劣社会影响或者具有其他严重情节的情形。实施《中华人民共和国刑法》第一百四十二条之一规定的行为，同时又构成生产、销售、提供假药罪，生产、销售、提供劣药罪或者其他犯罪的，依照处罚较重的规定定罪处罚。

（2）对后果特别严重的司法解释。根据该司法解释第五条的规定，生产、销售、提供劣药，致人死亡，或者具有该司法解释第四条第一项至第五项规定情形之一的，应当认定为《中华人民共和国刑法》第一百四十二条规定的"后果特别严重"。

三、违反质量管理规范、无证生产或经营的法律责任

1. 违反质量管理规范的法律责任

《药品管理法》第一百二十六条规定，除本法另有规定的情形外，药品上市许可持有人、药品生产企业、药品经营企业、药物非临床安全性评价研究机构、药物临床试验机构等未遵守GMP、GSP、GLP、GCP 等的，责令限期改正，给予警告；逾期不改正的，处 10 万元以上 50 万元以下的罚款；情节严重的，处 50 万元以上 200 万元以下的罚款，责令停产停业整顿直至吊销药品批准证明文件、药品生产许可证、药品经营许可证等，药物非临床安全性评价研究机构、药物临床试验机构等 5 年内不得开展药物非临床安全性评价研究、药物临床试验，对法定代表人、主要负责人、直接负责的主管人员和其他责任人员，没收违法行为发生期间自本单位所获收入，并处所获收入 10% 以上 50% 以下的罚款，10 年直至终身禁止从事药品生产经营等活动。

2. 无证生产、经营药品的法律责任

根据《药品管理法》第一百一十五条的规定，未取得药品生产许可证或者药品经营许可证或者医疗机构制剂许可证生产、销售药品的，责令关闭，没收违法生产、销售的药品和违法所得，并处违法生产、销售的药品（包括已售出和未售出的药品）货值金额 15 倍以上 30 倍以下的罚款；货值金额不足 10 万元的，按 10 万元计算。

按照无证生产、经营处罚的其他情形包括：①未经批准，擅自在城乡集市贸易市场设点销售药品或者在城乡集市贸易市场设点销售的药品超出批准经营范围的。②个人设置的门诊部、诊所等医疗机构向患者提供的药品超出规定的范围和品种的。③药品生产企业、药品经营企业和医疗机构变更药品生产、经营许可事项，应当办理变更登记手续而未办理的，由原发证部门给予警告，责令限期补办变更登记手续；逾期不补办的，宣布其《药品生产许可证》《药品经营许可证》或《医疗机构制剂许可证》无效；仍从事药品生产经营活动的，依照《药品管理法》第一百一十五条的规定给予处罚。

3. 从无证生产、经营企业购进药品的法律责任

根据《药品管理法》第一百二十九条的规定，违反本法规定，药品上市许可持有人、药品生产企业、药品经营企业或者医疗机构未从药品上市许可持有人或者具有药品生产、经营资格的企业购进药品的，责令改正，没收违法购进的药品和违法所得，并处违法购进药品货值金额 2 倍以上 10 倍以下的罚款；情节严重的，并处货值金额 10 倍以上 30 倍以下的罚款，吊销药品批准证明文件、药品生产许可证、药品经营许可证或者医疗机构执业许可证；货值金额不足 5 万元的，按 5 万元计算。

体现"人民至上、生命至上"的药品安全监管"四个最严"要求

2021 年 5 月，国务院办公厅印发《关于全面加强药品监管能力建设的实施意见》指出，药品安全事关人民群众身体健康和生命安全。药品安全监管要以习近平新时代中国特色社会主义思想为指导，全面贯彻党的十九大和相关全会精神，坚持人民至上、生命至上，落实"四个最严"（最严谨的标准、最严格的监管、最严厉的处罚、最严肃的问责）要求，深化审评审批制度改革，持续推进监管创新，加强监管队伍建设，加快建立健全科学、高效、权威的药品监管

体系，坚决守住药品安全底线，推动我国从制药大国向制药强国跨越，更好满足公众对药品安全的需求。

该意见明确了六个方面的重点工作，分别如下。一是完善法规和标准体系建设；二是提高审评能力，优化审评机制；三是完善检查执法体系和办案机制，强化部门协同；四是提高检验检测能力，完善应急管理体系；五是完善信息化追溯体系，提升"互联网+药品监管"应用服务水平；六是实施中国药品监管科学行动计划，提升监管队伍素质和监管国际化水平。

思维导图

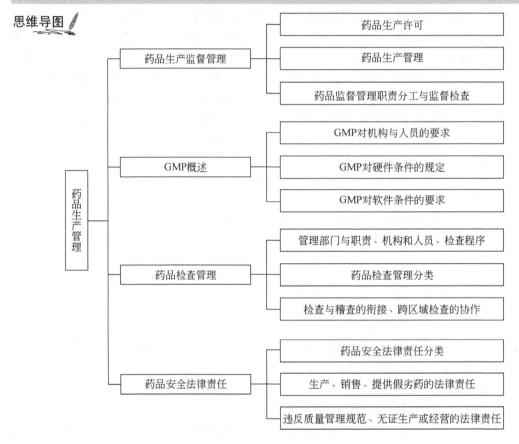

思考题

1. 我国对开办药品生产企业的条件和审批程序是如何规定的。

2. 简述实施药品生产质量管理受权人制度对药品质量管理的价值意义。

3. 药品生产企业生产、销售假劣药的应承担的法律责任有哪些。

4. 简述药品上市许可持有人制度对我国药品生产企业的影响。

推荐阅读

刘伟强，唐燕辉. 2020. 药品生产质量管理工程. 上海：华东理工大学出版社

刘晓论，柴邦衡. 2017. ISO9001：2015. 质量管理体系文件. 2版. 北京：机械工业出版社

苗瑞，朱相鹏. 2021. 质量管理学. 北京：机械工业出版社

魏恒远. 2018. ISO9001质量管理体系及认证概论（2015版）. 2版. 北京：化学工业出版社

案例

（修订责任人：韩晓亮）

第12章 药品流通管理

教学目标：通过本章的学习，使学生认识我国的药品流通过程，对药品经营管理的法律法规和制度有较为系统的认识和全面的理解。

掌握：药品经营许可的条件，药品经营许可证管理，GSP 相关术语，互联网药品信息服务和互联网药品交易服务的相关概念。

熟悉：GSP 内容结构和管理要点，药品 GSP 的监督检查。

了解：GSP 内容框架，互联网信息服务和互联网药品交易服务管理框架。

药品流通管理的核心是流通过程质量管理，具体环节包括药品生产企业储运、药品经营企业许可、经营过程、药品使用环节、互联网药品信息和交易服务管理等过程。

药品经营是药品流通的关键环节，药品经营质量管理是药品生产质量管理的延伸，也是公众获得质量合格药品的关键环节。《药品管理法》规定，从事药品经营活动应当遵守 GSP，建立健全药品经营质量管理体系，保证药品经营全过程持续符合法定要求。因此，GSP 是我国药品经营企业建立和实施质量保证体系的依据和操作原则。

在互联网经济高速发展的背景下，药品销售企业借力互联网是必然趋势。按照现行的法律法规的规定，从事互联网药品交易服务的企业必须经过药品监督管理部门审查，并取得药品经营许可证、互联网药品信息服务资格证书，但互联网药品交易服务机构资格证书自 2017 年之后取消。

为加强药品监督管理，规范我国境内企业从事互联网药品信息服务活动，保证互联网药品信息的真实、准确，根据《药品管理法》《互联网信息服务管理办法》，国家药品监督管理部门于 2017 年 11 月修订了《互联网药品信息服务管理办法》。该办法规定国家药品监督管理部门对全国提供互联网药品信息服务活动的网站实施监督管理，互联网药品信息服务分为经营性和非经营性两类。

为贯彻党中央、国务院关于药品监管"四个最严"要求及一系列决策部署，细化、具体化药品管理法关于药品网络销售的规定，统筹群众购药便利性和药品安全监管，切实保障公众用药安全和合法权益，国家市场监督管理总局于 2022 年 9 月发布了《药品网络销售监督管理办法》，并自 2022 年 12 月 1 日起实施。

第一节 药品经营和使用质量管理

药品经营和使用环节质量管理，主要涉及药品经营许可、药品经营渠道、医疗机构药品使用及相关监督检查过程。为加强药品经营许可工作的监督管理，国家药品监督管理部门于 2004 年颁布了《药品经营许可证管理办法》，并于 2017 年对部分条款进行了修订。为加强药品监督管理，规范药品流通秩序，保证药品质量，国家药品监督管理部门颁布了《药品流通监督管理办法》，于 2007 年 5 月 1 日起施行。

但是，随着我国药品监督管理机构的改革、药事管理法律的更新、互联网药品交易的高速发展、药品第三方物流的兴起等原因，以上两部规范性文件已不适应药品经营环节的质量管理和监督检查的需要。为此，国家药品监督管理部门分别于 2019 年发布了《药品经营监督管理办法（征求意见稿）》；2021 年 10 月经修改完善形成了《药品经营和使用质量监督管理办法（征求意见稿）》，该办法的内容主要涉及药品经营许可、经营和使用质量管理、监督检查、法律责任等内容。

一、管理部门与经营许可

从事药品批发或者零售活动，应当经药品监督管理部门批准，依法取得药品经营许可证，严格遵守法律、法规、标准和规范。从事药品零售的，应当方便群众购药。

药品上市许可持有人可以自行销售其取得药品注册证书的药品，也可以委托药品经营企业销售。药品上市许可持有人从事药品零售活动的，应当取得药品经营许可证。其他从事药品储存、运输等药品经营相关活动的单位，应当遵守本办法相关规定，并依法承担相应责任。

药品上市许可持有人、药品经营企业和医疗机构等应当按照 NMPA 制定的统一药品追溯标准和规范，建立并实施药品追溯制度，按照规定提供追溯信息，保证药品可追溯。

（一）管理部门与职责

国家药品监督管理部门主管全国药品经营和使用质量监督管理工作，对省级药品监督管理部门的药品经营和使用质量监督管理工作进行指导。国家市场监督管理部门按照有关规定加强市场监管综合执法队伍的指导，强化药品经营和使用环节质量安全的执法检查。

省级药品监督管理部门负责本行政区域内药品经营和使用质量监督管理，负责药品批发、药品零售连锁经营企业总部的许可，药品网络交易第三方平台的备案及相关检查和处罚；负责药品上市许可持有人销售（零售除外）行为的检查和处罚；按职责指导市县级药品监督管理部门的药品经营和使用质量监督管理工作。

市县级药品监督管理部门负责本行政区域内药品经营和使用质量监督管理，负责药品零售企业的许可、检查和处罚，以及药品使用环节质量的检查和处罚。

（二）药品经营许可

1. 申请与受理

开办药品经营企业，应当先取得营业执照，根据管理权限，药品批发和零售连锁企业总部向企业所在地省级药品监督管理部门、零售企业向县级以上药品监督管理部门申请办理药品经营许可证。

药品监督管理部门收到药品经营许可证申请后，应当根据下列不同情况分别作出处理，处理的方式按照《行政许可法》第三十二条规定进行。

2. 药品经营许可条件

药品经营许可分为零售企业许可、零售连锁经营企业总部许可、批发企业许可，各类企业许可条件如下。

（1）药品零售企业许可条件。从事药品零售活动，应当具备以下条件。①经营处方药、甲类非处方药的，应当按规定配备依法经过资格认定的药师或者其他药学技术人员；经营乙类非处方药的，应当配备经设区的市级药品监督管理部门组织考核合格的业务人员。②企业的营业场所、设施设备、储存条件以及卫生环境要与所经营的药品品种相适应；经营非药品类商品的，储存设施设备应当与药品分开设置；在超市等其他场所从事药品零售活动的，应当具有独立的经营区域;有能符合质量管理和追溯要求的计算机系统。③有与所经营药品相适应的质量管理机构或者人员,企业法定代表人、主要负责人、质量负责人等符合《药品管理法》规定的条件。④有保证药品质量的规章制度,并符合 GSP 要求。

(2)药品零售连锁企业总部许可条件。从事药品零售连锁经营活动的,应当设立零售连锁经营企业总部,对零售门店进行统一管理。零售连锁企业总部应当具备以下条件。①有依法经过资格认定的药师或者其他药学技术人员。②有能够保证药品质量、与其经营品种和规模相适应的仓库,仓库中配备适合药品储存的设施设备以及卫生环境;有与经营规模相适应的药品配送的场所和设施设备;有能覆盖企业药品经营、质量控制和追溯全过程的计算机管理信息系统。③有与所经营药品相适应的质量管理机构和人员;企业法定代表人、主要负责人、质量负责人、质量管理部门负责人等符合《药品管理法》规定的条件。④质量负责人具有大学本科以上学历,质量负责人、质量管理部门负责人应当是执业药师。⑤有保证药品质量的规章制度,并符合 GSP 要求。

(3)药品批发企业许可条件。从事药品批发活动,应当具备零售连锁企业总部规定的条件,其储存药品的仓库还应当具备实现药品入库、传送、分拣、上架、出库等操作的现代物流设施设备;经营范围包含体外诊断试剂(药品)的,企业质量管理人员中至少 1 人具备主管检验师资格。仅从事体外诊断试剂(药品)批发活动的,应当具备零售连锁总部规定的条件的第②、③、⑤项条件,企业质量管理人员中至少 1 人具备主管检验师资格。

3. 审核批准

药品监督管理部门自受理申请之日起 20 日内,作出决定。药品监督管理部门按照 GSP 及其现场检查指导原则、检查细则等有关规定组织开展申报资料技术审查、现场检查。现场检查过程应遵循国家药品监督管理部门于 2021 年 5 月实施的《药品检查管理办法(试行)》的要求。

药品监督管理部门经材料审查和现场检查,符合条件的,予以批准,并自批准决定作出之日起 5 日内颁发药品经营许可证;不符合条件的,作出不予批准的书面决定,并说明理由。

申请开办仅销售乙类非处方药的药品零售企业,实施告知承诺审批,申请人提交申请材料和告知承诺书后,符合条件的予以批准,当日颁发药品经营许可证。自批准决定作出之日起 30 日内药品监督管理部门组织开展现场检查,不符合承诺要求的,撤销药品经营许可证。

4. 许可证书管理

药品经营许可证有效期为 5 年,分为正本和副本;样式由国家药品监督管理部门统一制定;电子证书与纸质证书具有同等法律效力。任何单位或个人不得伪造、变造、出租、出借、买卖药品经营许可证。

药品经营许可证载明事项分为许可事项和登记事项。许可事项是指经营方式、经营地址、经营范围、仓库地址、质量负责人等。登记事项是指企业名称、统一社会信用代码、法定代表人、主要负责人等。

5. 许可证变更

药品经营许可证载明事项分为许可事项和登记事项,变更也分为许可事项变更、登记事项变更。

(1)许可事项变更。变更药品经营许可证载明的许可事项的,应当向发证机关提出药品经营许可证变更申请。未经批准,不得擅自变更许可事项。发证机关应当自受理企业变更申请之日起 15 日内作出准予变更或不予变更的决定。

改变经营方式、跨原管辖地迁移的,应当按照零售、零售连锁、批发等改变后的经营方式的规定条件申请办理许可手续。药品零售企业被其他药品零售连锁经营企业总部收购时,按变更药品经营许可证办理。

(2)登记事项变更。药品经营许可证载明的登记事项发生变更的,应当在按规定变更后30日内,向发证机关申请药品经营许可证变更登记。发证机关应当自受理变更申请之日起10日内完成变更。

6. 经营范围的核定

(1)批发企业的经营范围。药品监督管理部门核定药品批发企业的经营范围包括中药饮片、中成药、化学药、生物制品、体外诊断试剂(药品)、麻醉药品、第一类精神药品、第二类精神药品、药品类易制毒化学品、医疗用毒性药品等。麻醉药品、第一类精神药品、第二类精神药品、药品类易制毒化学品、医疗用毒性药品、放射性药品等经营范围的核定,按照国家有关规定执行。经营冷藏、冷冻药品或者蛋白同化制剂、肽类激素的,应当在经营范围中予以明确。

(2)零售企业的经营范围。从事药品零售的,应当核定经营类别(处方药、甲类非处方药、乙类非处方药),并在经营范围中予以明确。药品零售企业经营范围包括中药饮片、中成药、化学药、生物制品、第二类精神药品等。第二类精神药品经营范围的核定,按照国家有关规定执行。经营冷藏、冷冻药品,血液制品,细胞治疗类生物制品的,应当在经营范围中予以明确。

7. 许可证换发

药品经营许可证有效期届满、需要继续经营药品的,药品经营企业应当在有效期届满六个月内、两个月前,向发证机关申请重新审查发放药品经营许可证。

发证机关原则上按照本办法关于申请办理药品经营许可证的程序和要求进行审查,在药品经营许可证有效期届满前作出是否准予重新发证的决定。符合规定准予重新发证的,收回原证,重新发证;不符合规定的,作出不予重新发证的书面决定,并说明理由,同时告知申请人享有依法申请行政复议或者提起行政诉讼的权利;逾期未作出决定的,视为同意重新发证,并予补办相应手续。

8. 许可证注销

有下列情形之一的,药品经营许可证由发证机关注销,并予以公告。①主动申请注销药品经营许可证的。②药品经营许可证有效期届满未重新发证的。③药品经营许可依法被撤销,或者药品经营许可证依法被吊销的。④企业依法终止的。⑤法律、法规规定的应当注销行政许可的其他情形。

9. 许可证补发

药品经营许可证遗失的,药品经营企业应当立即向发证机关申请补发,提交遗失声明。发证机关应当网站上公示遗失声明,公示期为7日,在公示期结束后10日内补发药品经营许可证。

二、药品经营质量管理

从事药品经营活动,应当遵守 GSP,按照药品经营许可证载明的经营方式和范围,在药品监督管理部门核准的场所储存或者销售药品,保证药品经营全过程持续符合法定要求。

药品经营企业应当建立覆盖药品经营全过程的药品经营质量管理体系。购销记录、存储条件、运输过程、质量控制等记录应当完整准确,不得编造和篡改。

药品经营企业应当开展评估、验证、审核等质量管理活动,对已识别的风险及时采取有效控制措施,保证药品质量。

1. 持有人责任

药品上市许可持有人销售药品应当建立药品质量保证体系,对药品经营过程中药品的安全性、有效性和质量可控性负责。药品存在质量问题或者其他安全隐患的,药品上市许可持有人应当立即停止销售,依法及时采取召回等风险控制措施。

药品上市许可持有人应当按规定建立健全药品追溯系统,对上市药品的各级销售包装单元赋以追溯标识,实施药品全过程追溯管理。

药品经营企业应当按规定开展追溯数据采集、储存及交换,向药品信息化追溯系统提供药品追溯信息,实现药品各级销售包装单元可追溯、可核查。

2. 持有人委托销售

药品上市许可持有人将其持有的品种委托销售的,接受委托销售的药品经营企业,应当具有相应的经营范围,受托方不得再次委托销售。药品上市许可持有人应当与受托方签订委托协议,明确约定药品质量责任等内容,并对受托方销售行为进行监督。

药品上市许可持有人委托销售的,应当向持有人所在地省级药品监督管理部门报告。

3. 禁止销售情形

药品经营企业不得经营疫苗、中药配方颗粒等国家禁止药品经营企业经营的药品。

药品零售企业不得销售麻醉药品、第一类精神药品、放射性药品、药品类易制毒化学品、蛋白同化制剂、肽类激素(胰岛素除外)、终止妊娠药品。

4. 特殊情形购药

因科学研究、检验检测或者慈善捐助、突发公共卫生事件等有特殊购药需求的单位,向所在地设区的市级药品监督管理部门报告后,可以到指定药品上市许可持有人或者药品批发企业购买药品。

出现突发公共卫生事件或者其他严重威胁公众健康的紧急事件时,药品零售企业应当严格遵守各级人民政府的应急处置规定,按要求采取下架商品、暂停销售等措施。

5. 零售管理

药品零售企业应当遵守国家处方药与非处方药分类管理制度,按规定凭处方销售处方药,并不得开架自选;不得以买药品赠药品或者买商品赠药品等方式向公众赠送处方药、甲类非处方药。

经营处方药、甲类非处方药的药品零售企业应当按照规定配备执业药师或者其他依法经过资格认定的药学技术人员,负责药品质量管理、处方审核和调配、合理用药指导以及不良反应信息收集与报告等工作,并能保证其在营业时间正常履职。

药品零售企业营业时间内,执业药师或者其他依法经过资格认定的药学技术人员不在岗时,应当挂牌告知;未经执业药师或者其他依法经过资格认定的药学技术人员审核处方,不得销售处方药。

6. 零售配送

药品零售企业应当将销售的药品核验无误后直接交付给购买者。确需配送的,应当保证药品配送全过程符合药品储存和运输的要求,配送过程可追溯。

药品零售企业应当将配送记录与药品销售记录一同留存,配送记录应包含配送药品的时间、药品名称、批号、数量、接收的时间,冷藏、冷冻药品应当提供配送过程的温度记录。

7. 零售连锁经营管理

药品零售连锁经营企业总部的药品经营活动应当符合药品批发企业管理的相关要求。药品零售连锁经营企业总部应当对所属零售门店建立统一的质量管理体系,实现统一企业标识、统一管理制度、统一计算机系统、统一人员培训、统一采购配送、统一票据管理、统一药学服务标准规范,确保门店符合相关管理要求。

药品零售连锁经营企业总部应当加强对所属零售门店的管理,保证其持续符合 GSP 和统一的质量管理体系要求;发现所属零售门店经营的药品存在质量问题或者其他安全隐患的应当及时采取停止销售、召回等风险控制措施,并及时向药品监督管理部门报告。

8. 委托储存运输

药品上市许可持有人、药品经营企业委托储存、运输药品的,应当对受托方质量保证能力和风险管理能力进行评估,与其签订委托协议,约定药品质量责任、操作规程等内容,并对受托方进行监督。委托储存的,应当按规定向药品上市许可持有人、药品经营企业所在地药品监督管理部门报告。药品经营企业委托储存药品的,按照变更仓库地址办理。委托运输的,应当向属地药品监督管理部门报告。

接受委托储存药品的企业应当符合 GSP 有关要求,受托方应当按照 GSP 的要求开展药品储存、运输活动,履行委托协议规定的义务,并承担相应的法律责任。受托方不得再次委托储存、运输药品。

受托方发现药品存在重大质量问题的和发现委托方存在违法违规行为的,应当立即向委托方和所在地药品监督管理部门报告,并主动采取风险控制措施。

9. 异地设库

药品经营企业跨管辖区域设置仓库的,药品经营企业应当向注册地药品监管部门提出申请,经仓库所在地药品监管部门同意后,由注册地药品监管部门按照变更仓库许可事项办理。

企业注册地药品监管部门负责对跨管辖区域设置仓库的监督管理,仓库所在地药品监管部门负责日常监管。除药品零售连锁总部外,药品零售企业不得跨管辖区域设置仓库。

三、药品使用质量管理

医疗机构应当建立药品质量管理体系,负责本单位药品购进、储存、使用全过程的质量管理。使用放射性药品等有特殊管理要求药品的,应当按规定取得相关的使用许可。医疗机构以外的其他药品使用单位,应当遵守本办法关于医疗机构药品购进、储存、使用全过程的质量管理要求。

1. 质量管理体系

医疗机构应当建立健全药品质量管理体系,完善药品购进、验收、储存、养护及使用等环节的质量管理制度,明确各环节中工作人员的岗位责任。医疗机构应当设置专门的部门负责药品质量的日常管理工作;未设专门部门的,应当指定专人负责药品质量管理。

2. 购进渠道与索要票据

医疗机构应当从药品上市许可持有人、药品生产企业、药品批发企业购进药品。医疗机构因临床急需进口少量药品的,应当按照《药品管理法》及其实施条例等有关规定办理。

医疗机构购进药品,应当核实供货单位的药品生产许可证或者药品经营许可证、营业执照、授权委托书,以及药品批准证明文件、药品合格证明等有效证明文件。首次购进药品的,应当妥善保存加盖供货单位原印章的相关材料复印件。医疗机构购进药品时应当索取、留存合法票据,包括税票及详细清单。

3. 药品验收

医疗机构应当建立和执行药品购进验收制度,购进药品应当逐批验收,并建立真实、完整的记录。

4. 药品储存

医疗机构应当制定并执行药品储存、养护制度，配备专用场所和设施设备储存药品，做好储存、养护记录，确保药品储存符合药品说明书标明的条件。

医疗机构需要在急诊室、病区护士站等场所临时存放适量药品的，应当配备符合药品贮藏要求的专区或者专柜。有特殊存放要求的，应当配备相应的设备。

医疗机构储存药品，应当按照药品属性和类别分库、分区、分垛存放，并实行色标管理。药品与非药品分开存放；中药材、中药饮片、化学药品、中成药分别储存、分类存放；过期、变质、被污染等药品应当放置在不合格库（区）；麻醉药品、精神药品、医疗用毒性药品、放射性药品、易制毒化学品以及易燃、易爆、强腐蚀等危险性药品应按相关规定存放，并采取必要的安全措施。

5. 药品养护

医疗机构应当制定和执行药品养护管理制度，并采取必要的控温、防潮、避光、通风、防火、防虫、防鼠、防污染等措施，保证药品质量。

医疗机构应当配备药品养护人员，定期对储存药品进行检查和养护，监测和记录储存区域的温湿度，维护储存设施设备，并建立相应的养护档案。

6. 药品质量问题处置

医疗机构发现使用的药品存在质量问题或者其他安全隐患的，应当立即停止使用，并及时向所在地市县级药品监督管理的部门报告。

7. 药品召回与追回

医疗机构应当积极协助药品上市许可持有人、药品批发企业履行药品召回、追回义务。

8. 药品追溯

医疗机构应当建立覆盖药品购进、储存、使用的全过程追溯体系，开展追溯数据校验和采集，按规定提供药品追溯信息。

我国对医药代表施行备案制管理

国家药品监督管理部门为规范医药代表学术推广行为，促进医药产业健康有序发展，制定了《医药代表备案管理办法（试行）》，并于 2020 年 12 月 1 日起施行。该办法所称医药代表，是指代表药品上市许可持有人在我国境内从事药品信息传递、沟通、反馈的专业人员。

医药代表主要工作任务包括以下四个方面。①拟订医药产品推广计划和方案；②向医务人员传递医药产品相关信息；③协助医务人员合理使用本企业医药产品；④收集、反馈药品临床使用情况及医院需求信息。

医疗机构不得允许未经备案的人员对本医疗机构医务人员或者药事人员开展学术推广等相关活动；医疗机构可在备案平台查验核对医药代表备案信息。

第二节　GSP 概述

《药品管理法》规定，从事药品经营活动，应当遵守 GSP，建立健全药品经营质量管理体系，保证药品经营全过程持续符合法定要求。

2016 年 7 月，国家药品监督管理部门为适应建立药品追溯体系、疫苗流通管理调整等的需要，发布了《国家食品药品监督管理总局关于修改〈药品经营质量管理规范〉的决定》，并在发布之日起施行。2016 年 12 月，国家药品监督管理部门修订并实施了《药品经营质量管理规范现场检查指导原则》，各省级药品监督管理部门可以依据 GSP 及其现场检查指导原则，并根据主管辖区实际情况制定检查细则。

一、药品批发质量管理

1. 质量管理体系

（1）质量管理体系内涵及原则。企业应当依据有关法律法规及本规范的要求建立质量管理体系，确定质量方针，制定质量管理体系文件，开展质量策划、质量控制、质量保证、质量改进和质量风险管理等活动。企业质量管理体系应当与其经营范围和规模相适应,包括组织机构、人员、设施设备、质量管理体系文件及相应的计算机系统等。

（2）质量方针与落实。企业制定的质量方针文件应当明确企业总的质量目标和要求，并贯彻到药品经营活动的全过程。企业应当全员参与质量管理。各部门、岗位人员应当正确理解并履行职责，承担相应质量责任。

（3）内审与外审。内审是指企业应当定期以及在质量管理体系关键要素发生重大变化时，组织开展内审,应当对内审的情况进行分析，依据分析结论制定相应的质量管理体系改进措施，不断提高质量控制水平，保证质量管理体系持续有效运行。外审是指企业应当对药品供货单位、购货单位的质量管理体系进行评价，确认其质量保证能力和质量信誉，必要时进行实地考察。

（4）质量风险管理。企业应当采用前瞻或者回顾的方式，对药品流通过程中的质量风险进行评估、控制、沟通和审核。

2. 组织机构与质量管理职责

（1）基本原则。企业应当设立与其经营活动和质量管理相适应的组织机构或者岗位，明确规定其职责、权限及相互关系。

（2）企业负责人及质量负责人。企业负责人是药品质量的主要责任人，全面负责企业日常管理，负责提供必要的条件，保证质量管理部门和质量管理人员有效履行职责，确保企业实现质量目标并按照本规范要求经营药品。企业质量负责人应当由高层管理人员担任，全面负责药品质量管理工作，独立履行职责，在企业内部对药品质量管理具有裁决权。

（3）质量管理部门。企业应当设立质量管理部门，有效开展质量管理工作。质量管理部门的职责不得由其他部门及人员履行。质量管理部门应当履行的职责包括督促相关部门和岗位人员执行药品管理的法律法规及 GSP；组织制订并指导和督促执行质量管理体系文件；动态管理供应商及销售人员档案、药品档案等，涵盖药品批发企业药品质量管理的全过程。

3. 人员与培训

（1）人员资质要求。药品批发企业从事药品经营和质量管理工作的人员，应当符合《药品管理法》规定的资格要求，不得有相关法律法规禁止从业的情形。药品批发企业相关岗位人员资质详见表 12-1。

表 12-1 药品批发企业相关人员资质要求

岗位人员	资质要求
企业负责人	大学专科以上学历或中级以上专业技术职称，经过基本的药学专业知识培训，熟悉药品管理的法律法规及 GSP
企业质量负责人	大学本科以上学历、执业药师资格和 3 年以上药品经营质量管理工作经历，对药品质量管理工作中具备正确判断和保障实施能力

岗位人员	资质要求
企业质量管理部门负责人	执业药师资格和 3 年以上药品经营质量管理工作经历，能独立解决经营中的质量问题
质量管理工作人员	药学中专或者医学、生物、化学等相关专业大学专科以上学历或药学初级以上专业技术职称
验收、养护工作人员	药学或医学、生物、化学等相关专业中专以上学历或药学初级以上专业技术职称
中药材、中药饮片验收人员	中药学专业中专以上学历或者具有中药学中级以上专业技术职称
中药材、中药饮片养护人员	中药学专业中专以上学历或者具有中药学初版以上专业技术职称
直接收购地产中药材验收人员	中药学中级以上专业技术职称
从事疫苗配送	应配备 2 名以上专业技术人员专门负责疫苗质量管理和验收工作。专业技术人员应当具有预防医学、药学、微生物学或者医学等专业本科以上学历及中级以上专业技术职称，并有 3 年以上从事疫苗管理或者技术工作经历
药品采购人员	药学或者医学、生物、化学等相关专业中专以上学历
药品销售、存储等人员	具有高中以上文化程度
特殊管理药品质管人员	从事特殊管理的药品和冷藏冷冻药品的储存、运输等工作的人员，应当接受相关法律法规和专业知识培训并经考核合格后方可上岗

（2）人员培训。企业应当按照培训管理制度制订年度培训计划并开展培训，使相关人员能正确理解并履行职责，且做好记录、建立档案。培训内容应当与职责和工作内容相关，包括相关法律法规、药品专业知识及技能、质量管理制度、职责及岗位操作规程等的岗前培训和继续培训。从事特殊管理的药品和冷藏冷冻药品的储存、运输等工作的人员，应当接受相关法律法规和专业知识培训，且必须经考核合格后方可上岗参与相关工作。

（3）人员卫生及健康管理。企业应当制定员工个人卫生管理制度，储存、运输等岗位人员的着装应当符合劳动保护和产品防护的要求。质量管理、验收、养护、储存等直接接触药品岗位的人员应当进行岗前及年度健康检查，并建立健康档案。患有传染病或者其他可能污染药品的疾病的，不得从事直接接触药品的工作。身体条件不符合相应岗位特定要求的，不得从事相关工作。

4. 质量管理体系文件

（1）文件管理基本原则。企业制定质量管理体系文件应当符合企业实际。文件包括质量管理制度、部门及岗位职责、操作规程、档案、报告、记录和凭证等。文件的起草、修订、审核全过程应当按照文件管理标准操作规程进行，并保存相关记录。文件应当标明题目、种类、目的及文件编号和版本号；应当准确、清晰、易懂；应当分类存放，便于查阅。

（2）质量管理制度。企业的质量管理制度应包括文件管理规定、药品质量管理规定、人员资质管理规定等。质量管理制度应当包括的内容，参见 GSP 第三十六条的规定。

（3）部门及岗位职责文件。部门与岗位职责涵盖的范围参见 GSP 第三十七条的规定。

（4）操作规程和相关记录文件。企业应当制定涉及药品购进、销售、存储、追溯等的记录。书面记录及凭证应当及时填写，并做到字迹清晰，不得随意涂改，不得撕毁。记录及凭证应当至少保存 5 年。通过计算机系统记录数据时，有关人员应当按照操作规程，通过授权及密码登录后方可进行数据的录入或者复核；数据的更改应当经质量管理部门审核并在其监督下进行，更改过程应当留有记录。

5. 设施与设备

（1）基本原则。企业应当具有与其药品经营范围、经营规模相适应的经营场所和库房。

（2）仓库条件。库房的选址、设计、布局、建造、改造和维护应当符合药品储存的要求，防止药品的污染、交叉污染、混淆和差错。药品储存作业区、辅助作业区应当与办公区和生活区分开一定距离或者有隔离措施。

经营中药材、中药饮片的，应当有专用的库房和养护工作场所，直接收购地产中药材的应当设置中药样品室（柜）。

（3）库房设施设备。企业的库房应当配备的设施设备，参见 GSP 第四十七条的规定。

（4）储运冷藏冷冻药品的设施设备。储存、运输冷藏、冷冻药品的企业，应当配备以下设施设备。①与其经营规模和品种相适应的冷库，储存疫苗的应当配备两个以上独立冷库。②用于冷库温度自动监测、显示、记录、调控、报警的设备。③冷库制冷设备的备用发电机组或者双回路供电系统。④对有特殊低温要求的药品，应当配备符合其储存要求的设施设备。⑤冷藏车及车载冷藏箱或者保温箱等设备。

（5）运输与冷链运输设施设备。运输药品应当使用封闭式货物运输工具。运输冷藏、冷冻药品的冷藏车及车载冷藏箱、保温箱应当符合药品运输过程中对温度控制的要求。冷藏车具有自动调控温度、显示温度、存储和读取温度监测数据的功能，冷藏箱及保温箱具有外部显示和采集箱体内温度数据的功能。储存、运输设施设备的定期检查、清洁和维护应当由专人负责，并建立记录和档案。

6. 校准与验证

（1）设施设备的校准验证。企业应当按照国家有关规定，对计量器具、温湿度监测设备等定期进行校准或者检定。对冷库、储运温湿度监测系统以及冷藏运输等设施设备进行用前验证、定期验证及停用时间超过规定时限的验证。

（2）验证控制文件与验证报告。企业应当根据相关验证管理制度，形成验证控制文件，包括验证方案、报告、评价、偏差处理和预防措施等，验证应当按照预先确定和批准的方案实施，验证报告应当经过审核和批准，验证文件应当存档。企业应当根据验证确定的参数及条件，正确、合理使用相关设施设备。

7. 计算机系统

企业应当建立能够符合经营全过程管理及质量控制要求的计算机系统，实现药品可追溯。各类数据的录入、修改、保存等操作应当符合授权范围、操作规程和管理制度的要求，保证数据原始、真实、准确、安全和可追溯。

计算机系统运行中涉及企业经营和管理的数据应当采用安全、可靠的方式储存并按日备份，备份数据应当存放在安全场所，记录类数据的保存时限应当符合 GSP 第四十二条的要求。企业计算机系统应当符合 GSP 第五十八条的要求。

8. 采购

（1）药品采购的要求。企业的采购活动应当做到"三个确定"和"一个协议"，包括供货单位合法资格的确定、所购入药品合法性的确定、供货单位销售人员合法资格的确定及与供货单位签订质量保证协议。

（2）首营企业与首营品种的审核。首营企业，是指采购药品时，与本企业首次发生供需关系的药品生产或者经营企业。首营品种，是指本企业首次采购的药品。

审核首营企业与品种，采购部门应当填写相关申请表格，经过质量管理部门和企业质量负责人的审核批准。必要时应当组织实地考察，对供货单位质量管理体系进行评价。

首营企业的审核，应当查验加盖其公章原印章的以下资料，确认真实、有效。具体内容包括药品生产许可证或者药品经营许可证复印件；营业执照、税务登记、组织机构代码的证件复印件；上一年度企业年度报告公示情况；相关印章、随货同行单（票）样式；开户户名、开户银行及账号等。

首营品种的审核，应当包括药品的合法性材料，索取加盖供货单位公章原印章的药品生产或者进口批准证明文件复印件并予以审核，审核无误方可采购。

以上资料应当归入药品质量档案。

（3）对销售人员的审核。企业应当核实、留存供货单位销售人员以下资料。加盖供货单位公章原印章的销售人员身份证复印件；加盖供货单位公章原印章和法定代表人印章或者签名的授权书，授权书应当载明被授权人姓名、身份证号码，以及授权销售的品种、地域、期限；供货单位及供货品种相关资料。

（4）质量保证协议。企业与供货单位签订的质量保证协议至少包括以下内容。明确双方质量责任；供货单位应当提供符合规定的资料且对其真实性、有效性负责；供货单位应当按照国家规定开具发票；药品质量符合药品标准等有关要求；药品包装、标签、说明书符合有关规定；药品运输的质量保证及责任；质量保证协议的有效期限。

（5）票据管理。采购药品时，企业应当向供货单位索取发票、发票应当列明药品的通用名称、规格、单位、数量、单价、金额等；不能全部列明的，应当附销售货物或者提供应税劳务清单，并加盖供货单位发票专用章原印章、注明税票号码，发票上的购、销单位名称及金额、品名应当与付款流向及金额、品名一致，并与财务账目内容相对应。发票按有关规定保存。

（6）采购记录。采购药品应当建立采购记录。采购记录应当有药品的通用名称、剂型、规格、生产厂商、供货单位、数量、价格、购货日期等内容，采购中药材、中药饮片的还应当标明产地。

（7）药品直调。药品直调，是指将本企业已采购的药品不入本企业仓库，而是从供货单位直接发送到购货单位的行为。除发生灾情、疫情、突发事件或者临床紧急救治等特殊情况，以及其他符合国家有关规定的情形外，企业律不得采用直调方式。企业可委托购货单位进行药品验收。购货单位应当严格按照 GSP 的要求验收药品，并建立专门的直调药品验收记录。验收当日应当将验收记录相关信息传递给直调企业。

9. 收货与验收

（1）收货程序。企业应当按照规定的程序和要求对到货药品逐批进行收货、验收，防止不合格药品入库。药品到货时，收货人员应当核实运输方式是否符合要求，并对照随货同行单（票）和采购记录核对药品，做到票、账、货相符。随货同行单（票）应当包括供货单位、生产厂商、药品的通用名称、剂型、规格、批号、数量、收货单位、收货地址、发货日期等内容，并加盖供货单位药品出库专用章原印章。

收货人员对符合收货要求的药品，应当按品种特性要求放于相应待验区域，或者设置状态标志，通知验收。

冷藏、冷冻药品到货时，应当对其运输方式及运输过程的温度记录、运输时间等质量控制状况进行重点检查并记录，不符合温度要求的应当拒收。冷藏、冷冻药品应当在冷库内特验。

（2）检验报告书。验收药品应当按照药品批号查验同批号的检验报告书。供货单位为批发企业的，检验报告书应当加盖其质量管理专用章原印章。检验报告书的传递和保存可以采用电子数据形式，但应当保证其合法性和有效性。

（3）验收抽样。企业应当对每次到货的药品进行逐批抽样验收，抽取的样品应当具有代表性；同一批号的药品应当至少检查一个最小包装，但生产企业有特殊质量控制要求或者打开最小包装可能影响药品质量的，可不打开最小包装；破损、污染、渗液、封条损坏等包装异常及零货、拼箱的，应当开箱检查至最小包装；外包装及封签完整的原料药、实施批签发管理的生物制品，可不开箱检查。其中拼箱发货，是指将零货（拆除了用于运输、储藏包装的药品）药品集中拼装至同一包装箱内发货的方式。

验收人员应当对抽样药品的外观、包装、标签、说明书及相关的证明文件等逐一进行检查、核对；验收结束后，应当将抽取的完好样品放回原包装箱，加封并标示。

特殊管理的药品应当按照相关规定在专库或者专区内验收。

（4）验收记录。验收药品应当做好验收记录，包括药品的通用名称、剂型、规格、批准文号、批号、生产日期、有效期、生产厂商、供货单位、到货数量、到货日期、验收合格数量、验收结果等内容。验收人员应当在验收记录上签署姓名和验收日期。

中药材验收记录应当包括品名、产地、供货单位、到货数量、验收合格数量等内容。中药饮片验收记录应当包括品名、规格、批号、产地、生产日期、生产厂商、供货单位、到货数量、验收合格数量等内容，实施批准文号管理的中药饮片还应当记录批准文号。

验收不合格的还应当注明不合格事项及处置措施。

（5）库存记录。企业应当建立库存记录，验收合格的药品应当及时入库登记；验收不合格的，不得入库，并由质量管理部门处理。

10. 储存与养护

（1）药品储存要求。企业应当根据药品的质量特性对药品进行合理储存，并符合以下要求。按包装标示的温度要求储存药品，包装上没有标示具体温度的，按照《中国药典》规定的储藏要求进行储存；储存药品相对湿度为35%～75%。在人工作业的库房储存药品，企业按质量状态实行色标管理，合格药品为绿色、不合格药品为红色、待确定药品为黄色。储存药品应当按照要求采取避光、遮光、通风、防潮、防虫、防鼠等措施。搬运和堆码药品应当严格按照外包装标示要求规范操作，堆码高度符合包装图示要求，避免损坏药品包装。药品按批号堆码，不同批号的药品不得混垛，垛间距不小于5cm，与库房内墙、顶、温度调控设备及管道等设施间距不小于30cm，与地面间距不小于10cm。药品与非药品、外用药与其他药品分开存放，中药材和中药饮片分库存放。特殊管理的药品应当按照国家有关规定储存，拆除外包装的零货药品应当集中存放，储存药品的货架、托盘等设施设备应当保持清洁，无破损和杂物堆放。未经批准的人员不得进入储存作业区，储存作业区内的人员不得有影响药品质量和安全的行为，药品储存作业区内不得存放与储存管理无关的物品。

（2）药品养护要求。养护人员应当根据库房条件、外部环境、药品质量特性等对药品进行养护。

（3）有效期管理。企业应当采用计算机系统对库存药品的有效期进行自动跟踪和控制，采取近效期预警及超过有效期自动锁定等措施，防止过期药品销售。

（4）破损药品处理。药品因破损而导致液体、气体、粉末泄漏时，应当迅速采取安全处理措施，防止对储存环境和其他药品造成污染。

（5）质量可疑药品的处理。对质量可疑的药品应当立即采取停售措施，并在计算机系统中锁定，同时报告质量管理部门确认。对存在质量问题的药品应当采取以下措施：存放于标志明显的专用场所，并有效隔离，不得销售；怀疑为假药的，及时报告药品监督管理部门；属于特殊管理的药品，按照国家有关规定处理；不合格药品的处理过程应当有完整的手续和记录；对不合格药品应当查明并分析原因，及时采取预防措施。

（6）定期盘点。企业应当对库存药品定期盘点，做到账、货相符。

11. 销售

（1）确认购货单位合法资质。企业应当将药品销售给合法的购货单位，并对购货单位的证明文件、采购人员及提货人员的身份证明进行核实，保证药品销售流向真实、合法。企业应当严格审核购货单位的生产范围、经营范围或者诊疗范围，并按照相应的范围销售药品。

（2）销售票据。企业销售药品，应当如实开具发票，做到票、账、货、款一致。

（3）销售记录。企业应当做好药品销售记录。销售记录应当包括药品的通用名称、规格、剂型、批号、有效期、生产厂商、购货单位、销售数量、单价、金额、销售日期等内容。按照 GSP 第六十九条规定进行药品直调的，应当建立专门的销售记录。

中药材销售记录应当包括品名、规格、产地、购货单位、销售数量、单价、金额、销售日期等内容；中药饮片销售记录应当包括品名、规格、批号、产地、生产厂商、购货单位、销售数量、单价、金额、销售日期等内容。

12. 出库

（1）不得出库情形。出库时应当对照销售记录进行复核，发现以下情况不得出库，并报告质量管理部门处理。药品包装出现破损、污染、封口不牢、衬垫不实、封条损坏等问题；包装内有异常响动或者液体渗漏；标签脱落、字迹模糊不清或者标识内容与实物不符；药品已超过有效期；其他异常情况的药品。

（2）出库记录。药品出库复核应当建立记录，包括购货单位、药品的通用名称、剂型、规格、数量、批号、有效期、生产厂商、出库日期、质量状况和复核人员等内容。药品出库时，应当附加盖企业药品出库专用章原印章的随货同行单（票）。

（3）药品和直调药品的出库要求。药品出库时，应当附加兼企业药品出库专用章原印章的随货同行单（票）。直调药品出库时，由供货单位开具两份随货同行单（票）、分别发往直调企业和购货单位。随货同行单（票）的内容应当标明直调企业名称。

（4）冷藏冷冻药品发运。冷藏、冷冻药品的装箱、装车等项作业，应当由专人负责并符合以下要求：车载冷藏箱或者保温箱在使用前应当达到相应的温度要求；应当在冷藏环境下完成冷藏、冷冻药品的装箱、封箱工作；装车前应当检查冷藏车辆的启动、运行状态，达到规定温度后方可装车；启运时应当做好运输记录，内容包括运输工具和启运时间等。

13. 运输

（1）运输工具的要求。运输药品，应当根据药品的包装、质量特性并针对车况、道路、天气等因素，选用适宜的运输工具，采取相应措施防止出现破损、污染等问题。

发运药品时，应当检查运输工具，发现运输条件不符合规定的，不得发运。运输药品过程中，运载工具应当保持密闭。

（2）运输中的保温与冷藏。企业应当根据药品的温度控制要求，在运输过程中采取必要的保温或者冷藏、冷冻措施。运输过程中，药品不得直接接触冰袋、冰排等蓄冷剂，防止对药品质量造成影响。

在冷藏、冷冻药品运输途中，应当实时监测并记录冷藏车、冷藏箱或者保温箱内的温度数据。企业应当制定冷藏、冷冻药品运输应急预案，对运输途中可能发生的设备故障、异常天气影响、交通拥堵等突发事件，能够采取相应的应对措施。

（3）委托运输。企业委托其他单位运输药品的，应当对承运方运输药品的质量保障能力进行审计，索取运输车辆的相关资料，符合相关运输设施设备条件和要求的方可委托。企业应当与承运方签订运输协议，明确药品质量责任、遵守运输操作规程和在途时限等内容。

14. 售后管理

（1）退货。企业应当加强对退货的管理，保证退货环节药品的质量和安全，防止混入假冒药品。

（2）投诉管理。企业应当按照质量管理制度的要求，制定投诉管理操作规程，内容包括投诉渠道及方式、档案记录、调查与评估、处理措施、反馈和事后跟踪等。

企业应当配备专职或者兼职人员负责售后投诉管理，对投诉的质量问题查明原因，采取有效措施及时处理和反馈，并做好记录，必要时应当通知供货单位及药品上市许可持有人。企业应当及时将投诉及处理结果等信息记入档案，以便查询和跟踪。

（3）药品追回与配合召回管理。企业发现已售出药品有严重质量问题，应当立即通知购货单位停售、追回并做好记录，同时向药品监督管理部门报告。

企业应当协助药品上市许可持有人履行召回义务，按照召回计划的要求及时传达、反馈药品召回信息，控制和收回存在安全隐患的药品，并建立药品召回记录。

（4）药品不良反应监测与报告。企业质量管理部门应当配备专职或者兼职人员，按照国家有关规定承担药品不良反应监测和报告工作。

二、药品零售质量管理

1. 质量管理与职责

（1）企业硬件与质量管理文件。企业应当具有与其经营范围和规模相适应的经营条件，包括组织机构、人员、设施设备、质量管理文件，并按照规定设置计算机系统。企业应当按照有关法律法规及药品 GSP 的要求制订质量管理文件，开展质量管理活动，确保药品质量。

（2）企业负责人。企业负责人是药品质量的主要责任人，负责企业日常管理，负责提供必要的条件，保证质量管理部门和质量管理人员有效履行职责，确保企业按照要求经营药品。

（3）质量管理部门或人员。企业应当设置质量管理部门或者配备质量管理人员，履行职责参照 GSP 第一百二十三条。

2. 人员管理

（1）人员资质。药品零售企业从事药品经营和质量管理工作的人员，应当符合《药品管理法》的规定，不得有法律法规禁止从业的情形，并应接受相关法律法规及药品专业知识与技能的岗前培训和继续培训。药品零售企业相关岗位人员资质条件详见表 12-2。

表 12-2 药品零售企业经营和质量管理人员的资质要求

人员	资质要求
企业法定代表人或者企业负责人	具有执业药师资格
处方审核员	具有执业药师资格
质量管理、验收、采购人员	具有药学或省医学、生物、化学等相关专业学历 或者具有药学专业技术职称
中药饮片质量管理、验收、采购人员	具有中药学中专以上学历或者具有中药学专业初以上专业技术职称
营业员	具有高中以上文化程度或者符合省级药品监督管理部门规定的条件
中药饮片调剂人员	具有中药学中专以上学历或者具备中药调剂员资格

（2）人员培训。企业应当按照培训管理制度制定年度培训计划并开展培训，企业各岗位人员应当接受相关法律法规及药品专业知识与技能的岗前培训和继续培训，使相关人员能正确理

解并履行职责。培训工作应当做好记录并建立档案。

企业应当为销售特殊管理的药品、国家有专门管理要求的药品、冷藏药品的人员接受相应培训提供条件，使其掌握相关法律法规和专业知识。

（3）人员健康管理及着装。企业应当对直接接触药品岗位的人员进行岗前及年度健康检查，并建立健康档案。患有传染病或者其他可能污染药品的疾病的，不得从事直接接触药品的工作。在营业场所内，企业工作人员应当穿着整洁、卫生的工作服。

（4）人员行为与物品管理。在药品储存、陈列等区域不得存放与经营活动无关的物品及私人用品，在工作区域内不得有影响药品质量和安全的行为。

3. 文件管理

（1）文件管理基本原则。文件从内容上看，企业应当制定符合企业实际的质量管理文件，包括质量管理制度、岗位职责、操作规程、档案、记录和凭证等，并对质量管理文件定期审核、及时修订。从文件的执行上看，企业应当采取措施确保各岗位人员正确理解质量管理文件的内容，保证质量管理文件有效执行。

（2）质量管理制度。药品零售质量管理制度应当包括内容参见 GSP 一百三十五条的规定。

（3）岗位职责。企业应当明确企业负责人、质量管理、采购、验收、营业员及处方审核、调配等岗位的职责，设置库房的还应当包括储存、养护等岗位职责。质量管理岗位、处方审核岗位的职责不得由其他岗位人员代为履行。

（4）操作规程和记录的建立及保存。药品零售操作规程包括的内容参见 GSP 一百三十八条的规定。

（5）相关记录及保存。企业应当建立药品采购、验收、销售、陈列检查、温湿度监测、不合格药品处理等相关记录，做到真实、完整、准确、有效和可追溯。记录及相关凭证应当至少保存 5 年。特殊管理的药品的记录及凭证按相关规定保存。

通过计算机系统记录数据时，相关岗位人员应当按照操作规程，通过授权及密码登录计算机系统，进行数据的录入，保证数据原始、真实、准确、安全和可追溯。电子记录数据应当以安全、可靠方式定期备份。

4. 设施与设备

企业的营业场所应当与其药品经营范围、经营规模相适应，并与药品储存、办公、生活辅助及其他区域分开。

（1）经营场所设施设备。营业场所应当具有相应设施或者采取其他有效措施，避免药品受室外环境的影响，并做到宽敞、明亮、整洁、卫生。

营业场所应当有以下营业设备：货架和柜台；监测、调控温度的设备；经营中药饮片的，有存放饮片和处方调配的设备；经营冷藏药品的，有专用冷藏设备；经营第二类精神药品、毒性中药品种和罂粟壳的，有符合安全规定的专用存放设备；药品拆零销售所需的调配工具、包装用品。

（2）库房设施设备。企业设置库房的，应当做到库房内墙、顶光洁，地面平整，门窗结构严密；有可靠的安全防护、防盗等措施；储存中药饮片应当设立专用库房；经营特殊管理的药品应当有符合国家规定的储存设施。

药品零售企业的仓库应当有以下设施设：药品与地面之间有效隔离的设备；避光、通风、防潮、防虫、防鼠等设备；有效监测和调控温湿度的设备；符合储存作业要求的照明设备；验收专用场所；不合格药品专用存放场所；经营冷藏药品的，有与其经营品种及经营规模相适应的专用设备。

企业应当按照国家有关规定，对计量器具、温湿度监测设备等定期进行校准或者检定。

（3）计算机系统。企业应当建立能够符合经营和质量管理要求的计算机系统，并满足药品追溯的实施条件。

5. 采购与验收

（1）药品采购。药品零售企业采购药品参照批发企业的有关规定进行。

（2）收货与验收。药品到货时，收货人员应当按采购记录，对照供货单位的随货同行单（票）核实药品实物，做到票、账、货相符。企业应当按规定的程序和要求对到货药品逐批进行验收，查验药品检验报告书并做好验收记录。验收抽取的样品应当具有代表性。

（3）冷藏药品验收。药品零售企业的冷藏药品验收参照批发企业的有关规定进行。

（4）验收结果处理。验收合格的药品应当及时入库或者上架，验收不合格的，不得入库或者上架，并报告质量管理人员处理。

6. 陈列与储存

（1）温湿度监控与卫生检查。企业应当对营业场所温度进行监测和调控，以使营业场所的温度符合常温要求。企业应当定期进行卫生检查，保持环境整洁。存放、陈列药品的设备应当保持清洁卫生，不得放置与销售活动无关的物品，并采取防虫，防鼠等措施，防止污染药品。

（2）药品陈列要求。药品的陈列应当符合以下要求：按剂型、用途以及储存要求分类陈列，并设置醒目标志，类别标签字迹清晰、放置准确；药品放置于货架（柜），摆放整齐有序，避免阳光直射；处方药、非处方药分区陈列，并有处方药、非处方药专用标识；处方药不得采用开架自选的方式陈列和销售；外用药与其他药品分开摆放；拆零销售的药品集中存放于拆零专柜或者专区；第二类精神药品、毒性中药品种和罂粟壳不得陈列；冷藏药品放置在冷藏设备中，按规定对温度进行监测和记录，并保证存放温度符合要求；中药饮片柜斗谱的书写应当正名正字；装斗前应当复核，防止错斗、串斗；应当定期清斗，防止饮片生虫、发霉、变质；不同批号的饮片装斗前应当清斗并记录；经营非药品应当设置专区，与药品区域明显隔离，并有醒目标志。

（3）药品定期检查。企业应当定期对陈列、存放的药品进行检查，重点检查拆零药品和易变质、近效期、摆放时间较长的药品以及中药饮片。发现有质量疑问的药品应当及时撤柜，停止销售，由质量管理人员确认和处理，并保留相关记录。

企业应当对药品的有效期进行跟踪管理，防止近效期药品售出后可能发生的过期使用。

7. 销售管理

（1）企业及其人员的资质公示。企业应当在营业场所的显著位置悬挂药品经营许可证、营业执照、执业药师注册证等。营业人员应当佩戴有照片、姓名、岗位等内容的工作牌，执业药师和药学技术人员的工作牌还应当标明执业资格或者药学专业技术职称，在岗执业的执业药师应当挂牌明示。

（2）药品销售管理。销售药品应当符合以下要求：处方经执业药师审核后方可调配；对处方所列药品不得擅自更改或者代用，对有配伍禁忌或者超剂量的处方，应当拒绝调配，但经处方医师更正或者重新签字确认的，可以调配。调配处方后经过核对方可销售；处方审核、调配、核对人员应当在处方上签字或者盖章，并按照有关规定保存处方或者其复印件；销售近效期药品应当向个人消费者告知有效期；销售中药饮片做到计量准确，并告知煎服方法及注意事项；提供中药饮片代煎服务，应当符合国家有关规定。

企业销售药品应当开具销售凭证，内容包括药品名称、生产厂商、数量、价格、批号、规格等，并做好销售记录。药品在售出时，应当执行追溯体系的规定。

（3）药品拆零销售管理。拆零销售，是指将最小包装拆分销售的方式。药品拆零销售应当符合以下要求：负责拆零销售的人员经过专门培训；拆零的工作台及工具保持清洁、卫生，防止交叉污染；做好拆零销售记录，内容包括拆零起始日期、药品的通用名称、规格、批号、生产厂商、有效期、销售数量、销售日期、分拆及复核人员等；拆零销售应当使用洁净、卫生的包装，包装上注明药品名称、规格、数量、用法、用量、批号、有效期以及药店名称等内容；提供药品说明书原件或者复印件；拆零销售期间，保留原包装和说明书。

8. 售后管理

（1）药品退换。除药品质量原因外，药品一经售出，不得退换。

（2）投诉管理。企业应当在营业场所公布药品监督管理部门的监督电话。设置个人消费者意见体，及时处理个人消费者对药品质量的投诉。

（3）药品追回与配合召回管理。企业发现已售出药品有严重质量问题，应当及时采取措施追回药品并做好记录，同时向药品监督管理部门报告。企业应当协助药品上市许可持有人履行召回义务，控制和收回存在安全隐患的药品，并建立药品召回记录。

（4）药品不良反应监测与报告。企业应当按照国家有关药品不良反应报告制度的规定，收集、报告药品不良反应信息。

三、《药品经营质量管理规范现场检查指导原则》

2016 年 12 月，国家药品监督管理部门为强化对药品经营活动的监督管理，细化分解药品 GSP 的具体实施要求，发布修订后的《药品经营质量管理规范现场检查指导原则》。各级药品监督管理部门需组织对药品经营企业实施监督检查，公开检查结果，依法查处违法违规经营行为，督促企业持续符合 GSP 要求。该指导原则的内容分为说明、第一部分药品批发企业、第二部分药品零售企业、第三部分体外诊断试（药品）经营企业，具体要求如下。

1. 该指导原则的说明

该指导原则明确了该指导原则的制定目的和依据，以及该指导原则包含药品 GSP 的检查项目和所对应的附录检查内容间的关联性。检查企业有关项目时，需同时对应附录检查的内容，如附录检查内容存在任何不符合要求的情形，则所对应的检查项目即判定不符合要求。该指导原则说明部分还指出药品零售连锁总部及配送中心按照药品批发企业检查项目检查；药品零售连锁企业门店按照药品零售企业检查项目检查；药品上市许可持有人、药品生产企业销售药品，以及药品流通过程中其他涉及药品储存运输的，参照该指导原则有关检查项目检查。

该指导原则就许可检查、监督检查结果判定分别做了缺陷项目表格的细化情形说明，明确许可检查时通过检查、限期整改后复核检查、不通过检查等结果判定情形，监督检查时符合 GSP、违反 GSP 限期整改、严重违反 GSP 等结果判定情形。该指导原则涵盖的检查项目分为三种，分别如下。

（1）严重缺陷项目备注为**，即为"一票否决项"、绝对禁止企业违反的项目。企业违犯后不存在整改空间，药品监督管理部门直接视企业严重违反 GSP，导致检查结果判定为不通过，对应法律责任属于《药品管理法》中违反药品 GSP 情节严重情形。

（2）主要缺陷项目，备注为*，为相对重要的检查项目，存在此类缺陷项的企业必须整改至合规，并向药品监督管理部门提交整改措施与结果报告，整改不合规将导致企业不通过检查。此外，如检查首次发现的该类缺陷项目超过一定数量也会判定企业严重违反 GSP。

（3）一般缺陷项目，无备注符号，为相对一般的检查项目，企业存在此类缺陷项可自行整改。

2. 药品批发企业的严重缺陷项目

药品批发企业质量管理检查项目共计 256 项，严重缺陷（**）10 项，主要缺陷（*）103 项，一般缺陷 143 项。严重缺陷项目包括**00201 药品追溯管理与实施、**00401 依法经营、**00402 诚实守信、**03101 质量管理体系文件、**04902 储存疫苗的独立冷库、**05805 计算机系统软件与数据库、**06101 购进合法性审核、**06601 采购药品索取发票、**06701 发票细目、**09101 销售药品开具发票。

3. 药品零售企业的严重缺陷项目

药品零售的质量管理检查项目共计 176 项，严重缺陷（**）8 项，主要缺陷（*）53 项，一般缺陷 115 项。严重缺陷项目包括**00201 质量控制措施与药品系统、**00401 依法经营、**00402 诚实守信、**12101 经营条件与经营范围和企业规模相适应、**14504 经营冷藏药品需有专用设备、**14807 冷藏药品专用设备需与品种和规模相适应、**15209 采购药品索取发票、**15211 发票细目。

4. 经营体外诊断试剂的企业严重缺陷项目

企业经营体外诊断试剂（药品）的检查项目共 185 项，其中严重缺陷项目（**）9 项，主要缺陷项（*）70 项，一般缺陷项 106 项。严重缺陷项目包括**00201 药品追溯管理与实施、**00401 依法经营、**00402 诚实守信、**02101 主管检验师的要求、**03101 质量管理体系文件、**06101 供货单位和人员合法资格、**06601 采购诊断试剂索取发票、**09101 发票细目。

GSP 附录及配套使用

根据药品经营监督管理的需要，国家药品监督管理部门针对药品经营企业信息化管理、药品储运温湿度自动监测、药品验收管理等具体要求，于 2016 年 12 月发布修订后的《冷藏、冷冻药品的储存与运输管理》《药品经营企业计算机系统》《温湿度自动监测》《药品收货与验收》《验证管理》等五个药品 GSP 附录。药品 GSP 附录，作为正文的附加条款，与正文具有同等效力。

第三节　药品进出口管理

我国进出口药品管理实行分类和目录管理，类别分为进出口麻醉药品、精神药品及进口一般药品。国家药品监督管理部门会同国务院对外贸易主管部门对上述药品依法制定并调整管理目录，并以签发许可证件的形式对其进出口加以管制。

我国公布的药品进出口管理目录有《进口药品目录》《精神药品管制品种目录》《麻醉药品管制品种目录》《生物制品目录》。进出口麻醉药品和国家规定范围内的精神药品，应当持有国务院药品监督管理部颁发的进口准许证、出口准许证。对列入《进口药品目录》中的药品的进口及列入《精神药品管制品种目录》《麻醉药品管制品种目录》中的药品的进出口必须经由北京市、天津市、上海市等 24 个允许药品进口的口岸通关，列入《生物制品目录》及首次在中国境内销售的药品必须经由北京市、上海市和广州市 3 个口岸城市指定的口岸进口。2019年 12 月，国家药品监督管理部门制定了《首次药品进口口岸评估标准》，口岸药品监督管理部门可根据药品进口需求，向国家药品监督管理部门提出首次药品进口口岸申请。

2019 年 12 月，国家药品监督管理部门发布《关于启用药品进出口准许证管理系统的通知》

规定，药品进出口环节监管证件全部实现网上申报、网上办理。2019 年 12 月 25 日起国家药品监督管理部门与海关总署国家口岸管理办公室共同在国际贸易"单一窗口"公共平台上建设了"药品进出口准许证管理系统"。药品进出口准许证管理系统自用，用于在网上全程办理蛋白同化制剂和肽类激素进出口的申请、受理、审批和联网核查等业务。药品进出口准许证管理系统已具备与海关部门共享蛋白同化制剂和肽类激素准许证信息的功能，无须再另行向海关系统上传信息。

一、药品进口管理

药品进口管理规定

根据《药品管理法》的有关规定，药品应当从允许药品进口的口岸进口，并由进口药品企业向口岸所在地药品监督管理部门备案，未按照规定报备的，责令改正给予警告，逾期不改正的，吊销药品注册证书。海关凭药品监督管理部门出具的进口药品通关单办理通关手续。无进口药品通关单，海关不予放行进口，口岸所在地药品监督管理部门应当通知药品检验机构按照国家药品监督管理部门的规定对进口药品进行抽查检验。允许药品进口的口岸由国家药品监督管理部门会同海关总署提出，报国务院批准。

（1）进口备案，是指进口单位向允许药品进口的口岸所在地药品监督管理部门（以下称口岸药品监督管理局）申请办理进口药品通关单的过程。麻醉药品、精神药品进口备案，是指进口单位向口岸药品监督管理局申请办理进口药品口岸检验通知书的过程。

（2）口岸药品监督管理局负责药品的进口备案工作。其具体职责包括受理进口备案申请，审查进口备案资料；办理进口备案或者不予进口备案的有关事项；联系海关办理与进口备案有关的事项；通知国家药品监督管理部门确定的药品检验机构（以下简称口岸药品检验所）对进口药品实施口岸检验；对进口备案和口岸检验中发现的问题进行监督处理；国家药品监督管理部门规定的其他事项。

（3）进口备案，应当向货物到岸地口岸药品监督管理局提出申请，并由负责本口岸药品检验的口岸药品检验所进行检验。办理进口备案，报验单位应当填写进口药品报验单，并持进口药品的注册证明等材料，进口麻醉药品、精神药品还应当持麻醉药品、精神药品进口准许证原件等，向所在地口岸药品监督管理局报送所进口品种的有关资料。

（4）口岸药品监督管理部门接到进口药品报验单及相关资料后，应当逐项核查所报资料是否完整、真实，查验有关进口药品注册证明原件，或者麻醉药品、精神药品的进口准许证原件真实性；查无误后，将相关原件交还报验单位，并于当日办结进口备案的相关手续。

（5）口岸药品监督管理局审查全部资料无误后，准予进口备案，发出进口药品通关单。同时向负责检验的口岸药品检验所发出进口药品口岸检验通知书，并附相关资料。对麻醉药品、精神药品，口岸药品监督管理局审查全部资料无误后，应当只向负责检验的口岸药品检验所发出进口药品口岸检验通知书，并附相关资料，无须办理进口药品通关单。口岸药品检验所应当到进口药品口岸检验通知书规定的抽样地点抽取样品。进行质量检验，并将检验结果送交所在地口岸药品监督管理局。对检验不符合标准规定的药品，由口岸药品监督管理局依照《药品管理法》及有关规定处理。

（6）禁止进口疗效不确切、不良反应大或因其他原因危害人体健康的药品。首次在中国境内销售的药品、国家药品监督管理部门规定的生物制品、国务院规定的其他药品在销售前或进口时，NMPA 应当指定药品检验机构进行检验，未经检验或检验不合格的，不得销售或进口。禁止未取得药品批准证明文件进口药品。

（7）口岸检验，是指口岸药品检验所对抵达口岸的进口药品依法实施的检验工作。口岸药品检验所由国家药品监督管理部门根据进口药品口岸检验工作的需要确定。

（8）中国食品药品检定研究院负责进口药品口岸检验工作的指导和协调。口岸检验所需标准品、对照品由中国药品生物制品检定所负责审核、标定。

二、药品出口管理

在药品进出口的国际贸易中，应进口国药品监督管理部门要求，出口国药品监督管理部门应为本国企业出口的药品出具药品出口销售证明文件。2018 年 11 月，国家药品监督管理部门为我国药品出口提供便利和服务，进一步规范药品出口销售证明的办理，制定了《药品出口销售证明管理规定》。

（一）出口证明管理

1. 证明的适用范围

（1）我国境内的药品上市许可持有人、药品生产企业已批准上市药品的出口，国务院有关部门限制或者禁止出口的药品除外。

（2）药品上市许可持有人、药品生产企业按照 GMP 要求生产的，但与已批准我国境内上市药品的注册规格（单位剂量）不同的，也可适用。

（3）对于未在我国注册的药品，药品上市许可持有人、药品生产企业按照 GMP 要求生产的，且符合与我国有相关协议的国际组织要求的，也可适用。

2. 证明的批准部门与式样

各省级药品监督管理部门负责本行政区域内药品出口销售证明出具办理工作。基于该证明的上述适用范围，药品出口销售证明式样应有以下三种，分别为已批准上市的药品的式样、已批准上市药品的未注册规格的式样、未在我国注册的药品的式样。

3. 证明编号管理

药品出口销售证明编号的编排方式为省份简称××××××××号（英文编号编排方式为No.省份英文××××××××）。省份英文应当参考证明出具单位的英文译法，略去空格，其中，第 1～4 位×代表 4 位数的证明出具年份；第 5～8 位×代表 4 位数的证明出具流水号。

4. 证明有效期管理

药品出口销售证明有效期不超过 2 年，且不应超过申请资料中所有证明文件的有效期，有效期届满前应当重新申请。药品出口销售证明有效期内，各级药品监督管理部门对于现场检查发现不符合 GMP 要求的，所在地省级药品监督管理部门对相应的药品出口销售证明予以注销。药品出口销售证明的持有者和生产场地属不同省份的，如生产场地在检查中被发现不符合GMP 要求，持有者应当立即将该情况报告持有者所在地省级药品监督管理部门，对相应的药品出口销售证明予以注销。

5. 药品出口特殊规定

基于国家药品监督管理部门于 2018 年 8 月 31 日正式加入 WHO 国际贸易药品认证计划，并于同年 10 月与药品专利池组织签署合作谅解备忘录，依据上述国际合作协议，对于尚未在我国批准上市药品，应国际组织需求和遵循相关协议，国家药品监督管理部门也可以出具相关证明，以更好配合联合国艾滋病规划署和 WHO 向非洲供应抗艾滋病和结核病有关药物的需求。

国家药品监督管理部门为更好地与国际通行做法接轨，未来拟通过将使用了 WHO 推荐证明文书的格式的各地数据集中汇总到局信息平台展示，供各国监管机构查询和社会监督，以帮助有关国家从我国合法企业进口药品，进一步开展打击假劣药的国际合作。

（二）经营单位、收货单位和报验单位的资质要求

2012 年 8 月，国家卫生和海关主管部门根据《药品进口管理办法》的规定，发布了《关于修改〈药品进口管理办法〉的决定》，指出药品进口单位包括经营单位、收货单位和报验单位，收货单位和报验单位可以为同一单位。

经营单位，是指对外签订并执行进出口贸易合同的中国境内企业或单位。

收货单位，是指购货合同和货运发票中载明的收货人或者货主。

报验单位，是指该批进口药品的实际货主或者境内经销商，并具体负责办理进口备案和口岸检验手续。

报验单位应当是持有药品经营许可证的独立法人。药品上市许可持有人、药品生产企业进口本企业所需原料药和制剂中间体（包括境内分包装用制剂），应当持有药品生产许可证。

我国取消部分进口药品的强制检验

2018 年 4 月，为落实国务院常务会议精神，减轻广大患者特别是癌症患者药费负担并有更多用药选择，国家药品监督管理部门发布《关于进口化学药品通关检验有关事项的公告》指出，除首次在中国销售的化学药品外，其他进口的化学原料药及制剂在进口时不再逐批强制检验。口岸所在地药品监督管理部门在办理进口化学药品备案时不再出具进口药品口岸检验通知书，口岸药品检验所不再对进口化学药品进行口岸检验。进口药品上市许可持有人须对进口药品的生产、流通、上市后的不良反应监测等承担全部法律责任。持有人应确保生产过程持续合规，确保对上市药品进行持续研究，保障药品质量安全，并按照相关规定向中国食品药品检定研究院提交标准物质。

三、特殊情形药品进口管理

1. 临床急需少量药品批准进口要求

根据《药品管理法》的有关规定，医疗机构因临床急需进口少量药品的，经国家药品监督管理部门或国务院授权的省级人民政府批准，可以进口。进口的药品应当在指定的医疗机构内用于特定医疗目的，不得擅自扩大使用单位或使用目的。

2. 个人自用少量药品的进出境管理

进出境人员随身携带的个人自用的少量药品，应当以自用、合理数量为限，并接受海关监管。进出境人员随身携带第一类中的药品类易制毒化学品药品制剂和高锰酸钾，应当以自用且数量合理为限，并接受海关监管；进出境人员不得随身携带前款规定以外的易制毒化学品。在个人药品进出境过程中，应尽量携带好正规医疗机构出具的医疗诊断书，以证明其确因身体需要携带，方便海关凭医生有效处方原件确定携带药品的合理数量。除医生专门注明理由外，处方一般不得超过 7 日用量；麻醉药品与第一类精神药品注射剂处方为 1 次用量，其他剂型一般不超过 3 日用量。超过自用合理数量范围的药品应通过货物渠道进行报关处置。

根据《药品管理法》的规定，未经批准进口少量境外已合法上市的药品，且情节较轻的，可以依法减轻或免于处罚。

第四节　互联网药品信息与交易服务管理

药品电子商务是指通过互联网构建的空间和媒体，以数据的形式表达药品信息或形成交易而进行的商务活动。国家药品监督管理部门为加强药品监督管理，规范互联网药品信息服务活动，根据《药品管理法》《互联网信息服务管理办法》，于 2004 年 7 月颁布了《互联网药品信息服务管理办法》，并于 2017 年 11 月对部分条款进行了修订。

2005 年 9 月，国家药品监督管理部门实施了《互联网药品交易服务审批暂行规定》，规定，从事互联网药品交易服务的企业应取得相应的资格证书。但是，自 2017 年起，国务院陆续取消了互联网药品交易服务的行政许可。当前，《药品管理法》对互联网药品交易做了相应的原则性规定，药品网络交易第三方平台需要向所在地省级药品监督管理部门备案。

基于药品安全责任重大，事关人民群众生命健康，党中央、国务院高度重视。市场监管总局、药品监督管理局在深入研究、充分论证的基础上，制定了《药品网络销售监督管理办法》。《药品网络销售监督管理办法》共 6 章 42 条，对药品网络销售管理、平台责任履行、监督检查措施及法律责任作出了规定。

一、互联网药品信息与交易服务管理概述

有关术语及分类

1. 互联网药品信息服务相关概念及分类

互联网药品信息服务，是指通过互联网向上网用户提供药品（含医疗器械）信息服务的活动，分为经营性和非经营性信息服务两类。

经营性互联网药品信息服务，是指通过互联网向上网用户有偿提供药品信息等服务的活动。

非经营性互联网药品信息服务，是指通过互联网向上网用户无偿提供公开的、共享性药品信息等服务的活动。

2. 互联网药品交易服务相关概念及分类

互联网药品交易服务，是指通过互联网提供药品（包括医疗器械、药包材）交易服务的电子商务活动。

（1）药品网络交易第三方平台模式。药品网络交易第三方平台提供者通过网络系统，为在药品网络交易活动中的购销双方提供网络药品交易服务的模式。

（2）企业对企业模式（business to business，B 2 B 或 B to B）。药品上市许可持有人、药品批发企业通过自建网站，从网上采购药品或将药品销售给其他药品上市许可持有人、药品生产企业、药品经营企业和药品使用单位，以及药品零售企业、医疗机构从网上向药品上市许可持有人、药品批发企业采购药品的网络药品交易服务模式。药品上市许可持有人、药品批发企业通过网络销售药品的，应当按规定向所在地省级药品监督管理部门备案。

（3）企业对个人消费者模式（business to customer，B 2 C 或 B to C）。药品零售企业通过自建网站，向个人消费者销售药品，并按照 GSP 要求配送至个人消费者的网络药品交易服务模式。药品零售企业通过网络销售药品的，应当按规定向所在地市县级药品监督管理部门备案。

（4）线上与线下联动模式（online to offline，O to O）。该模式主要包括三种：①网订店取，是指个人消费者通过网络下单购买所需药品，赴就近的药品零售企业经营场所获取药品和

相关药学服务的过程；②网订店送，是指个人消费者通过网络下单购买所需药品，由药品零售企业的执业药师或其他药学技术人员按照 GSP 有关配送药品条款的要求，将购买的药品送至个人消费者，并当面向其提供相关药学服务的过程。

二、互联网药品信息服务管理

1. 管理部门与职责

（1）国家药品监督管理部门，对全国提供互联网药品信息服务活动的网站实施监督管理，并对省级药品监督管理部门审核发放资格证书相关工作进行监督。

（2）省级药品监督管理部门，对本行政区域内提供互联网药品信息服务活动的网站实施监督管理。拟提供互联网药品信息服务的网站，按照属地监督管理的原则，向该网站主办单位所在地省级药品监督管理部门提出申请，符合条件的核发互联网药品信息服务资格证书。

（3）获得互联网药品信息服务资格证书后，企事业单位或者其他组织应该向国务院信息产业主管部门或者省级电信管理机构申请办理经营许可证或者办理备案手续。

2. 资格证书的申请

企事业单位或者其他组织申请提供互联网药品信息服务，应当以一个网站为基本单元，填写国家药品监督管理部门统一制发的互联网药品信息服务申请表，向网站主办单位所在地省级药品监督管理部门提出申请，同时提交办法规定的材料。

申请资格除应当符合《互联网信息服务管理办法》规定的要求外，还应当具备以下条件。①互联网药品信息服务的提供者应当为依法设立的企事业单位或者其他组织。②具有与开展互联网药品信息服务活动相适应的专业人员、设施及相关制度。③有两名以上熟悉药品、医疗器械管理法律、法规和药品、医疗器械专业知识，或者依法经资格认定的药学、医疗器械技术人员。

3. 材料的审核

省级药品监督管理部门在收到申请材料之日起 5 日内作出受理与否的决定，受理的，发给受理通知书；不受理的，书面通知申请人并说明理由，同时告知申请人享有依法申请行政复议或者提起行政诉讼的权利。对于申请材料不规范、不完整的，省、自治区、直辖市药品监督管理部门自申请之日起 5 日内一次告知申请人需要补正的全部内容；逾期不告知的，自收到材料之日起即为受理。

省级药品监督管理部门自受理之日起 20 日内对申请材料进行审核并作出同意或者不同意的决定。同意的，核发互联网药品信息服务资格证书，同时报 NMPA 备案并发布公告；不同意的，应当书面通知申请人并说明理由，同时告知申请人享有依法申请行政复议或者提起行政诉讼的权利。

4. 资格证书与网站信息管理

（1）资格证书管理。互联网药品信息服务资格证书格式为国家药品监督管理部门统一制定，有效期为 5 年。拟继续提供互联网药品信息服务的持证单位，应当在有效期届满前 6 个月内，向原发证机关申请换发证书。原发证机关进行审核后，认为符合条件的，予以换发新证；认为不符合条件的，发给不予换发新证的通知并说明理由，证书由原发证机关收回并公告注销。

（2）网站管理。提供互联网药品信息服务的网站，应当在其网站主页显著位置标注互联网药品信息服务资格证书的证书编号；网站所登载的药品信息必须科学、准确，必须符合国家的法律、法规和国家有关药品、医疗器械管理的相关规定；网站发布的药品（含医疗器械）广告，必须经药品监督管理部门审查批准，并注明广告审查批准文号；网站不得发布麻醉药品、精神药品、医疗用毒性药品、放射性药品、戒毒药品和医疗机构制剂的产品信息。

三、互联网药品交易服务管理

（一）互联网药品交易服务管理

1. 互联网药品交易管理历程

2005 年 9 月，国家药品监督管理部门发布《互联网药品交易服务审批暂行规定》，将互联网药品交易服务确立为审批制。

2013 年 10 月，国家药品监督管理部门发布《关于加强互联网药品销售管理的通知》规定，第三方平台为药品生产、经营企业提供药品互联网交易服务，需要申请取得《互联网药品交易服务机构资格证书》，第三方平台从事互联网药品交易有法可依。

2017 年，国务院分别发布《关于第三批取消中央指定地方实施行政许可事项的决定》《关于取消一批行政许可事项的决定》，将互联网药品交易服务企业审批（包括第三方）取消。至此，我国对互联网药品交易活动的许可审批制终止。

2018 年 4 月，国务院办公厅发布《关于促进"互联网＋医疗健康"发展的意见》，提出"探索医疗卫生机构处方信息与药品零售消费信息互联互通、实时共享，促进药品网络销售和医疗物流配送等规范发展"等支持性意见。

2022 年 8 月，国家市场监督管理总局发布《药品网络销售监督管理办法》，并自 2022 年 12 月 1 日正式实施。其中，最热点的内容在于我国开始对网售处方药正式解禁，并对其进行规范化管理。

2.《药品管理法》对当前网络销售药品的规定

（1）药品上市许可持有人、药品经营企业通过网络销售药品，应当遵守《药品管理法》关于药品经营的有关规定。具体管理办法由国务院药品监督管理部门会同国务院卫生行政主管部门等部门制定。

（2）疫苗、血液制品、麻醉药品、精神药品、医疗用毒性药品、放射性药品、药品类易制毒化学品等国家实行特殊管理的药品不得在网络上销售。

（3）药品网络交易第三方平台提供者应当按照家药品监督管理部门的规定，向所在地省级药品监督管理部门备案。

（4）第三方平台提供者应当依法对申请进入平台经营的药品上市许可持有人、药品经营企业的资质等进行审核，保证其符合法定要求，并对发生在平台的药品经营行为进行管理。第三方平台提供者发现进入平台经营的药品上市许可持有人、药品经营企业有违反本法规定行为的，应当及时制止并立即报告所在地县级人民政府药品监督管理部门；发现严重违法行为的，应当立即停止提供网络交易平台服务。

（二）药品网络销售管理原则

1. 监管职责

国家药品监督管理局主管全国药品网络销售的监督管理工作。省级药品监督管理部门负责本行政区域内药品网络销售的监督管理工作，负责监督管理药品网络交易第三方平台以及药品上市许可持有人、药品批发企业通过网络销售药品的活动。设区的市级、县级承担药品监督管理职责的部门负责本行政区域内药品网络销售的监督管理工作，负责监督管理药品零售企业通过网络销售药品的活动。

2. 追溯与社会共治

从事药品网络销售、提供药品网络交易平台服务,应当采取有效措施保证交易全过程信息真实、准确、完整和可追溯,并遵守国家个人信息保护的有关规定。

药品监督管理部门应当与相关部门加强协作,充分发挥行业组织等机构的作用,推进信用体系建设,促进社会共治。

(三)药品网络销售管理

1. 药品网络销售主体

从事药品网络销售的,应当是具备保证网络销售药品安全能力的药品上市许可持有人或者药品经营企业。中药饮片生产企业销售其生产的中药饮片,应当履行药品上市许可持有人相关义务。

2. 药品网络销售范围

药品网络销售企业应当按照经过批准的经营方式和经营范围经营。药品网络销售企业为药品上市许可持有人的,仅能销售其取得药品注册证书的药品。未取得药品零售资质的,不得向个人销售药品。

疫苗、血液制品、麻醉药品、精神药品、医疗用毒性药品、放射性药品、药品类易制毒化学品等国家实行特殊管理的药品不得在网络上销售,具体目录由国家药品监督管理局组织制定。

药品网络零售企业不得违反规定以买药品赠药品、买商品赠药品等方式向个人赠送处方药、甲类非处方药。

3. 网络销售处方药

通过网络向个人销售处方药的,应当确保处方来源真实、可靠,并实行实名制。

药品网络零售企业应当与电子处方提供单位签订协议,并严格按照有关规定进行处方审核调配,对已经使用的电子处方进行标记,避免处方重复使用。

平台承接电子处方的,应当对电子处方提供单位的情况进行核实,并签订协议。

药品网络零售企业接收的处方为纸质处方影印版本的,应当采取有效措施避免处方重复使用。

从事处方药销售的药品网络零售企业,应当在每个药品展示页面下突出显示"处方药须凭处方在药师指导下购买和使用"等风险警示信息。处方药销售前,应当向消费者充分告知相关风险警示信息,并经消费者确认知情。

药品网络零售企业应当将处方药与非处方药区分展示,并在相关网页上显著标示处方药、非处方药。

药品网络零售企业在处方药销售主页面、首页面不得直接公开展示处方药包装、标签等信息。通过处方审核前,不得展示说明书等信息,不得提供处方药购买的相关服务。

药品网络销售企业应当完整保存供货企业资质文件、电子交易等记录。销售处方药的药品网络零售企业还应当保存处方、在线药学服务等记录。相关记录保存期限不少于 5 年,且不少于药品有效期满后 1 年。

4. 药品网络信息管理

药品网络销售企业应当在网站首页或者经营活动的主页面显著位置,持续公示其药品生产或者经营许可证信息。药品网络零售企业还应当展示依法配备的药师或者其他药学技术人员的资格认定等信息。上述信息发生变化的,应当在 10 个工作日内予以更新。

5. 配送与销售凭证管理

药品网络零售企业应当对药品配送的质量与安全负责。药品网络零售的具体配送要求由国家药品监督管理局另行制定。

向个人销售药品的，应当按照规定出具销售凭证。销售凭证可以以电子形式出具，药品最小销售单元的销售记录应当清晰留存，确保可追溯。

（四）网络销售药品的平台管理

1. 平台义务

第三方平台应当建立药品质量安全管理机构，配备药学技术人员承担药品质量安全管理工作，建立并实施药品质量安全、药品信息展示、处方审核、处方药实名购买、药品配送、交易记录保存、不良反应报告、投诉举报处理等管理制度。

第三方平台应当加强检查，对入驻平台的药品网络销售企业的药品信息展示、处方审核、药品销售和配送等行为进行管理，督促其严格履行法定义务。

2. 平台备案

第三方平台应当将企业名称、法定代表人、统一社会信用代码、网站名称以及域名等信息向平台所在地省级药品监督管理部门备案。省级药品监督管理部门应当将平台备案信息公示。

3. 入驻企业资质核验

第三方平台应当对申请入驻的药品网络销售企业资质、质量安全保证能力等进行审核，对药品网络销售企业建立登记档案，至少每六个月核验更新一次，确保入驻的药品网络销售企业符合法定要求。

4. 配合管理

药品上市许可持有人依法召回药品的，第三方平台、药品网络销售企业应当积极予以配合。

药品监督管理部门开展监督检查、案件查办、事件处置等工作时，第三方平台应当予以配合。药品监督管理部门发现药品网络销售企业存在违法行为，依法要求第三方平台采取措施制止的，第三方平台应当及时履行相关义务。

药品监督管理部门依照法律、行政法规要求提供有关平台内销售者、销售记录、药学服务以及追溯等信息的，第三方平台应当及时予以提供。

鼓励第三方平台与药品监督管理部门建立开放数据接口等形式的自动化信息报送机制。

（五）监督检查

1. 管辖权

对第三方平台、药品上市许可持有人、药品批发企业通过网络销售药品违法行为的查处，由省级药品监督管理部门负责。对药品网络零售企业违法行为的查处，由市县级药品监督管理部门负责。

药品网络销售违法行为由违法行为发生地的药品监督管理部门负责查处。因药品网络销售活动引发药品安全事件或者有证据证明可能危害人体健康的，也可以由违法行为结果地的药品监督管理部门负责。

2. 药品网络交易监测

药品监督管理部门应当加强药品网络销售监测工作。省级药品监督管理部门建立的药品网络销售监测平台，应当与国家药品网络销售监测平台实现数据对接。

药品监督管理部门对监测发现的违法行为，应当依法按照职责进行调查处置。

药品监督管理部门对网络销售违法行为的技术监测记录资料，可以依法作为实施行政处罚或者采取行政措施的电子数据证据。

我国对网络销售处方药的监管历程

2005 年施行的《互联网药品交易服务审批暂行规定》、2007 年施行的《药品流通监督管理办法》、2011 年施行的《医疗机构药品监督管理办法（试行）》、2013 年施行的《关于加强互联网药品销售管理的通知》等文件，均规定禁止企业直接向社会公众销售处方药。

2017 年，国务院办公厅发布的《关于进一步改革完善药品生产流通使用政策的若干意见》中提出，引导"互联网＋药品流通"规范发展，开展药师网上处方审核、合理用药指导等药事服务。2018 年国务院办公厅发布的《关于促进"互联网＋医疗健康"发展的意见》提出，对线上开具的常见病、慢性病处方，经药师审核后，医疗机构、药品经营企业可委托符合条件的第三方机构配送。此外，2019 年修订的《药品管理法》也并未将处方药列为禁止网络销售的药品类别。此外，2020 年版的《市场准入负面清单》，删除了原来的"药品生产、经营企业不得违反规定采用邮寄、互联网交易等方式直接向公众销售处方药"的规定。

2021 年 4 月 8 日，国家发展改革委、商务部印发《关于支持海南自由贸易港建设放宽市场准入脱岗特别措施的意见》指出，支持开展互联网处方药销售。2022 年 9 月 1 日，国家市场监督管理总局发布《药品网络销售监督管理办法》，自 2022 年 12 月 1 日起施行。该办法明确了网售处方药的合法身份，在规范行业行为的同时，也将保障行业有序健康发展。

思维导图

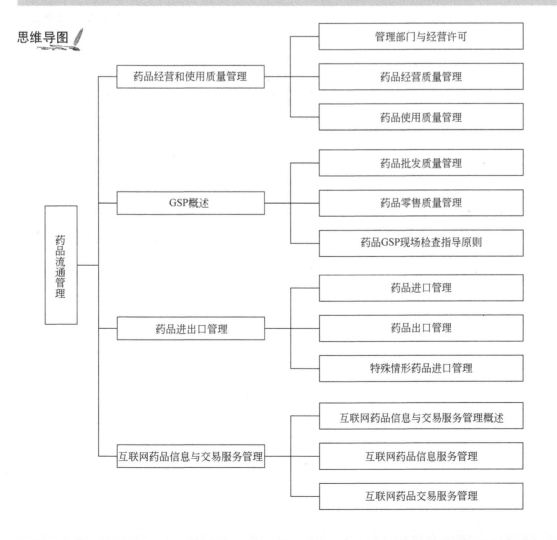

思 考 题

1. 简述药品流通行业的"两票制"，对我国药品经营企业的影响。

2. 简述医药代表备案制后，药品销售人员如何在医疗机构开展相关工作。

3. 简述我国医疗机构设置的药房，关于药品质量管理的规定。

4. 简述我国现行法律法规定，对个人自用少量药品进出境管理的要求有哪些。

推荐阅读

安迪·法兰. 2009. 医聊：医药代表拜访指南. 3 版. 张志扬，孙峰，译. 北京：电子工业出版社

陈玉文. 2019. 医药电子商务. 3 版. 北京：中国医药科技出版社

托尼·艾莱里，尼尔·汉森. 2017. 药品生命周期管理. 赵鲁勇，译. 上海：上海交通大学出版社

袁锡彬. 2020. 药品流通"两票制"研究. 上海：复旦大学出版社

案 例

（修订责任人：韩晓亮）

第13章 医疗机构药事管理

教学目标：通过本章的学习，使学生对医疗机构药事活动的组织、协调、监督管理过程及对药学服务模式的发展有明确的认识。

掌握：医疗机构药事管理管部门及其职责、人员资质要求；医疗机构处方管理、处方调剂管理；医疗机构制剂许可证管理；医疗机构制剂的注册、调剂使用管理。

熟悉：医疗机构药品合理使用的考核与监测；抗菌药物临床应用管理。

了解：药学服务模式的发展历程；医疗机构药品供应管理。

医疗机构作为药品使用的主体渠道，加强医疗机构药事管理对保证药品质量，促进合理用药，提高药学服务质量具有重要影响。为保证医疗机构用药的安全、有效、经济，保障社会公众身体健康，规范药品使用环节相关行为，除《药品管理法》和《药品管理法实施条例》的专门章节内容外，还包括医疗机构药事管理、处方管理、制剂管理、药物临床应用管理等一系列管理规定。

第一节 医疗机构药事管理概述

2011 年 1 月，卫生部、国家中医药管理局等联合印发了《医疗机构药事管理规定》，其在 2002 年发布的《医疗机构药事管理暂行规定》的基础上，更加注重临床合理用药与临床用药安全。

一、医疗机构概述

医疗机构是指依法定程序设立的从事疾病诊断、治疗活动，并经登记取得《医疗机构执业许可证》的一系列机构类型的总称，其主要类别有各类医院、妇幼保健院、社区卫生服务中心、乡镇卫生院、疗养院、门诊部、诊所、村卫生室、急救中心、临床检验中心、专科疾病防治院、护理院、医学检验实验室和其他诊疗机构等多种形式。

《基本医疗卫生与健康促进法》提出，国家建立健全由基层医疗卫生机构、医院、专业公共卫生机构等组成的城乡全覆盖、功能互补、连续协同的医疗卫生服务体系。该体系将医疗机构总体划分为三个层次，其基本概念和职能见表 13-1。

1994 年颁布，并于 2016 年和 2022 年两次修订的《医疗机构管理条例》中提出，申领《医疗机构执业许可证》，应依据医疗机构的规模（床位数量）向县级或省级政府卫生行政部门提出申请，并具备下列条件：①按照规定应当办理设置医疗机构批准书的，已取得设置医疗机构批准书；②符合医疗机构的基本标准；③有适合的名称、组织机构和场所；④有与其开展的业务相适应的经费、设施、设备和专业卫生技术人员；⑤有相应的规章制度；⑥能够独立承担民事责任。

表 13-1 医疗卫生服务体系的构成

分类	定义	职能
基层医疗卫生机构	指乡镇卫生院、社区卫生服务中心（站）、村卫生室、医务室、门诊部和诊所等	主要提供预防、保健、健康教育、疾病管理，为居民建立健康档案，常见病、多发病的诊疗及部分疾病的康复、护理，接收医院转诊患者，向医院转诊超出自身服务能力的患者等基本医疗卫生服务
医院	指综合性医院、中医院药和专科医院等	主要提供疾病诊治，特别是急危重症和疑难病症的诊疗，突发事件医疗处置和救援及健康教育等医疗卫生服务，并开展医学教育、医疗卫生人员培训、医学科学研究和对基层医疗卫生机构的业务指导等工作
专业公共卫生机构	指疾病预防控制中心、专科疾病防治机构、健康教育机构、急救中心（站）和血站等	主要提供传染病、慢性非传染性疾病、职业病、地方病等疾病预防控制和健康教育、妇幼保健、精神卫生、院前急救、采供血、食品安全风险监测评估、出生缺陷防治等公共卫生服务

二、医疗机构药事管理部门及其职责

（一）药事管理与药物治疗学委员会

1. 机构设置

《医疗机构药事管理规定》明确要求："二级以上医院应当设立药事管理与药物治疗学委员会，其他医疗机构应当成立药事管理与药物治疗学组。"在医疗机构中，药事管理与药物治疗学委员会（组）是促进临床合理用药、科学管理机构内药事管理工作，具有学术研究性质的内部咨询机构，既不属于行政管理部门，也不是常设机构（在医院中的位置由图 13-1 所示）。

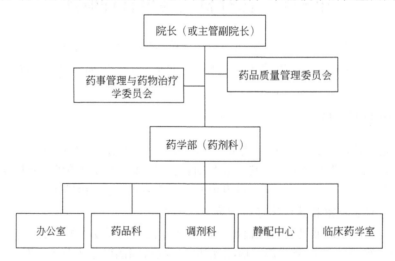

图 13-1 药学部（药剂科）组织机构模式

药事管理与药物治疗学委员会（组）的主要职责包括：

（1）贯彻执行医疗卫生及药事管理等有关法律、法规、规章，审核制订本机构药事管理和药学工作规章制度，并监督实施。

（2）制订本机构药品处方集和基本用药供应目录。

（3）推动药物治疗相关临床诊疗指南和药物临床应用指导原则的制订与实施监测、评估本机构药物使用情况，提出干预和改进措施，指导临床合理用药。

（4）分析、评估用药风险和药品不良反应、药品损害事件，并提供咨询与指导。

（5）建立药品遴选制度，审核本机构临床科室申请的新购入药品、调整药品品种或者供应

第 13 章 医疗机构药事管理 ·273·

企业和申报医院制剂等事宜。

（6）监督、指导麻醉药品、精神药品、医疗用毒性药品及放射性药品的临床使用与规范化管理。

（7）对医务人员进行有关药事管理法律法规、规章制度和合理用药知识教育培训，向公众宣传安全用药知识。

2. 主要人员资质要求

药事管理与药物治疗学委员会（组）通常由 1 名主任委员和若干名副主任委员组成。医疗机构负责人任主任委员，药学和医务部门负责人任副主任委员。具体人员资质要求见表 13-2。

表 13-2　药事管理与药物治疗学委员会人员资质要求

医院等级	人员资质要求
二级以上医院	具有高级技术职务任职资格的药学、临床医学、护理和医院感染管理、医疗行政管理等人员
其他医疗机构	药学、医务、护理、医院感染、临床科室等部门负责人和具有药师、医师以上专业技术职务任职资格人员

（二）药学部门

1. 机构设置

医疗机构药学部门也称医院药剂科（institutional pharmacy）或医院药房（hospital pharmacy），是医疗机构中从事药品的供应、调剂、配制制剂、提供临床药学服务、监督检查药品质量等工作的部门（其组织机构一般设置见图 13-1）。

其主要任务：根据本院医疗和科研需要，按照本机构基本用药供应目录采购药品，按时供应，及时准确地调配处方。按照临床需要制备制剂及加工炮制中药材，加强药品质量管理，建立健全药品质量监督和检验制度，以保证临床用药安全有效；做好用药咨询，结合临床搞好合理用药、新药试验和药品疗效评价工作；收集药品不良反应，及时向卫生行政部门汇报并提出需要改进和淘汰品种意见。根据临床需要积极研究中、西药品的新制剂，运用新技术创制新制剂，承担医药院校学生实习、药学人员进修。

2. 人员要求

《药品管理法》规定，医疗机构应当配备依法经过资格认定的药师或其他药学技术人员。非药学技术人员不得直接从事药剂技术工作。

（1）负责人资质要求。医疗机构级别不同，其药学部门负责人资质要求也会有所差异（表 13-3）。

表 13-3　各级医疗机构药学部门负责人资质要求

医院等级	药事管理与药物治疗学委员会人员资质
二级以上医院	高等学校药学专业或者临床药学专业本科以上学历及本专业高级技术职务任职资格
其他医疗机构*	高等学校药学专业专科以上或者中等学校药学专业毕业学历及药师以上专业技术职务任职资格

* 诊所、卫生所、医务室、卫生保健所、卫生站除外

（2）药学专业技术人员配备要求。《医疗机构药事管理规定》要求，医疗机构药学专业技术人员不得少于本机构卫生专业技术人员的 8%。同时对药学专业技术人员的学历和职称结构也有相应限定（表 13-4）。

表 13-4 医院药剂科药学专业技术人员配备要求

医院级别	本科以上学历人数#/药学专业 技术人员总数	副高职称人数*/药学专业技术 人员总数
二级医院综合医院	≥20%	≥6%
三级医院综合医院	≥30%	≥13%（教学医院为≥15%）

#是指具有高等医药院校临床药学专业或者药学专业全日制本科毕业

*是指具有副高级以上药学专业技术任职资格

三、我国医疗机构药学服务模式的发展

我国医疗机构药学服务模式从 20 世纪 50 年代开始逐步发生变化，共经历了调剂（配方）、制剂和临床药学三个阶段。

第一阶段为 50～60 年代，医疗机构药学服务主要以调剂（配方）工作为主，医疗机构药学人员的精力都集中在调剂（配方）和药品采购保管方面，业务较单纯，药房工作人员的学历大多较低。

第二阶段为 60 年代中期至 70 年代末，由于我国的制药工业不发达，药品生产企业供应的药品无法满足医疗机构的临床需要，所以许多医疗机构积极扩建制剂室，医疗机构药学服务模式也在药品调剂（配方）工作的基础上，增加了制剂工作。医疗机构制剂业务的兴起，同时也促进了药品检验和药剂科研工作地发展，对医疗机构药学技术和药学服务起到了积极作用，并培养了一批药学技术和管理型人才。

第三阶段为 70 年代末至今，医疗机构药学服务模式有了全新的改变，临床药学的兴起和快速发展为医院药学注入了新内容和新任务，其中，新任务是实现患者的合理用药。在 2011 年发布的《医疗机构药事管理规定》中，对临床药学和临床药师给予了明确的定义。我国临床药学从无到有，并由大城市医院发展到全国不少县级以上的医院，使临床药师充分发挥专业技能，使医院药学从单纯的保障供应而向技术功能转化。目前，临床药师不仅停留在治疗药物监测（therapeutic drug monitoring，TDM）、药学情报咨询、药物不良反应监测上，还大量开展药物利用研究，药物经济学研究等。临床药学的开展充实了医院药学的内容，大大提高了医疗质量和医院药学的水平。

此外，从 20 世纪 90 年代开始在美国兴起一种崭新的"以患者为中心"的医疗机构药学服务模式——药学保健（pharmaceutical care，PC），又译为"全程化药学服务"或"药学监护"，PC 模式要求药师业务工作要从保障药品供应为主逐渐向临床延伸，从以药品为中心转向以患者为中心。药学保健促使药师直接向患者提供与药物有关的关心照顾，从而减少临床不合理用药情况的发生，降低患者经济负担的同时，改善患者生存质量。建立以临床药学研究为重点的医院药学新模式，以患者为中心，发挥药学服务功能，可以使医院的社会效益和经济效益和谐发展，推进我国医药事业健康发展。

随着医药卫生体制改革不断深入，以破除以药补医机制为切入点和突破口的公立医院综合改革措施逐步推进，医疗机构药学服务工作面临新的任务和挑战。为适应改革要求，进一步加强药事管理，促进药学服务模式转变，维护人民群众健康权益，国家卫生和计划生育委员会、国家中医药管理局于 2017 年 7 月联合印发了《关于加强药事管理转变药学服务模式的通知》，提出 4 个方面要求：第一，提高对药事工作重要性的认识，要求各级卫生和计划生育行政部门与医疗机构高度重视药事管理，推进药学服务模式的转变；第二，加强服务能

力建设，要求各地加强医疗机构药学部门建设，建立药师激励机制，加强临床药师队伍建设；第三，规范临床用药行为，包括落实相关制度规范，加强处方审核调剂，加大处方点评力度，做好用药监测和报告；第四，提升科学管理水平，要求各地创新药事管理方式，推行信息化管理，鼓励开展静脉用药集中调配，鼓励开展特色中药服务。

第二节　医疗机构处方、调剂及药品供应管理

规范处方管理，提高处方质量是促进合理用药，保障医疗安全的重要手段，为加强处方管理，卫生部于 2006 年 11 月发布了《处方管理办法》，并于 2007 年 5 月 1 日正式开始施行。为规范医疗机构处方审核工作，促进临床合理用药，保障患者用药安全，国家卫生健康委员会、国家中医药管理局、中央军委后勤保障部三部门于 2018 年 6 月联合制定了《医疗机构处方审核规范》，对处方审核的基本要求、审核依据和流程、审核内容、审核质量管理、培训等作出规定。通过规范处方审核行为，一方面提高处方审核的质量和效率，促进临床合理用药；另一方面体现药师专业技术价值，转变药学服务模式，为患者提供更加优质、人性化的药学技术服务。

一、医疗机构处方管理

规范处方管理，提高处方质量是促进合理用药，保障医疗安全的重要手段。为加强处方管理，卫生部于 2006 年 11 月发布了《处方管理办法》，并于 2007 年 5 月 1 日正式开始施行。

（一）处方概念

处方是由注册的执业医师或执业助理医师在诊疗活动中为患者开具的、由药学专业技术人员审核、调配、核对，并作为患者用药凭证的医疗文书。

（二）处方组成

处方是由处方前记、处方正文和处方后记三部分组成。

前记包括医疗机构名称、处方编号、费别、患者姓名、性别、年龄、门诊或住院病历号、科别或病室和床位号、临床诊断、开具日期等，并可以添列专科要求的项目。

正文一般以 Rp 或 R（拉丁文 Recipe "请取" 的缩写）标示，分列药品名称、规格、数量、用法用量。

后记包括医师签名和（或）加盖专用签章，药品金额及审核、调配、核对、发药的药学专业技术人员签名。

此外，医师利用计算机开具普通处方时，需同时打印纸质处方，其格式和手写处方一致，打印的处方经签名后有效。药学技术人员在核发药品时，必须在核对打印处方无误后发给药品，并将打印处方收存备查。

（三）处方权限

经注册的执业医师必须在执业地点取得相应的处方权；经注册的执业助理医师开具的处方须经所在执业地点执业医师签字或加盖专用签章后方有效；如果经注册的执业助理医师在乡、民族乡、镇、村的医疗机构执业，须在注册的执业地点取得相应的处方权；试用期的医师开具处方，须经所在医疗机构中有处方权的执业医师审核、签名或加盖专用签章

后方有效；医师须在注册的医疗机构签名留样及专用签章备案后方可开具处方；医师被责令暂停执业、被责令离岗培训期间或被注销、吊销执业证书后，其处方权由其所在医疗机构予以取消。

随着医疗体制改革的逐步推进，针对注册医师多点执业进行了多方面的研究和探索，2014年 11 月，国家卫生和计划生育委员会联合多部门共同制定并印发了《关于推进和规范医师多点执业的若干意见》，主要目的在于促进优质医疗资源平稳有序流动和科学配置，更好地为人民群众提供医疗卫生服务。由此，处方权限问题也必将会随之发生变化。

对于特殊管理药品的处方权限问题，医疗机构应当按照有关规定，对本机构执业医师和药师进行麻醉药品和精神药品使用知识和规范化管理的培训。执业医师经考核合格后取得麻醉药品和第一类精神药品的处方权，药师经考核合格后取得麻醉药品和第一类精神药品调剂资格。医师取得麻醉药品和第一类精神药品处方权后，方可在本机构开具麻醉药品和第一类精神药品处方，但不得为自己开具该类药品处方。药师取得麻醉药品和第一类精神药品调剂资格后，方可在本机构调剂麻醉药品和第一类精神药品。

（四）处方书写

处方书写必须符合下列规则。

（1）处方记载的患者一般项目应完整、清晰，并与病历中的记载相一致。

（2）每张处方只限于一名患者的用药。

（3）处方字迹应当清楚，不得涂改，如有修改，则必须在修改处签名及注明修改日期。

（4）处方一律用规范的中文或英文名称书写，医疗机构或医师、药师不得自行编制药品缩写名或用代号，书写药品名称、剂量、规格、用法、用量时，要准确规范，不得使用"遵医嘱""自用"等含糊不清字句。

（5）年龄必须写实足年龄，婴幼儿写日龄、月龄，必要时，婴幼儿要注明体重。

（6）西药和中成药可以分别开具处方，也可以开具一张处方，中药饮片应当单独开具处方。开具西药、中成药处方，每一种药品应当另起一行，每张处方不得超过 5 种药品。

（7）中药饮片处方的书写，可按君、臣、佐、使的顺序排列；药物调剂、煎煮的特殊要求应注明在药品名称的右上方，并加括号，如布包、先煎、后下等；对药物的产地、炮制有特殊要求，应在药名之前写出。

（8）用量一般应按照药品说明书中的常用剂量使用，特殊情况需超剂量使用时，应注明原因并再次签名。

（9）为便于药学专业技术人员审核处方，医师在开具处方时，除特殊情况外必须注明临床诊断。

（10）开具处方后的空白处应画一斜线，以示处方完毕。

（11）处方医师的签名式样同专用签章必须与在药学部门留样备查的式样相一致，不得随意改动，否则应重新登记留样备案。

（12）处方所用的药品名称以《中国药典》（收载）或药典委员会公布的《中国药品通用名称》或经国家批准的专利药品名为准，如无收载，可采用通用名或商品名，药名简写或缩写必须是国内通用写法。成药和医疗机构制剂品名的书写应当与正式批准的名称相一致。

（13）药品剂量与数量一律用阿拉伯数字书写，剂量应使用法定剂量单位：重量以克（g）、毫克（mg）、微克（μg）、纳克（ng）为单位；容量以升（L）、毫升（ml）为单位；有效量单位以国际单位（IU）、单位（U）计算，片剂、丸剂、胶囊剂、冲剂分别以片、丸、粒、袋为单位；溶液剂以支、瓶为单位；软膏及霜剂以支、盒为单位；注射剂以支、瓶为单位；应注明含量，中药饮片以剂为单位。

（五）处方限量

处方一般不得超过 7 日用量；急诊处方一般不得超过 3 日用量；对于某些慢性病、老年病或特殊情况，处方用量可以适当延长，但医师必须注明理由。麻醉药品、精神药品、医疗用毒性药品、放射性药品的处方用量应当严格执行国家有关规定。开具麻醉药品处方时，应有病历记录。

（六）处方有效时间

处方开具当日有效，特殊情况下需延长有效期的，应由开具处方的医师注明有效期限，但有效期最长不得超过 3 日。

（七）处方区分和保管

为区分处方类别，减少差错，保证患者安全用药，《处方管理办法》中规定：不同处方采用不同颜色，麻醉药品和第一类精神药品处方颜色为淡红色，并且右上角标注"麻"或"精一"。急诊处方颜色为淡黄色，右上角标准"急诊"，儿科处方颜色为淡绿色，右上角标注"儿科"，第二类精神药品处方颜色为白色，右上角标注"精二"，普通处方颜色为白色。处方笺应由当地省级卫生行政部门统一格式，各医疗机构自行印制。空白处方笺由医疗机构后勤部门统一保管，临床各科门诊或病房有专人负责请领和保管，防止丢失。

处方由调剂、出售处方药品的医疗机构或药品零售企业妥善保存。普通处方、急诊处方、儿科处方保存 1 年，医疗用毒性药品、第二类精神药品处方保存 2 年，麻醉药品和第一类精神药品处方保存 3 年。处方保存期满后，经医疗机构或药品零售企业主管领导批准、登记备案后，方可销毁。

医师利用计算机开具、传递普通处方时，应当同时打印出纸质处方，其格式与手写处方一致；打印的纸质处方经签名或者加盖签章后有效。药师核发药品时，应当核对打印的纸质处方，无误后发给药品，并将打印的纸质处方与计算机传递处方同时收存备查。

二、药品调剂工作管理

（一）处方的调剂

调剂是指收方、配药、发药，又称为调配处方。调剂主要包括六个步骤：收方（包括从患者处接受医生的处方，从病房医护人员处接收处方或请领单）、审查处方、调配处方、包装与贴标签、核对处方和发药。

药师在调剂处方时应做到"四查十对"：查处方，对科别、姓名、年龄；查药品，对药名、规格、数量、标签；查配伍禁忌，对药品性状、用法用量；查用药合理性，对临床诊断。

（二）处方审核

1. 审核要求

所有处方均应当经审核通过后方可进入划价收费和调配环节,未经审核通过的处方不得收费和调配。

从事处方审核的药学专业技术人员（以下简称药师）应当满足以下条件：①取得药师及以上药学专业技术职务任职资格。②具有 3 年及以上门/急诊或病区处方调剂工作经验，接受过处方审核相应岗位的专业知识培训并考核合格。

药师是处方审核工作的第一责任人。药师应当对处方各项内容进行逐一审核。医疗机构可以通过相关信息系统辅助药师开展处方审核.对信息系统筛选出的不合理处方及信息系统不能审核的部分，应当由药师进行人工审核。经药师审核后，认为存在用药不适宜时，应当告知处方医师，建议其修改或者重新开具处方；药师发现不合理用药，处方医师不同意修改时，药师应当做好记录并纳入处方点评；药师发现严重不合理用药或者用药错误时，应当拒绝调配，及时告知处方医师并记录，按照有关规定报告。

2. 审核依据和流程

处方审核常用临床用药依据：国家药品管理相关法律法规和规范性文件，临床诊疗规范、指南，临床路径，药品说明书，《国家处方集》等。医疗机构可以结合实际，由药事管理与药物治疗学委员会充分考虑患者用药安全性、有效性、经济性、依从性等综合因素，参考专业学（协）会及临床专家认可的临床规范、指南等，制订适合本机构的临床用药规范、指南，为处方审核提供依据。

处方审核流程：①药师接收待审核处方，对处方进行合法性、规范性、适宜性审核。②若经审核判定为合理处方，药师在纸质处方上手写签名（或加盖专用印章）、在电子处方上进行电子签名，处方经药师签名后进入收费和调配环节。③若经审核判定为不合理处方，由药师负责联系处方医师，请其确认或重新开具处方，并再次进入处方审核流程。

3. 审核内容

合法性审核：①处方开具人是否根据《执业医师法》取得医师资格，并执业注册；②处方开具时，处方医师是否根据《处方管理办法》在执业地点取得处方权；③麻醉药品、第一类精神药品、医疗用毒性药品、放射性药品、抗菌药物等药品处方，是否由具有相应处方权的医师开具。

规范性审核：①处方是否符合规定的标准和格式，处方医师签名或加盖的专用签章有无备案，电子处方是否有处方医师的电子签名；②处方前记、正文和后记是否符合《处方管理办法》等有关规定，文字是否正确、清晰、完整；③条目是否规范。

适宜性审核：①处方用药与诊断是否相符；②规定必须做皮试的药品，是否注明过敏试验及结果的判定；③处方剂量、用法是否正确，单次处方总量是否符合规定；④选用剂型与给药途径是否适宜；⑤是否有重复给药和相互作用情况，包括西药、中成药、中成药与西药、中成药与中药饮片之间是否存在重复给药和有临床意义的相互作用；⑥是否存在配伍禁忌；⑦是否有用药禁忌：儿童、老年人、孕妇及哺乳期妇女、脏器功能不全患者用药是否有禁忌使用的药物，患者用药是否有食物及药物过敏史禁忌证、诊断禁忌证、疾病史禁忌证与性别禁忌证；⑧溶媒的选择、用法用量是否适宜，静脉输注的药品给药速度是否适宜；⑨是否存在其他用药不适宜情况。

（三）中药调剂管理

在处方内容方面，中药处方与化学药处方不同，主要表现在如下几点。①组成复杂：处方一般由"君臣佐使"（主药、辅药、佐药、使药）药物组成，所以一张中药处方多有几种至几十种药物，单味药方则鲜见。②并开药物：并开是指两味药合在一起开写，如青陈皮（青皮、陈皮）、天麦冬（天冬、麦冬）等。如果在并开药物的右上方注有"各"字，表示每味药均按处方量称取；如果未注有"各"字，或注有"合"字，则表示每味药称取处方量的半量。③常规用药：指每一种药的习惯用法，如黄芪、党参、当归、甘草等，习惯用生品，医师在处方上未注明"炙""炒"时，一般均按生用发给。④附有脚注：脚注是医师在处方药名右上方或下角提出的简单嘱咐或要求，如对煎服的要求（先煎、后下、烊化、包煎、另煎、冲服等），配方时这些药物要单独包装。

中药饮片处方，应当审核以下项目：①中药饮片处方用药与中医诊断（病名和证型）是否相符；②饮片的名称、炮制品选用是否正确，煎法、用法、脚注等是否完整、准确；③毒、麻、贵细饮片是否按规定开方；④特殊人群如儿童、老年人、孕妇及哺乳期妇女、脏器功能不全患者用药是否有禁忌使用的药物；⑤是否存在其他用药不适宜情况。

（四）中药煎药室管理

为保证中药汤剂煎煮质量，确保中药汤剂安全有效，加强中药煎药室规范化、制度化建设，卫生部、国家中医药管理局组织有关专家对 1997 年制定的《中药煎药室管理规范》进行了修订，制定了新的《医疗机构中药煎药室管理规范》，并于 2009 年 3 月 16 日正式施行。具体内容如下。

1. 设施与设备要求

（1）中药煎药室（以下简称煎药室）应当远离各种污染源，周围的地面、路面、植被等应当避免对煎药造成污染。

（2）煎药室的房屋和面积应当根据本医疗机构的规模和煎药量合理配置。工作区和生活区应当分开，工作区内应当设有储藏（药）、准备、煎煮、清洗等功能区域。

（3）煎药室应当宽敞、明亮，地面、墙面、屋顶应当平整、洁净、无污染、易清洁，应当有有效的通风、除尘、防积水及消防等设施，各种管道、灯具、风口及其他设施应当避免出现不易清洁的部位。

（4）煎药室应当配备完善的煎药设备设施，并根据实际需要配备储药设施、冷藏设施及量杯（筒）、过滤装置、计时器、贮药容器、药瓶架等。

（5）煎药工作台面应当平整、洁净。

2. 人员要求

（1）煎药室应当由具备一定理论水平和实际操作经验的中药师具体负责煎药室的业务指导、质量监督及组织管理工作。

（2）煎药人员应当经过中药煎药相关知识和技能培训并考核合格后方可从事中药煎药工作。

（3）煎药人员应当每年至少体检一次。传染病、皮肤病等患者和乙肝病毒携带者、体表有伤口未愈合者不得从事煎药工作。

（4）煎药人员应当注意个人卫生。煎药前要进行手的清洁，工作时应当穿戴专用的工作服并保持工作服清洁。

3. 煎药操作方法

（1）煎药应当使用符合国家卫生标准的饮用水。待煎药物应当先行浸泡，浸泡时间一般不少于 30 分钟。

（2）每剂药一般煎煮两次，将两煎药汁混合后再分装。

（3）煎药量应当根据儿童和成人分别确定。儿童每剂一般煎至 100～300ml，成人每剂一般煎至 400～600ml，一般每剂按 2 份等量分装，或遵医嘱。

（4）凡注明有先煎、后下、另煎、烊化、包煎、煎汤代水等特殊要求的中药饮片，应当按照要求或医嘱操作。

（5）药料应当充分煎透，做到无糊状块、无白心、无硬心。

（6）内服药与外用药应当使用不同的标识区分。

（7）煎煮好的药液应当装入经过清洗和消毒并符合盛放食品要求的容器内，严防污染。

（8）使用煎药机煎煮中药，煎药机的煎药功能应当符合《医疗机构中药煎药室管理规范》的相关要求。

（9）包装药液的材料应当符合药品包装材料国家标准。

4. 煎药室的管理

（1）煎药室应当由药剂部门统一管理。药剂部门应有专人负责煎药室的组织协调和管理工作。

（2）药剂部门应当根据本单位的实际情况制订相应的煎药室工作制度和相关设备的 SOP，工作制度、操作程序应当装订成册并张挂在煎药室的适宜位置，严格执行。

（3）煎药人员在领药、煎药、装药、送药、发药时应当认真核对处方（或煎药凭证）有关内容，建立收发记录，内容真实、记录完整。

（4）急煎药物应在 2h 内完成，要建立中药急煎制度并规范急煎记录。

（5）煎药设备设施、容器使用前应确保清洁，要有清洁规程和每日清洁记录，用于清扫、清洗和消毒的设备、用具应放置在专用场所妥善保管。

（6）传染病患者的盛药器具原则上应当使用一次性用品，用后按照医疗废物进行管理和处置。不具备上述条件的，对重复使用的盛药器具应当加强管理，固定专人使用，且严格消毒，防止交叉污染。

（7）加强煎药的质量控制、监测工作。药剂科负责人应当定期（每季度至少一次）对煎药工作质量进行评估、检查，征求医护人员和住院患者意见，并建立质量控制、监测档案。

（五）医疗机构药品调剂模式

目前，我国医疗机构药品的调剂模式主要有门诊调剂工作模式和住院部调剂工作模式。

1. 门诊调剂工作模式

我国各级医疗机构的门诊药房普遍采用窗口型双核对调剂模式来完成药品调剂工作。实行窗口发药的配方方法有三种方式，包括独立配方法、流水作业配方法和结合法。

此外，随着医院药学的发展和药师职能的转变，我国部分医疗机构改变过去窗口调剂模式，而采用柜台式调剂模式。当患者交费后，计算机系统自动将信息传到调剂中心。调剂中心的药师根据计算机信息将药品调剂后放在柜台前，前台的药师在患者未到达门诊药房柜台前已经做好准备，减少了患者等候时间。

2. 住院部调剂工作模式

住院部调剂工作不同于门诊调剂，需要将患者所需的药剂定期发送到病区。目前我国医疗机构主要采用凭处方发药、病区小药柜制、中心摆药制三种方式供药。

此外，近年来利用计算机网络技术构建的医疗机构信息系统已成为医疗机构现代化管理的标志之一。在住院调剂工作方面，医院信息系统（hospital information system，HIS）建立了中央物流传输系统，医疗机构内部药品的领用和退还由物流传输系统完成。

三、医疗机构药品供应管理

（一）药品采购管理

医疗机构应当从药品上市许可持有人或者具有药品生产、经营资格的企业购进药品。建立并执行进货检查验收制度，验明药品合格证明和其他标识。购进药品应当逐批验收，并建立真实完整的验收记录。此外，医疗机构临床使用的药品应当由药学部门统一采购供应。经药事管理与药物治疗学委员会（组）审核同意，核医学科可以购用、调剂本专业所需的放射性药品。其他科室或者部门不得从事药品采购、调剂活动，不得在临床使用非药学部门采购供应的药品。因临床急需进口少量药品的，应当按照《药品管理法》及其实施条例的有关规定办理。

我国医疗机构药品的采购方式中最常用的是药品集中采购。2019 年 1 月 17 日，国务院办公厅发布《关于印发国家组织药品集中采购和使用试点方案的通知》（国办发〔2019〕2 号），选择北京、天津、上海等 11 个城市，从通过质量和疗效一致性评价的仿制药对应的通用名药品中遴选试点品种，国家组织药品集中采购和使用试点。

（二）药品库存管理

《药品管理法》明确规定，医疗机构购进药品，必须建立并执行进货检查验收制度。医疗机构的药品质量管理部门（或药库）要对所采购的药品组织验收，验收合格的药品方能办理入库。有关药品验收、入库的要求与药品生产经营企业验收、入库要求相一致。

医疗机构使用药品必须有一定的库存量以备用，同药品生产企业和经营企业一样，库存管理十分重要。因此药品仓库应具备冷藏、防冻、防潮、避光、通风、防火、防虫、防鼠等适宜的仓储条件，以保证药品质量。化学药品、中成药和中药饮片应分别储存、分类定位、整齐存放；易燃、易爆、强腐蚀性等危险性药品必须另设仓库，单独存放，并采取必要的安全措施；对麻醉药品、精神药品、医疗用毒性药品、放射性药品必须按国家有关规定进行管理，并监督使用。

定期对库存药品进行养护，防止变质失效。过期、失效、淘汰、霉烂、虫蛀、变质的药品不得出库，应按有关规定及时处理。

第三节　医疗机构制剂管理

根据《药品管理法》《中医药法》《药品管理法实施条例》的规定，医疗机构配制的制剂应是本单位临床需要而市场上没有供应的品种，而且是自用的固定处方制剂。医疗机构自配制剂品种范围包括临床常用而疗效确切的协定处方制剂、某些性质不稳定或效期短的制剂、市场上不能满足的不同规格和容量的制剂、其他临床需要的及科研用的制剂等。医疗机构配制的制剂不得在市场上销售。

医疗机构配制制剂的质量直接关系到医疗质量和患者的身体健康，我国政府历来对此十分重视，并相继出台法律法规及规范性文件对其进行系统的质量管理，具体内容详见表 13-5。

表 13-5 医疗机构制剂管理法律法规

时间	法律法规
1984 年 9 月	《药品管理法》规定对医疗机构制剂施行许可制度
2000 年 7 月	SDA 发布《〈医疗机构制剂许可证〉验收标准》
2001 年 3 月	国家药品监督管理部门发布《医疗机构制剂配制质量管理规范》（试行）
2001 年 12 月	《药品管理法》规定，医疗机构配制制剂需先取得医疗机构制剂许可证，品种经省级药品监督管理部门批准后方可配制
2005 年 4 月	国家药品监督管理部门颁布《医疗机构制剂配制监督管理办法》（试行）
2005 年 6 月	国家药品监督管理部门颁布《医疗机构制剂注册管理办法》（试行）
2015 年 1 月	国家药品监督管理部门公布《医疗机构制剂注册管理办法（征求意见稿）》
2018 年 2 月	国家药品监督管理部门发布《关于对医疗机构应用传统工艺配制中药制剂实施备案管理的公告》

一、医疗机构制剂的许可管理

《药品管理法》规定，医疗机构配制制剂，应当有能够保证制剂质量的设施、管理制度、检验仪器和卫生环境，同时应按照经核准的工艺进行，所需的原料、辅料和包装材料等应当符合药用要求。《中医药法》规定，国家鼓励医疗机构根据本医疗机构临床用药需要配制和使用中药制剂，支持应用传统工艺配制中药制剂，支持以中药制剂为基础研制中药新药。医疗机构配制中药制剂，应当依照《药品管理法》的规定取得医疗机构制剂许可证，或者委托取得药品生产许可证的药品生产企业、取得医疗机构制剂许可证的其他医疗机构配制中药制剂。委托配制中药制剂，应当向委托方所在地省级药品监督管理部门备案。医疗机构对其配制的中药制剂的质量负责；委托配制中药制剂的，委托方和受托方对所配制的中药制剂的质量分别承担相应责任。

《药品管理法》明确规定，医疗机构配制制剂应当经所在地省级药品监督管理部门批准。2019 年 12 月，国家卫生健康委员会发布《关于做好医疗机构配制制剂有关工作的通知》规定，取消省级卫生健康行政部门对医疗机构配制制剂的审核。

医疗机构制剂许可证是医疗机构配制制剂的法定凭证，有效期为 5 年。国家药品监督管理部门决定自 2016 年 1 月 1 日起启用新版医疗机构制剂许可证，明确了日常监管机构和日常监管人员，录入了法定代表人、制剂室负责人、质量负责人等关键人员的个人信息，增加了社会信用代码、举报电话等信息，并加附了防伪二维码全息图片，任何机构和个人均可扫描二维码查验证书真伪。

二、医疗机构制剂注册与备案管理

（一）医疗机构制剂注册管理

医疗机构配制的制剂，应当是本单位临床需要而市场上没有供应的品种，并应当经所在地省、自治区、直辖市人民政府药品监督管理部门批准；法律对配制中药制剂另有规定的除外。医疗机构配制制剂，应当严格执行经批准的质量标准，并不得擅自变更工艺、处方、配制地点和委托配制单位。需要变更的，申请人应当提出补充申请，报送相关资料，经批准后方可执行。医疗机构制剂批准文号的有效期为 3 年。有效期届满需要继续配制的，申请人应当在有效期届满前 3 个月按照原申请配制程序提出再注册申请，报送有关资料。医疗机构制剂批准文号的格式为：×药制字 H（Z）+4 位年号+4 位流水号。×是指省、自治区、直辖市简称，H 是指化学制剂，Z 是指中药制剂。

（二）医疗机构配制制剂品种范围

根据《医疗机构制剂注册管理办法（试行）》，有下列情形之一的，不得作为医疗机构制剂申报。①市场上已有供应的品种；②含有未经 NMPA 批准的活性成分的品种；③除变态反应原外的生物制品；④中药注射剂；⑤中药、化学药组成的复方制剂；⑥麻醉药品、精神药品、医疗用毒性药品、放射性药品；⑦其他不符合国家有关规定的制剂。

依据《麻醉药品和精神药品管理条例》规定，对临床需要而市场无供应的麻醉药品和精神药品，持有医疗机构制剂许可证和印鉴卡的医疗机构需要配制制剂的，应当经所在地省级药品监督管理部门批准。医疗机构配制的麻醉药品和精神药品制剂只能在本医疗机构使用，不得对外销售。

（三）医疗机构制剂的备案管理

《中医药法》规定，医疗机构配制的中药制剂品种，应当依法取得制剂批准文号。但是，仅应用传统工艺配制的中药制剂品种，向医疗机构所在地省级药品监督管理部门备案后即可配制，不需要取得制剂批准文号。医疗机构应当加强对备案的中药制剂品种的不良反应监测，并按照国家有关规定进行报告。药品监督管理部门应当加强对备案的中药制剂品种配制、使用的监督检查。针对实施备案制管理的医疗机构制剂，国家药品监督管理部门于 2018 年 2 月发布了《关于对医疗机构应用传统工艺配制中药制剂实施备案管理的公告》，该文件对备案管理的医疗机构制剂的品种范围、备案时应提交的资料、备案号等内容作了详细的规定。

三、医疗机构制剂的质量和调剂使用管理

1. 医疗机构制剂质量管理

医疗机构配制制剂本质是一种药品生产过程，应当按药品生产企业的要求进行质量管理。2001 年 3 月，SDA 发布并施行《医疗机构制剂配制质量管理规范（试行）》，该规范是医疗机构制剂配制和质量管理的基本准则，适用于制剂配制的全过程。该规范共十一章，六十八条。具体内容包括总则、机构与人员、房屋与设施、设备、物料、卫生、文件、配制管理、质量管理与自检、使用管理和附则。

2. 医疗机构制剂调剂使用管理

医疗机构制剂一般不得调剂使用。发生灾情、疫情、突发事件或者临床急需而市场没有供应时，需要调剂使用的，属省级辖区内医疗机构制剂调剂的，必须经所在地省、自治区、直辖市药品监督管理部门批准；属国家药品监督管理部门规定的特殊制剂及省、自治区、直辖市之间医疗机构制剂调剂的，必须经国家药品监督管理部门批准。医疗机构制剂的调剂使用，不得超出规定的期限、数量和范围。取得制剂批准文号的医疗机构应当对调剂使用的医疗机构制剂的质量负责。接受调剂的医疗机构应当严格按照制剂的说明书使用制剂，并对超范围使用或者使用不当造成的不良后果承担责任。

第四节　药物临床应用管理

合理用药是指安全、有效、经济地使用药物，优先使用基本药物是合理用药的重要措施，不合理用药会影响健康，甚至危及生命。合理用药是医疗机构药事管理的目标，是提高医疗质量、保障医疗安全的必然要求，也是深化医药卫生体制改革、建设健康中国的重要内容。党的二十大报告指出，要把保障人民健康放在优先发展的战略位置。提高我国居民合理用药水平，提升公众合理用药科学素养，并以实际行动维护公众生命安全和身体健康。

一、合理用药

1. 合理用药管理规定

2013 年 10 月，国家卫计委、药品监督管理局等部门联合发布了《关于加强合理用药健康教育工作的通知》，以附件形式给出了合理用药健康教育核心信息，其中包括合理用药的概念、说明书阅读、用药遵循原则等八个方面的内容。

2019 年 10 月，国务院办公厅发布《关于进一步做好短缺药品保供稳价工作的意见》指出，促进基本药物优先配备使用和合理用药。通过加强用药监管和考核、指导督促医疗机构优化用药目录和药品处方集等措施，促进基本药物优先配备使用，提升基本药物使用占比，并及时调整国家基本药物目录，逐步实现政府办基层医疗卫生机构、二级公立医院、三级公立医院基本药物配备品种数量占比原则上分别不低于 90%、80%、60%，推动各级医疗机构形成以基本药物为主导的"1+X"（"1"为国家基本药物目录、"X"为非基本药物，由各地根据实际确定）用药模式，优化和规范用药结构。加强医疗机构用药目录遴选、采购、使用等全流程管理，推动落实"能口服不肌注、能肌注不输液"等要求，促进科学合理用药。

2. 合理用药考核及监测

2019 年 12 月，国家卫生健康委员会办公厅发布了《关于做好医疗机构合理用药考核工作的通知》指出，取得医疗机构执业许可证且使用药物的医疗机构均在合理用药的考核范围内，考核内容应当至少包括以下内容。①麻醉药品和精神药品、放射性药品、医疗用毒性药品、药品类易制毒化学品、含兴奋剂药品等特殊管理药品的使用和管理情况；②抗菌药物、抗肿瘤药物、重点监控药物的使用和管理情况；③公立医疗机构国家基本药物配备使用情况；④公立医疗机构国家组织药品集中采购中选品种配备使用情况；⑤医保定点医疗机构国家医保谈判准入药品配备使用情况。

2020 年 2 月，国家卫生健康委员会、NMPA、国家医疗保障局等六部委联合发布了《关于加强医疗机构药事管理促进合理用药的意见》规定，医疗机构要依据安全、有效、经济的用药原则和本机构疾病治疗特点，及时优化本机构用药目录。各级卫生健康行政部门要加强医疗机构药品使用监测，定期分析辖区内医疗机构药品配备使用情况，指导督促公立医疗机构不断优化用药目录，形成科学合理的用药结构。

考核采取医疗机构自查自评和卫生健康行政部门数据信息考核的方式进行。医疗机构按照考核内容和指标对本机构合理用药情况进行自查自评，并将结果报送省级卫生健康行政部门。省级卫生健康行政部门根据医疗机构报送的自查自评情况，通过信息化平台在线采集医疗机构考核指标关键数据，组织或委托第三方进行核查分析。

二、药物临床应用管理的规定

1. 加强医疗机构药品安全管理

医疗机构应当建立覆盖药品采购、储存、发放、调配、使用等全过程的监测系统，加强药品使用情况动态监测分析，对药品使用数量进行科学预估，并实现药品来源、去向可追溯。按照药品储存相关规定，配备与药品储存条件相一致的场所和设施设备，定期对库存药品进行养护与质量检查。遵循近效期先出的原则，避免出现过期药品。严格规范特殊管理药品和高警示药品的管理，防止流入非法渠道。

2. 提高医师临床合理用药水平

医师要遵循合理用药原则，"能口服不肌注，能肌注不输液"，依据相关疾病诊疗规范、用药指南和临床路径合理开具处方，优先选用国家基本药物、国家组织集中采购和使用药品及国家医保目录药品。充分发挥各级药事质量控制中心作用，加强对药品不良反应、用药错误和药害事件的监测，按规定及时上报，提高应急处置能力，保证用药安全。医疗联合体内上级医疗机构要加强对下级医疗机构的指导，推动提高基层药学服务水平和医疗服务质量。各级卫生健康行政部门要将药品合理使用培训作为继续教育重要内容，将药物临床应用指南、处方集纳入继续医学教育项目，重点加强对基本药物临床合理使用的培训，实现医疗机构医师药师培训全覆盖。

3. 强化药师或其他药学技术人员对处方的审核

加大培养培训力度，完善管理制度，提高药师或其他药学技术人员参与药物治疗管理的能力。药师或其他药学技术人员负责处方的审核、调剂等药学服务，所有处方均应当经审核通过后方可进入划价收费和调配环节。要加大处方审核和点评力度，重点对处方的合法性、规范性、适宜性进行审核，对于不规范处方、用药不适宜处方及超常处方等，应当及时与处方医师沟通并督促修改，确保实现安全、有效、经济、适宜用药。

4. 加强合理用药管理和绩效考核

卫生健康行政部门要将医疗机构药物合理使用等相关指标纳入医疗机构及医务人员绩效考核体系，并细化实化基本药物采购和使用等相关考核指标及内容。药师或其他药学技术人员发现不合理处方应当及时按有关规定进行处置。医保部门发现可能会对医疗保障基金支出造成影响或损失的处方，应当及时按有关规定和协议进行处理，并做好和医疗机构的沟通。

5. 开展药品使用监测和临床综合评价

建立覆盖各级公立医疗卫生机构的国家、省、地市、县药品使用监测信息网络，推广应用统一的药品编码。建立健全药品使用监测与临床综合评价工作机制和标准规范，突出药品临床价值，提升药品供应保障能力。各级医疗机构要充分利用药品使用监测数据，对药品临床使用的安全性、有效性、经济性等开展综合评价，加强评价结果的分析应用，作为医疗机构用药目录遴选、药品临床合理使用、提供药学服务、控制不合理药品费用支出等的重要依据。

6. 规范药品推广和公立医疗机构药房管理

医疗机构要加强对参加涉及药品耗材推广的学术活动的管理，由企业举办或赞助的学术会议、培训项目等邀请由医疗机构统筹安排，并公示、备案备查。坚持公立医疗机构药房的公益性，公立医疗机构不得承包、出租药房，不得向营利性企业托管药房，不得以任何形式开设营利性药店。公立医疗机构与企业合作开展物流延伸服务的，应当按企业所提供的服务向企业支付相关费用，企业不得以任何形式参与医疗机构的药事管理工作。

三、抗菌药物临床应用管理

抗菌药物在临床应用中具有重要的医疗价值，但是不合理使用会诱发细菌耐药、导致二重感染、引起人体器官损害等事件的发生，我国十分重视抗菌药物的临床应用和规范化管理。卫生主管部门于 2012 年 8 月施行了《抗菌药物临床应用管理办法》；2017 年 3 月发布了《关于进一步加强抗菌药物临床应用管理遏制细菌耐药的通知》；2018 年 5 月发布了《关于持续做好抗菌药物临床应用管理有关工作的通知》；2020 年 7 月发布了《关于持续做好抗菌药物临床应用管理工作的通知》等，以上规范性文件共同构成了我国对医疗机构抗菌药物临床应用和规范化管理的主要内容。

（一）抗菌药物分级管理

1. 抗菌药物的概念

根据《抗菌药物临床应用管理办法》规定，抗菌药物是指治疗细菌、支原体、衣原体、立克次体、螺旋体、真菌等病原微生物所致感染性疾病病原的药物，不包括治疗结核病、寄生虫病和各种病毒所致感染性疾病的药物及具有抗菌作用的中药制剂。

2. 分级标准与目录制定

根据安全性、疗效、细菌耐药性、价格等因素，将抗菌药物临床应用分为三级管理，分别是非限制使用级、限制使用级与特殊使用级。

（1）非限制使用级抗菌药物是指经长期临床应用证明安全、有效，对细菌耐药性影响较小，价格相对较低的抗菌药物。

（2）限制使用级抗菌药物是指经长期临床应用证明安全、有效，对细菌耐药性影响较大，或者价格相对较高的抗菌药物。

（3）特殊使用级抗菌药物包括以下四类：①具有明显或者严重不良反应，不宜随意使用的抗菌药物；②需要严格控制使用，避免细菌过快产生耐药的抗菌药物；③疗效、安全性方面的临床资料较少的抗菌药物；④价格昂贵的抗菌药物。

抗菌药物分级管理目录由各省级卫生行政部门制定，报国家卫生健康委员会备案。医疗机构应当按照省级卫生行政部门制定的抗菌药物分级管理目录，制定本机构抗菌药物供应目录，并向核发其医疗机构执业许可证的卫生行政部门备案。医疗机构抗菌药物供应目录包括采购抗菌药物的品种、品规。未经备案的抗菌药物品种、品规，医疗机构不得采购。

3. 组织机构与职责

医疗机构主要负责人是本机构抗菌药物临床应用管理的第一责任人。医疗机构应当建立本机构抗菌药物管理工作制度；应当设立抗菌药物管理工作机构或者配备专（兼）职人员负责本机构的抗菌药物管理工作。

二级以上的医院、妇幼保健院及专科疾病防治机构应当在药事管理与药物治疗学委员会下设立抗菌药物管理工作组。抗菌药物管理工作组由医务、药学、感染性疾病、临床微生物、护理、医院感染管理等部门负责人和具有相关专业高级技术职务任职资格的人员组成，医务、药学等部门共同负责日常管理工作。其他医疗机构设立抗菌药物管理工作小组或者指定专（兼）职人员，负责具体管理工作。

（二）抗菌药物的购进、使用和评估

1. 购进品种管理

医疗机构应当按照国家药品监督管理部门批准并公布的药品通用名称购进抗菌药物,优先选用《国家基本药物目录》《国家处方集》《国家基本医疗保险、工伤保险和生育保险药品目录》收录的抗菌药物品种。基层医疗卫生机构只能选用基本药物中的抗菌药物品种。

医疗机构应当严格控制本机构抗菌药物供应目录的品种数量。同一通用名称抗菌药物品种,注射剂型和口服剂型各不得超过 2 种。具有相似或者相同药理学特征的抗菌药物不得重复列入供应目录。

2. 抗菌药物采购

医疗机构抗菌药物应当由药学部门统一采购供应,其他科室或者部门不得从事抗菌药物的采购、调剂活动。临床上不得使用非药学部门采购供应的抗菌药物。因特殊治疗需要,医疗机构需使用本机构抗菌药物供应目录以外抗菌药物的,可以启动临时采购程序。临时采购应当由临床科室提出申请,说明申请购入抗菌药物名称、剂型、规格、数量、使用对象和使用理由,经本机构抗菌药物管理工作组审核同意后,由药学部门临时一次性购入使用。医疗机构应当严格控制临时采购抗菌药物品种和数量,同一通用名抗菌药物品种启动临时采购程序原则上每年不得超过 5 例次。如果超过 5 例次,应当讨论是否列入本机构抗菌药物供应目录。调整后的抗菌药物供应目录总品种数不得增加。医疗机构应当每半年将抗菌药物临时采购情况向核发其医疗机构执业许可证的卫生行政部门备案。

3. 抗菌药物的临床使用与评估

医疗机构和医务人员应当严格掌握使用抗菌药物预防感染的指征。预防感染、治疗轻度或者局部感染应当首选非限制使用级抗菌药物;严重感染、免疫功能低下合并感染或者病原菌只对限制使用级抗菌药物敏感时,方可选用限制使用级抗菌药物。严格控制特殊使用级抗菌药物使用。特殊使用级抗菌药物不得在门诊使用。临床应用特殊使用级抗菌药物应当严格掌握用药指证,经抗菌药物管理工作组指定的专业技术人员会诊同意后,由具有相应处方权医师开具处方。特殊使用级抗菌药物会诊人员由具有抗菌药物临床应用经验的感染性疾病科、呼吸科、重症医学科、微生物检验科、药学部门等具有高级专业技术职务任职资格的医师、药师或具有高级专业技术职务任职资格的抗菌药物专业临床药师担任。因抢救生命垂危的患者等紧急情况,医师可以越级使用抗菌药物。越级使用抗菌药物应当详细记录用药指证,并应当于 24h 内补办越级使用抗菌药物的必要手续。

（三）抗菌药物处方权和调剂资格

具有高级专业技术职务任职资格的医师,可授予特殊使用级抗菌药物处方权;具有中级以上专业技术职务任职资格的医师,可授予限制使用级抗菌药物处方权;具有初级专业技术职务任职资格的医师,在乡、民族乡、镇、村的医疗机构独立从事一般执业活动的执业助理医师及乡村医生,可授予非限制使用级抗菌药物处方权。药师经培训并考核合格后,方可获得抗菌药物调剂资格。

二级以上医院应当定期对医师和药师进行抗菌药物临床应用知识和规范化管理的培训。医师经本机构培训并考核合格后,方可获得相应的处方权。其他医疗机构依法享有处方权的医师、乡村医生和从事处方调剂工作的药师,由县级以上地方卫生行政部门组织相关培训、考核。经考核合格的,授予相应的抗菌药物处方权或者抗菌药物调剂资格。

（四）抗菌药物的应用监测和细菌耐药监测

医疗机构应当开展抗菌药物临床应用监测工作，分析本机构及临床各专业科室抗菌药物使用情况，评估抗菌药物使用适宜性；对抗菌药物使用趋势进行分析，对抗菌药物不合理使用情况应当及时采取有效干预措施。医疗机构应当根据临床微生物标本检测结果合理选用抗菌药物。临床微生物标本检测结果未出具前，医疗机构可以根据当地和本机构细菌耐药监测情况经验选用抗菌药物，临床微生物标本检测结果出具后根据检测结果进行相应调整。医疗机构应当开展细菌耐药监测工作，建立细菌耐药预警机制，并采取下列相应措施。

（1）主要目标细菌耐药率超过30%的抗菌药物，应当及时将预警信息通报本机构医务人员。

（2）主要目标细菌耐药率超过40%的抗菌药物，应当慎重经验用药。

（3）主要目标细菌耐药率超过50%的抗菌药物，应当参照药敏试验结果选用。

（4）主要目标细菌耐药率超过 75%的抗菌药物，应当暂停针对此目标细菌的临床应用，根据追踪细菌耐药监测结果，再决定是否恢复临床应用。

（五）抗菌药物临床应用异常情况及处理

医疗机构应当加强对抗菌药物生产、经营企业在本机构销售行为的管理，对存在不正当销售行为的企业，应当及时采取暂停进药、清退等措施。医疗机构应当对以下抗菌药物临床应用异常情况开展调查，并根据不同情况作出处理。①使用量异常增长的抗菌药物；②半年内使用量始终居于前列的抗菌药物；③经常超适应证、超剂量使用的抗菌药物；④企业违规销售的抗菌药物；⑤频繁发生严重不良事件的抗菌药物。

国家加强辅助用药临床应用管理

2018 年 12 月，国家卫生健康委员会为加强医疗机构辅助用药临床应用管理，规范辅助用药临床应用行为，提高合理用药水平，维护人民群众健康权益，发布了《关于做好辅助用药临床应用管理有关工作的通知》。该通知规定，国家卫生健康委员会制订全国辅助用药目录并公布，各省级卫生健康行政部门在此目录基础上，制订本省份辅助用药目录，并不得少于国家辅助用药目录。各级医疗机构在省级辅助用药目录的基础上，制订本机构辅助用药目录。对辅助用药管理目录中的全部药品进行重点监控，将辅助用药全部纳入审核和点评范畴，充分发挥药师在辅助用药管理和临床用药指导方面的作用。

2019 年 7 月，国家卫生健康委员会发布了《关于印发第一批国家重点监控合理用药药品目录（化药及生物制品）的通知》，各省级卫生健康行政部门要会同中医药主管部门在《第一批国家重点监控合理用药药品目录（化药及生物制品）》基础上，形成省级重点监控合理用药药品目录和公布，并及时报国家卫生健康委员会和国家中医药管理局备案。各级各类医疗机构在省级目录基础上，形成本机构重点监控合理用药药品目录。省级和各医疗机构的目录应当按照要求以政务公开、院务公开、官方网站公示等形式向社会公布。

各医疗机构要建立重点监控合理用药药品管理制度，加强目录内药品临床应用的全程管理。进一步规范医师处方行为，对纳入目录中的药品制订用药指南或技术规范，明确规定临床应用的条件和原则。同时加强目录外药品的处方管理。各级卫生健康行政部门、中医药主管部门和各医疗机构要建立完善药品临床使用监测和超常预警制度。

思维导图

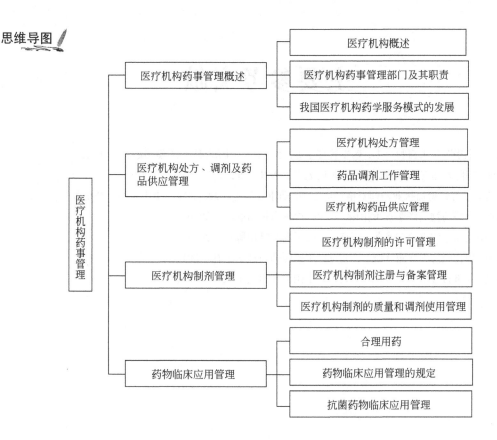

思考题

1. 分析医疗机构药事管理与药物治疗学委员会和药学管理行政部门，在其工作职责上的区别和联系。

2. 如何理解"基本药物是医疗机构用药品种选择的核心"。

3. 调剂过程中，药学专业技术人员对处方用药进行审核的主要内容有哪些。

推荐阅读

陈鸣声. 2017. 基层医疗机构合理用药行为激励性规制. 北京：科学出版社

陈新谦，金有豫，汤光. 2019. 新编药物学. 18 版. 北京：人民卫生出版社

张石革. 2017. 慢病的用药监护与健康管理. 北京：科学出版社

案例

（修订责任人：丁丽曼）

主要参考文献

[1] 边振甲. 中华医学大百科全书. 药事管理学卷. 北京：中国协和医科大学出版社，2017.

[2] 陈永法. 国际药事管理法规. 南京：东南大学出版社，2021.

[3] 国家药品监督管理局执业药师资格认证中心. 药事管理与法规. 北京：中国医药科技出版社，2021.

[4] 刘国恩. 中国药物经济学评价指南. 北京：中国市场出版社，2020.

[5] 邵蓉. 中国药事法理论与实务. 北京：中国医药科技出版社，2019.

[6] 孙利华. 药物经济学（第 4 版）. 北京：中国医药科技出版社，2019.

[7] 杨世民. 药事管理学（第 6 版）. 北京：中国医药科技出版社，2019.

附　录

中华人民共和国药品管理法

（1984年9月20日第六届全国人大常委会第七次会议通过　2001年2月28日第九届全国人大常委会第二十次会议第一次修订　根据2013年12月28日第十二届全国人大常委会第六次会议《关于修改〈中华人民共和国海洋环境保护法〉等七部法律的决定》第一次修正　根据2015年4月24日第十二届全国人大常委会第十四次会议《关于修改〈中华人民共和国药品管理法〉的决定》第二次修正　2019年8月26日第十三届全国人大常委会第十二次会议第二次修订）

目　录

第一章　总则

第一条　为了加强药品管理，保证药品质量，保障公众用药安全和合法权益，保护和促进公众健康，制定本法。

第二条　在中华人民共和国境内从事药品研制、生产、经营、使用和监督管理活动，适用本法。

本法所称药品，是指用于预防、治疗、诊断人的疾病，有目的地调节人的生理机能并规定有适应证或者功能主治、用法和用量的物质，包括中药、化学药和生物制品等。

第三条　药品管理应当以人民健康为中心，坚持风险管理、全程管控、社会共治的原则，建立科学、严格的监督管理制度，全面提升药品质量，保障药品的安全、有效、可及。

第四条　国家发展现代药和传统药，充分发挥其在预防、医疗和保健中的作用。

国家保护野生药材资源和中药品种，鼓励培育道地中药材。

第五条　国家鼓励研究和创制新药，保护公民、法人和其他组织研究、开发新药的合法权益。

第六条　国家对药品管理实行药品上市许可持有人制度。药品上市许可持有人依法对药品研制、生产、经营、使用全过程中药品的安全性、有效性和质量可控性负责。

第七条　从事药品研制、生产、经营、使用活动，应当遵守法律、法规、规章、标准和规范，保证全过程信息真实、准确、完整和可追溯。

第八条　国务院药品监督管理部门主管全国药品监督管理工作。国务院有关部门在各自职责范围内负责与药品有关的监督管理工作。国务院药品监督管理部门配合国务院有关部门，执行国家药品行业发展规划和产业政策。

省、自治区、直辖市人民政府药品监督管理部门负责本行政区域内的药品监督管理工作。设区的市级、县级人民政府承担药品监督管理职责的部门（以下称药品监督管理部门）负责本行政区域内的药品监督管理工作。县级以上地方人民政府有关部门在各自职责范围内负责与药品有关的监督管理工作。

第九条　县级以上地方人民政府对本行政区域内的药品监督管理工作负责，统一领导、组织、协调本行政区域内的药品监督管理工作以及药品安全突发事件应对工作，建立健全药品监督管理工作机制和信息共享机制。

第十条　县级以上人民政府应当将药品安全工作纳入本级国民经济和社会发展规划，将药品安全工作经费列入本级政府预算，加强药品监督管理能力建设，为药品安全工作提供保障。

第十一条　药品监督管理部门设置或者指定的药品专业技术机构，承担依法实施药品监督管理所需的审评、检验、核查、监测与评价等工作。

第十二条　国家建立健全药品追溯制度。国务院药品监督管理部门应当制定统一的药品追溯标准和规范，推进药品追溯信息互通互享，实现药品可追溯。

国家建立药物警戒制度，对药品不良反应及其他与用药有关的有害反应进行监测、识别、评估和控制。

第十三条　各级人民政府及其有关部门、药品行业协会等应当加强药品安全宣传教育，开展药品安全法律法规等知识的普及工作。

新闻媒体应当开展药品安全法律法规等知识的公益宣传，并对药品违法行为进行舆论监督。有关药品的宣传报道应当全面、科学、客观、公正。

第十四条　药品行业协会应当加强行业自律，建立健全行业规范，推动行业诚信体系建设，引导和督促会员依法开展药品生产经营等活动。

第十五条　县级以上人民政府及其有关部门对在药品研制、生产、经营、使用和监督管理工作中做出突出贡献的单位和个人，按照国家有关规定给予表彰、奖励。

第二章　药品研制和注册

第十六条　国家支持以临床价值为导向、对人的疾病具有明确或者特殊疗效的药物创新，鼓励具有新的治疗机理、治疗严重危及生命的疾病或者罕见病、对人体具有多靶向系统性调节干预功能等的新药研制，推动药品技术进步。

国家鼓励运用现代科学技术和传统中药研究方法开展中药科学技术研究和药物开发，建立和完善符合中药特点的技术评价体系，促进中药传承创新。

国家采取有效措施，鼓励儿童用药品的研制和创新，支持开发符合儿童生理特征的儿童用药品新品种、剂型和规格，对儿童用药品予以优先审评审批。

第十七条　从事药品研制活动，应当遵守药物非临床研究质量管理规范、药物临床试验质量管理规范，保证药品研制全过程持续符合法定要求。

药物非临床研究质量管理规范、药物临床试验质量管理规范由国务院药品监督管理部门会同国务院有关部门制定。

第十八条　开展药物非临床研究，应当符合国家有关规定，有与研究项目相适应的人员、场地、设备、仪器和管理制度，保证有关数据、资料和样品的真实性。

第十九条　开展药物临床试验，应当按照国务院药品监督管理部门的规定如实报送研制方法、质量指标、药理及毒理试验结果等有关数据、资料和样品，经国务院药品监督管理部门批准。国务院药品监督管理部门应当自受理临床试验申请之日起六十个工作日内决定是否同意并通知临床试验申办者，逾期未通知的，视为同意。其中，开展生物等效性试验的，报国务院药品监督管理部门备案。

开展药物临床试验，应当在具备相应条件的临床试验机构进行。药物临床试验机构实行备案管理，具体办法由国务院药品监督管理部门、国务院卫生健康主管部门共同制定。

第二十条　开展药物临床试验，应当符合伦理原则，制定临床试验方案，经伦理委员会审查同意。

伦理委员会应当建立伦理审查工作制度，保证伦理审查过程独立、客观、公正，监督规范开展药物临床试验，保障受试者合法权益，维护社会公共利益。

第二十一条　实施药物临床试验，应当向受试者或者其监护人如实说明和解释临床试验的目的和风险等详细情况，取得受试者或者其监护人自愿签署的知情同意书，并采取有效措施保护受试者合法权益。

第二十二条　药物临床试验期间，发现存在安全性问题或者其他风险的，临床试验申办者应当及时调整临床试验方案、暂停或者终止临床试验，并向国务院药品监督管理部门报告。必要时，国务院药品监督管理部门可以责令调整临床试验方案、暂停或者终止临床试验。

第二十三条　对正在开展临床试验的用于治疗严重危及生命且尚无有效治疗手段的疾病的药物，经医学观察可能获益，并且符合伦理原则的，经审查、知情同意后可以在开展临床试验的机构内用于其他病情相同的患者。

第二十四条　在中国境内上市的药品，应当经国务院药品监督管理部门批准，取得药品注册证书；但是，未实施审批管理的中药材和中药饮片除外。实施审批管理的中药材、中药饮片品种目录由国务院药品监督管理部门会同国务院中医药主管部门制定。

申请药品注册，应当提供真实、充分、可靠的数据、资料和样品，证明药品的安全性、有效性和质量可控性。

第二十五条　对申请注册的药品，国务院药品监督管理部门应当组织药学、医学和其他技术人员进行审评，对药品的安全性、有效性和质量可控性以及申请人的质量管理、风险防控和责任赔偿等能力进行审查；符合条件的，颁发药品注册证书。

国务院药品监督管理部门在审批药品时，对化学原料药一并审评审批，对相关辅料、直接接触药品的包装材料和容器一并审评，对药品的质量标准、生产工艺、标签和说明书一并核准。

本法所称辅料，是指生产药品和调配处方时所用的赋形剂和附加剂。

第二十六条　对治疗严重危及生命且尚无有效治疗手段的疾病以及公共卫生方面急需的药品，药物临床试验已有数据显示疗效并能预测其临床价值的，可以附条件批准，并在药品注册证书中载明相关事项。

第二十七条　国务院药品监督管理部门应当完善药品审评审批工作制度，加强能力建设，建立健全沟通交流、专家咨询等机制，优化审评审批流程，提高审评审批效率。

批准上市药品的审评结论和依据应当依法公开，接受社会监督。对审评审批中知悉的商业秘密应当保密。

第二十八条　药品应当符合国家药品标准。经国务院药品监督管理部门核准的药品质量标准高于国家药品标准的，按照经核准的药品质量标准执行；没有国家药品标准的，应当符合经核准的药品质量标准。

国务院药品监督管理部门颁布的《中华人民共和国药典》和药品标准为国家药品标准。

国务院药品监督管理部门会同国务院卫生健康主管部门组织药典委员会，负责国家药品标准的制定和修订。

国务院药品监督管理部门设置或者指定的药品检验机构负责标定国家药品标准品、对照品。

第二十九条　列入国家药品标准的药品名称为药品通用名称。已经作为药品通用名称的，该名称不得作为药品商标使用。

第三章 药品上市许可持有人

第三十条 药品上市许可持有人是指取得药品注册证书的企业或者药品研制机构等。

药品上市许可持有人应当依照本法规定,对药品的非临床研究、临床试验、生产经营、上市后研究、不良反应监测及报告与处理等承担责任。其他从事药品研制、生产、经营、储存、运输、使用等活动的单位和个人依法承担相应责任。

药品上市许可持有人的法定代表人、主要负责人对药品质量全面负责。

第三十一条 药品上市许可持有人应当建立药品质量保证体系,配备专门人员独立负责药品质量管理。

药品上市许可持有人应当对受托药品生产企业、药品经营企业的质量管理体系进行定期审核,监督其持续具备质量保证和控制能力。

第三十二条 药品上市许可持有人可以自行生产药品,也可以委托药品生产企业生产。

药品上市许可持有人自行生产药品的,应当依照本法规定取得药品生产许可证;委托生产的,应当委托符合条件的药品生产企业。药品上市许可持有人和受托生产企业应当签订委托协议和质量协议,并严格履行协议约定的义务。

国务院药品监督管理部门制定药品委托生产质量协议指南,指导、监督药品上市许可持有人和受托生产企业履行药品质量保证义务。

血液制品、麻醉药品、精神药品、医疗用毒性药品、药品类易制毒化学品不得委托生产;但是,国务院药品监督管理部门另有规定的除外。

第三十三条 药品上市许可持有人应当建立药品上市放行规程,对药品生产企业出厂放行的药品进行审核,经质量受权人签字后方可放行。不符合国家药品标准的,不得放行。

第三十四条 药品上市许可持有人可以自行销售其取得药品注册证书的药品,也可以委托药品经营企业销售。药品上市许可持有人从事药品零售活动的,应当取得药品经营许可证。

药品上市许可持有人自行销售药品的,应当具备本法第五十二条规定的条件;委托销售的,应当委托符合条件的药品经营企业。药品上市许可持有人和受托经营企业应当签订委托协议,并严格履行协议约定的义务。

第三十五条 药品上市许可持有人、药品生产企业、药品经营企业委托储存、运输药品的,应当对受托方的质量保证能力和风险管理能力进行评估,与其签订委托协议,约定药品质量责任、操作规程等内容,并对受托方进行监督。

第三十六条 药品上市许可持有人、药品生产企业、药品经营企业和医疗机构应当建立并实施药品追溯制度,按照规定提供追溯信息,保证药品可追溯。

第三十七条 药品上市许可持有人应当建立年度报告制度,每年将药品生产销售、上市后研究、风险管理等情况按照规定向省、自治区、直辖市人民政府药品监督管理部门报告。

第三十八条 药品上市许可持有人为境外企业的,应当由其指定的在中国境内的企业法人履行药品上市许可持有人义务,与药品上市许可持有人承担连带责任。

第三十九条 中药饮片生产企业履行药品上市许可持有人的相关义务,对中药饮片生产、销售实行全过程管理,建立中药饮片追溯体系,保证中药饮片安全、有效、可追溯。

第四十条 经国务院药品监督管理部门批准,药品上市许可持有人可以转让药品上市许可。受让方应当具备保障药品安全性、有效性和质量可控性的质量管理、风险防控和责任赔偿等能力,履行药品上市许可持有人义务。

第四章　药品生产

第四十一条　从事药品生产活动，应当经所在地省、自治区、直辖市人民政府药品监督管理部门批准，取得药品生产许可证。无药品生产许可证的，不得生产药品。

药品生产许可证应当标明有效期和生产范围，到期重新审查发证。

第四十二条　从事药品生产活动，应当具备以下条件：

（一）有依法经过资格认定的药学技术人员、工程技术人员及相应的技术工人；

（二）有与药品生产相适应的厂房、设施和卫生环境；

（三）有能对所生产药品进行质量管理和质量检验的机构、人员及必要的仪器设备；

（四）有保证药品质量的规章制度，并符合国务院药品监督管理部门依据本法制定的药品生产质量管理规范要求。

第四十三条　从事药品生产活动，应当遵守药品生产质量管理规范，建立健全药品生产质量管理体系，保证药品生产全过程持续符合法定要求。

药品生产企业的法定代表人、主要负责人对本企业的药品生产活动全面负责。

第四十四条　药品应当按照国家药品标准和经药品监督管理部门核准的生产工艺进行生产。生产、检验记录应当完整准确，不得编造。

中药饮片应当按照国家药品标准炮制；国家药品标准没有规定的，应当按照省、自治区、直辖市人民政府药品监督管理部门制定的炮制规范炮制。省、自治区、直辖市人民政府药品监督管理部门制定的炮制规范应当报国务院药品监督管理部门备案。不符合国家药品标准或者不按照省、自治区、直辖市人民政府药品监督管理部门制定的炮制规范炮制的，不得出厂、销售。

第四十五条　生产药品所需的原料、辅料，应当符合药用要求、药品生产质量管理规范的有关要求。

生产药品，应当按照规定对供应原料、辅料等的供应商进行审核，保证购进、使用的原料、辅料等符合前款规定要求。

第四十六条　直接接触药品的包装材料和容器，应当符合药用要求，符合保障人体健康、安全的标准。

对不合格的直接接触药品的包装材料和容器，由药品监督管理部门责令停止使用。

第四十七条　药品生产企业应当对药品进行质量检验。不符合国家药品标准的，不得出厂。

药品生产企业应当建立药品出厂放行规程，明确出厂放行的标准、条件。符合标准、条件的，经质量受权人签字后方可放行。

第四十八条　药品包装应当适合药品质量的要求，方便储存、运输和医疗使用。

发运中药材应当有包装。在每件包装上，应当注明品名、产地、日期、供货单位，并附有质量合格的标志。

第四十九条　药品包装应当按照规定印有或者贴有标签并附有说明书。

标签或者说明书应当注明药品的通用名称、成分、规格、上市许可持有人及其地址、生产企业及其地址、批准文号、产品批号、生产日期、有效期、适应证或者功能主治、用法、用量、禁忌、不良反应和注意事项。标签、说明书中的文字应当清晰，生产日期、有效期等事项应当显著标注，容易辨识。

麻醉药品、精神药品、医疗用毒性药品、放射性药品、外用药品和非处方药的标签、说明书，应当印有规定的标志。

第五十条　药品上市许可持有人、药品生产企业、药品经营企业和医疗机构中直接接触药品的工作人员，应当每年进行健康检查。患有传染病或者其他可能污染药品的疾病的，不得从事直接接触药品的工作。

第五章　药品经营

第五十一条　从事药品批发活动，应当经所在地省、自治区、直辖市人民政府药品监督管理部门批准，取得药品经营许可证。从事药品零售活动，应当经所在地县级以上地方人民政府药品监督管理部门批准，取得药品经营许可证。无药品经营许可证的，不得经营药品。

药品经营许可证应当标明有效期和经营范围，到期重新审查发证。

药品监督管理部门实施药品经营许可，除依据本法第五十二条规定的条件外，还应当遵循方便群众购药的原则。

第五十二条　从事药品经营活动应当具备以下条件：

（一）有依法经过资格认定的药师或者其他药学技术人员；

（二）有与所经营药品相适应的营业场所、设备、仓储设施和卫生环境；

（三）有与所经营药品相适应的质量管理机构或者人员；

（四）有保证药品质量的规章制度，并符合国务院药品监督管理部门依据本法制定的药品经营质量管理规范要求。

第五十三条　从事药品经营活动，应当遵守药品经营质量管理规范，建立健全药品经营质量管理体系，保证药品经营全过程持续符合法定要求。

国家鼓励、引导药品零售连锁经营。从事药品零售连锁经营活动的企业总部，应当建立统一的质量管理制度，对所属零售企业的经营活动履行管理责任。

药品经营企业的法定代表人、主要负责人对本企业的药品经营活动全面负责。

第五十四条　国家对药品实行处方药与非处方药分类管理制度。具体办法由国务院药品监督管理部门会同国务院卫生健康主管部门制定。

第五十五条　药品上市许可持有人、药品生产企业、药品经营企业和医疗机构应当从药品上市许可持有人或者具有药品生产、经营资格的企业购进药品；但是，购进未实施审批管理的中药材除外。

第五十六条　药品经营企业购进药品，应当建立并执行进货检查验收制度，验明药品合格证明和其他标识；不符合规定要求的，不得购进和销售。

第五十七条　药品经营企业购销药品，应当有真实、完整的购销记录。购销记录应当注明药品的通用名称、剂型、规格、产品批号、有效期、上市许可持有人、生产企业、购销单位、购销数量、购销价格、购销日期及国务院药品监督管理部门规定的其他内容。

第五十八条　药品经营企业零售药品应当准确无误，并正确说明用法、用量和注意事项；调配处方应当经过核对，对处方所列药品不得擅自更改或者代用。对有配伍禁忌或者超剂量的处方，应当拒绝调配；必要时，经处方医师更正或者重新签字，方可调配。

药品经营企业销售中药材，应当标明产地。

依法经过资格认定的药师或者其他药学技术人员负责本企业的药品管理、处方审核和调配、合理用药指导等工作。

第五十九条　药品经营企业应当制定和执行药品保管制度，采取必要的冷藏、防冻、防潮、防虫、防鼠等措施，保证药品质量。

药品入库和出库应当执行检查制度。

第六十条　城乡集市贸易市场可以出售中药材，国务院另有规定的除外。

第六十一条　药品上市许可持有人、药品经营企业通过网络销售药品，应当遵守本法药品经营的有关规定。具体管理办法由国务院药品监督管理部门会同国务院卫生健康主管部门等部门制定。

疫苗、血液制品、麻醉药品、精神药品、医疗用毒性药品、放射性药品、药品类易制毒化学品等国家实行特殊管理的药品不得在网络上销售。

第六十二条 药品网络交易第三方平台提供者应当按照国务院药品监督管理部门的规定，向所在地省、自治区、直辖市人民政府药品监督管理部门备案。

第三方平台提供者应当依法对申请进入平台经营的药品上市许可持有人、药品经营企业的资质等进行审核，保证其符合法定要求，并对发生在平台的药品经营行为进行管理。

第三方平台提供者发现进入平台经营的药品上市许可持有人、药品经营企业有违反本法规定行为的，应当及时制止并立即报告所在地县级人民政府药品监督管理部门；发现严重违法行为的，应当立即停止提供网络交易平台服务。

第六十三条 新发现和从境外引种的药材，经国务院药品监督管理部门批准后，方可销售。

第六十四条 药品应当从允许药品进口的口岸进口，并由进口药品的企业向口岸所在地药品监督管理部门备案。海关凭药品监督管理部门出具的进口药品通关单办理通关手续。无进口药品通关单的，海关不得放行。

口岸所在地药品监督管理部门应当通知药品检验机构按照国务院药品监督管理部门的规定对进口药品进行抽查检验。

允许药品进口的口岸由国务院药品监督管理部门会同海关总署提出，报国务院批准。

第六十五条 医疗机构因临床急需进口少量药品的，经国务院药品监督管理部门或者国务院授权的省、自治区、直辖市人民政府批准，可以进口。进口的药品应当在指定医疗机构内用于特定医疗目的。

个人自用携带入境少量药品，按照国家有关规定办理。

第六十六条 进口、出口麻醉药品和国家规定范围内的精神药品，应当持有国务院药品监督管理部门颁发的进口准许证、出口准许证。

第六十七条 禁止进口疗效不确切、不良反应大或者因其他原因危害人体健康的药品。

第六十八条 国务院药品监督管理部门对下列药品在销售前或者进口时，应当指定药品检验机构进行检验；未经检验或者检验不合格的，不得销售或者进口：

（一）首次在中国境内销售的药品；

（二）国务院药品监督管理部门规定的生物制品；

（三）国务院规定的其他药品。

第六章 医疗机构药事管理

第六十九条 医疗机构应当配备依法经过资格认定的药师或者其他药学技术人员，负责本单位的药品管理、处方审核和调配、合理用药指导等工作。非药学技术人员不得直接从事药剂技术工作。

第七十条 医疗机构购进药品，应当建立并执行进货检查验收制度，验明药品合格证明和其他标识；不符合规定要求的，不得购进和使用。

第七十一条 医疗机构应当有与所使用药品相适应的场所、设备、仓储设施和卫生环境，制定和执行药品保管制度，采取必要的冷藏、防冻、防潮、防虫、防鼠等措施，保证药品质量。

第七十二条 医疗机构应当坚持安全有效、经济合理的用药原则，遵循药品临床应用指导原则、临床诊疗指南和药品说明书等合理用药，对医师处方、用药医嘱的适宜性进行审核。

医疗机构以外的其他药品使用单位，应当遵守本法有关医疗机构使用药品的规定。

第七十三条 依法经过资格认定的药师或者其他药学技术人员调配处方，应当进行核对，对处方所列药品不得擅自更改或者代用。对有配伍禁忌或者超剂量的处方，应当拒绝调配；必要时，经处方医师更正或者重新签字，方可调配。

第七十四条 医疗机构配制制剂，应当经所在地省、自治区、直辖市人民政府药品监督管理部门批准，取得医疗机构制剂许可证。无医疗机构制剂许可证的，不得配制制剂。

医疗机构制剂许可证应当标明有效期，到期重新审查发证。

第七十五条 医疗机构配制制剂，应当有能够保证制剂质量的设施、管理制度、检验仪器和卫生环境。

医疗机构配制制剂，应当按照经核准的工艺进行，所需的原料、辅料和包装材料等应当符合药用要求。

第七十六条 医疗机构配制的制剂，应当是本单位临床需要而市场上没有供应的品种，并应当经所在地省、自治区、直辖市人民政府药品监督管理部门批准；但是，法律对配制中药制剂另有规定的除外。

医疗机构配制的制剂应当按照规定进行质量检验；合格的，凭医师处方在本单位使用。经国务院药品监督管理部门或者省、自治区、直辖市人民政府药品监督管理部门批准，医疗机构配制的制剂可以在指定的医疗机构之间调剂使用。

医疗机构配制的制剂不得在市场上销售。

第七章 药品上市后管理

第七十七条 药品上市许可持有人应当制定药品上市后风险管理计划，主动开展药品上市后研究，对药品的安全性、有效性和质量可控性进行进一步确证，加强对已上市药品的持续管理。

第七十八条 对附条件批准的药品，药品上市许可持有人应当采取相应风险管理措施，并在规定期限内按照要求完成相关研究；逾期未按照要求完成研究或者不能证明其获益大于风险的，国务院药品监督管理部门应当依法处理，直至注销药品注册证书。

第七十九条 对药品生产过程中的变更，按照其对药品安全性、有效性和质量可控性的风险和产生影响的程度，实行分类管理。属于重大变更的，应当经国务院药品监督管理部门批准，其他变更应当按照国务院药品监督管理部门的规定备案或者报告。

药品上市许可持有人应当按照国务院药品监督管理部门的规定，全面评估、验证变更事项对药品安全性、有效性和质量可控性的影响。

第八十条 药品上市许可持有人应当开展药品上市后不良反应监测，主动收集、跟踪分析疑似药品不良反应信息，对已识别风险的药品及时采取风险控制措施。

第八十一条 药品上市许可持有人、药品生产企业、药品经营企业和医疗机构应当经常考察本单位所生产、经营、使用的药品质量、疗效和不良反应。发现疑似不良反应的，应当及时向药品监督管理部门和卫生健康主管部门报告。具体办法由国务院药品监督管理部门会同国务院卫生健康主管部门制定。

对已确认发生严重不良反应的药品，由国务院药品监督管理部门或者省、自治区、直辖市人民政府药品监督管理部门根据实际情况采取停止生产、销售、使用等紧急控制措施，并应当在五日内组织鉴定，自鉴定结论作出之日起十五日内依法作出行政处理决定。

第八十二条 药品存在质量问题或者其他安全隐患的，药品上市许可持有人应当立即停止销售，告知相关药品经营企业和医疗机构停止销售和使用，召回已销售的药品，及时公开召回信息，必要时应当立即停止生产，并将药品召回和处理情况向省、自治区、直辖市人民政府药品监督管理部门和卫生健康主管部门报告。药品生产企业、药品经营企业和医疗机构应当配合。

药品上市许可持有人依法应当召回药品而未召回的，省、自治区、直辖市人民政府药品监督管理部门应当责令其召回。

第八十三条 药品上市许可持有人应当对已上市药品的安全性、有效性和质量可控性定期开展上市后评价。必要时，国务院药品监督管理部门可以责令药品上市许可持有人开展上市后评价或者直接组织开展上市后评价。

经评价，对疗效不确切、不良反应大或者因其他原因危害人体健康的药品，应当注销药品注册证书。

已被注销药品注册证书的药品，不得生产或者进口、销售和使用。

已被注销药品注册证书、超过有效期等的药品，应当由药品监督管理部门监督销毁或者依法采取其他无害化处理等措施。

第八章　药品价格和广告

第八十四条　国家完善药品采购管理制度，对药品价格进行监测，开展成本价格调查，加强药品价格监督检查，依法查处价格垄断、哄抬价格等药品价格违法行为，维护药品价格秩序。

第八十五条　依法实行市场调节价的药品，药品上市许可持有人、药品生产企业、药品经营企业和医疗机构应当按照公平、合理和诚实信用、质价相符的原则制定价格，为用药者提供价格合理的药品。

药品上市许可持有人、药品生产企业、药品经营企业和医疗机构应当遵守国务院药品价格主管部门关于药品价格管理的规定，制定和标明药品零售价格，禁止暴利、价格垄断和价格欺诈等行为。

第八十六条　药品上市许可持有人、药品生产企业、药品经营企业和医疗机构应当依法向药品价格主管部门提供其药品的实际购销价格和购销数量等资料。

第八十七条　医疗机构应当向患者提供所用药品的价格清单，按照规定如实公布其常用药品的价格，加强合理用药管理。具体办法由国务院卫生健康主管部门制定。

第八十八条　禁止药品上市许可持有人、药品生产企业、药品经营企业和医疗机构在药品购销中给予、收受回扣或者其他不正当利益。

禁止药品上市许可持有人、药品生产企业、药品经营企业或者代理人以任何名义给予使用其药品的医疗机构的负责人、药品采购人员、医师、药师等有关人员财物或者其他不正当利益。禁止医疗机构的负责人、药品采购人员、医师、药师等有关人员以任何名义收受药品上市许可持有人、药品生产企业、药品经营企业或者代理人给予的财物或者其他不正当利益。

第八十九条　药品广告应当经广告主所在地省、自治区、直辖市人民政府确定的广告审查机关批准；未经批准的，不得发布。

第九十条　药品广告的内容应当真实、合法，以国务院药品监督管理部门核准的药品说明书为准，不得含有虚假的内容。

药品广告不得含有表示功效、安全性的断言或者保证；不得利用国家机关、科研单位、学术机构、行业协会或者专家、学者、医师、药师、患者等的名义或者形象作推荐、证明。

非药品广告不得有涉及药品的宣传。

第九十一条　药品价格和广告，本法未作规定的，适用《中华人民共和国价格法》《中华人民共和国反垄断法》《中华人民共和国反不正当竞争法》《中华人民共和国广告法》等的规定。

第九章　药品储备和供应

第九十二条　国家实行药品储备制度，建立中央和地方两级药品储备。

发生重大灾情、疫情或者其他突发事件时，依照《中华人民共和国突发事件应对法》的规定，可以紧急调用药品。

第九十三条　国家实行基本药物制度，遴选适当数量的基本药物品种，加强组织生产和储备，提高基本药物的供给能力，满足疾病防治基本用药需求。

第九十四条　国家建立药品供求监测体系，及时收集和汇总分析短缺药品供求信息，对短缺药品实行预警，采取应对措施。

第九十五条　国家实行短缺药品清单管理制度。具体办法由国务院卫生健康主管部门会同国务院药品监督管理部门等部门制定。

药品上市许可持有人停止生产短缺药品的，应当按照规定向国务院药品监督管理部门或者省、自治区、直辖市人民政府药品监督管理部门报告。

第九十六条　国家鼓励短缺药品的研制和生产，对临床急需的短缺药品、防治重大传染病和罕见病等疾病的新药予以优先审评审批。

第九十七条　对短缺药品，国务院可以限制或者禁止出口。必要时，国务院有关部门可以采取组织生产、价格干预和扩大进口等措施，保障药品供应。

药品上市许可持有人、药品生产企业、药品经营企业应当按照规定保障药品的生产和供应。

第十章　监督管理

第九十八条　禁止生产（包括配制，下同）、销售、使用假药、劣药。

有下列情形之一的，为假药：

（一）药品所含成分与国家药品标准规定的成分不符；

（二）以非药品冒充药品或者以他种药品冒充此种药品；

（三）变质的药品；

（四）药品所标明的适应证或者功能主治超出规定范围。

有下列情形之一的，为劣药：

（一）药品成分的含量不符合国家药品标准；

（二）被污染的药品；

（三）未标明或者更改有效期的药品；

（四）未注明或者更改产品批号的药品；

（五）超过有效期的药品；

（六）擅自添加防腐剂、辅料的药品；

（七）其他不符合药品标准的药品。

禁止未取得药品批准证明文件生产、进口药品；禁止使用未按照规定审评、审批的原料药、包装材料和容器生产药品。

第九十九条　药品监督管理部门应当依照法律、法规的规定对药品研制、生产、经营和药品使用单位使用药品等活动进行监督检查，必要时可以对为药品研制、生产、经营、使用提供产品或者服务的单位和个人进行延伸检查，有关单位和个人应当予以配合，不得拒绝和隐瞒。

药品监督管理部门应当对高风险的药品实施重点监督检查。

对有证据证明可能存在安全隐患的，药品监督管理部门根据监督检查情况，应当采取告诫、约谈、限期整改以及暂停生产、销售、使用、进口等措施，并及时公布检查处理结果。

药品监督管理部门进行监督检查时，应当出示证明文件，对监督检查中知悉的商业秘密应当保密。

第一百条　药品监督管理部门根据监督管理的需要，可以对药品质量进行抽查检验。抽查检验应当按照规定抽样，并不得收取任何费用；抽样应当购买样品。所需费用按照国务院规定列支。

对有证据证明可能危害人体健康的药品及其有关材料，药品监督管理部门可以查封、扣押，并在七日内作出行政处理决定；药品需要检验的，应当自检验报告书发出之日起十五日内作出行政处理决定。

第一百零一条　国务院和省、自治区、直辖市人民政府的药品监督管理部门应当定期公告药品质量抽查检验结果；公告不当的，应当在原公告范围内予以更正。

第一百零二条　当事人对药品检验结果有异议的，可以自收到药品检验结果之日起七日内向原药品检验机构或者上一级药品监督管理部门设置或者指定的药品检验机构申请复验，也可以直接向国务院药品监督管理部门设置或者指定的药品检验机构申请复验。受理复验的药品检验机构应当在国务院药品监督管理部门规定的时间内作出复验结论。

第一百零三条　药品监督管理部门应当对药品上市许可持有人、药品生产企业、药品经营企业和药物非临床安全性评价研究机构、药物临床试验机构等遵守药品生产质量管理规范、药品经营质量管理规范、药物非临床研究质量管理规范、药物临床试验质量管理规范等情况进行检查，监督其持续符合法定要求。

第一百零四条　国家建立职业化、专业化药品检查员队伍。检查员应当熟悉药品法律法规，具备药品专业知识。

第一百零五条　药品监督管理部门建立药品上市许可持有人、药品生产企业、药品经营企业、药物非临床安全性评价研究机构、药物临床试验机构和医疗机构药品安全信用档案，记录许可颁发、日常监督检查结果、违法行为查处等情况，依法向社会公布并及时更新；对有不良信用记录的，增加监督检查频次，并可以按照国家规定实施联合惩戒。

第一百零六条　药品监督管理部门应当公布本部门的电子邮件地址、电话，接受咨询、投诉、举报，并依法及时答复、核实、处理。对查证属实的举报，按照有关规定给予举报人奖励。

药品监督管理部门应当对举报人的信息予以保密，保护举报人的合法权益。举报人举报所在单位的，该单位不得以解除、变更劳动合同或者其他方式对举报人进行打击报复。

第一百零七条　国家实行药品安全信息统一公布制度。国家药品安全总体情况、药品安全风险警示信息、重大药品安全事件及其调查处理信息和国务院确定需要统一公布的其他信息由国务院药品监督管理部门统一公布。药品安全风险警示信息和重大药品安全事件及其调查处理信息的影响限于特定区域的，也可以由有关省、自治区、直辖市人民政府药品监督管理部门公布。未经授权不得发布上述信息。

公布药品安全信息，应当及时、准确、全面，并进行必要的说明，避免误导。

任何单位和个人不得编造、散布虚假药品安全信息。

第一百零八条　县级以上人民政府应当制定药品安全事件应急预案。药品上市许可持有人、药品生产企业、药品经营企业和医疗机构等应当制定本单位的药品安全事件处置方案，并组织开展培训和应急演练。

发生药品安全事件，县级以上人民政府应当按照应急预案立即组织开展应对工作；有关单位应当立即采取有效措施进行处置，防止危害扩大。

第一百零九条　药品监督管理部门未及时发现药品安全系统性风险，未及时消除监督管理区域内药品安全隐患的，本级人民政府或者上级人民政府药品监督管理部门应当对其主要负责人进行约谈。

地方人民政府未履行药品安全职责，未及时消除区域性重大药品安全隐患的，上级人民政府或者上级人民政府药品监督管理部门应当对其主要负责人进行约谈。

被约谈的部门和地方人民政府应当立即采取措施，对药品监督管理工作进行整改。

约谈情况和整改情况应当纳入有关部门和地方人民政府药品监督管理工作评议、考核记录。

第一百一十条　地方人民政府及其药品监督管理部门不得以要求实施药品检验、审批等手段限制或者排斥非本地区药品上市许可持有人、药品生产企业生产的药品进入本地区。

第一百一十一条　药品监督管理部门及其设置或者指定的药品专业技术机构不得参与药品生产经营活动，不得以其名义推荐或者监制、监销药品。

药品监督管理部门及其设置或者指定的药品专业技术机构的工作人员不得参与药品生产经营活动。

第一百一十二条　国务院对麻醉药品、精神药品、医疗用毒性药品、放射性药品、药品类易制毒化学品等有其他特殊管理规定的，依照其规定。

第一百一十三条　药品监督管理部门发现药品违法行为涉嫌犯罪的，应当及时将案件移送公安机关。

对依法不需要追究刑事责任或者免予刑事处罚，但应当追究行政责任的，公安机关、人民检察院、人民法院应当及时将案件移送药品监督管理部门。

公安机关、人民检察院、人民法院商请药品监督管理部门、生态环境主管部门等部门提供检验结论、认定意见以及对涉案药品进行无害化处理等协助的，有关部门应当及时提供，予以协助。

第十一章　法律责任

第一百一十四条　违反本法规定，构成犯罪的，依法追究刑事责任。

第一百一十五条　未取得药品生产许可证、药品经营许可证或者医疗机构制剂许可证生产、销售药品的，责令关闭，没收违法生产、销售的药品和违法所得，并处违法生产、销售的药品（包括已售出和未售出的药品，下同）货值金额十五倍以上三十倍以下的罚款；货值金额不足十万元的，按十万元计算。

第一百一十六条　生产、销售假药的，没收违法生产、销售的药品和违法所得，责令停产停业整顿，吊销药品批准证明文件，并处违法生产、销售的药品货值金额十五倍以上三十倍以下的罚款；货值金额不足十万元的，按十万元计算；情节严重的，吊销药品生产许可证、药品经营许可证或者医疗机构制剂许可证，十年内不受理其相应申请；药品上市许可持有人为境外企业的，十年内禁止其药品进口。

第一百一十七条　生产、销售劣药的，没收违法生产、销售的药品和违法所得，并处违法生产、销售的药品货值金额十倍以上二十倍以下的罚款；违法生产、批发的药品货值金额不足十万元的，按十万元计算，违法零售的药品货值金额不足一万元的，按一万元计算；情节严重的，责令停产停业整顿直至吊销药品批准证明文件、药品生产许可证、药品经营许可证或者医疗机构制剂许可证。

生产、销售的中药饮片不符合药品标准，尚不影响安全性、有效性的，责令限期改正，给予警告；可以处十万元以上五十万元以下的罚款。

第一百一十八条　生产、销售假药，或者生产、销售劣药且情节严重的，对法定代表人、主要负责人、直接负责的主管人员和其他责任人员，没收违法行为发生期间自本单位所获收入，并处所获收入百分之三十以上三倍以下的罚款，终身禁止从事药品生产经营活动，并可以由公安机关处五日以上十五日以下的拘留。

对生产者专门用于生产假药、劣药的原料、辅料、包装材料、生产设备予以没收。

第一百一十九条　药品使用单位使用假药、劣药的，按照销售假药、零售劣药的规定处罚；情节严重的，法定代表人、主要负责人、直接负责的主管人员和其他责任人员有医疗卫生人员执业证书的，还应当吊销执业证书。

第一百二十条　知道或者应当知道属于假药、劣药或者本法第一百二十四条第一款第一项至第五项规定的药品，而为其提供储存、运输等便利条件的，没收全部储存、运输收入，并处违法收入一倍以上五倍以下的罚款；情节严重的，并处违法收入五倍以上十五倍以下的罚款；违法收入不足五万元的，按五万元计算。

第一百二十一条　对假药、劣药的处罚决定，应当依法载明药品检验机构的质量检验结论。

第一百二十二条　伪造、变造、出租、出借、非法买卖许可证或者药品批准证明文件的，没收违法所得，并处违法所得一倍以上五倍以下的罚款；情节严重的，并处违法所得五倍以上十五倍以下的罚款，吊销药品生产许可证、药品经营许可证、医疗机构制剂许可证或者药品批准证明文件，对法定代表人、主要负责人、直接负责的主管人员和其他责任人员，处二万元以上二十万元以下的罚款，十年内禁止从事药品生产经营活动，并可以由公安机关处五日以上十五日以下的拘留；违法所得不足十万元的，按十万元计算。

第一百二十三条　提供虚假的证明、数据、资料、样品或者采取其他手段骗取临床试验许可、药品生产许可、药品经营许可、医疗机构制剂许可或者药品注册等许可的，撤销相关许可，十年内不受理其相应申请，并处五十万元以上五百万元以下的罚款；情节严重的，对法定代表人、主要负责人、直接负责的主管人员和其他责任人员，处二万元以上二十万元以下的罚款，十年内禁止从事药品生产经营活动，并可以由公安机关处五日以上十五日以下的拘留。

第一百二十四条　违反本法规定，有下列行为之一的，没收违法生产、进口、销售的药品和违法所得以及专门用于违法生产的原料、辅料、包装材料和生产设备，责令停产停业整顿，并处违法生产、进口、销售的药品货值金额十五倍以上三十倍以下的罚款；货值金额不足十万元的，按十万元计算；情节严重的，吊销药品批准证明文件直至吊销药品生产许可证、药品经营许可证或者医疗机构制剂许可证，对法定代表人、主要负责人、直接负责的主管人员和其他责任人员，没收违法行为发生期间自本单位所获收入，并处所获收入百分之三十以上三倍以下的罚款，十年直至终身禁止从事药品生产经营活动，并可以由公安机关处五日以上十五日以下的拘留：

（一）未取得药品批准证明文件生产、进口药品；

（二）使用采取欺骗手段取得的药品批准证明文件生产、进口药品；

（三）使用未经审评审批的原料药生产药品；

（四）应当检验而未经检验即销售药品；

（五）生产、销售国务院药品监督管理部门禁止使用的药品；

（六）编造生产、检验记录；

（七）未经批准在药品生产过程中进行重大变更。

销售前款第一项至第三项规定的药品，或者药品使用单位使用前款第一项至第五项规定的药品的，依照前款规定处罚；情节严重的，药品使用单位的法定代表人、主要负责人、直接负责的主管人员和其他责任人员有医疗卫生人员执业证书的，还应当吊销执业证书。

未经批准进口少量境外已合法上市的药品，情节较轻的，可以依法减轻或者免予处罚。

第一百二十五条　违反本法规定，有下列行为之一的，没收违法生产、销售的药品和违法所得以及包装材料、容器，责令停产停业整顿，并处五十万元以上五百万元以下的罚款；情节严重的，吊销药品批准证明文件、药品生产许可证、药品经营许可证，对法定代表人、主要负责人、直接负责的主管人员和其他责任人员处二万元以上二十万元以下的罚款，十年直至终身禁止从事药品生产经营活动：

（一）未经批准开展药物临床试验；

（二）使用未经审评的直接接触药品的包装材料或者容器生产药品，或者销售该类药品；

（三）使用未经核准的标签、说明书。

第一百二十六条　除本法另有规定的情形外，药品上市许可持有人、药品生产企业、药品经营企业、药物非临床安全性评价研究机构、药物临床试验机构等未遵守药品生产质量管理规范、药品经营质量管理规范、药物非临床研究质量管理规范、药物临床试验质量管理规范等的，责令限期改正，给予警告；逾期不改正的，处十万元以上五十万元以下的罚款；情节严重的，处五十万元以上二百万元以下的罚款，责令停产停业整顿直至吊销药品批准证明文件、药品生产许可证、药品经营许可证等，药物非临床安全性评价研究机构、药物临床试验机构等五年内不得开展药物非临床安全性评价研究、药物临床试验，对法定代表人、主要负责人、直接负责的主管人员和其他责任人员，没收违法行为发生期间自本单位所获收入，并处所获收入百分之十以上百分之五十以下的罚款，十年直至终身禁止从事药品生产经营等活动。

第一百二十七条　违反本法规定，有下列行为之一的，责令限期改正，给予警告；逾期不改正的，处十万元以上五十万元以下的罚款：

（一）开展生物等效性试验未备案；

（二）药物临床试验期间，发现存在安全性问题或者其他风险，临床试验申办者未及时调整临床试验方案、暂停或者终止临床试验，或者未向国务院药品监督管理部门报告；

（三）未按照规定建立并实施药品追溯制度；

（四）未按照规定提交年度报告；

（五）未按照规定对药品生产过程中的变更进行备案或者报告；

（六）未制定药品上市后风险管理计划；

（七）未按照规定开展药品上市后研究或者上市后评价。

第一百二十八条　除依法应当按照假药、劣药处罚的外，药品包装未按照规定印有、贴有标签或者附有说明书，标签、说明书未按照规定注明相关信息或者印有规定标志的，责令改正，给予警告；情节严重的，吊销药品注册证书。

第一百二十九条 违反本法规定，药品上市许可持有人、药品生产企业、药品经营企业或者医疗机构未从药品上市许可持有人或者具有药品生产、经营资格的企业购进药品的，责令改正，没收违法购进的药品和违法所得，并处违法购进药品货值金额二倍以上十倍以下的罚款；情节严重的，并处货值金额十倍以上三十倍以下的罚款，吊销药品批准证明文件、药品生产许可证、药品经营许可证或者医疗机构执业许可证；货值金额不足五万元的，按五万元计算。

第一百三十条 违反本法规定，药品经营企业购销药品未按照规定进行记录，零售药品未正确说明用法、用量等事项，或者未按照规定调配处方的，责令改正，给予警告；情节严重的，吊销药品经营许可证。

第一百三十一条 违反本法规定，药品网络交易第三方平台提供者未履行资质审核、报告、停止提供网络交易平台服务等义务的，责令改正，没收违法所得，并处二十万元以上二百万元以下的罚款；情节严重的，责令停业整顿，并处二百万元以上五百万元以下的罚款。

第一百三十二条 进口已获得药品注册证书的药品，未按照规定向允许药品进口的口岸所在地药品监督管理部门备案的，责令限期改正，给予警告；逾期不改正的，吊销药品注册证书。

第一百三十三条 违反本法规定，医疗机构将其配制的制剂在市场上销售的，责令改正，没收违法销售的制剂和违法所得，并处违法销售制剂货值金额二倍以上五倍以下的罚款；情节严重的，并处货值金额五倍以上十五倍以下的罚款；货值金额不足五万元的，按五万元计算。

第一百三十四条 药品上市许可持有人未按照规定开展药品不良反应监测或者报告疑似药品不良反应的，责令限期改正，给予警告；逾期不改正的，责令停产停业整顿，并处十万元以上一百万元以下的罚款。

药品经营企业未按照规定报告疑似药品不良反应的，责令限期改正，给予警告；逾期不改正的，责令停产停业整顿，并处五万元以上五十万元以下的罚款。

医疗机构未按照规定报告疑似药品不良反应的，责令限期改正，给予警告；逾期不改正的，处五万元以上五十万元以下的罚款。

第一百三十五条 药品上市许可持有人在省、自治区、直辖市人民政府药品监督管理部门责令其召回后，拒不召回的，处应召回药品货值金额五倍以上十倍以下的罚款；货值金额不足十万元的，按十万元计算；情节严重的，吊销药品批准证明文件、药品生产许可证、药品经营许可证，对法定代表人、主要负责人、直接负责的主管人员和其他责任人员，处二万元以上二十万元以下的罚款。药品生产企业、药品经营企业、医疗机构拒不配合召回的，处十万元以上五十万元以下的罚款。

第一百三十六条 药品上市许可持有人为境外企业的，其指定的在中国境内的企业法人未依照本法规定履行相关义务的，适用本法有关药品上市许可持有人法律责任的规定。

第一百三十七条 有下列行为之一的，在本法规定的处罚幅度内从重处罚：

（一）以麻醉药品、精神药品、医疗用毒性药品、放射性药品、药品类易制毒化学品冒充其他药品，或者以其他药品冒充上述药品；

（二）生产、销售以孕产妇、儿童为主要使用对象的假药、劣药；

（三）生产、销售的生物制品属于假药、劣药；

（四）生产、销售假药、劣药，造成人身伤害后果；

（五）生产、销售假药、劣药，经处理后再犯；

（六）拒绝、逃避监督检查，伪造、销毁、隐匿有关证据材料，或者擅自动用查封、扣押物品。

第一百三十八条 药品检验机构出具虚假检验报告的，责令改正，给予警告，对单位并处二十万元以上一百万元以下的罚款；对直接负责的主管人员和其他直接责任人员依法给予降级、撤职、开除处分，没收违法所得，并处五万元以下的罚款；情节严重的，撤销其检验资格。药品检验机构出具的检验结果不实，造成损失的，应当承担相应的赔偿责任。

　　第一百三十九条　本法第一百一十五条至第一百三十八条规定的行政处罚，由县级以上人民政府药品监督管理部门按照职责分工决定；撤销许可、吊销许可证件的，由原批准、发证的部门决定。

　　第一百四十条　药品上市许可持有人、药品生产企业、药品经营企业或者医疗机构违反本法规定聘用人员的，由药品监督管理部门或者卫生健康主管部门责令解聘，处五万元以上二十万元以下的罚款。

　　第一百四十一条　药品上市许可持有人、药品生产企业、药品经营企业或者医疗机构在药品购销中给予、收受回扣或者其他不正当利益的，药品上市许可持有人、药品生产企业、药品经营企业或者代理人给予使用其药品的医疗机构的负责人、药品采购人员、医师、药师等有关人员财物或者其他不正当利益的，由市场监督管理部门没收违法所得，并处三十万元以上三百万元以下的罚款；情节严重的，吊销药品上市许可持有人、药品生产企业、药品经营企业营业执照，并由药品监督管理部门吊销药品批准证明文件、药品生产许可证、药品经营许可证。

　　药品上市许可持有人、药品生产企业、药品经营企业在药品研制、生产、经营中向国家工作人员行贿的，对法定代表人、主要负责人、直接负责的主管人员和其他责任人员终身禁止从事药品生产经营活动。

　　第一百四十二条　药品上市许可持有人、药品生产企业、药品经营企业的负责人、采购人员等有关人员在药品购销中收受其他药品上市许可持有人、药品生产企业、药品经营企业或者代理人给予的财物或者其他不正当利益的，没收违法所得，依法给予处罚；情节严重的，五年内禁止从事药品生产经营活动。

　　医疗机构的负责人、药品采购人员、医师、药师等有关人员收受药品上市许可持有人、药品生产企业、药品经营企业或者代理人给予的财物或者其他不正当利益的，由卫生健康主管部门或者本单位给予处分，没收违法所得；情节严重的，还应当吊销其执业证书。

　　第一百四十三条　违反本法规定，编造、散布虚假药品安全信息，构成违反治安管理行为的，由公安机关依法给予治安管理处罚。

　　第一百四十四条　药品上市许可持有人、药品生产企业、药品经营企业或者医疗机构违反本法规定，给用药者造成损害的，依法承担赔偿责任。

　　因药品质量问题受到损害的，受害人可以向药品上市许可持有人、药品生产企业请求赔偿损失，也可以向药品经营企业、医疗机构请求赔偿损失。接到受害人赔偿请求的，应当实行首负责任制，先行赔付；先行赔付后，可以依法追偿。

　　生产假药、劣药或者明知是假药、劣药仍然销售、使用的，受害人或者其近亲属除请求赔偿损失外，还可以请求支付价款十倍或者损失三倍的赔偿金；增加赔偿的金额不足一千元的，为一千元。

　　第一百四十五条　药品监督管理部门或者其设置、指定的药品专业技术机构参与药品生产经营活动的，由其上级主管机关责令改正，没收违法收入；情节严重的，对直接负责的主管人员和其他直接责任人员依法给予处分。

　　药品监督管理部门或者其设置、指定的药品专业技术机构的工作人员参与药品生产经营活动的，依法给予处分。

　　第一百四十六条　药品监督管理部门或者其设置、指定的药品检验机构在药品监督检验中违法收取检验费用的，由政府有关部门责令退还，对直接负责的主管人员和其他直接责任人员依法给予处分；情节严重的，撤销其检验资格。

　　第一百四十七条　违反本法规定，药品监督管理部门有下列行为之一的，应当撤销相关许可，对直接负责的主管人员和其他直接责任人员依法给予处分：

　　（一）不符合条件而批准进行药物临床试验；

　　（二）对不符合条件的药品颁发药品注册证书；

　　（三）对不符合条件的单位颁发药品生产许可证、药品经营许可证或者医疗机构制剂许可证。

　　第一百四十八条　违反本法规定，县级以上地方人民政府有下列行为之一的，对直接负责的主管人员和其他直接责任人员给予记过或者记大过处分；情节严重的，给予降级、撤职或者开除处分：

（一）瞒报、谎报、缓报、漏报药品安全事件；

（二）未及时消除区域性重大药品安全隐患，造成本行政区域内发生特别重大药品安全事件，或者连续发生重大药品安全事件；

（三）履行职责不力，造成严重不良影响或者重大损失。

第一百四十九条　违反本法规定，药品监督管理等部门有下列行为之一的，对直接负责的主管人员和其他直接责任人员给予记过或者记大过处分；情节较重的，给予降级或者撤职处分；情节严重的，给予开除处分：

（一）瞒报、谎报、缓报、漏报药品安全事件；

（二）对发现的药品安全违法行为未及时查处；

（三）未及时发现药品安全系统性风险，或者未及时消除监督管理区域内药品安全隐患，造成严重影响；

（四）其他不履行药品监督管理职责，造成严重不良影响或者重大损失。

第一百五十条　药品监督管理人员滥用职权、徇私舞弊、玩忽职守的，依法给予处分。

查处假药、劣药违法行为有失职、渎职行为的，对药品监督管理部门直接负责的主管人员和其他直接责任人员依法从重给予处分。

第一百五十一条　本章规定的货值金额以违法生产、销售药品的标价计算；没有标价的，按照同类药品的市场价格计算。

第十二章　附　则

第一百五十二条　中药材种植、采集和饲养的管理，依照有关法律、法规的规定执行。

第一百五十三条　地区性民间习用药材的管理办法，由国务院药品监督管理部门会同国务院中医药主管部门制定。

第一百五十四条　中国人民解放军和中国人民武装警察部队执行本法的具体办法，由国务院、中央军事委员会依据本法制定。

第一百五十五条　本法自 2019 年 12 月 1 日起施行。

英汉词汇对照表

A

abbreviated new drug application (ANDA)	简化新药申请
Adulteration Act	《掺假法案》
adverse drug reaction (ADR)	药品不良反应
allergic reaction	变态反应
American Pharmaceutical Association (APhA)	美国药学会

B

Best Pharmaceutical for Children Act	《优良儿童药物法》
Biologics Control Act	《生物制品管理法》
biologics license application (BLA)	生物制品许可申请
botulinum toxin A	A型肉毒毒素
British Pharmacopoeia (BP)	《英国药典》
business to business (B 2 B 或 B to B)	企业对企业模式
business to customer (B 2 C 或 B to C)	企业对个人消费者模式

C

Canada Intellectual Property Office (CIPO)	加拿大知识产权局
carcinogenesis	致癌作用
Center for Biologics Evaluation and Research (CBER)	生物制品评价与研究中心
Center for Devices and Radiological Health (CDRH)	医疗器械与放射学健康中心
Center for Drug Evaluation and Research (CDER)	药品审评研究中心
Center for Drug Evaluation, NMPA	国家药品监督管理局药品审评中心
Center for Drug Reevaluation, NMPA	国家药品监督管理局药品评价中心
Center for Food and Drug Inspection of NMPA	国家药品监督管理局食品药品审核查验中心
Center for Food Safety and Applied Nutrition (CFSAN)	食品安全与应用营养学中心
Center for Tobacco Products (CTP)	烟草制品中心
Center for Veterinary Medicine (CVM)	兽药中心
Chemical Abstracts Service (CAS)	化学专利数据库
Childhood Vaccine Act	《儿童疫苗法》
China Food and Drug Administration (CFDA)	国家食品药品监督管理总局
Chinese approved drug names (CADN)	中国药品通用名称
Chinese material medical	中药学
Chinese Pharmaceutical Association (CPA)	中国药学会
Chinese Pharmacist Association (CPA)	中国药师协会

Chinese Pharmacopoeia Commission	国家药典委员会
Chinese Pharmacopoeia (ChP)	《中华人民共和国药典》
clinical pharmacy	临床药学
clinical trial exemption (CTX)	临床试验豁免
commercial pharmacy	商业药学
Committee for Advanced Therapies (CAT)	先进疗法委员会
Committee for Medicinal Products for Human Use (CHMP)	人用药委员会
Committee for Medicinal Products for Veterinary Use (CVMP)	兽药委员会
Committee for Orphan Medicinal Products (COMP)	罕用药品委员会
Committee on Herbal Medicinal Products (HMPC)	草药委员会
comparative efficacy	比较效果
Consumer Reports on Medicines (CRM)	药品审评委员会
Controlled Substance Act	《受管制药物法》
Controlled Substance Import and Export Act	《受管制药物进出口法》
cost-benefit analysis (CBA)	成本-效益分析法
cost-effectiveness analysis (CEA)	成本-效果分析法
cost-minimization analysis (CMA)	最小成本分析法
cost-utility analysis (CUA)	成本-效用分析法
counterfeit drug	假药

D

Dangerous Drugs Act	《危险药物法》
Dietary Supplement and Nonprescription Drug Consumer Protection Act	《膳食补充剂和非处方药消费者保护法》
Dietary Supplement Health and Education Act	《膳食补充剂健康教育法案》
difference-in-difference (DID)	双重差分法
discipline of pharmacy administration	药事管理学
Drug Abuse Control Amendments	《药物滥用控制修正案》
Drug Administration Law	《药品管理法》
Drug Administration Law of the People's Republic of China	《中华人民共和国药品管理法》
drug dependence	药物依赖性
Drug Enforcement Administration (DEA)	美国麻醉药物强制管理局
drug identification code	药品标识码
Drug Importation Act	《药品进口法案》
Drug Price Competition and Patent Term Restoration Act	《药品价格竞争和专利期恢复法》
drug safety evaluation (DSE)	非临床安全性评价
drug traceability code	药品追溯码
drug traceability harmonization service platform	药品追溯协同服务平台
drug traceability information system	药品信息化追溯体系
drugs	药品
drugs for *Basic Medicinal Insurance*	《国家基本医疗保险药品目录》药品

E

essential medicines	基本药物
Essential Medicines and Health Products (EMP)	基本药物和卫生产品司
European Economic Community (EEC)	欧洲经济共同体
European Medicines Agency (EMA)	欧洲药品管理局
European Patent Office (EPO)	欧洲专利局
European Union (EU)	欧盟

F

Fair Packaging and Labeling Act	《公平包装标签法》
FDA Office of the Commissioner (OC)	FDA 局长办公室
Federal Advisory Committee Act	《联邦咨询委员会法》
Federal Anti-Tampering Act	《联邦反篡改法》
Federal Food, Drug, and Cosmetic Act (FFDCA)	《联邦食品、药品和化妆品法案》
Federal Trade Commission (FTC)	美国联邦贸易委员会
Food and Drug Administration Act	《食品药品管理法》
Food and Drug Administration Amendments Act	《食品药品管理法修正案》
Food and Drug Administration Modernization Act (FDAMA)	《食品药品管理局现代化法》
Food and Drug Administration Reauthorization Act (FDARA)	《FDA 重新授权法案》
Food and Drug Administration Safety and Innovation Act (FDASIA)	《FDA 安全与创新法案》
Food and Drug Administration (FDA)	食品药品监督管理局

G

Generic Drug Enforcement Act	《普通药管制法》
good agricultural practice (GAP)	生产质量管理规范
good clinical practice (GCP)	药物临床试验质量管理规范
good laboratory practice (GLP)	药物非临床研究质量管理规范
good manufacturing practice (GMP)	药品生产质量管理规范
good pharmacovigilance practices (GVP)	药物警戒质量管理规范
good post-marketing surveillance practice (GPMSP)	药品上市后监视规范
good supplying practice (GSP)	药品经营质量管理规范
Guidance for Industry Botanical Drug Products	《植物药研究指南》

H

hospital information system (HIS)	医院信息系统
hospital pharmacy	医院药房

I

institutional pharmacy	医院药剂科

intellectual property	知识产权
interchangeability	可互换性
International Conference on Harmonization of Technical Requirements for Registration of Pharmaceuticals for Human Use (ICH)	人用药品注册技术要求国际协调会
International Federation of Pharmaceutical Manufacturers Associations (IFPMA)	国际制药工业协会联合会
international nonproprietary names for pharmaceutical substances (INN)	国际非专利药品名称
international patent classification (IPC)	国际专利分类
International Pharmacopoeia (Ph.Int)	《国际药典》
Investigational Drug Regulations Revised	《试验研究用药品规则（修订）》
investigational new drug application (IND)	药品临床试验申报

J

Japan Patent Office (JPO)	日本专利局

L

legislation on drug administration	药品管理立法
licensed pharmacist	执业药师

M

marketing authorization holder (MAH)	药品上市许可持有人
Medical Device User Fee and Modernization Act	《医疗器械用户收费和现代化法》
Medicines Act	《药品法》
modern drug	现代药

N

narcotic drug	麻醉药品
National Advertising Division (NAD)	全国广告组织
National Association of Boards of Pharmacy (NABP)	全国药房理事会协会
National Center for ADR Monitoring, China	国家药品不良反应监测中心
National Center for Toxicological Research (NCTR)	国家毒理学研究中心
National Formulary (NF)	《国家处方集》
National Institutes for Food and Drug Control	中国食品药品检定研究院
National Medical Products Administration (NMPA)	国家药品监督管理局
national medicine policy (NMP)	国家药物政策
national reserved medicines	国家储备药品
new chemical entities (NCE)	新化学实体
new drug application (NDA)	新药上市申请
nonprescription drugs or over-the-counter drug (OTC drug 或 OTC)	非处方药

O

Office of Biological Products Operations (OBPO)	生物产品运行办公室
Office of Bioresearch Monitoring Operations (OBMO)	生物研究监测运行办公室
Office of Enforcement and Import Operations (OEIO)	执法和进口运行办公室
Office of Human and Animal Food Operations (OHAFO)	人类和动物食品运行办公室
Office of Medical Device and Radiological Health Operations (OMDRHO)	医疗器械和放射健康运行办公室
Office of Pharmaceutical Quality Operations (OPQO)	药品质量运行办公室
Office of Regulatory Affairs (ORA)	监管事务办公室
Office of Tobacco Operations Program	烟草运行项目
online to offline (O to O)	线上与线下联动模式
Organization for Economic Co-operation and Development (OECD)	经济合作与发展组织
Orphan Drug Act	《罕见病药物法案》

P

paediatric committee (PDCO)	儿科委员会
Pediatric Research Equity Act	《儿科用药研究公平法》
pharmaceutical affairs	药事
pharmaceutical care (PC)	药学保健
pharmaceutical chemistry	药物化学
Pharmaceutical Inspection Co-operation Scheme (PIC/S)	国际药品检查合作计划
pharmaceutical precursor chemicals	药品类易制毒化学品
Pharmaceuticals and Medical Devices Agency (PMDA)	药品和医疗器械局
pharmaceutics	药剂学
pharmacist	药师
pharmacist member	药师成员
pharmacoeconomics	药物经济学
pharmacognosy	生药学
Pharmacopoeia of Japan (JP)	《日本药局方》
Pharmacovigilance Risk Assessment Committee (PRAC)	药物风险评估委员会
pharmacy	药学
Pharmacy Act	《药房法》
pharmacy administration	药事管理
Pharmacy and Medicines Act	《药房和药品法》
physical dependence	生理依赖性
Prescription Drug Marketing Act	《处方药销售法》
Prescription Drug User Fee Act	《处方药使用者费用法》
prescription drug 或 ethical drug	处方药
production identification code	生产标识码

psychic dependence	精神依赖性
Public Health Service Act	精神药品
psychotropic substance	《公众健康服务法》
public member	公众成员
Pure Food and Drugs Act (PFDA)	《纯净食品和药品法》

Q

quality assurance	质量保证
quality control	质量控制
quality guidelines	质量指导原则
quasi-natural experiment	准自然实验法

R

| radioactive drug | 放射性药品 |
| risk evaluation and mitigation strategy (REMS) | 风险评估和减灾策略 |

S

Sale of Food and Drug Act	《食品和药品销售法》
secondary reaction	继发反应
side effect	副作用
social and administrative pharmacy	社会与管理药学
State Board of Pharmacy (SBP)	州药房理事会
State Drug Administration (SDA)	国家药品监督管理局
State Food and Drug Administration (SFDA)	国家食品药品监督管理局
State Intellectual Property Office (SIPO)	国家知识产权局
substandard drug	劣药

T

Tamper-Resistant Packaging Regulations	《反篡改包装规则》
teratogenesis	致畸作用
The Rules Governing Medicinal Products in the European Union	《欧洲联盟药品管理法》
therapeutic drug monitoring (TDM)	治疗药物监测
toxic drugs for medical use	医疗用毒性药品
toxic response	毒性反应
trade names of drugs	药品商品名称
traditional drug	传统药

U

| U.S. Department of Health & Human Services (HHS) | 联邦卫生与人类健康服务部 |
| *United States Pharmacopoeia* (USP) | 《美国药典》 |

W

WHO Expert Committee on Specifications for Pharmaceutical Preparations (WHO-ECSPP)	WHO 药品标准专家委员会
WHO International Conference of Drug Regulatory Authorities (WHO-ICDRAs)	WHO 国际药品管理当局会议
wise list	明智目录
World Health Organization (WHO)	世界卫生组织
World Intellectual Property Organization (WIPO)	世界知识产权组织
World Trade Organization (WTO)	世界贸易组织

汉英词汇对照表

A

《FDA 安全与创新法案》   *Food and Drug Administration Safety and Innovation Act* (FDASIA)

B

比较效果   comparative efficacy

变态反应   allergic reaction

C

草药委员会   Committee on Herbal Medicinal Products (HMPC)

《掺假法案》   *Adulteration Act*

成本-效果分析法   cost-effectiveness analysis (CEA)

成本-效益分析法   cost-benefit analysis (CBA)

成本-效用分析法   cost-utility analysis (CUA)

《FDA 重新授权法案》   *Food and Drug Administration Reauthorization Act* (FDARA)

处方药   prescription drug 或 ethical drug

《处方药使用者费用法》   *Prescription Drug User Fee Act*

《处方药销售法》   *Prescription Drug Marketing Act*

传统药   traditional drug

《纯净食品和药品法》   *Pure Food and Drugs Act* (PFDA)

D

毒性反应   toxic response

E

儿科委员会   paediatric committee (PDCO)

《儿科用药研究公平法》   *Pediatric Research Equity Act*

《儿童疫苗法》   *Childhood Vaccine Act*

F

《反篡改包装规则》   *Tamper-Resistant Packaging Regulations*

放射性药品   radioactive drug

非处方药   nonprescription drugs or over-the-counter drug (OTC drug 或 OTC)

非临床安全性评价   drug safety evaluation (DSE)

风险评估和减灾策略   risk evaluation and mitigation strategy (REMS)

副作用   side effect

G

《公平包装标签法》	*Fair Packaging and Labeling Act*
公众成员	public member
《公众健康服务法》	*Public Health Service Act*
国际非专利药品名称	international nonproprietary names for pharmaceutical substances (INN)
《国际药典》	*International Pharmacopoeia* (Ph.Int)
WHO 国际药品管理当局会议	WHO International Conference of Drug Regulatory Authorities (WHO-ICDRAs)
国际药品检查合作计划	Pharmaceutical Inspection Co-operation Scheme (PIC/S)
国际制药工业协会联合会	International Federation of Pharmaceutical Manufacturers Associations (IFPMA)
国际专利分类	international patent classification (IPC)
国家储备药品	national reserved medicines
《国家处方集》	*National Formulary* (NF)
国家毒理学研究中心	National Center for Toxicological Research (NCTR)
《国家基本医疗保险药品目录》药品	drugs for *Basic Medicinal Insurance*
国家食品药品监督管理局	State Food and Drug Administration (SFDA)
国家食品药品监督管理总局	China Food and Drug Administration (CFDA)
国家药典委员会	Chinese Pharmacopoeia Commission
国家药品不良反应监测中心	National Center for ADR Monitoring, China
国家药品监督管理局	National Medical Products Administration (NMPA)
国家药品监督管理局	State Drug Administration (SDA)
国家药品监督管理局食品药品审核查验中心	Center for Food and Drug Inspection of NMPA
国家药品监督管理局药品评价中心	Center for Drug Reevaluation, NMPA
国家药品监督管理局药品审评中心	Center for Drug Evaluation, NMPA
国家药物政策	national medicine policy (NMP)
国家知识产权局	State Intellectual Property Office (SIPO)

H

《罕见病药物法案》	*Orphan Drug Act*
罕用药品委员会	Committee for Orphan Medicinal Products (COMP)
化学专利数据库	Chemical Abstracts Service (CAS)

J

基本药物	essential medicines
基本药物和卫生产品司	Essential Medicines and Health Products (EMP)
继发反应	secondary reaction
加拿大知识产权局	Canada Intellectual Property Office (CIPO)
假药	counterfeit drug
监管事务办公室	Office of Regulatory Affairs (ORA)

简化新药申请　　　　　　　　abbreviated new drug application (ANDA)
经济合作与发展组织　　　　　Organization for Economic Co-operation and Development (OECD)
精神药品　　　　　　　　　　psychotropic substance
精神依赖性　　　　　　　　　psychic dependence
FDA 局长办公室　　　　　　　FDA Office of the Commissioner (OC)

K

可互换性　　　　　　　　　　interchangeability

L

《联邦反篡改法》　　　　　　*Federal Anti-Tampering Act*
《联邦食品、药品和化妆品法案》　*Federal Food, Drug, and Cosmetic Act* (FFDCA)
联邦卫生与人类健康服务部　　U.S. Department of Health & Human Services (HHS)
《联邦咨询委员会法》　　　　*Federal Advisory Committee Act*
劣药　　　　　　　　　　　　substandard drug
临床试验豁免　　　　　　　　clinical trial exemption (CTX)
临床药学　　　　　　　　　　clinical pharmacy

M

麻醉药品　　　　　　　　　　narcotic drug
美国联邦贸易委员会　　　　　Federal Trade Commission (FTC)
美国麻醉药物强制管理局　　　Drug Enforcement Administration (DEA)
《美国药典》　　　　　　　　*United States Pharmacopoeia* (USP)
美国药学会　　　　　　　　　American Pharmaceutical Association (APhA)
明智目录　　　　　　　　　　wise list

O

欧盟　　　　　　　　　　　　European Union (EU)
欧洲经济共同体　　　　　　　European Economic Community (EEC)
《欧洲联盟药品管理法》　　　*The Rules Governing Medicinal Products in the European Union*
欧洲药品管理局　　　　　　　European Medicines Agency (EMA)
欧洲专利局　　　　　　　　　European Patent Office (EPO)

P

《普通药管制法》　　　　　　*Generic Drug Enforcement Act*

Q

企业对个人消费者模式　　　　business to customer (B 2 C 或 B to C)
企业对企业模式　　　　　　　business to business (B 2 B 或 B to B)
全国广告组织　　　　　　　　National Advertising Division (NAD)
全国药房理事会协会　　　　　National Association of Boards of Pharmacy (NABP)

R

人类和动物食品运行办公室	Office of Human and Animal Food Operations (OHAFO)
人用药品注册技术要求国际协调会	International Conference on Harmonization of Technical Requirements for Registration of Pharmaceuticals for Human Use (ICH)
人用药委员会	Committee for Medicinal Products for Human Use (CHMP)
《日本药局方》	*Pharmacopoeia of Japan* (JP)
日本专利局	Japan Patent Office (JPO)

S

《膳食补充剂和非处方药消费者保护法》	*Dietary Supplement and Nonprescription Drug Consumer Protection Act*
《膳食补充剂健康教育法案》	*Dietary Supplement Health and Education Act*
商业药学	commercial pharmacy
社会与管理药学	social and administrative pharmacy
生产标识码	production identification code
生产质量管理规范	good agricultural practice (GAP)
生理依赖性	physical dependence
生物产品运行办公室	Office of Biological Products Operations (OBPO)
生物研究监测运行办公室	Office of Bioresearch Monitoring Operations (OBMO)
《生物制品管理法》	*Biologics Control Act*
生物制品评价与研究中心	Center for Biologics Evaluation and Research (CBER)
生物制品许可申请	biologics license application (BLA)
生药学	pharmacognosy
食品安全与应用营养学中心	Center for Food Safety and Applied Nutrition (CFSAN)
《食品和药品销售法》	*Sale of Food and Drug Act*
《食品药品管理法》	*Food and Drug Administration Act*
《食品药品管理法修正案》	*Food and Drug Administration Amendments Act*
《食品药品管理局现代化法》	*Food and Drug Administration Modernization Act* (FDAMA)
食品药品监督管理局	Food and Drug Administration (FDA)
世界贸易组织	World Trade Organization (WTO)
世界卫生组织	World Health Organization (WHO)
世界知识产权组织	World Intellectual Property Organization (WIPO)
《试验研究用药品规则（修订）》	*Investigational Drug Regulations Revised*
《受管制药物法》	*Controlled Substance Act*
《受管制药物进出口法》	*Controlled Substance Import and Export Act*
兽药委员会	Committee for Medicinal Products for Veterinary Use (CVMP)
兽药中心	Center for Veterinary Medicine (CVM)
双重差分法	difference-in-difference (DID)

W

《危险药物法》	*Dangerous Drugs Act*

药事	pharmaceutical affairs
药事管理	pharmacy administration
药事管理学	discipline of pharmacy administration
药物非临床研究质量管理规范	good laboratory practice (GLP)
药物风险评估委员会	Pharmacovigilance Risk Assessment Committee (PRAC)
药物化学	pharmaceutical chemistry
药物经济学	pharmacoeconomics
药物警戒质量管理规范	good pharmacovigilance practices (GVP)
《药物滥用控制修正案》	*Drug Abuse Control Amendments*
药物临床试验质量管理规范	good clinical practice (GCP)
药物依赖性	drug dependence
药学	pharmacy
药学保健	pharmaceutical care (PC)
医疗器械和放射健康运行办公室	Office of Medical Device and Radiological Health Operations (OMDRHO)
《医疗器械用户收费和现代化法》	*Medical Device User Fee and Modernization Act*
医疗器械与放射学健康中心	Center for Devices and Radiological Health (CDRH)
医疗用毒性药品	toxic drugs for medical use
医院信息系统	hospital information system (HIS)
医院药房	hospital pharmacy
医院药剂科	institutional pharmacy
《英国药典》	*British Pharmacopoeia* (BP)
《优良儿童药物法》	*Best Pharmaceutical for Children Act*

Z

知识产权	intellectual property
执法和进口运行办公室	Office of Enforcement and Import Operations (OEIO)
执业药师	licensed pharmacist
《植物药研究指南》	*Guidance for Industry Botanical Drug Products*
质量保证	quality assurance
质量控制	quality control
质量指导原则	quality guidelines
治疗药物监测	therapeutic drug monitoring (TDM)
致癌作用	carcinogenesis
致畸作用	teratogenesis
中国食品药品检定研究院	National Institutes for Food and Drug Control
中国药品通用名称	Chinese approved drug names (CADN)
中国药师协会	Chinese Pharmacist Association (CPA)
中国药学会	Chinese Pharmaceutical Association (CPA)
《中华人民共和国药典》	*Chinese Pharmacopoeia* (ChP)
《中华人民共和国药品管理法》	*Drug Administration Law of the People's Republic of China*

中药学　　　　　　　　　　　Chinese material medical

州药房理事会　　　　　　　　State Board of Pharmacy (SBP)

准自然实验法　　　　　　　　quasi-natural experiment

最小成本分析法　　　　　　　cost-minimization analysis (CMA)